吕允方 编著

简明毒性活性草药图考

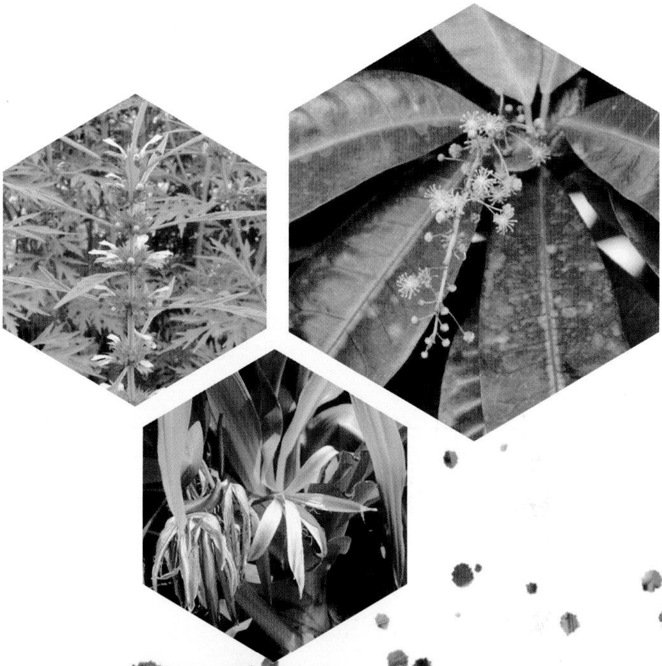

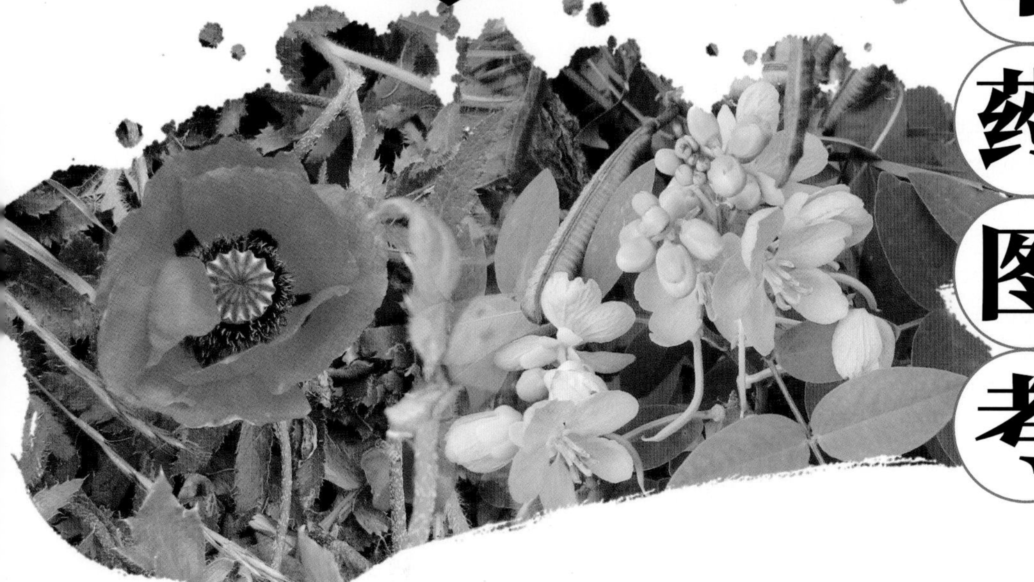

世界图书出版公司

上海·西安·北京·广州

图书在版编目(CIP)数据

简明毒性活性草药图考 / 吕允方编著. —上海：
上海世界图书出版公司,2019.8
ISBN 978-7-5192-6371-3

Ⅰ. ①简… Ⅱ. ①吕… Ⅲ. ①中草药-图集 Ⅳ.
①R282-64

中国版本图书馆 CIP 数据核字(2019)第 110417 号

书 名	简明毒性活性草药图考	
	Jianming Duxing Huoxing Caoyao Tukao	
编 著	吕允方	
责任编辑	胡冬冬	
装帧设计	南京展望文化发展有限公司	
出版发行	上海世界图书出版公司	
地 址	上海市广中路 88 号 9-10 楼	
邮 编	200083	
网 址	http://www.wpcsh.com	
经 销	新华书店	
印 刷	杭州恒力通印务有限公司	
开 本	787 mm×1092 mm 1/16	
印 张	23.75	
字 数	550 千字	
版 次	2019 年 8 月第 1 版 2019 年 8 月第 1 次印刷	
书 号	ISBN 978-7-5192-6371-3/ R·502	
定 价	280.00 元	

作 者 简 介

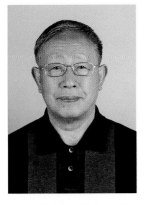

吕允方，1947年9月出生于浙江省绍兴市新昌县。我的祖父吕毓嘉和我的父亲吕耀成是新昌县最大国药号"保和堂"的承继者兼坐堂医师。本人1984年毕业于上海中医药大学医疗系。

我从20世纪60年代进入上海市药材公司以及后来成立的中药研究所，先后从事药材鉴定、饮片炮制、成药生产、产品创新、成分分析、药理研究及草药店坐堂诊病等工作。参加过上海蛇药、三七伤药、中药麻醉、心血管及肿瘤药物筛选、麝香酮人工合成等国家重大课题的"攻关会战"。在上海中药二厂研制新产品期间，为了取得必要数据，我和我的团队人人争当药物试验的志愿者。有一次我把已通过动物安全试验并准备送往医院试用的菝葜注射液注入自己臀部肌肉，却不料产生严重过敏反应导致休克。在附属草药店坐堂诊病期间，为了研究减少新鲜毛茛对皮肤的损伤，我常常加大剂量先在自己手腕穴位上试用，做到心中有数后再为患者设计最安全的天灸方案。故此我的腕部皮肤至今仍清晰可见当年弘扬一不怕苦二不怕死精神留下的点点瘢痕。在中药研究所工作期间我曾接受《辽宁中医》《浙江中医药》《中成药研究》等多家杂志的约稿，发表过论文数篇。我也曾婉言谢绝过某高校的盛情聘请。原因很简单，我离不开从全国各地慕名而来的患者，也舍不得奋斗百余年家传好几代的中医中药行业。虽与晋升高级职称失之交臂，但依然无怨无悔。因为我深信，只要肯努力，平凡的岗位照样可以实现人生的价值。

在长达半个多世纪的工作岗位上，我有幸亲身经历从中草药采集制作到临床应用几乎整个过程。与树皮草根打了一辈子交道，我乐意成为一名既受过现代高等教育又熟悉古代传统疗法的与时俱进的新一代"草药郎中"。

序　言

　　中医药学是我国广大劳动人民在与疾病做斗争中不断积累和丰富起来的宝贵遗产，把中医药学伟大宝库继承下去并不断发扬光大是我们义不容辞的责任和担当。中医科学院中药研究所屠呦呦教授及其团队因发现抗疟化合物青蒿素而在 2015 年被授予诺贝尔生理学或医学奖，向世界证明了中医药的实力和发展潜力，开启了中国医药与国际医药接轨的新纪元。同时揭示必须采用最先进的科学技术去发掘整理古老的中医中药，中医中药才会不负众望，为全人类的健康做出更大贡献。

　　中医中药的发展在我国已有数千年历史，其理论与实践博大精深。尤其对中草药的功效与毒性以及两者的辩证关系有着独特的认识。中草药用之得当，沉疴痼疾可以立即化解；用之不当，毒副作用也会旋踵而来；故历来有用药如用兵之说。每一味中草药的化学成分都异常复杂，即使单方汤剂都可以看成是一个小复方，更何况几味乃至几十味中草药组合在一起，其研究难度可想而知。不仅如此，中草药的医疗活性和毒副作用还与品种、产地、加工炮制、提取方法、剂型选择、用法用量等有着密切关系。所以我们在集中精力研究中草药的有效成分、药理作用的选择性和靶向性的同时，对中草药广义和狭义上的毒性研究也应引起足够重视。

　　《简明毒性活性草药图考》共介绍 692 味草药的本草名称、植物形态、化学成分、医疗活性、毒性备考和传统功用等，其中乌羽玉、糯米香、土番泻等不少品种为本草学上首次记载。作者在书中相应部分对中草药最新科研成果、医药历史事件、临床中毒案例等进行了剖析和总结。内容求真务实，对古代文献中某些不实的陈述敢于大胆纠正，抒发己见，正本清源，体现出作者具有强烈的责任感和严谨的科学观。对某些中草药的致癌毒性，尽管有些数据来自动物实验的结果，但这并不影响本书对临床用药的指导意义和参考价值。未雨绸缪，安全用药，合理用药，尽量减少药源性疾病的发生，这是作者的心愿，也是我们大家的希望。

　　本书作者吕允方老师数十年如一日，兢兢业业战斗在中医中药基层的第一线。怀着为祖国医药事业献身的满腔热血和一颗医者仁爱之心，只求默默奉献，不计名利地位。老一辈医药人的优良传统值得我们年轻医药工作者学习、点赞和发扬。吕老师已是七旬老人，白天背着沉重的相机满山遍野找草药，晚上又将从事草医草药的实践经验整理成书，难能可贵之处在于持之以恒十余年。看到吕老师亲自拍摄的原植物照片，其拍摄之艰难、过程之辛苦、付出之巨大作为同行感同身受。跃然纸上的完全是一个现代版"神农尝百草"令人感动的形象。

最后,对该书即将付梓出版我表示衷心的祝贺。本人不才,羞为作序,谨表敬意。

张红梅　博士

上海中医药大学中药学院

2019 年 3 月 22 日

前　言

《淮南子·修务训》有"神农尝百草之滋味……一日而遇七十毒"的记载。这里的"神农",显然不是某个神仙人物,应该是生活战斗在神州土地上的广大劳动人民。是他们创造了璀璨的中华文明,同时也创造了中医中药。"尝百草",是一种充满风险的医疗实践;而"遇七十毒",正是中草药作用于人体后出现的多种生理病理反应。至于"七十毒"会有哪些具体症状,现已无从考证,但这段文字透露的信息是十分明确的:中华民族是一个勇于奋斗和创新的民族。早在数千年前,我们祖先就不惜以自己的血肉之躯挑战中草药的毒性活性了。

新中国成立后,在党的中医中药方针政策正确指引下,我国医药工作者本着"神农尝百草"的奋斗精神,取得了一系列举世瞩目的成就。二十世纪七八十年代我国中医科学院中药研究所屠呦呦团队,就已在传统中草药青蒿的研究中取得重大突破。他们采用乙醚低温提取法得到的高纯高效抗疟药——结晶青蒿素,在国内外挽救了千千万万饱受恶性疟疾折磨而濒临死亡的生命。这项成果最终荣获 2015 年诺贝尔生理学或医学奖。

好风凭借力,送我上青云。青蒿素的成功证明,古老的中医中药一旦插上现代科技的翅膀,就能飞得更高更远,就能破解前进道路上的各种棘手的课题。这些课题包括不少中草药存在同名异物品种混乱现象;不少中草药的化学成分和药理毒理研究明显滞后;不少中成药因缺少统一的质量标准导致疗效不够稳定;不少中成药使用说明书对药品的不良反应没有做出应有的说明;不少中草药保健品夸大宣传任意炒作甚至以次充好以假乱真。此外,也包括近年来陆续发现的不少中草药存在肝肾毒性、细胞毒性、致癌毒性、过敏反应等新的课题。中草药及其制剂应当做到高效、低毒、质量可控,这是我们医药工作者义不容辞的责任。令人欣慰的是,《中华人民共和国中医药法》的颁布为中医中药的继承和发展提供了坚强有力的保障,不断创新的生物学化学技术和药理毒理研究方法为我们提供了攻无不克的武器。在强大的政策支持和先进科技力量双双推动之下,上述课题定会迎刃而解,古老的中国医药学必将焕发青春,走出国门跨向世界为全人类的医疗健康事业做出更大的贡献。

创新发展与时俱进既是中华民族的优良传统,也是伟大时代的亲切召唤,更是我们这一代人的责任和担当。从 2007 年退休至今,笔者身背相机拍百草,东西南北寻百草,心怀敬畏写百草,着实体验了一番神农尝百草的奋斗精神。经过十余年来坚持不懈的努力,终于收获了这本带着泥土芬芳的百草之书。

百草之书取名《简明毒性活性草药图考》，其内容求真务实，文字简明扼要，可以看成是使用中草药之前需先读懂的一本中草药说明书。全书共介绍植物药 692 种，除了民间广为流传和历代本草文献有所记载的品种外，其中乌羽玉、糯米香、土番泻等不少品种在本草学上尚属首次记载。书中的每味草药力求做到用实验数据和临床案例来说话。书中采用的考证资料多注明出处，以便读者与笔者一起深入探讨。值得一提的是，书中每一味草药都配有原色植物图片。图片虽谈不上多么精美，但每一幅都来之不易。一次在西藏拍摄草药时，笔者不慎从悬崖上跌落摔成粉碎性骨折。就在本书的制作无法继续进行下去的困难时刻，中国科学院植物研究所植物图像库李敏先生及时伸出了援助之手，组织十多位植物专家帮助我完成了余下的数十幅图片，给予我极大的鼓舞和支持。在此，首先向他们表示深深的感谢与敬意。同时，也向上海中医药大学中药学院徐宏喜院长的热情支持和张红梅博士对本书的具体指导表示深深的感谢和敬意。

本书在介绍中草药医疗价值的同时，也郑重提醒大家重视中草药的毒性，注意合理用药和安全用药，从而减少药源性疾病的发生。本书的出版对广大患者、临床医师、中草药从业人员及中医药科研人员无疑是个利好。

由于作者水平有限，疏漏之处难免，恳请读者见谅和斧正。

吕光方

2019 年 3 月 14 日

编 写 说 明

1. 药物的双重性是药物作用的基本规律。合成药如此,天然药也不例外。中草药用之得当可以救人于水火,滥用误用也能害人于无形,故历来有双刃剑之称。所以,只知晓中草药的四气五味升降浮沉显然是不够的,还必须掌握它的活性(最具医疗价值的药理效应)和它的毒性(毒副作用包括过敏反应)。尤其是散落在各种文献里的毒性资料,更是前人用鲜血和生命换来,有着极其珍贵的参考价值,属于祖国医学重要的组成部分。

2. 祖国医学博大精深,对中草药的毒性和活性有着独特的理解。一方面,中医通过确定品种,选择产地,精心炮制,组方配伍,改变剂型,控制用量甚至采用鲜药外敷,浸泡熏洗等多种方法提高疗效和消减毒性,竭力规避药害的发生。另一方面,中医又通过以毒攻毒的方法治疗某些疑难杂症,往往收到出奇制胜药到病除的效果。故任何忽视毒性或畏惧毒性的做法都不符合中医药学的理论和实践。尤其是脱离中医传统的用药习惯,忽视中草药客观存在的毒性,其危害往往比后者更加严重。

3. 本书共收载草药 692 种,分属 140 科。书前目录按低等植物到高等植物排列;科内植物则按拉丁文学名顺序排列。书后附有参考文献、中文学名索引和拉丁文学名索引。

4. 书中每一种草药均配有相应的彩色图像,图像全部摄自原产地且保持原生态。读者可对草药留下初步印象,有助于防止误采误用。

5. 书中正文部分按本草名称、植物形态、化学成分、医疗活性、毒性备考、传统功用等条目进行叙述:

【本草名称】草药有因产地而命名、因形态而命名、因功效而命名、因颜色而命名等,故草药名称多而复杂。本书只选取历代本草有所记载或民间广泛流传的药名,每一味药的药名一般不超过 5 个。

【植物形态】简要描述某些特征性形态,以弥补根据本书图像进行鉴别的不足。

【化学成分】以草药药用部位的化学成分为主。化学成分中又以有效成分和有毒成分为主,旁及其他成分。

【医疗活性】对中草药研究中最具医疗价值的药理活性进行提纲式叙述。由于篇幅所限,一般不超过 5 条。

【毒性备考】根据历代文献记载、动物实验、临床案例和笔者数十年从事草医草药的实践经验,对已经出现和可能出现的毒副作用做出必要的安全提示。涉及国家有毒中药管理品种的,分别做出注释并强调按有关规章执行。

【传统功用】对于入药部位、功能主治、使用方法及方剂介绍等内容,以历代文献和中医传统习惯为依据。对于用药剂量,以《中华人民共和国药典》《中药大辞典》等权威典籍为依据。书中标明的克数为成年人一日的常用量。中草药提取物制剂,则强调按产品说明书规定的剂量和方法使用。

6. 只要严格按照中医理论和中医经验处方用药,一般不必担心会出现偏差。但不明其理胡乱使用,则药害之祸可以旋踵而至。我国每年都有因滥用误用发生中草药严重中毒甚至死亡的案例通报。由于本书篇幅所限,对中草药急性中毒的具体救治方法未做深入展开。但总的救治原则不外乎三条:① 立即排除毒物和阻止毒物的吸收。包括洗胃、灌肠、催吐、导泻及活性炭吸附等医疗措施。② 促使毒物的分解和排泄。包括输液、使用解毒剂、氧化剂、中和剂及利尿剂等医疗措施。③ 对症治疗。针对不同的病理损害,用药物予以纠正和支持,帮助患者尽快脱离危险。

7. 中草药是大自然对人类的馈赠,我们应当心怀感激和无比敬畏。对中草药十分有限的资源,我们要竭尽全力加强保护。由于一些地方乱采滥伐,本书收录的野山人参、云南红豆杉等植物已遭受灭顶之灾,冬虫夏草、天山雪莲等植物也面临资源枯竭而岌岌可危。如果继续容忍如此掠夺式的经营,我们将无法面对大自然母亲的恩德,更无法面对子孙后代严厉的问责。

目 录

蝉 花

Cordyceps cicadae Shing.

【本草名称】

蝉花《本草图经》，冠蝉《礼注》，虫花《四川中药志》，胡蝉《毛诗》，大蝉草《中药大辞典》。

【植物形态】

蝉棒束孢菌的孢梗束丛生，从寄主山蝉幼虫的头部

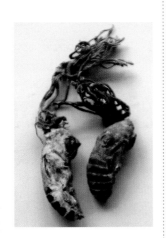

长出，新鲜时白色，整个虫体如头戴花冠状，故有蝉花之称。顶部分枝具粉末状分生孢子，分生孢子长方卵形、两端稍尖。每年6～8月采挖。我国大部分地区有野生分布。

【化学成分】

蝉花全株含虫草酸、虫草素、多糖、氨基酸、蛋白质及腺苷等。

【医疗活性】

1. 抗疲劳。2. 抗辐射。3. 抗惊厥。4. 免疫调节。5. 提高肌酐清除率，改善肾血流动力学。

【毒性备考】

《福建药物志》："有小毒。"小鼠腹腔注射蝉花乙醇提取物的半数致死量为14.3 g/kg。表现为活动减少、扭体、呼吸困难。临床上曾有4例口服不同剂量蝉花后出现恶心、呕吐、手抖等不良反应的病例[1]。

【传统功用】

菌虫复合体入药。熄风镇惊，退翳透疹。主治麻疹初起、出疹不畅，惊悸抽搐、目赤肿痛、目生翳障。内服：3～9克，入煎剂或入丸散。

虫 草

Cordyceps sinensis（Berk.）Sacc.

【本草名称】

虫草《本草问答》，冬虫草《中华本草》，菌虫草《中药材商品知识》，冬虫夏草《本草从新》，夏草冬虫《黔囊》。

【植物形态】

子囊菌子座从寄主幼虫头部伸

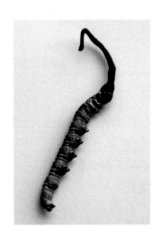

出、细长如棒球棍状，长4～11厘米。寄主为蝙蝠蛾的幼虫。冬季菌丝侵占虫体，夏季头部长出子座、形成菌虫复合体，故有虫草之名。我国西藏、四川等特定地区有少量野生分布。

【化学成分】

全草含虫草酸（cordycepic acid）、虫草素、虫草多糖、腺嘌呤和腺苷等。

【医疗活性】

1. 抗炎。2. 抗惊厥。3. 免疫调节。4. 增加心脑血管流量。5. 扩张支气管平滑肌。

【毒性备考】

《本草再新》："有小毒。"部分患者服用后有胃肠不适和过敏反应，个别患者出现胸闷、心悸、房室传导阻滞及妇女月经紊乱[2]。由于抽检样品含砷量超标，2016年国家食品药品监督管理总局发文停止冬虫夏草用于保健食品的试点工作。

【传统功用】

人工发酵的虫草菌体为金水宝胶丸的主要原料；冬虫夏草是天然的菌虫复合体。益肺平喘，补肾壮阳。主治久病衰弱、肺虚咳喘、劳嗽痰血、肾亏腰软、阳痿遗精。内服：3～9克，入煎剂、丸散、浸酒或煲汤。

多孔菌科
Polyporaceae

灵　芝

Ganoderma lucidum（Leyss.
ex Fr.）Karsten

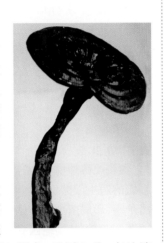

【本草名称】

丹芝、赤芝《神农本草经》，灵芝《本草原始》，木灵芝《杭州药用植物志》，菌灵芝《全国中草药汇编》。

【植物形态】

子实体常寄生于朽木上，株高15～25厘米。菌盖肾形或半圆形，表面红褐色、具同心纹、有油漆样光泽。菌柄圆柱状，与菌盖色泽相似。孢子卵形，具坚硬双层壁，不易破除。我国大部分地区有野生分布。

【化学成分】

子实体和孢子含灵芝多糖（ganoderan），灵芝酸，灵芝甾酮及锗、硒等微量元素。

【医疗活性】

1. 镇静。2. 增强免疫。3. 抗放射性和化学性肝损伤。4. 灵芝多糖对多种实验性肿瘤有明显抑制作用。5. 灵芝酸显著抑制猪胰腺磷酸酶及血管紧张素转换酶活性[3]。

【毒性备考】

煎剂甚少出现不良反应。但注射液能引起过敏，表现为心慌气短、血压下降、神志不清、喉头水肿、呼吸困难，曾有严重休克导致死亡的案例[2]。

【传统功用】

全草及孢子入药。为灵芝片和灵芝安神糖浆的主要成分。益气血，安心神，健脾胃。主治神经衰弱、失眠健忘、心肾亏损、肺虚咳喘、食欲缺乏。内服：6～12克，入煎剂或入丸散。孢子入药须先破壁，否则人体难以消化吸收。

石松科
Lycopodiaceae

蛇足石杉

Huperzia serrata（Thunb.
ex Murray）Trev.

【本草名称】

千层塔《植物名实图考》，蛇足草《贵州民间草药》，矮杉树《四川中药志》，充天松《福建中草药》，万年杉《重庆草药》。

【植物形态】

多年生草本。根须状。茎直立，

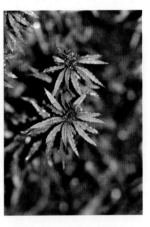

常二岐分枝。叶纸质，披针形，层层叠叠密生于枝上，故又有千层塔之称。孢子囊横生于叶腋、淡黄色。孢子每年7～8月成熟。我国华东、华南及东北地区有野生分布。

【化学成分】

全草含石杉碱（huperzine）、山芝亭碱、山芝宁碱等生物碱。

【医疗活性】

1. 对抗肌无力。2. 松弛横纹肌。3. 改善记忆功能。4. 抑制胆碱酯酶。5. 提高大脑内乙酰胆碱含量[3]。

【毒性备考】

石杉碱具有一定毒性。过量摄入引起头晕、出汗、恶心呕吐、视物模糊、血压下降等不良反应，阿托品可拮抗之[5]。

【传统功用】

全草入药。健脑通络，化瘀消肿。主治老年性记忆减退、重症肌无力、跌打损伤、疮痈肿痛、毒蛇咬伤。内服：3～6克，入煎剂。外用：全草一握，捣敷患处。

石 松

Lycopodium japonicum Thunb ex Murray.

【本草名称】

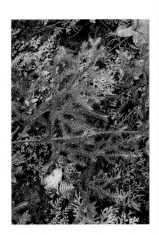

石松《本草纲目拾遗》，伸筋草《分类草药性》，宽筋草《重庆草药》，铺地蜈蚣《福建民间草药》，金毛狮子草《中药志》。

【植物形态】

多年生草本。主茎匍匐，侧枝直立，茎蔓生。营养枝多回分叉，表面密生针形小叶。因形似松枝，故有石松之名。孢子穗圆柱形，孢子通常在7～8月成熟。我国华东、华中及东北地区有野生分布。

【化学成分】

全草含石松碱（lycopodine）、伸筋草碱、棒石松碱及去甲玉柏碱等生物碱。

【医疗活性】

1. 解热。2. 镇痛。3. 抗矽肺。4. 解除尿道痉挛。5. 促进尿酸排泄。

【毒性备考】

石松碱有一定毒性，小鼠腹腔注射的LD_{50}（半数致死量）为78 mg/kg。中毒症状为过度兴奋、强直性惊厥、麻痹、窒息，最终死亡[4]。

【传统功用】

全草入药。祛风活络，舒筋定痛。主治风寒湿痹、跌打损伤、肢体麻木、筋脉拘急、小便不利。内服：6～15克，入煎剂或浸酒饮。外用：鲜草一握，捣敷患处。

木贼科
Equisetaceae

问 荆

Equisetum arvense L.

【本草名称】

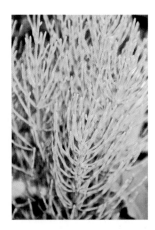

问荆、接续草《本草纲目拾遗》，猪鬃草《东北药用植物志》，接骨草、节节草《陕西中草药》。

【植物形态】

多年生草本。根茎匍匐，地上茎直立；营养茎在孢子茎枯萎后生出，有棱脊6～15条，节上有轮生的小枝。叶退化，下部联合成膜质鞘。孢子茎无叶绿素。孢子囊穗顶生。我国大部分地区有野生分布。

【化学成分】

全草含问荆皂苷（equisetonin）、异槲皮苷、犬问荆碱、木贼苷及硅酸盐等。

【医疗活性】

1. 抗炎。2. 消肿。3. 止血。4. 降血压。5. 轻微利尿作用。

【毒性备考】

全草有毒。牲畜误食中毒严重者在数小时内死亡；慢性中毒则出现消瘦、乏力、下痢等症状。尸检可见小脑和脊髓明显瘀血和水肿[4]。

【传统功用】

全草入药。清热利水，凉血止血。主治尿路感染、小便淋沥、尿血便血、咳吐鲜血、跌打肿痛。内服：3～9克，入煎剂。外用：鲜草一握，捣敷患处。

木　贼

Equisetum hiemale L.

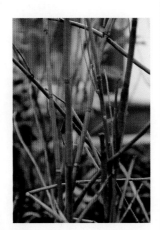

【本草名称】

木贼《嘉祐本草》，锉草《盛京通志》，擦草《山西中药志》，节节草《植物名实图考》，笔杆草《湖南药物志》。

【植物形态】

多年生草本，高 40～100 厘米。根茎匍匐，具密集轮生的须根。茎丛生，直立，有节，表面有纵棱，每棱有 2 列锉刀状突起，故又名锉草。叶退化成鳞片状。孢子囊穗夏季从茎顶抽出。我国大部分地区有野生分布。

【化学成分】

全草含犬问荆碱（palustrine）、二甲砜、槲皮素、山柰酚及二氧化硅等。

【医疗活性】

1. 止血。2. 抗惊厥。3. 降血脂。4. 抗矽肺。5. 抑制细菌,抑制病毒[6]。

【毒性备考】

《本草汇言》:"多服损肝,不宜久服。"临床上有口服全草流浸膏后出现颜面色素沉着；长期使用导致肝功能损害的案例[7]。

【传统功用】

全草入药。疏风止血,退翳明目。主治目生云翳、视物模糊、见风流泪、痔血脱肛、粉刺湿痒。内服:3～9 克,入煎剂或入丸散。外用:适量研末,调敷患处。

紫萁科
Osmundaceae

紫　萁

Osmunda japonica Thunb.

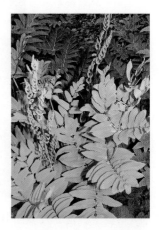

【本草名称】

贯众《神农本草经》,紫萁、水骨菜《中药大辞典》,紫萁贯众、高脚贯众《中药植物原色图鉴》。

【植物形态】

多年生草本。根茎粗短,横生或斜生。叶二型:不育叶三角状宽卵形,2 回羽裂,小羽片长圆状披针形;能育叶收缩,小羽片条形,沿主脉两侧密生孢子囊。我国华东、华南及西南地区有野生分布。

【化学成分】

根茎含紫萁内酯（Osmundalactone）、东北贯众素、绵马素、蜕皮甾酮及多糖等。

【医疗活性】

1. 抑制细菌。2. 抑制腺病毒。3. 缩短家兔凝血时间。4. 麻痹和驱杀肠道寄生虫[8]。

【毒性备考】

所含绵马素能麻痹肠虫,亦能麻痹人体神经肌肉,引起中枢神经及视神经障碍。严重中毒者肌肉抽搐、视物模糊、运动失调、惊厥谵妄、呼吸衰竭、心力衰竭甚至死亡[9]。

【传统功用】

根茎入药,是药材贯众的品种之一。解毒杀虫,凉血止血。主治绦虫、蛲虫、蛔虫感染,虫积腹痛,吐血衄血,肠风下血,皮下瘀斑。内服:6～9 克,入煎剂或丸散。

海金沙科
Lygodiaceae

蚌壳蕨科
Dicksoniaceae

海金沙

Lygodium japonicum（Thunb.）Sw.

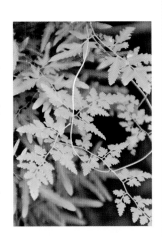

【本草名称】

蔓藤,铁丝草《中华本草》,海金沙《嘉祐本草》,罗网藤《广州植物志》,左转藤灰《四川中药志》。

【植物形态】

草质藤本。根茎横走,黑褐色。1～2回羽状复叶,不育叶尖三角形;能育叶卵状三角形;孢子囊生于能育叶的背面,呈穗状排列。孢子棕黄色,细沙状,故名海金沙。我国大部分地区有野生分布。

【化学成分】

孢子及全草含海金沙素（lygodin）、赤霉素甲酯、香豆酸及脂肪油等。

【医疗活性】

1. 抑菌。2. 抗炎。3. 利尿。4. 抗病毒。5. 促进结石排出体外。

【毒性备考】

海金沙常规使用不良反应少见。临床上偶有因自行煎服150克后出现头晕、恶心、呕吐、舌麻、尿频等毒性反应的报道[2]。

【传统功用】

孢子或全草入药。为三金排石汤的主要成分。清热解毒,利湿通淋。主治肾炎水肿、尿路感染、石淋血淋、腮腺红肿、带状疱疹。内服:6～15克,入煎剂或孢子破壁后冲服。

金毛狗脊

Cibotium barometz（L.）J. Smith.

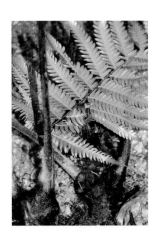

【本草名称】

狗脊《神农本草经》,扶筋《名医别录》,金毛狗《分类草药性》,金毛狮子《浙江药用植物志》,金毛狗脊《本草备要》。

【植物形态】

蕨类植物。根茎粗壮,表面密生金黄色绒毛,故有金毛狗之称。叶簇生,近革质;3回羽状分裂,末回裂片镰状披针形,边缘具浅齿。孢子囊生于裂片顶端。我国华东、华南及西南地区有野生分布。

【化学成分】

根茎含蕨素（pterosin）、金粉蕨素、绵马酚、绵马酸及亚油酸等。

【医疗活性】

1. 驱虫。2. 止血。3. 抗炎、消肿。4. 抑制葡萄球菌。5. 抑制流感病毒和疱疹病毒。

【毒性备考】

所含绵马酸属间苯三酚衍生物。除对肠虫有强烈毒性外,还作用于哺乳动物的胃肠道和中枢神经,导致胃肠炎、肢体痉挛、惊厥昏迷,最终可因呼吸衰竭而危及生命[4]。

【传统功用】

根茎入药。为龟鹿补肾膏的原料之一。壮腰健骨,补肝益肾。主治肾气不足、腰膝酸软、肢体乏力、骨刺疼痛、关节不利。内服:6～12克(经炮制),入煎剂或入丸散。外用:根茎煎水,浸洗患处。

蕨　科
Pteridiaceae

蕨

Pteridium aquilinum Kuhn var. *latiusculum* Underw. ex Heller.

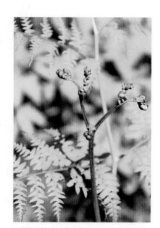

【本草名称】

蕨、蕨菜《食经》，蕨萁《本草纲目》，蕨儿菜《东北药用植物志》，拳头菜《中国食用本草》。

【植物形态】

多年生草本。根茎匍匐、粗壮，被茸毛。叶革质，三角状阔披针形，2～3回羽状复叶；小羽片线状披针形。孢子囊群沿叶脉着生，呈连续长线状。囊群盖线形。我国大部分地区有野生分布。

【化学成分】

根茎及嫩叶含蕨素(pterosin)、绵马素、蕨内酰胺、蕨甾酮及蕨苷等。

【医疗活性】

1. 驱虫。2. 抑菌。3. 抗病毒。

【毒性备考】

《饮膳正要》："全草有毒。"蕨类植物所含绵马素有较强细胞毒性，对神经系统和造血系统可造成一定损害。长期摄入尚有致细胞突变和致癌的风险。其动物实验结果与《千金方》"久食成瘕"的记述相符。故作山珍野菜长期食用并不适宜。

【传统功用】

嫩叶或根茎入药。清热利湿，降气消积。主治湿热黄疸、肠风热毒、虫积腹痛、胃脘胀满、气滞食隔。内服：9～15克，入煎剂。

凤尾蕨科
Pteridaceae

蜈蚣草

Pteris vittata L.

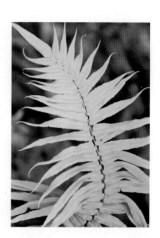

【本草名称】

蜈蚣蕨《湖南药物志》，鸡凤凰《中国毒性民族药志》，小贯众《云南中草药选》，牛肋巴、鳞盖凤尾蕨《原色中草药图集》。

【植物形态】

多年生草本。根茎横卧，密生黄褐色鳞片。叶簇生，薄革质，倒披针形，呈羽状排列。因形似蜈蚣，故名蜈蚣草。孢子囊群条形，近羽片两侧连续分布；囊群盖同形，膜质。我国长江流域有野生分布。

【化学成分】

根茎含绵马酚(aspidinol)，地上部分含松柏醇葡萄糖苷、甲基高丝氨酸等。

【医疗活性】

1. 抑菌。2. 抗炎。3. 消肿。4. 杀虫。5. 镇痛。

【毒性备考】

全草有小毒，临床使用剂量过大有急性中毒的病例报道，主要症状为皮肤出现广泛的出血点。此时应立即停药，给予维生素和其他对症治疗[1]。

【传统功用】

全草及根茎入药。清热解毒，消肿止痛。主治感冒发热、咽喉肿痛、肠炎痢疾、风湿骨痛、无名肿毒、痈疽疔疮。内服：15～30克，入煎剂。外用：鲜草一握，捣敷患处。

鳞毛蕨科
Dryopteridaceae

水龙骨科
Polypodiaceae

贯 众

Cyrtomium fortunei J. Smith.

【本草名称】

昏鸡头《四川中药志》,小贯众、铁狼鸡《贵州民间方药集》,山地贯众《中药大辞典》,鸡头凤尾《民间常用草药汇编》。

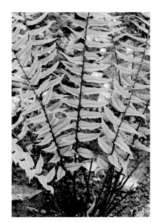

【植物形态】

多年生草本。根状茎短、连同叶柄全部密被黑褐色大鳞片。叶簇生、单数羽状复叶,叶片镰状披针形。孢子囊群散布叶背主脉两侧,囊群盖大,圆盾形。我国西北、华北及长江以南地区有野生分布。

【化学成分】

根茎含黄绵马酸(flavaspidic acid)、贯众苷、贯众任苷、异槲皮苷及冷蕨灵等。

【医疗活性】

1. 止血。2. 兴奋子宫平滑肌。3. 对猪蛔虫有麻痹和驱杀作用。

【毒性备考】

《四川中药志》"性寒,味苦,有小毒。"过量中毒可出现头痛、眩晕、恶心、呕吐等消化系统及神经系统的不良反应[5]。

【传统功用】

根茎入药,为草医习用的贯众品种之一。清热杀虫,凉血止血。主治蛔虫蛲虫、虫积腹痛、感冒发热、便血尿血、外伤出血。内服:6~12克,入煎剂。外用:鲜草一握,捣敷患处。

槲 蕨

Drynaria fortunei(Kunze.)J. Smith.

【本草名称】

毛姜《湖北中草药》,崖姜、岩姜《本草药名汇考》,猴姜、骨碎补《本草纲目拾遗》。

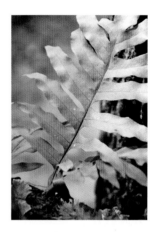

【植物形态】

寄生植物。根茎横走,形状似姜,表面被红棕色鳞毛,故又称毛姜。叶二型:不育叶槲叶状,能育叶长椭圆形。孢子囊群圆形、黄褐色。喜附生于树皮、石壁或墙上。我国大部分地区有野生分布。

【化学成分】

根茎含羊齿烯(fern)、何帕烯、豆甾醇、柚皮苷及多糖类物质。

【医疗活性】

1. 镇痛。2. 降血脂。3. 抗炎、消肿。4. 强骨,抑制骨质钙质流失。5. 减轻链霉素引起的听神经损害[6]。

【毒性备考】

口服超过 100~150 克,可出现口干、心悸、胸闷、神志恍惚、瞳孔散大等毒副症状[6]。

【传统功用】

根茎入药。为伤湿止痛膏的原料之一。益肾壮骨,祛风止痛。主治肾虚腰痛、足膝酸软、耳鸣耳聋、跌打损伤、毛发脱落。内服:9~15克,入煎剂或入丸散。外用:鲜品捣碎,涂擦患处。

银杏科
Ginkgoaceae

银　杏

Ginkgo biloba L.

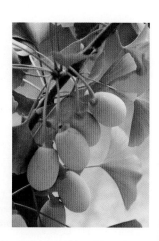

【本草名称】

银杏《绍兴本草》，白果《日用本草》，公孙树《汝南圃史》，鸭脚树《中药志》，鸭掌树《本草药名汇考》。

【植物形态】

落叶乔木。叶簇生，叶形奇特，鸭掌状。花雌雄异株，雄花柔荑状，雌花聚生于短枝。核果倒卵形，外种皮肉质，有臭气；内种皮骨质，银白色，故名。花果期5～10月。我国大部分地区有野生分布和栽培。

【化学成分】

叶含银杏双黄酮（bilobetin）、银杏内酯、山柰酚、槲皮素、白果酸及微量氰苷等。

【医疗活性】

1. 降血脂。2. 抑制结核杆菌。3. 抗血管硬化，抗血栓形成。4. 扩张心脑血管，增加血液供应。5. 改善脑功能紊乱，阿尔茨海默病及脑血管意外后遗症[6]。

【毒性备考】

叶和种子所含白果酸、银杏毒素及氰苷有毒。过量中毒出现恶心、呕吐、腹痛、眩晕，继而神志不清、四肢抽搐、呼吸麻痹而危及生命。银杏叶制剂尚有引起过敏的报道[1]。

【传统功用】

叶及种子入药。叶为银杏片的主要原料。养心健脑、祛瘀通络。主治心脑血管硬化、心脑血管栓塞、血脂偏高、阿尔茨海默病。内服：3～9克，入煎剂或泡茶饮。种子为定喘汤的主要成分。敛肺定喘、止带缩尿。主治痰饮、哮喘、肺结核、遗精、遗尿、小便频数、白带异常。内服：4.5～12克，入煎剂。

松科
Pinaceae

马尾松

Pinus massoniana Lamb.

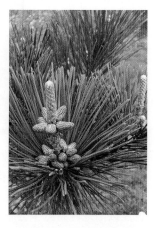

【本草名称】

松香《滇南本草》，松脂、松膏《神农本草经》，松胶《本草纲目》，松脂香《草木便方》。

【植物形态】

常绿乔木。树皮红棕色、呈不规则块裂。叶针形、二针一束，因茎叶细长，形似马尾，故有马尾松之名。雄球序花后柔荑状，雌球序呈椭圆形。球果卵形。花果期4～9月。我国大部分地区有野生分布。

【化学成分】

松香为松树油经蒸馏除去挥发油后的块状物。含松香酸（abietic acid）、松香酸酐、树脂烃等。

【医疗活性】

1. 抗炎。2. 消肿。3. 抗银屑病。4. 祛痰，镇咳。5. 解痉、抑制胃肠平滑肌痉挛。

【毒性备考】

松香有毒。松香加热后产生的蒸气毒性更大，吸入后出现乏力、头痛、恶心、嗜睡、精神错乱等急性中毒症状，并可对肝、肾、骨髓及肺部造成损害[1]。

【传统功用】

松香入药。为四圣散的成分之一。祛风燥湿、拔毒生肌。主治痈疽肿毒、湿疹搔痒、疮疡不敛、脉管炎、牛皮癣。内服：1～1.5克，研细入丸散。外用：适量研末，调敷患处。

金钱松

Pseudolarix amabilis（Nelson）Rehd.

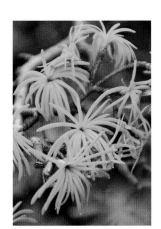

【本草名称】

土槿皮《疡医大全》，土荆皮《药材资料汇编》，荆树皮《中国药用植物志》，金叶松《中药大辞典》，金钱松皮《药材学》。

【植物形态】

乔木。树干直立，树皮粗糙，具钱币状鳞片。叶簇生，线形，秋后变金黄色，故名。花单性，雄花柔荑状，雌花椭圆形。球果卵圆形，熟时红褐色。花果期4～11月。我国大部分地区有野生分布。

【化学成分】

根含土槿皮酸（pseudolaric acid）、去甲基土槿皮酸、金钱松呋喃酸、白桦脂酸等。

【医疗活性】

1. 止血。2. 抗早孕。3. 抑制真菌。4. 杀虫，止痒。5. 抑制肿瘤新生血管内皮生长因子，诱导实验性肿瘤细胞凋亡[8]。

【毒性备考】

根皮有毒，故多外用。误食中毒表现为头晕、呕吐、腹泻、便血，严重者面色苍白、大汗淋漓、烦躁不安。另有土槿皮酊误入眼睛引起角膜损伤的报道[1]。

【传统功用】

根皮入药。为癣净软膏和复方土槿皮酊的主要原料。祛风止痒，抑癣杀虫。主治皮癣足癣、疥疮秃疮、湿疹瘙痒、神经性皮炎。外用：浸酒涂擦或研末调敷患处。

柏科
Cupressaceae

侧　柏

Platycladus orientalis（L.）Franco.

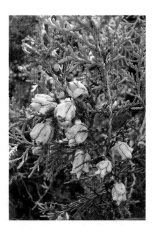

【本草名称】

柏叶《金匮要略》，扁柏《滇南本草》，侧柏《药性论》，柏子《中国有毒植物》，丛柏《闽东本草》。

【植物形态】

常绿灌木。枝叶扁平，侧向一面，呈扇面排列，故名。花雌雄同株，雄球花多生于下部，具短柄；雌球花生于上部，无柄。球果蓝色。种子淡黄色、富油性。花果期4～10月。我国大部分地区有野生分布。

【化学成分】

枝叶含侧柏酮（thujone）、侧柏烯、侧柏双黄酮等，种仁含皂苷和不饱和脂肪酸。

【医疗活性】

1. 止血。2. 润肠通便。3. 镇咳，祛痰。4. 抑制疱疹病毒。5. 镇静，延长戊巴比钠的睡眠时间。

【毒性备考】

枝叶所含侧柏酮可引起癫痫样惊厥、喉中痰鸣、口吐白沫，呼吸困难、神志不清；严重者可因肺水肿、心力衰竭而死亡。个别患者看似好转，但可能存在肾损害[9]。

【传统功用】

枝叶入药，为十灰散的成分之一。凉血止血，祛风消肿。主治咯血吐血、便血尿血、痄腮丹毒、肠炎痢疾、风湿痹痛。内服：6～12克，入煎剂或炒炭研末冲服。种仁入药，为天王补心丹的主要成分。养心安神，润肠通便。主治心悸、失眠、盗汗、遗精、便秘。内服：6～9克，入煎剂或入丸散。

三尖杉科
Cephalotaxaceae

三尖杉

Cephalotaxus fortunei Hook. f.

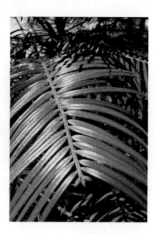

【本草名称】

藏杉、狗尾松《中华本草》，石榧、三尖杉《天目山药用植物志》，头形杉《中国裸子植物志》。

【植物形态】

常绿乔木。树皮红褐色，裂片常脱落。叶披针状线形，螺旋排成2列。雄球花聚成头状，单生叶腋。种子椭圆状卵形。假种皮红紫色。花果期4～8月。我国特有树种，西北、西南及华东地区有野生分布。

【化学成分】

枝叶含三尖杉碱（cephalotaxine）、高三尖杉酯碱、桥氧三尖杉碱等生物碱。

【医疗活性】

1. 抑制肿瘤细胞有丝分裂。2. 诱导白血病细胞凋亡。3. 抑制细胞免疫和体液免疫。

【毒性备考】

三尖杉总碱小鼠腹腔注射的 LD_{50} 为110 mg/kg。临床上毒性反应表现在胃肠道刺激、骨髓抑制和心血管损害。三尖杉总碱注射液静脉注射速度不宜过快，以防冠状动脉收缩、造成心肌缺血[1]。

【传统功用】

枝叶入药。为三尖杉注射液的主要原料。抑瘤消肿、活血化瘀。主治淋巴肉瘤、白血病、乳腺癌、肝癌等恶性肿瘤。内服：9～15克，入煎剂。提取物制剂，按产品说明使用。

粗　榧

Cephalotaxus sinensis（Rehd. et Wils.）Li.

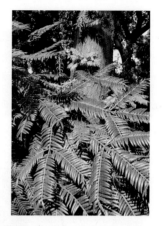

【本草名称】

血榧、木榧、土香榧《天目山药用植物志》，红壳松、中国粗榧《中药大辞典》。

【植物形态】

常绿小乔木。叶线形，螺旋状排成2列。雄球花卵形，雌球花聚生成头状。通常2～5个胚珠发育成种子，种子椭圆形。花果期3～8月。我国特有树种，华东、华南及西南地区有野生分布。

【化学成分】

枝叶及种子含粗榧碱（cephalotaxcine）、异粗榧碱、去氧粗榧碱、高三尖杉酯碱等。

【医疗活性】

1. 驱杀肠虫。2. 收缩子宫。3. 免疫抑制。4. 抑制肿瘤细胞的有丝分裂。

【毒性备考】

粗榧总碱注射液治疗恶性肿瘤过程中，多数患者有头晕、恶心、乏力、烦躁、白细胞减少，个别患者一度出现呼吸困难和心肌供血不足[10]。

【传统功用】

枝叶及种子入药。为粗榧碱注射液的主要原料。抑瘤消肿、化瘀杀虫。主治淋巴肉瘤、白血病、乳腺癌、肝癌等。内服：9～15克，入煎剂。提取物制剂，按产品说明使用。

红豆杉科
Taxaceae

紫 杉

Taxus cuspidata Sieb. et Zucc.

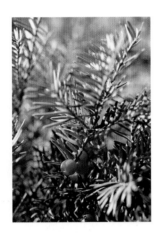

【本草名称】

米树《中国有毒植物》，紫杉、红豆杉《东北药用植物志》，紫柏松《蒙文汇书》，赤柏松《盛京通志》。

【植物形态】

常绿乔木。树皮褐色，小枝密生。叶线形，螺旋状，中脉隆起，基部歪斜。花雌雄异株，球花单生于叶腋。种子椭圆形，生在红色的假种皮中，故有红豆杉之名。花果期5～10月。我国东北地区有野生分布。

【化学成分】

枝叶含紫杉醇（taxol）、紫杉碱、紫杉宁、红豆杉素及甾酮类化合物。

【医疗活性】

1. 免疫调节。2. 诱导肿瘤细胞凋亡。3. 抑制纺锤体，阻止肿瘤增殖。4. 影响致癌基因和抑癌基因的表达[1]。

【毒性备考】

紫杉醇具有细胞毒性，血循毒性和肝肾毒性。过量中毒表现为口腔溃疡、恶心呕吐、肢体麻木、肌肉疼痛、毛发脱落、白细胞减少及心电图异常等。此外，临床上曾有发生过敏性休克的报道[7]。

【传统功用】

枝叶入药。为紫杉醇片的主要原料。抑瘤消肿，利水降糖。主治肾炎水肿，小便不利，糖尿消渴，乳腺癌、卵巢癌、胃肠癌等恶性肿瘤。内服：枝叶6～12克，入煎剂。提取物制剂，按产品说明使用。

苏铁科
Cycadaceae

苏 铁

Cycas revoluta Thunb.

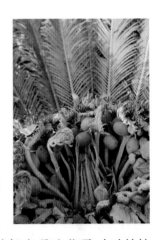

【本草名称】

番蕉《群芳谱》，苏铁《中药大辞典》，铁树、凤尾蕉《本草纲目拾遗》，铁甲松《四川中药志》。

【植物形态】

常绿灌木。茎粗壮，上具铁锈色鳞甲样叶痕，故又有铁甲松之称。羽状复叶，聚生茎顶，小叶披针形。花雌雄异株，雄花序圆柱状；雌花序半球形。种子朱红色。花果期6～10月。我国大部分地区有栽培。

【化学成分】

茎叶及种子含苏铁苷（cycasin）、新苏铁苷、苏铁双黄酮等；茎中含大量淀粉。

【医疗活性】

1. 镇痛。2. 止血。3. 抑制核糖核酸合成。4. 抑制肿瘤细胞有丝分裂。

【毒性备考】

苏铁苷具一定神经毒性、肝脏毒性和致癌活性。曾有琉球群岛居民长期食用去毒未净的苏铁淀粉，引起严重中毒和大量人员死亡的案例[4]。

【传统功用】

叶入药。为八宝治红丹的原料之一。化瘀消肿，理气止痛。主治癌肿疼痛、肝胃气痛、吐血咯血、跌打损伤、瘀血肿痛。内服：9～12克，入煎剂。外用：适量炒焦研末，调敷患处。

桫椤科
Cyatheaceae

桫　椤

Cyathea spinulosa Wall ex Hook.

【本草名称】

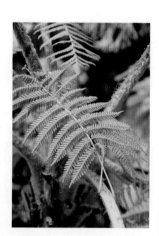

桫椤、树蕨、大贯众《中药大辞典》，飞天蟠劳《岭南采药录》，飞天蟠龙《有害花木图鉴》。

【植物形态】

木本蕨类，国家二级珍稀保护植物。外皮坚硬，有多数残存叶痕。叶丛生于茎顶，叶柄粗壮，有密刺；叶大型，3 回羽状分裂，小裂片披针形。孢子囊群生于囊托上；囊群盖球形。我国云南、贵州及四川部分地区有野生分布。

【化学成分】

茎枝含甾醇、多肽、酚类、蒽醌及黄酮类化合物。

【医疗活性】

1. 镇痛。2. 抗炎，消肿。3. 抑制毛癣真菌。4. 抑制大肠杆菌。5. 降低血清胆固醇。

【毒性备考】

《广西实用中草药新选》："味苦涩，性平，有小毒。"

【传统功用】

茎枝入药。祛风化湿，消炎解毒。主治咳喘多痰、牙龈肿痛、风湿痹痛、跌打损伤、疥疮溃疡。内服：9～12 克，入煎剂。外用：新鲜茎枝适量，捣敷患处。

麻黄科
Ephedraceae

草麻黄

Ephedra sinica Stapf.

【本草名称】

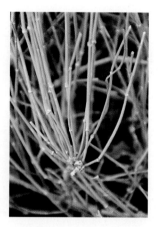

麻黄、龙沙《神农本草经》，赤根《和汉药考》，田麻黄、草麻黄《中药志》。

【植物形态】

草本状小灌木。根茎匍匐，小枝黄绿色，具纵槽；节明显，节上有膜质鳞叶。鳞球花序，雌雄异株；雌花序成熟时苞片肉质，红色，浆果状。花果期 5～7 月。我国华北、西北及东北地区有野生分布。

【化学成分】

茎枝含麻黄碱(ephedrine)、麻黄次碱、伪麻黄碱、苯丙醇胺及挥发油等。

【医疗活性】

1. 发汗。2. 抑制流感病毒。3. 缓解支气管痉挛。4. 收缩鼻腔黏膜血管。5. 肾上腺素样兴奋作用。

【毒性备考】

麻黄碱过量中毒，主要表现为交感神经兴奋、多汗、眩晕、烦躁、震颤、血压上升、排尿困难、心律失常；严重者出现心力衰竭甚至呼吸抑制[1]。

【传统功用】

茎枝入药。为小青龙汤和哮喘冲剂的主要成分。解表发汗，平喘利水。主治外感风寒、表实无汗、头痛身痛、咳嗽气喘、鼻塞不通。内服：1.5～9 克，入煎剂或入丸散。提取物制剂，按产品说明使用。

三白草科
Saururaceae

蕺　菜

Houttuynia cordata Thunb.

【本草名称】

蕺《名医别录》，蕺菜《食疗本草》，鱼腥草《履巉岩本草》，侧耳根《遵义府志》，肺形草《贵州民间方药集》。

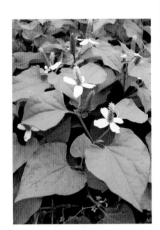

【植物形态】

多年生草本，全株有特异鱼腥气味，故名。根茎白嫩有节，节上生根。叶互生，宽心形，叶下紫色，叶柄细长。穗状花序顶生，总苞4，花瓣状，白色。蒴果椭圆形。花果期5～8月。我国大部分地区有野生分布。

【化学成分】

全草含癸酰乙醛(decanoyl acetaldehyde)、甲基正壬酮、月桂烯、月桂醛等。

【医疗活性】

1. 抗炎。2. 祛痰，镇咳。3. 抑制肺炎球菌。4. 抑制流感病毒。5. 促进受损组织修复。

【毒性备考】

虽云药食皆宜，但其致敏反应仍应引起重视。食用新鲜鱼腥草可致日光性皮炎；鱼腥草注射液可引起过敏性紫癜及表皮坏死性药疹。临床上曾有过敏性休克的病例报道[2]。

【传统功用】

全草入药。为急支糖浆和祛痰灵的原料之一。清热解毒，止咳排脓。主治气管炎、肺脓肿、乳腺炎、蜂窝织炎、急性肺炎。内服：15～30克，入煎剂。外用：鲜草一握，捣敷患处。提取物制剂：按产品说明使用。

三白草

Saururus chinensis（Lour.）Baill.

【本草名称】

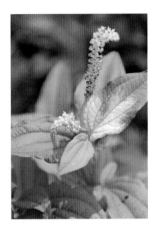

三白草《唐本草》，水木通《本草纲目拾遗》，三点白《江西民间草药》，田三白、五叶白《福建中草药》。

【植物形态】

多年生草本。叶互生，卵状披针形；先端渐尖，基部耳状，叶柄抱茎；因花序下的叶片夏天变成乳白色，故有三白草之名。总状花序顶生。蒴果开裂。花果期5～9月。我国大部分地区有野生分布。

【化学成分】

全草含槲皮苷(quercitrin)、金丝桃苷等黄酮化合物及甲基正壬酮、三白草酮等挥发性物质。

【医疗活性】

1. 抑菌。2. 抗炎。3. 消肿。4. 轻度利尿。5. 同属植物美洲三白草所含双木脂素类化合物 MNS－A，具有明显的中枢抑制作用[6]。

【毒性备考】

《唐本草》：“味甘辛，性寒，有小毒。”《本草纲目拾遗》：“捣绞汁服，令人吐逆。”

【传统功用】

全草入药。清热解毒，利水消肿。主治小便不利、肢体浮肿、石淋血淋、脓疮痈疽、无名肿毒。内服：15～30克，入煎剂。外用：鲜草一握、捣敷患处。

胡椒科
Piperaceae

荜茇

Piper longum L.

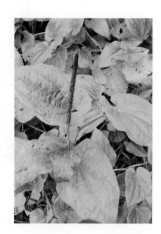

【本草名称】

荜茇《开宝本草》，椹圣《药谱》，鼠尾《中药志》，蛤蒌《赤雅》，荜茇梨《酉阳杂俎》。

【植物形态】

草质藤本。叶互生，卵状心形。花单性，雌雄异株，雄花穗较雌花穗长。果穗圆柱状，长约4厘米，由多数浆果聚集而成。幼嫩时青绿色，成熟后黑褐色。花果期5～10月。我国广东、广西及海南有栽培。

【化学成分】

果穗含荜茇环碱（pipernonaline）、荜茇宁碱、胡椒新碱、胡椒酸甲酯及挥发油等。

【医疗活性】

1. 降血脂。2. 抗抑郁。3. 抗胃溃疡。4. 抗癫痫、抗惊厥。5. 所含胡椒酸甲酯明显降低大鼠血清胆固醇[3]。

【毒性备考】

《本草纲目》："多用令人目昏，食料尤不宜之。"用荜茇碱做致畸试验，中低剂量组对小鼠胚胎影响不大，高剂量组小鼠胚胎发育明显受阻；提示用量过大时有一定生殖毒性。

【传统功用】

未熟果穗入药。为宽心气雾剂的原料之一。温中散寒，化滞止痛。主治寒痰积聚、胃脘冷痛、癫痫发作、惊悸抽搐、虫积腹痛。内服：1～3克，入煎剂或入丸散。外用：适量研末，搐鼻或纳入牙痛处。

胡　椒

Piper nigrum L.

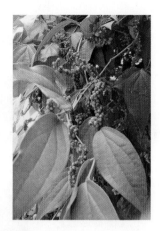

【本草名称】

胡椒《唐本草》，浮椒《东医宝鉴》，古月《药材学》，黑胡椒、白胡椒《本草药名汇考》。

【植物形态】

常绿藤本。茎有节，节略膨大。叶互生，卵状椭圆形，基出脉隆起。穗状花序侧生，花穗长约10厘米。浆果球形，稠密排列成圆柱状。种子圆形，味辛辣。花果期10月至次年4月。我国华南、西南地区有栽培。

【化学成分】

果实含胡椒碱（piperine）、胡椒新碱、胡椒酯碱等生物碱。又含胡椒酮、石竹烯、葛缕醇等挥发性物质。

【医疗活性】

1. 镇静。2. 杀虫。3. 局麻、镇痛。4. 健胃，促进消化液分泌。5. 胡椒碱具明显抗癫痫和抗惊厥作用[11]。

【毒性备考】

《本草经疏》："辛温太甚，过服未免有害。"用胡椒提取物饲喂埃及蟾蜍，每周3次，每次2毫克。5个月后，有30只检查出肝脏有数目不等的癌肿，部分蟾蜍的肾、卵巢出现转移病灶。但给小鼠饲喂胡椒粉，未发现致癌作用[1]。

【传统功用】

果实入药。为抗痫灵的主要原料。温中散寒，化滞止痛。主治寒痰积聚、胃脘冷痛、癫痫发作、惊悸抽搐、虫积腹痛。内服：1～3克，入煎剂或入丸散。外用：适量研末，贴敷患处或穴位处。提取物制剂，按产品说明使用。

杨柳科
Salicaceae

胡桃科
Juglandaceae

垂　柳

Salix babylonica L.

【本草名称】

垂柳、清明柳《中药大辞典》，柳白皮《证类本草》，青丝柳《本草求原》，杨柳条《摘元方》。

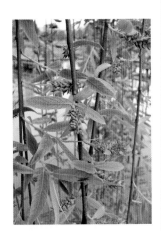

【植物形态】

落叶乔木。小枝细长柔韧，丝丝下垂，故名垂柳。叶互生，狭披针形，边缘具细齿。花雌雄异株，柔荑花序先叶开放。蒴果绿褐色，熟时 2 裂。种子具棉毛。花果期 3～5 月。我国大部分地区有野生分布。

【化学成分】

茎枝含水杨苷(salicin)、芦丁、槲皮苷、木犀草素及槲皮素等。

【医疗活性】

1. 解热。2. 发汗。3. 利尿。4. 利胆。5. 镇痛。

【毒性备考】

水杨苷进入体内迅速分解成水杨酸，并产生解热镇痛作用；同时，水杨酸会对胃黏膜产生刺激，引起胃酸过多、溃疡加重、头痛、头晕、耳鸣、心悸等不良反应。

【传统功用】

茎枝入药。解热镇痛，祛风消肿。主治发热头痛、肌肉酸痛、风湿痹痛、风疹瘙痒、黄疸、水肿。内服：15～30 克，入煎剂。外用：茎枝煎水，浸洗患处。

核桃楸

Juglans mandshurica Maxim.

【本草名称】

楸皮《中药志》，核桃楸《东北药用植物志》，胡桃楸《中国树木分类学》，山核桃《中药大辞典》，楸马核果《中国药用植物图鉴》。

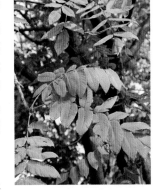

【植物形态】

落叶乔木。单数羽状复叶，小叶 9～17，卵状长圆形，边缘有锯齿。花雌雄同株，雄花序细长，柔荑状。雌花序直立，穗状。果序短，核果球形。花果期 5～9 月。我国华北、东北及西北地区有野生分布。

【化学成分】

全株含胡桃醌(juglone)、木犀草素、槲皮素等黄酮及酚类化合物。

【医疗活性】

1. 抗炎，消肿。2. 抑制细菌和病毒。3. 抑制实验性肿瘤。4. 增强胃动力，抑制胃溃疡。5. 茎叶煎剂可加速大鼠糖的同化并降低血糖水平[10]。

【毒性备考】

所含醌类物质有毒，可用作杀虫剂。茎叶浸出物外用引起皮疹水疱；内服可致呕吐泄泻。此外，有研究显示核桃楸黄酮对肿瘤细胞具有抑制作用，但对正常细胞亦造成一定损伤。

【传统功用】

树皮及青果皮入药。为核桃楸注射液的主要原料。化瘀消肿，止痛杀虫。主治胃炎、胃溃疡、痉挛性疼痛、消化道恶性肿瘤、疥疮癣湿。内服：4.5～9 克，入煎剂或入酒剂。外用：适量煎水,浸洗患处。提取物制剂,按产品说明使用。

胡　桃

Juglans regia L.

【本草名称】

胡桃《千金方》,羌桃《名物志》,核桃、核桃仁《本草纲目》,万岁子《花镜》。

【植物形态】

落叶乔木。单数羽状复叶,小叶长圆状卵形。雄花柔荑状下垂,腋生;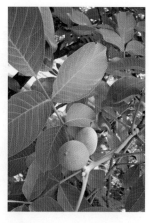雌花穗状,生于枝顶;花被4裂,裂片线形。果实球形,外果皮肉质;内果皮坚硬。花果期5~10月。我国大部分地区有栽培。

【化学成分】

枝叶含胡桃苷(juglanin)、胡桃叶醌、金丝桃苷;种仁含大量蛋白质和脂肪。

【医疗活性】

1. 消肿。2. 杀虫。3. 降血压。4. 抑制真菌。5. 调节大鼠体内糖代谢。

【毒性备考】

枝叶、果皮及根皮有小毒。未熟果皮浸出物涂抹皮肤可发生水疱;内服能引起腹泻。临床上使用胡桃枝制作的注射液,个别患者用后出现头晕、口麻现象,停药后自行消失[10]。

【传统功用】

枝叶、根皮入药。核桃枝注射液的主要原料。解毒杀虫,化瘀消肿。主治症瘕积聚、瘰疬结核、疥疮癣湿、滴虫瘙痒、丝虫病象皮肿。内服:15~30克,入煎剂。外用:适量煎水,浸泡患处。提取物制剂,按产品说明使用。

化香树

Platycarya strobilacea Sieb. et Zucc.

【本草名称】

栲蒲、山栲树《中药大辞典》,山柳叶《湖南药物志》,饭香树《中国毒性民族药志》,化香树《植物名实图考》。

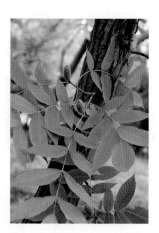

【植物形态】

落叶小乔木。树皮灰褐色。单数羽状复叶,小叶7~23,薄革质,无叶柄。花单性,穗状花序伞房状排列于小枝顶端。果序球状,长椭圆形。花果期5~8月。我国华东、华南及西南地区有野生分布。

【化学成分】

树叶含胡桃叶醌(juglone)、萘醌、香豆精、香豆酸等。果实含化香树属鞣质。

【医疗活性】

1. 叶及果序能抑制铜绿假单胞菌、金黄色葡萄球菌、大肠杆菌、枯草芽孢杆菌等。2. 明显对抗由蛋清引起的大鼠足趾关节肿胀、发炎[8]。

【毒性备考】

《中国有毒植物》:"树叶有毒。外用治疗疮疡肿毒。"

【传统功用】

树叶及果序入药。解毒杀虫,消肿止痛。主治痈疽发背、瘰疬肿疡、疥疮癣湿、骨疽流脓、久不收口。外用:鲜叶一握,捣敷患处。用化香树叶,文献多有"不可内服"的记载;但用其果序,文献也有"煎汤内服5~15克"的记载[5]。

枫 杨

Pterocarya stenoptera C. DC.

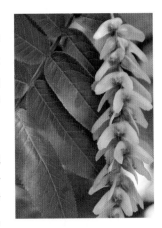

【本草名称】

枫杨、枫柳《唐本草》，麻柳《草木便方》，蜈蚣柳、元宝树《中药大辞典》。

【植物形态】

落叶乔木。单数羽状复叶，小叶长椭圆形，边缘有细齿，基部偏斜。柔荑花序，雌花穗状顶生；雄花簇状腋生。果序下垂，果翅翘起呈元宝状，故又称元宝树。花果期5～8月。我国大部分地区有野生分布。

【化学成分】

茎叶含水杨酸(salicylic acid)、内酯、酚类及鞣质等。

【医疗活性】

1. 解热，止痛。2. 止血，收敛。3. 抑制皮癣真菌。4. 促进肉芽生长。5. 杀灭血吸虫及钩端螺旋体。

【毒性备考】

茎皮有小毒。过量摄入可出现腹痛腹泻、恶心呕吐、头晕头痛、全身乏力等不良反应。

【传统功用】

茎皮、树叶入药。祛风止痛，杀虫敛疮。主治血吸虫病、支气管炎、头皮癣、湿疹疥疮、水火烫伤。内服：9～15克，入煎剂。外用：适量研末，调敷患处。

榆科
Ulmaceae

小叶朴

Celtis bungeana Bl.

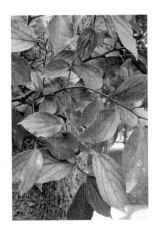

【本草名称】

棒棒木《新医药研究》，小叶朴《中药大辞典》。

【植物形态】

落叶乔木。树皮灰褐色，小枝有光泽。叶互生，卵状长圆形，先端渐尖，基部斜楔形。雌花单生或簇生于新枝上部的叶腋。核果近球形，熟时黑紫色。花果期4～9月。我国大部分地区有野生分布。

【化学成分】

茎枝及树皮含桂皮酸酰胺衍生物、不饱和甾醇、B型强心苷、生物碱及挥发性物质。

【医疗活性】

1. 祛痰。2. 镇咳。3. 平喘。4. 抗炎。5. 乙醚提取物对甲链球菌、卡他球菌、肺炎球菌及流感杆菌均有抑制作用。

【毒性备考】

用小叶朴的浸膏治疗慢性支气管炎，少数患者有头昏、心慌、气短及恶心等不良反应；个别患者血压明显升高[10]。

【传统功用】

茎枝或树皮入药。为棒棒木抗炎片的主要原料。清热消炎，止咳化痰。主治慢性支气管炎、咳嗽多痰、痰黄厚不易咳出、支气管哮喘、胸闷气急。内服：30～60克，入煎剂。提取物制剂：按产品说明使用。

桑　科
Moraceae

箭毒木

Antiaris toxicaria Lesch.

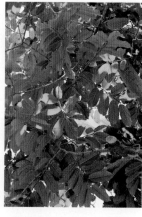

【本草名称】

加布、剪刀树《有害花木图鉴》，弩箭子、箭毒木、见血封喉《中国有毒植物》。

【植物形态】

乔木。全株具白色乳液，古人用其制作毒箭，故有箭毒木之名。树皮灰青色。叶长椭圆形，基部偏斜。头状花序，花黄色。核果梨形，熟时紫黑色。花果期 4～10 月。我国华南、西南地区有野生分布。

【化学成分】

茎叶及乳液含见血封喉苷（antiarin）、弩箭子苷、铃兰毒苷、羊角拗糖苷等强心苷。

【医疗活性】

1. 抑制运动神经，松弛骨骼肌肌肉。2. 微小剂量即引起心肌强烈收缩，使心跳减慢甚至心脏停搏。

【毒性备考】

树液有剧毒。误入眼内可致失明；从伤口进入动物体内可引起心律失常、肌肉松弛、肢体麻痹；最终呼吸和心脏停搏导致死亡[12]。

【传统功用】

古人用箭毒木汁配上乌头、番木鳖等药物涂抹在刀刃箭头上，狩猎时可谓一箭封喉。箭毒木的毒性限制了它的临床使用。但强烈的毒性也显示出强烈的活性，相信在肌肉松弛药研究上一定会有所突破。

火　麻

Cannabis sativa L.

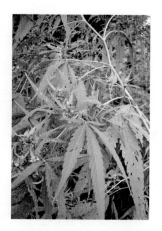

【本草名称】

麻蕡《神农本草经》，大麻《本草经集注》，火麻仁《日用本草》，火麻头《疮科心要》，乌麻花《千金方》。

【植物形态】

一年生草本。茎皮柔韧，富含纤维。可做麻纺，故名。掌状复叶，小叶 3～9 片，披针形。花雌雄异株，雄花圆锥状；雌花球形或穗状。瘦果扁卵形，表面有网纹。花果期 5～9 月。我国各地有少量栽培。

【化学成分】

叶及花穗含四氢大麻酚（tetrahydro cannabinol）、大麻酚及大麻二酚等。现已分离提取到数十种酚类化合物，但以上述三种最为主要。种子尚含大量脂肪及一种名为蕈毒素的蛋白质。

【医疗活性】

1. 镇静。2. 麻醉。3. 镇痛。4. 抗癫痫。5. 缓泻、通便。

【毒性备考】

大麻酚属精神麻醉类毒品，能使人产生幻觉和错乱。《本草纲目》也有"多服令人见鬼狂走"的记载。此外，大麻子含少量毒性蛋白，长期和大量摄入对机体可造成一定损害。

【传统功用】

种子入药。为脾约麻仁丸的主要成分。润燥滑肠，利水通便。主治血虚肠燥、津液亏损、大便秘结、小便淋沥、黄赤涩痛。内服：9～15 克，入煎剂或入丸散。

柘 树

Cudrania tricuspidata（Carr.）Bur.

【本草名称】

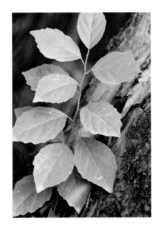

柘《诗经》，柘木《本草纲目拾遗》，柘根《千金方》，疟腮树《云南中草药》，穿破石《岭南采药录》。

【植物形态】

落叶灌木或小乔木。茎枝具棘刺。叶卵圆形，近革质，全缘或 3 裂。花雌雄异株，头状花序单一或成对腋生。聚花果近球形，外有肉质花被宿存包裹。花果期 6～10 月。我国大部分地区有野生分布。

【化学成分】

茎皮含吉利柘树素（gericudranin）等黄酮类化合物。

【医疗活性】

吉利柘树素 A、B、C 对人型皮肤癌、结肠癌、肾癌及白血病细胞均有不同程度的抑制活性[3]。

【毒性备考】

柘木糖浆或柘木颗粒服用后，少数患者出现短暂恶心，胃部不适，停药后不良反应消失[7]。

【传统功用】

根皮入药。为柘木抗癌糖浆的主要原料。化瘀消积，舒筋活络。主治症瘕肿块结聚、瘰疬痰核、瘀血肿痛、消化道恶性肿瘤。内服：30～60 克，入煎剂。提取物制剂，按产品说明使用。

无花果

Ficus carica L.

【本草名称】

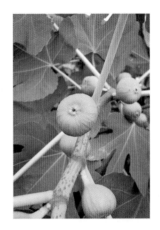

天生子《滇南本草》，文仙果《草木便方》，优昙钵《广州志》，无花果、无花果叶《救荒本草》。

【植物形态】

落叶灌木，全株具白色乳液。叶互生，近圆形，具 3～5 浅裂或深裂，掌状叶脉明显。小花白色，着生于花托内壁。因其花被细小隐蔽难见，故有无花果之称。花果期 5～8 月。我国大部分地区有栽培。

【化学成分】

茎叶含补骨脂素（psoralen）、佛手柑内酯、愈创木酚、呋喃香豆精及多糖等。

【医疗活性】

1. 降血糖。2. 抗病毒。3. 抗氧化。4. 抑制移植性肿瘤。5. 增强巨噬细胞吞噬活性。

【毒性备考】

新鲜茎叶及未成熟果实所含白色乳液涂擦皮肤可引发过敏性皮炎，表现为局部红肿、灼痛、水疱、表皮松解；部分水疱破溃，易出现糜烂[1]。

【传统功用】

叶入药。清热解毒，消肿止痛。主治湿热带下、疮疡肿毒、带状疱疹、癌性胸腔积液、病毒性角膜炎。内服：9～15 克，入煎剂。外用：适量煎水，浸洗患处。

啤酒花

Humulus lupulus L.

【本草名称】

啤酒花、蛇麻花、蛇麻草《中药大辞典》，忽布、香蛇麻《新疆中草药手册》。

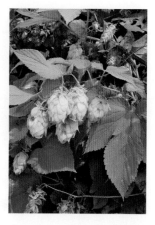

【植物形态】

多年生缠绕草本。叶对生，卵形，3裂或不裂，边缘具锯齿。花雌雄异株，雌花叠瓦状，排成穗状花序；雄花排成圆锥花序。果穗圆球状。花果期7～9月。我国新疆地区有野生分布，东北、华北地区有栽培。

【化学成分】

雌花序含蛇麻酮（lupulone）、葎草酮、葎草二烯酮、树脂酸、芦丁及挥发油等。

【医疗活性】

1. 镇静。2. 解痉。3. 轻微降压。4. 抑制革兰阳性菌。5. 抗溃疡，减少螺旋杆菌对胃壁的损伤。

【毒性备考】

啤酒花可引起过敏，对胃肠道亦有一定刺激。临床上常见不良反应有胃部烧灼感、食欲缺乏、恶心呕吐、腹痛腹泻。个别出现眩晕、嗜睡及皮疹[10]。

【传统功用】

雌花序入药。为蛇麻花片的主要原料。健脾益肺，宁心安神。主治气管炎、肺结核、神经衰弱、失眠、抑郁、癔症。内服：3～6克，入煎剂或泡茶饮。提取物制剂，按产品说明使用。

葎　草

Humulus scandens（Lour.）Merr.

【本草名称】

葎草《唐本草》，葛勒蔓《蜀本草》，割人藤《本草逢原》，锯锯藤《贵州民间方药集》，拉拉藤《江苏药用植物志》。

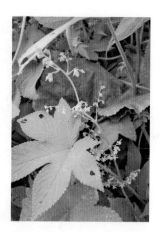

【植物形态】

蔓生草本。茎四棱，表面密布钩刺触之似锯，故有锯锯藤之称。叶对生，掌状5深裂，叶柄长。花序腋生，花单性，雄花圆锥形；雌花短穗状。果穗绿色。花果期7～9月。我国大部分地区有野生分布。

【化学成分】

花穗含葎草酮（humulone）、蛇麻酮；茎叶含牡荆素、木犀草素等黄酮类物质。

【医疗活性】

1. 抗炎。2. 消肿。3. 轻微利尿。4. 祛风、止痒。5. 抑制革兰阳性细菌。

【毒性备考】

据国外文献报道，葎草酮有二硝基酚样作用。实验猫静脉注射后可因体温过度升高而致死，死后迅速出现"尸僵"。剂量过大尚可引起糖尿、血尿。但笔者在临床上常用至30克以上，并未发现任何毒副症状。

【传统功用】

全草入药。祛风利水，清热解毒。主治肾炎水肿、支气管炎、淋巴结核、痈疽疮疡、风疹瘙痒。内服：15～30克，入煎剂。外用：鲜草一握，捣敷患处。

桑

Morus alba L.

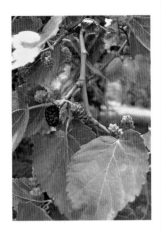

【本草名称】

家桑《日华子本草》，荆桑《农书》，铁扇子《百草镜》，霜桑叶、冬桑叶《本草药名汇考》。

【植物形态】

落叶乔木，全株有白色乳液。根皮黄色。叶互生，卵状椭圆形，边缘具锯齿。花黄绿色，与叶同时开放。雄花柔荑状；雌花穗状。聚合果腋生，熟时紫黑色。花果期4～6月。我国大部分地区有栽培。

【化学成分】

枝叶含槲皮素（quercetin）、桑素、桑白皮素、蜕皮甾酮、谷甾醇及大量叶绿素等。

【医疗活性】

1. 降血糖。2. 降血脂。3. 抗氧化。4. 促进真皮细胞分裂和蛋白质合成。5. 抑制磷酸二酯酶和醛糖还原酶活性[3]。

【毒性备考】

药理研究显示桑树枝叶毒性甚小，煎剂十分安全。但注射剂可引起局部疼痛，部分病者有发热畏寒、头昏头痛等不良反应。个别病者腰背及下肢疼痛不能活动，经卧床休息后恢复正常[1]。

【传统功用】

枝叶入药。为清燥救肺汤和风湿骨痛药的成分之一。发散风热，疏肝润肺。主治风热感冒、肺热咳嗽、肝阳上扰、头晕目眩、目赤肿痛。内服：9～15克，入煎剂或入丸散。外用：鲜枝叶一握，捣敷或煎洗患处。提取物制剂，按产品说明使用。

桑寄生科
Loranthaceae

槲寄生

Viscun coloratum（Kom.）Nakai.

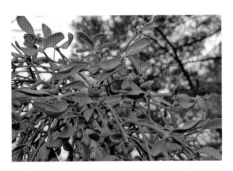

【本草名称】

茑木《本草纲目》，寄生草《滇南本草》，槲寄生、柳寄生、北寄生《中药大辞典》。

【植物形态】

寄生小灌木。茎枝黄绿色，具叉状分枝，分枝膨大成节。叶对生，肥厚，肉质。花雌雄异株，生于叶间。浆果球形，半透明，熟时黄色或橙红色。花果期4～11月。我国华东、华北及东北地区有野生分布。

【化学成分】

茎叶含β-香树脂醇（β-amyrin）、内消旋肌醇、槲皮素、鼠李素及槲寄生毒素等。

【医疗活性】

1. 降压。2. 利尿。3. 抗病毒。4. 增强免疫。5. 扩张冠状动脉，改善心肌缺血。

【毒性备考】

槲寄生毒素为一种小分子毒性蛋白。大剂量食入可引起恶心呕吐、嗜睡乏力、癫痫发作、共济失调、肝区疼痛，肝活检有轻度炎性改变[2]。

【传统功用】

茎叶入药。为槲寄生注射液和祛风止痛片的主要原料。祛风化湿，宁神通脉。主治风湿痹痛、四肢麻木、冠心病、心绞痛、心律失常、精神分裂。内服：9～15克，入煎剂或泡茶饮。提取物制剂，按产品说明使用。

大蝎子草

Girardinia palmata（Forsk.）Gaud.

【本草名称】

梗麻、大钱麻《滇南本草》，红肿草《中草药中毒急救》，大茎麻、大蝎子草《云南中草药》。

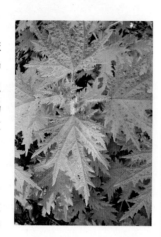

【植物形态】

多年生草本，全株被短毛和刺状螯毛，能使皮肤产生红肿灼痛，故名蝎子草或红肿草。叶五角形，掌状深裂。穗状花序腋生，小花密集。瘦果宽卵形。花果期6～11月。我国长江流域有野生分布。

【化学成分】

鲜草含组胺、5-羟色胺、乙酰胆碱及蚁酸等刺激性物质。

【医疗活性】

1. 抗炎。2. 镇痛。3. 解痉。4. 抗痛风。5. 轻度发汗、退热。

【毒性备考】

鲜茎叶上的螯毛有毒，对皮肤黏膜可产生强烈刺激。接触后立即引起红肿灼痛及皮炎样损害；内服引起胃肠道刺激症状，严重者出现喉头水肿甚至过敏性休克[1]。

【传统功用】

全草入药。祛风化湿，解痉止痛。主治惊风抽搐、风湿痹痛、癣湿瘙痒、痛风发作、关节红肿。内服：3～9克，入煎剂。外用：适量煎水，浸洗患处。

狭叶荨麻

Urtica angustifolia Fisch. ex Hornem.

【本草名称】

荨麻《本草图经》，蘵麻、蘵草《蜀语》，焊麻《益部方物略记》，狭叶荨麻《中药大辞典》。

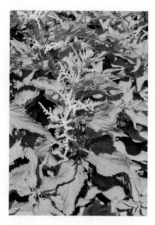

【植物形态】

多年生草本，根状茎匍匐。全株有螯毛。茎方形。叶对生，狭卵形至披针形，边缘具尖齿。花序多分枝，雌雄分株，花被4裂。瘦果卵形。花果期7～9月。我国东北、华北及西北地区有野生分布。

【化学成分】

全草含组胺、5-羟色胺、乙酰胆碱及蚁酸等刺激性物质。

【医疗活性】

1. 抗炎。2. 镇痛。3. 解痉。4. 抗痛风。5. 轻度发汗、退热。

【毒性备考】

新鲜茎叶上螯毛有毒，对皮肤黏膜亦具较大刺激。但其毒性比大蝎子草小，中毒症状亦轻。临床上未见到严重中毒或休克致死的病例报道。

【传统功用】

全草入药。祛风化湿，解痉止痛。主治惊风抽搐、风湿痹痛、癣湿瘙痒、痛风发作、关节红肿。内服：6～12克，入煎剂。外用：适量煎水，浸洗患处。

檀香科
Santalaceae

檀　香

Santalum album Linn.

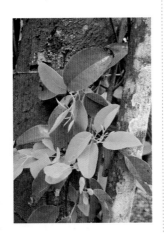

【本草名称】

檀香《名医别录》，旃檀《罗浮山疏》，白檀《本草经集注》，真檀《本草纲目》，檀香木《本草图经》。

【植物形态】

常绿小乔木。树皮灰褐色。叶对生，卵状椭圆形，先端急尖，基部楔形。聚伞状圆锥花序，花小，花被钟形，先端4裂。核果球形，熟时黑色。花果期7～10月。我国海南、云南及广西有野生分布和栽培。

【化学成分】

木材含檀香萜醇（santalol）、檀香萜烯、檀萜烯酮、檀油醛及沉香呋喃等挥发性成分。

【医疗活性】

1. 镇痛。2. 解痉。3. 扩张血管。4. 对抗实验动物药物诱导的心律失常。5. 挥发油有利尿作用并能抑制尿道内细菌生长[10]。

【毒性备考】

檀香精油对黏膜有较强刺激；浓度太高或摄入过量均易造成人体内脏上皮细胞损伤。故《本草汇言》有"辛香芳烈而窜，如阴虚火盛，有动血致嗽者，勿用之"的警示。

【传统功用】

心材入药。为辟瘟丹和冠心苏合丸的主要成分。温中散寒，行气止痛。主治气滞血瘀、胸闷心痛、脘腹饱胀、寒疝坠痛、噎嗝呕吐。内服：2～5克，入煎剂或入丸散。外用：适量磨汁，涂敷患处。

马兜铃科
Aristolochiaceae

马兜铃

Aristolochia debilis Seib. et Zucc.

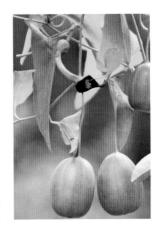

【本草名称】

马兜铃《雷公炮炙论》，兜铃实《本草纲目》，臭铃铛《河北药材》，南马兜铃《中药材品种论述》，青木香果《中药正别名》。

【植物形态】

草质藤本，长达数米。根圆柱形。茎柔弱。叶互生，心状三角形。花单生或聚生叶腋，花喇叭状，暗紫色。蒴果矩圆形，下垂如铃铛，故名马兜铃。花果期7～10月。我国大部分地区有野生分布。

【化学成分】

全株（果马兜铃，茎天仙藤，根青木香）含马兜铃酸（aristolochic acid）、青木香酸、马兜铃碱、木兰花碱及烯酮类挥发性物质。

【医疗活性】

1. 抗炎。2. 祛痰。3. 抑制芽孢癣菌。4. 抑制疱疹病毒。5. 止咳，平喘，松弛支气管平滑肌。

【毒性备考】

马兜铃酸具有肾脏毒性和致癌活性。《唐本草》谓其："不可多服，吐痢不止。"可惜古人的警示，未能唤起人们对其毒性的重视。直至20世纪末，马兜铃酸导致尿毒症的患者已不计其数。人们为医药工作者的失误付出了极其沉重的代价。虽逝去的生命不能重来，但对中草药的毒性研究可以重来，对大自然的敬畏之心应当重塑。

【传统功用】

果实入药。清肺降气，止咳平喘。主治肺

热咳嗽、痰壅气喘、血压偏高、痔疮肿痛、瘰疬不消。内服：3～6克，入煎剂或入丸散。外用：适量研末，调敷患处。注：2004年8月国家食品药品监督管理总局已发文取消马兜铃根（青木香）的药用标准，以菊科植物土木香根替代青木香入药；其果实（马兜铃）纳入处方药管理，所有含马兜铃酸的制剂必须注明有肾毒性才准予放行。

广防己

Aristolochia fangchi Y.C. Wu. ex L.D. Chow.

【本草名称】

防己《神农本草经》，石解《本草纲目》，广防己《中国植物志》，玉纪藤《本草药名汇考》，防己马兜铃《中国高等植物图鉴补编》。

【植物形态】

木质藤本。根圆柱形，栓皮发达。茎细长，少分枝。叶互生，卵状长圆形，具长柄。花单生叶腋，花被筒状，紫色，上有黄色斑点。蒴果。种子多数。花果期5～8月。我国广东、广西有野生分布。

【化学成分】

根茎含马兜铃酸（aristolochic acid），其最高含量有的可达3％。尚含马兜铃内酰胺、尿囊素及木兰花碱等。

【医疗活性】

1. 抑菌。2. 抗炎。3. 消肿。4. 镇痛。5. 利尿。

【毒性备考】

20世纪90年代，比利时首先发现服用植物减肥药人群中出现不少急性肾功能衰竭的患者。其病理特征为肾间质广泛纤维化。报告最终确定，减肥药中的广防己及其所含马兜铃酸

是导致肾损害的主要原因。经过多方论证，国家食品药品监督管理总局于2004年8月发文，取消马兜铃科植物广防己药用标准，中成药制剂中凡含广防己者，一律以防己科植物粉防己替换。

【传统功用】

根茎入药。祛风止痛，抗炎消肿。主治风湿疼痛、关节红肿、肢体浮肿、疮疡肿毒。外用：适量煎水，浸洗患处。

广西马兜铃

Aristolochia kwangsiensis Chun. et How.

【本草名称】

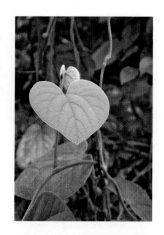

大总管、广西马兜铃《中国毒性民族药志》，金银袋、大百解薯《药用植物花谱》，大叶马兜铃《中国有毒植物》。

【植物形态】

木质大藤本。块根肥大，椭圆形或纺锤形。叶厚纸质，卵状心形。总状花序腋生，花被檐部呈盘状，蓝紫色间有暗红色突起，边缘常外翻。蒴果圆柱状。花果期4～9月。我国广西、广东有野生分布。

【化学成分】

块根含马兜铃酸（aristolochic acid）、6-甲氧基马兜铃酸甲酯、木兰花碱等。

【医疗活性】

1. 解痉。2. 镇痛。3. 抗炎。4. 消肿。5. 提升白细胞。

【毒性备考】

所含马兜铃酸有强烈肾毒性。小鼠灌服马兜铃酸（主要为马兜铃酸 A）的 LD_{50} 为47.87 mg/kg。家兔口服6 mg/kg，每日1次，第5天开始拒食，并相继死亡[8]。

【传统功用】

块根入药。祛风化湿，消肿止痛。主治风

湿痹痛、关节红肿、跌打损伤、外伤出血。外用：适量煎水，浸洗患处。不作内服。

木通马兜铃

Aristolochia manshuriensis Kom.

【本草名称】

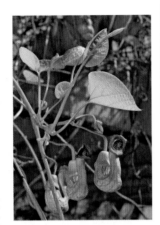

关木通、东北马兜铃《中华人民共和国药典》，苦木通《中药材品种论述》，马木通、木通马兜铃《东北药用植物图志》。

【植物形态】

木质藤本。老茎具纵裂，嫩枝被柔毛。叶卵状心形，密被白色柔毛。花单生，花被马蹄状，檐部圆盘状，内面暗紫色，外面有紫纹。蒴果圆柱形。花果期6～9月。主要分布在长城以北，故习称关木通。

【化学成分】

根茎含马兜铃酸(aristolochic acid)，其最高含量有的可达2.5%以上。尚含马兜铃内酰胺、马兜铃苷等。

【医疗活性】

1. 抑菌。2. 抗炎。3. 消肿。4. 镇痛。

【毒性备考】

马兜铃酸高含量植物之一，龙胆泻肝丸中毒事件的始作俑者。从1964年吴松寒在《江苏中医》首次发表关木通导致急性肾功能衰竭的病例起，到2003年被监管部门叫停止，这起本可避免的药害悲剧，已整整上演了40年。其代价之大，教训之深，世所罕见。它应当与英国的反应停事件、日本的小柴胡汤事件等一起写入医药监管的教科书。

【传统功用】

藤茎入药。清热泻火，消肿止痛。主治风湿痹痛、关节红肿、疮毒溃疡。外用：适量煎水，浸洗患处。注：为保证用药安全，国家食品药品监督管理总局已于2003年4月发文取消马兜铃科植物关木通的药用标准，以木通科植物木通替代关木通入药。

绵毛马兜铃

Aristolochia mollissima Hance.

【本草名称】

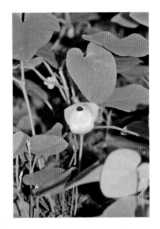

寻骨风《植物名实图考》，猫耳朵、清骨风《南京民间草药》，兔子耳、白面风《江西民间草药》。

【植物形态】

多年生缠绕草本，全体密被黄白色绵毛，故名。茎细长。叶互生，卵状心形。花单生，花被弯曲，上端烟斗状，内侧黄色，中央紫色。蒴果倒卵形。花果期5～9月。我国中西部及长江流域有野生分布。

【化学成分】

全草含马兜铃酸(aristolochic acid)，其含量在0.1%左右。尚含马兜铃内酯、马兜铃酰胺、生物碱及挥发油等。

【医疗活性】

1. 抑菌。2. 镇痛。3. 抗炎、消肿。4. 杀虫。5. 抑制小鼠艾氏腹水癌。

【毒性备考】

寻骨风与马兜铃、天仙藤、青木香、广防己、关木通、朱砂莲、淮通等同科亲缘植物均含大量马兜铃酸。具有不可逆肾脏毒性。为保证用药安全，国家食品药品监督管理总局于2004年8月发文，凡含寻骨风的中药制剂必须在药品说明书中增加以下内容：① 马兜铃酸可引起肾损害等不良反应。② 作为处方药，须凭医师处方购买。③ 儿童及老人慎用。孕妇、婴儿及肾功能不全者禁用。

【传统功用】

全草入药。祛风化湿,消肿止痛。主治风寒湿痹、筋脉拘挛、关节红肿、胃脘疼痛、钩蚴皮炎。外用:适量煎水,浸洗患处。内服须谨慎。

杜 衡

Asarum forbesii Maxim.

【本草名称】

杜衡《名医别录》,杜葵《本草纲目》,马蹄香《唐本草》,土细辛《土宿本草》,马蹄细辛《天目山药用植物志》。

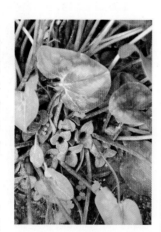

【植物形态】

多年生草本,全体有香气。须根密集。叶先端钝圆,基部心形;因马蹄状,故有马蹄细辛之称。花被钟状,顶端 3 裂,暗紫色,具脉纹。蒴果肉质。花果期 3～6 月。我国长江流域有野生分布。

【化学成分】

全草含丁香油酚(eugenol)、派烯、龙脑、松油醇及黄樟醚等挥发性物质。

【医疗活性】

1. 镇痛。2. 镇静。3. 抗炎。4. 解痉。
5. 黏膜局部麻醉,对末梢神经有阻滞作用。

【毒性备考】

所含丁香油酚及黄樟醚有一定毒性。长期或过量摄入对人的中枢神经和肝肾可造成损害,出现类似磷中毒样症状[1]。

【传统功用】

全草入药。温肺化饮,散寒止痛。主治风寒表证、痰饮咳喘、头痛骨楚、风湿痹痛、肢体拘挛。内服:1～3 克,入煎剂。外用:适量研末,调敷患处。

细 辛

Asarum sieboldii Miq.

【本草名称】

细辛《神农本草经》,少辛《吴普本草》,西细辛《本草原始》,华细辛《中药志》,盆草细辛《中药植物原色图鉴》。

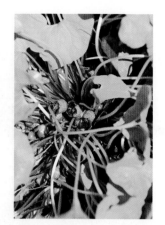

【植物形态】

多年生草本。须根密集细长,气味浓烈辛香,故曰细辛。叶卵圆状心形,基部耳状,叶柄细长,可达 20 厘米。花单生叶腋,钟状,紫褐色。蒴果半球状。花果期 5～6 月。我国华中、华北地区有野生分布。

【化学成分】

全草含细辛醚(asaricin)、丁香油酚、松油醇、黄樟醚等挥发性物质。茎叶尚含少量马兜铃酸。

【医疗活性】

1. 解热。2. 镇痛。3. 解痉。4. 平喘。
5. 黏膜局部麻醉,对末梢神经有阻滞作用。

【毒性备考】

中医历来有"细辛不过钱"之说,目的在于防止剂量过大而中毒。细辛挥发油对心肌和呼吸肌有明显抑制作用。所含马兜铃酸能引起肾严重损害,黄樟醚尚存在致癌风险。据测定,细辛根部毒性明显小于茎叶。故 2015 年版《中华人民共和国药典》已把药用部位改为根和根茎,其叶不再入药。

【传统功用】

根和根茎入药。温肺化饮,散寒止痛。主治风寒表证、痰饮咳喘、头痛骨楚、风湿痹痛、肢体拘挛。内服:1～3 克,入煎剂。外用:适量研末,调敷患处。

蓼科
Polygonaceae

金线草

Antenoron filiforme（Thunb.）
Rob. et Vaut.

【本草名称】

重阳柳《花镜》、白马鞭《植物名实图考》、九龙盘、人字草《广西中药志》、金线草《贵州民间草药》。

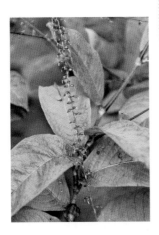

【植物形态】

多年生草本。根茎扭曲。茎直立，节膨大。叶互生，椭圆形，表面有棕色斑点。穗状花序顶生或腋生，花小，色红，呈线形发散，故有金线之名。花果期7～11月。我国华东、华南及西南地区有野生分布。

【化学成分】

全草含鼠李黄素（rhamnetin）、没食子酸、山奈酚、胡萝卜苷及腺苷等。

【医疗活性】

1. 抑菌。2. 抗炎。3. 消肿。4. 镇痛。5. 抗凝，延长小鼠断尾后流血时间。

【毒性备考】

全草有小毒。茎叶水提物的 LD_{50} 为 9.3 g/kg，根水提物的 LD_{50} 为 40.9 g/kg；提示茎叶的毒性明显大于根部[8]。

【传统功用】

全草入药。祛风止痛，化瘀消肿。主治跌打损伤、风湿骨痛、瘀血积聚、经来腹痛、疮毒肿痛。内服：9～15克，入煎剂。外用：鲜草一握，捣敷患处。

金荞麦

Fagopyrum dibotrys（D. Don）Hara.

【本草名称】

金荞麦《植物名实图考》、野荞麦《全国中草药汇编》、开金锁《上海常用中草药》、天荞麦、金锁银开《李氏草秘》。

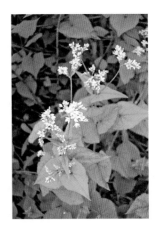

【植物形态】

多年生草本。根茎粗大，结节状，红褐色。茎纤细，多分枝。叶互生，戟状三角形，全缘或微波状。聚伞花序顶生或腋生，花被5，白色。瘦果卵状三角形。花果期9～11月。我国大部分地区有野生分布。

【化学成分】

根茎含野荞麦苷（shakuchirin）和羟基蒽醌；花叶含槲皮素、芦丁等黄酮类物质。

【医疗活性】

1. 止血。2. 抗炎。3. 消肿。4. 增强毛细血管弹性。5. 对铜绿假单胞菌和肺炎球菌有较强抑制。

【毒性备考】

全草可引起皮肤局部过敏，出现红肿、痒痛；日晒后病情加重，可伴头晕、头痛、恶心、呕吐、腹痛等全身症状。

【传统功用】

根茎和全草入药。为复方金荞片的主要原料。清热解毒，化瘀排脓。主治乳痈肿痛、肝肺脓疡、菌痢肠炎、便血尿血、喉痹咽炎。内服：15～45克，入煎剂。外用：鲜草一握，捣敷患处。

荞　麦

Fagopyrum esculentum Moench.

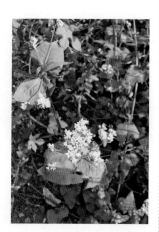

【本草名称】

荞麦《千金方》，乌麦《日用本草》，甜荞《本草纲目》，净肠草《植物名实图考》，流注草《中药大辞典》。

【植物形态】

一年生草本。茎直立，带红色。叶互生，卵状三角形，基部心形或戟形，全缘。圆锥状聚伞花序顶生或腋生，花白色或粉红色。瘦果三角状，具3棱。花果期7～9月。我国大部分地区作为杂粮栽培。

【化学成分】

茎叶及果皮含芦丁（rutin）、荞麦素、荭草素、牡荆素、槲皮素等黄酮类物质。

【医疗活性】

1. 具维生素P样作用。2. 增强血管弹性、减低血管脆性。3. 止血，抑制毛细血管渗血。

【毒性备考】

荞麦面粉是人类主要粮食之一，当然无毒。但荞麦茎叶和花中的某些物质可引起人体过敏，出现面部潮红，瘙痒，日晒后局部症状加重；有时伴头晕、头痛、恶心、呕吐、腹痛等全身症状。

【传统功用】

全草入药。凉血止血，托疮生肌。主治痈疽疮疡、腐肉可去、新肉促生、鼻衄痔漏、眼底出血。内服：9～15克，入煎剂。外用：鲜草一握，捣敷患处。

萹　蓄

Polygonum aviculare L.

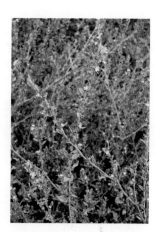

【本草名称】

扁竹《神农本草经》，萹蓄《救荒本草》，粉节草《本草纲目》，竹节草《江苏药用植物志》，扁竹蓼《中国药用植物志》。

【植物形态】

一年生草本。茎匍匐，多分枝；因具明显竹枝样茎节，故又称扁竹。叶互生，披针形至椭圆形。花细小，绿白色或略带红色，簇生于叶腋。小瘦果卵形。花果期6～10月。我国大部分地区有野生分布。

【化学成分】

全草含萹蓄苷（avicularin）、槲皮苷、绿原酸、硅酸及儿茶精等。

【医疗活性】

1. 利尿。2. 降压。3. 止血。4. 利胆。5. 抗炎，消肿。

【毒性备考】

全草有小毒，牛羊大量喂食后发生皮炎和胃肠功能紊乱。全草煎剂给家兔口服的最小致死量（MLD）为20 ml/kg；静脉注射为2 ml/kg[7]。

【传统功用】

全草入药。为八正散的主要成分。清热化湿，利水通淋。主治下焦湿热、小便不利、肢体浮肿、热淋血淋、疮疡湿疹。内服：9～15克，入煎剂。外用：鲜草一握，捣敷患处。

拳　参

Polygonum bistorta L.

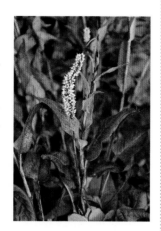

【本草名称】

拳参《本草图经》，紫参《神农本草经》，虾参《山东中药》，草河车、红重楼《本草药名汇考》。

【植物形态】

多年生草本。根茎肥大，扭曲成抱拳状，故有拳参之名。根生叶具长柄，卵状披针形，基部下延成翅状。穗状花序顶生，花白色或淡红色。瘦果三棱形。花果期6～9月。我国大部分地区有野生分布。

【化学成分】

根茎含D-儿茶酚（D-catechol）、表儿茶酚、羟甲基蒽醌及大量鞣酸等。

【医疗活性】

1. 止血。2. 降低胆固醇。3. 抑制铜绿假单胞菌。4. 抑制流感病毒。5. 对四氧嘧啶诱导的大鼠糖尿病有预防作用[6]。

【毒性备考】

根茎有小毒。拳参提取物小鼠腹腔注射的LD_{50}为0.33 g/kg。临床上个别患者服用拳参制剂后出现腹痛、稀便等不良反应。

【传统功用】

根茎入药。为感冒退热冲剂的主要原料。清热定痉，解毒消肿。主治流感发热、神昏惊痫、瘰疬积聚、疮疡肿毒、外伤出血。内服：4.5～9克，入煎剂或入丸散。外用：鲜茎一握，捣敷患处。提取物制剂，按产品说明使用。

火炭母

Polygonum chinense L.

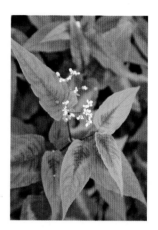

【本草名称】

火炭母《本草图经》，火炭毛《生草药性备要》，水退疬、乌饭藤、赤地利《福建中草药》。

【植物形态】

多年生草本。茎直立，多分枝，带紫色。叶互生，三角状卵形，表面常有"V"字黑纹。伞房花序圆锥状，花小，花被6，白色或淡红色。瘦果具3棱。花果期5～11月。我国华东、华南及东南沿海有野生分布。

【化学成分】

全草含赤地利苷（shakuchirin）、山柰酚、槲皮素等。

【医疗活性】

1. 降血压。2. 抑制大肠杆菌。3. 抑制乙肝病毒。4. 轻度抑制中枢神经。5. 增加十二指肠张力。

【毒性备考】

鲜草煎剂5 g/kg对小鼠作静脉注射，出现中枢抑制，运动失调，呼吸加快，头部震颤，24小时有五分之一死亡；干草煎剂1 g/kg对小鼠做腹腔注射，24小时内全部死亡。虽然动物试验显示有毒，但是临床上并未见到严重的不良反应。

【传统功用】

全草入药。清热利湿，凉血解毒。主治湿热下痢、黄疸肝炎、咽喉肿痛、带状疱疹、无名肿毒。内服：9～12克，入煎剂。外用：鲜草一握，捣敷患处。

虎杖

Polygonum cuspidatum Sieb. et Zucc.

【本草名称】

虎杖《名医别录》，斑杖《日华子本草》，酸桶笋《救荒本草》，蛇总管《岭南采药录》，九龙根《上海常用中草药》。

【植物形态】

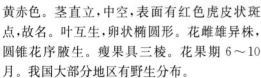

多年生灌木状草本。根茎横卧，黄赤色。茎直立，中空，表面有红色虎皮状斑点，故名。叶互生，卵状椭圆形。花雌雄异株，圆锥花序腋生。瘦果具三棱。花果期6～10月。我国大部分地区有野生分布。

【化学成分】

根茎含白黎芦醇苷（polydatin）、大黄素、大黄酚、大黄素蒽苷等蒽醌类化合物。

【医疗活性】

1. 抗炎。2. 降血脂。3. 升高白细胞。4. 抑制血小板聚集，延缓动脉硬化。5. 对流感、乙脑、疱疹等病毒有一定抑制作用。

【毒性备考】

过量服用虎杖及其制剂，常有口干、口苦、恶心、呕吐、腹痛、腹泻等消化道不良反应。个别患者出现过敏性皮炎。

【传统功用】

根茎入药。为烧伤灵搽剂的主要原料。活血化瘀，清热利湿。主治跌打损伤、风湿痹痛、水火烫伤、疮疡肿毒、闭经痛经。内服：9～15克，入煎剂或浸酒饮。外用：适量研末，调敷患处。

水 蓼

Polygonum hydropiper L.

【本草名称】

泽蓼《尔雅》，柳蓼《植物学大辞典》，辣蓼草《本草求原》，水辣蓼《浙江常用民间草药》，白辣蓼《中国药用植物图谱》。

【植物形态】

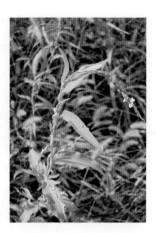

一年生草本。茎带紫色，节常膨大。叶互生，披针形，托鞘膜质，筒状，具短缘毛。穗状花序腋生或顶生，稍下垂，花有时间断，淡红色或淡绿色。瘦果扁平。花果期7～9月。我国大部分地区有野生分布。

【化学成分】

全草含水蓼素（persicarin）、槲皮素、甲氧基蒽醌、鞣质及水蓼二醛等挥发性成分。

【医疗活性】

1. 镇痛。2. 降压。3. 抑制痢疾杆菌。4. 调节胃肠道平滑肌功能。5. 类似麦角样止血作用并加速血液凝固[10]。

【毒性备考】

古人把多种蓼类作野菜食用，水蓼为其中之一。今人亦有当山珍野菜者，却不知水蓼挥发油极具刺激性。外用可致皮肤红肿，内服过量可引起消化道、泌尿道炎症。曾有超量进食致呼吸麻痹最终死亡的案例[9]。

【传统功用】

全草入药。祛风除湿，化瘀止痛。主治肠炎血痢、咯血吐血、月经过多、风湿骨痛、跌打损伤。内服：9～15克，入煎剂。外用：鲜草一握，捣敷患处。

何首乌

Polygonum multiflorum Thunb.

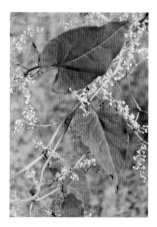

【本草名称】

首乌《经验方》，赤敛《理伤续断秘方》，地精《何首乌录》，马肝石《本草纲目》，夜交藤根《药材学》。

【植物形态】

多年生缠绕草本。块根肥大，红棕色，故有马肝之称。茎基木质。叶互生，狭卵状心形，具长柄。花小，绿白色，密集成大型圆锥花序。瘦果椭圆形。花果期10～11月。我国大部分地区有野生分布。

【化学成分】

块根含大黄酚（chrysophanol）、大黄酸、大黄酚蒽酮、云杉新苷及卵磷脂等。

【医疗活性】

1. 缓泻。2. 降糖。3. 增强免疫。4. 抗氧化、清除自由基。5. 抑制血管内斑块形成，延缓心脑血管粥样硬化[11]。

【毒性备考】

生首乌所含蒽醌类物质具有明显肝脏毒性，并能刺激大肠，引起排便增多甚至腹泻。制首乌经反复蒸煮后毒性大减。经测定生首乌毒性比制首乌大50倍左右，长期摄入会引起肝功能异常、消化道出血、多脏器损伤。故何首乌并不是人们所想象的有益无害、能返老还童的滋补食品。

【传统功用】

块根入药。为七宝美髯丹的主要成分。补益肝肾，养血润肠。主治肝肾亏虚、腰膝酸软、血脂偏高、须发早白、血燥便秘。内服：制首乌6～12克，入煎剂或入丸散。

红　蓼

Polygonum orientale L.

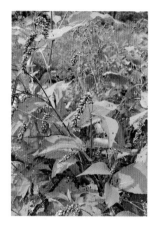

【本草名称】

水荭《本草纲目拾遗》，荭草《名医别录》，东方蓼《中国药用植物志》，酒药草、水红花《有毒中草药大辞典》。

【植物形态】

一年生草本。茎直立，节膨大，多分枝。叶互生，广卵形，托叶鞘状抱茎。穗状圆锥花序顶生或腋生，花密集，稍下垂，粉红色，故有红蓼之名。瘦果扁平。花果期4～8月。我国大部分地区有野生分布。

【化学成分】

全草及种子含荭草苷（orientoside）、荭草素、异荭草素、槲皮素及叶绿醌等。

【医疗活性】

1. 抗氧化。2. 降低血黏度。3. 降低胆固醇。4. 抑制痢疾杆菌。5. 改善心肌缺血。

【毒性备考】

药理试验显示，红蓼毒性很小，常规使用比较安全。但口服过多会引起恶心、呕吐、全身乏力、血压下降等不良反应。

【传统功用】

全草和种子入药。清热解毒，化瘀止痛。主治痈疽疮毒、溃烂不敛、风寒湿痹、肝脾肿大、痢疾、疟疾。内服：15～30克，入煎剂。外用：鲜草一握，捣敷患处。

大　黄

Rheum officinale Baill.

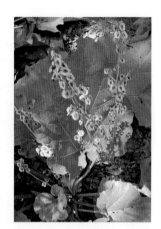

【本草名称】

将军《药录》，南大黄、马蹄大黄《中药志》，锦纹大黄《千金方》，药用大黄《中药大辞典》。

【植物形态】

多年生草本。根茎粗大，断面棕黄色，具云锦花纹，故又称锦纹大黄。叶大型，叶柄长，卵圆形，掌状浅裂。圆锥花序开展，花小，黄绿色。瘦果有翅。花期 6～9 月。我国西北，西南地区有野生分布。

【化学成分】

根茎含芦荟大黄素（aloe-emodin）、大黄素甲醚、大黄酸、大黄酚及鞣酸等。

【医疗活性】

1. 泻下。2. 降血脂。3. 活血止血双相作用。4. 抑制肿瘤供能系统。5. 抑制细菌、真菌和病毒。

【毒性备考】

大黄药力峻猛，有将军之称，但历代医家并未把其列入有毒之品。现代药理显示：大黄无论生熟，均具一定毒性。尤其生用，毒性更大。使用不当可引起胃肠炎症；长期服用产生继发性便秘、肠道黑变、甲状腺瘤样变及肝细胞退行性变[1]。

【传统功用】

根茎入药。为青宁丸和承气汤的主要成分。泻火清热，化瘀通便。主治热结便秘、宿食停滞、瘀血积聚、湿热黄疸、疮疡肿毒。内服 3～30 克，入煎剂（用于通便宜后下）或泡茶饮。外用：适量煎水，浸洗患处。

酸　模

Rumex acetosa L.

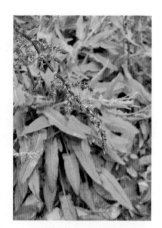

【本草名称】

酸模《本经集》，酸母《本草纲目》，酸汤菜《贵州方药集》，酸不溜《东北药用植物志》，鸡爪黄连《浙江民间草药》。

【植物形态】

多年生草本。根土黄色。茎直立，中空，表面具沟槽；因尝之味酸，故称酸模。基生叶大，有长柄，卵状长圆形。圆锥花序顶生，雌雄异株，花数朵簇生。瘦果具三棱。花果期 5～8 月。我国大部分地区有野生。

【化学成分】

茎叶及根含酸模素（nepodin）、芦荟大黄素、大黄酚、大黄酸等蒽醌类化合物，并含较多酒石酸、草酸和鞣酸。

【医疗活性】

1. 泻下。2. 抗炎。3. 止咳，平喘。4. 抑制癣类真菌。5. 抑制血小板聚集。

【毒性备考】

全草含大黄蒽醌等刺激性成分，常引起牛、马、羊等食草动物中毒。马中毒后出现醉酒状，步态不稳，肌肉颤动，痉挛强直，最后惊厥死亡。国外文献曾有小儿误食大量茎叶严重中毒最终死亡的案例[4]。

【传统功用】

根茎入药。凉血止血，解毒杀虫。主治目赤肿痛、湿热下痢、小便淋沥、吐血便血、头癣疥疮。内服：9～12 克，入煎剂。外用：鲜根适量，涂擦患处。

羊　蹄

Rumex japonicus Houtt.

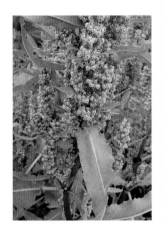

【本草名称】

癣草《本草药名汇考》，牛舌菜《本草纲目》，土大黄《滇南本草》，羊蹄大黄《庚辛玉册》，牛耳大黄《中国毒性民族药志》。

【植物形态】

多年生草本，根粗壮，土黄色。茎直立。叶具长柄，边缘波状；幼叶椭圆形似羊蹄，故此命名。总状花序顶生，花略下垂，花被6，淡绿色。瘦果三角形。花果期4～5月。我国大部分地区有野生分布。

【化学成分】

根含大黄素（emodin）、大黄酸、大黄酚、鞣酸和草酸等。

【医疗活性】

1. 利胆。2. 泻下，较大黄温和。3. 抑制真菌、细菌和病毒。4. 止血、缩短血液凝固时间。5. 试管内抑制白血病细胞呼吸及脱氢酶活性。

【毒性备考】

羊蹄的毒性与大黄、酸模等同属植物类似，对消化道有一定刺激，可引起胃肠炎症。羊蹄茎叶误作野菜大量摄入，还能引发低钙血症，出现抽搐、惊厥。

【传统功用】

根茎入药。清热通便，凉血止血。主治吐血便血、牙龈出血、功能性子宫出血、血小板减少性紫癜、癣湿疥疮。内服：9～12克，入煎剂。外用：适量浸酒，涂擦患处。

藜科
Chenopodiaceae

滨　藜

Atriplex sibirica L.

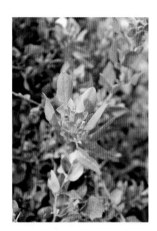

【本草名称】

软蒺藜《山东中草药手册》，碱灰菜、麻落藜《内蒙古中草药》，大灰条《中国沙漠药用植物》，西伯利亚滨藜《中药大辞典》。

【植物形态】

一年生草本，全株被灰白色粉粒。叶菱状卵形，先端微钝，边缘波状。团伞花序，雄花花被5，雌花无花被。胞果近圆形。花果期8～10月。因喜生滨海盐碱湿地，故名。我国东北、西北及华北地区有野生分布。

【化学成分】

果实及茎叶含槲皮素、鼠李糖苷、异荭草苷、谷甾醇及胡萝卜素等。

【医疗活性】

1. 抗菌。2. 抗病毒。3. 驱杀血吸虫。4. 轻度抑制血栓形成。

【毒性备考】

全株含光敏物质，过敏体质者接触或食入后再经强烈阳光照射，可引起刺痒、麻木、红肿、瘀斑等皮损症状；严重者出现浆液性水疱和溃破糜烂[4]。

【传统功用】

果实入药。清肝明目，祛风化湿。主治肝火上炎、眩晕头痛、目赤肿痛、湿疹瘙痒、肿毒疮疡。内服：6～9克，入煎剂。外用：适量煎水，浸洗患处。

藜

Chenopodium album L.

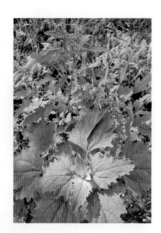

【本草名称】

藜《本草纲目拾遗》，灰菜《中国沙漠药用植物》，灰藋《上海常用中草药》，水落藜、胭脂菜《本草纲目》。

【植物形态】

一年生草本。全株被石灰状粉霜，故又称灰菜。叶互生，卵状菱形，边缘具浅裂或波状齿。多数小花簇集成大的圆锥花序，花黄绿色。胞果扁圆形。花果期8～10月。我国大部分地区有野生分布。

【化学成分】

全草含阿魏酸（ferulic acid）、齐墩果酸、甜菜碱、蜕皮松及甾醇等。

【医疗活性】

1. 轻微抑菌。2. 轻微抑制心率并使血压下降。3. 紫外光配合下抑制皮肤白化。

【毒性备考】

全草含光敏性物质。多数人可以耐受；少数过敏体质者出现局部痒痛、红肿、水疱；有的伴低热、乏力等全身症状，统称"藜日光性皮炎"。

【传统功用】

全草入药。清热解毒，祛风化湿。主治慢性肠炎、腹痛腹泻、疮疡湿疹、皮肤瘙痒、毒虫咬伤。内服：15～30克，入煎剂。外用：鲜草一握，捣敷患处。

土荆芥

Chenopodium ambrosioides L.

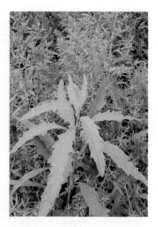

【本草名称】

臭蒿、钩虫草《广西中药志》，土荆芥《生草药性备要》，臭藜藿、杀虫芥《广东中药》。

【植物形态】

多年生草本，全株有特异臭气，故又称臭蒿。茎多分枝。叶长圆状披针形，边缘具钝齿。穗状花序形成带叶的圆锥状，花小，簇生。胞果球形。花果期8～12月。我国华东、华南及西南地区有野生分布。

【化学成分】

全草及果实含土荆芥油。油中主要成分为山道年（ascaridole）、土荆芥酮等。

【医疗活性】

1. 抑制滴虫。2. 抑制癣类真菌。3. 抑制结核杆菌。4. 抑制阿米巴痢疾。5. 驱杀肠虫，对蛔虫先兴奋后麻痹，最后产生不可逆强直。

【毒性备考】

土荆芥油对消化道具有强烈刺激，对呼吸道产生麻痹，对肝肾功能，听神经和视神经均可造成损害。曾有口服土荆芥油2.4毫升后发生昏迷抽搐，最终致聋的病例报道[4]。

【传统功用】

全草入药。祛风化湿，杀虫止痒。主治绦虫蛔虫、滴虫感染、头癣疥疮、湿疹搔痒、毒虫咬伤。内服：3～6克，入煎剂。外用：鲜草适量，捣敷患处。

地　肤

Kochia scoparia（L.）Schrad.

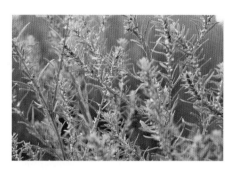

【本草名称】

地肤、地葵《神农本草经》，独帚《本草图经》，扫帚菜《浙江药用植物志》，铁扫把子《四川中药志》。

【植物形态】

一年生草本。茎多分枝；因枝条柔韧，可用作扫地，俗称扫帚菜。叶互生，线状披针形。穗状花序，花小，黄绿色。胞果扁圆形，宿存展开呈五角星状。花果期7～10月。我国大部分地区有野生分布。

【化学成分】

果实含三萜皂苷（triterpenoid saponins）、蜕皮素、黄酮类及少量生物碱等。

【医疗活性】

1. 利尿。2. 抑制伤寒杆菌。3. 抑制芽孢癣菌。4. 轻微免疫抑制作用。

【毒性备考】

果实水浸液能破坏红细胞，具有一定溶血作用。临床上有服用果实煎剂后引发面部潮红、口唇起泡、全身瘙痒等不良反应的报道[2]。

【传统功用】

果实入药。清热利湿，祛风止痒。主治膀胱湿热、小便不利、淋浊带下、疥癣毒疮、湿疹搔痒。内服：9～15克，入煎剂。外用：适量煎水，浸洗患处。

猪毛菜

Salsola collina Pall.

【本草名称】

刺蓬《甘肃中草药》，猪毛缨、三叉明棵《河南中草药》，扎蓬棵、猪毛菜《河北中药》。

【植物形态】

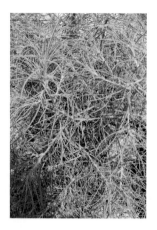

一年生草本。茎多分枝。叶丝状圆柱形，肉质，具糙毛和针刺。花序穗状，生于枝条上部；花被5，披针形。胞果卵形。种子螺旋状。花果期5～9月。我国华北、东北及西北地区有野生分布。

【化学成分】

全草含猪毛菜碱（salsoline）、猪毛菜定碱等生物碱。

【医疗活性】

1. 降血压。2. 抗利尿。3. 增强子宫节律性收缩。4. 镇静，延长戊巴比妥钠睡眠时间。

【毒性备考】

猪毛菜碱具有降压活性。但大量摄入可抑制心跳，出现心动过缓、血压过低、恶心呕吐、头痛头晕等不良反应。故作药或作野菜时，不宜超量[9]。

【传统功用】

全草入药。平肝降压，宁心安神。主治肝阳上亢、血压升高、头晕目眩、心绪不宁、烦躁失眠。内服：12～15克，入煎剂。初用从小量开始，中间可酌情加量。

苋　科
Amaranthaceae

土牛膝

Achyranthes aspera L.

【本草名称】

牛膝《神农本草经》,牛茎《广雅》,铁牛膝《滇南本草》,杜牛膝《本草备要》,土牛膝《原色中草药图集》。

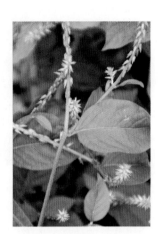

【植物形态】

多年生草本。根细长,圆柱形。茎有节,节膨大似牛的膝关节,故有牛膝之名。叶对生,椭圆状披针形。穗状花序顶生或腋生,花小,绿色。胞果卵圆形。花果期8～11月。我国大部分地区有野生分布。

【化学成分】

根含牛膝甾酮(inokosterone)、蜕皮甾酮、多糖、三萜皂苷及少量生物碱等。

【医疗活性】

1. 抗炎。2. 消肿。3. 抗生育。4. 抗白喉毒素。5. 增强机体免疫、促进蛋白合成。

【毒性备考】

用土牛膝根茎置入子宫颈做人工流产,此法虽有较长历史,但其所含皂苷有明显溶血毒性;操作不当又极易造成损伤和细菌感染;存在重大安全隐患。曾有孕妇流产后引发急性溶血合并严重感染,出现肾功能衰竭、肝功能受损的案例报道[2]。

【传统功用】

根入药。祛风除湿,化瘀活血。主治风湿痹痛、关节不利、咽喉肿痛、闭经痛经、跌打损伤。内服:6～12克,入煎剂或入酒剂。外用:鲜根适量,捣敷患处。宫颈引产不宜提倡。

紫茉莉科
Nyctaginaceae

紫茉莉

Mirabilis jalapa L.

【本草名称】

紫茉莉、胭脂花《草花谱》,粉子头《四川中药志》,花粉头、入地老鼠《岭南采药录》。

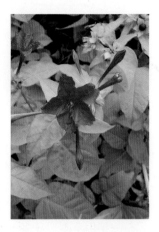

【植物形态】

多年生草本。块根纺锤形,表皮棕褐色,故有入地老鼠之称。茎多分枝,茎节膨大。叶对生,卵状心形。花喇叭形,5裂;多紫红色;傍晚开放,香气浓烈。果实卵形。花果期7～10月。我国大部分地区有栽培。

【化学成分】

块根含葫芦巴碱(trigonelline)、有机酸及树脂类化合物。

【医疗活性】

1. 杀虫。2. 泻下。3. 抑制细菌。4. 抑制病毒。5. 抑制移植性肿瘤细胞分裂。

【毒性备考】

所含树脂类成分有毒,对消化道具强烈刺激。过量可引起恶心呕吐、腹痛腹泻。曾有将120克紫茉莉根误作天麻煎服,随后出现上述症状并伴口唇麻木、触觉减退、听力减退、耳鸣、心悸的病例报道[4]。

【传统功用】

块根入药。活血化瘀,清热利水。主治小便淋沥、肢体浮肿、关节酸痛、跌打损伤、痈疽疮疡。内服:6～9克,入煎剂。外用:鲜根适量,捣敷患处。

商陆科
Phytolaccaceae

商 陆

Phytolacca acinosa Roxb.

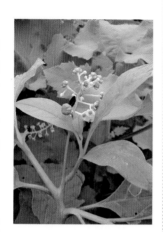

【本草名称】

商陆《神农本草经》，当陆《本经集注》，见肿消《分类草药性》，野萝卜《中草药通讯》，下山虎《湖南药物志》。

【植物形态】

多年生草本。根粗壮，圆锥形，故有野萝卜之称。茎直立。叶互生，卵状椭圆形。总状花序顶生，直立向上，不下垂；花萼5，白色居多。浆果扁球形。花果期6～9月。我国大部分地区有野生分布和栽培。

【化学成分】

根含商陆皂苷（esculentoside）、商陆碱、商陆酸、多糖类及商陆毒素等。

【医疗活性】

1. 催吐。2. 泻下。3. 祛痰。4. 诱导干扰素生成、抑制肿瘤。5. 提高大鼠脑半球胆碱乙酰转化酶活性[3]。

【毒性备考】

因根形酷似人参，有人误当人参进补而中毒。症状有恶心呕吐、腹痛腹泻、躁狂谵语，中毒严重者血压下降、四肢抽搐、口吐白沫，最终可因心脏、呼吸麻痹而危及生命[13]。

【传统功用】

根入药。泻水通便，消肿散结。主治胸腔积液、腹水、水肿胀满、症瘕结核、疮痈肿毒、黏痰咳喘。内服：3～9克，入煎剂。外用：鲜根适量，捣敷患处。

垂序商陆

Phytolacca americana L.

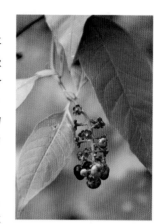

【本草名称】

商陆《神农本草经》，当陆《本经集注》，见肿消《分类草药性》，水萝卜《中国药用植物志》，美洲商陆《中药植物原色图谱》。

【植物形态】

多年生草本。根粗壮，肉质。茎直立，绿色或带红色。叶互生，卵状椭圆形。总状花序明显下垂，故名。花被5，白色或淡红色。浆果扁球状，紫黑色。花果期6～9月。我国大部分地区有野生分布和栽培。

【化学成分】

根含商陆皂苷（esculentoside）、商陆酸、商陆碱、商陆多糖及商陆毒素等。

【医疗活性】

1. 催吐。2. 泻下。3. 祛痰。4. 诱导干扰素生成。5. 提高大鼠脑内胆碱乙酰转化酶活性[3]。

【毒性备考】

《本草纲目》："商陆有赤白二种，白者入药，赤者见鬼神，甚有毒。"不少人误当人参进补引起中毒。症状有呕吐、腹泻、心动过速、躁狂谵语；严重者血压下降、四肢抽搐，最终可因心脏、呼吸麻痹导致死亡[13]。

【传统功用】

根入药。泻水通便，消肿散结。主治胸腔积液、腹水、水肿胀满、症瘕结核、疮痈肿毒，咳吐脓痰。内服：3～9克，入煎剂。外用：鲜根适量，捣敷患处。

石竹科
Caryophyllaceae

麦仙翁

Agrostemma githago L.

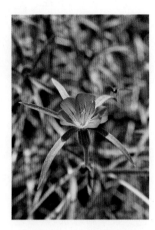

【本草名称】

毒石竹《中国有毒植物》,麦仙翁《有毒中草药彩色图鉴》。

【植物形态】

一年生草本,全株具白色柔毛。茎直立。叶条状披针形,基部合生。花单一,顶生,花瓣5,玫瑰色,先端截形。蒴果卵形。种子黑色。花果期5～8月。我国东北、西北草原地区有野生分布。

【化学成分】

种子含麦仙翁毒皂苷（agrostemma-sapotoxins）、麦仙翁苷等;其中皂苷含量有时可达6％以上[4]。

【医疗活性】

1. 祛痰。2. 镇咳。3. 抑菌。4. 抗炎。5. 消肿。

【毒性备考】

种子有毒。毒性成分为麦仙翁皂苷,极具溶血和黏膜刺激。动物饲食后出现呕吐、流涎、呼吸困难、抽搐痉挛等,统称"麦仙翁毒状"。人过量摄入可引起腹痛腹泻、眩晕低热、脊柱疼痛和行动困难;严重者出现昏迷甚至危及生命[4]。

【传统功用】

种子入药。止咳化痰,消炎止血。主治咳嗽多痰、支气管炎、小儿百日咳、妇女崩漏不止。内服:3～9克,入煎剂。

金铁锁

Psammosilene tunicoides
W. C. Wu. et C. Y. Wu.

【本草名称】

麻参、对叶七、独定子《云南中草药》,独钉子《昆明药用植物报告》,金铁锁《滇南本草》。

【植物形态】

多年生匍匐草本。根圆锥形,垂直生入土中,少分枝,故又称独丁子。

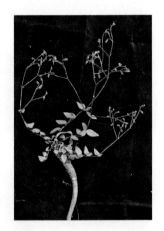

茎平卧,柔弱。叶对生,卵圆形,无柄。聚伞花序顶生,花小,花瓣5,紫色。果实棒状。花果期6～10月。我国云南、贵州及四川有野生分布。

【化学成分】

根含独丁子皂苷、三萜类化合物、有机酸及氨基酸等。

【医疗活性】

1. 镇痛。2. 抗炎。3. 止血。4. 活血。5. 消肿。

【毒性备考】

根有小毒。所含皂苷有较强溶血和黏膜刺激作用,能致人咽喉刺痛、呼吸不畅、恶心呕吐。根的提取物亦可使实验小鼠活动减少、翻正反射消失、共济失调、惊厥抽搐,最后死亡[4]。

【传统功用】

根入药,传为云南白药的成分之一。祛风镇痛,化瘀止血。主治风湿痹痛、跌打损伤、金疮出血、痈疽溃疡。内服1～1.5克,研末冲服。外用:鲜根适量,捣敷患处。

肥皂草

Saponaria officinalis L.

【本草名称】

肥皂花《功效植物》，石碱花《花卉品鉴金典》，肥皂草《中国有毒植物》。

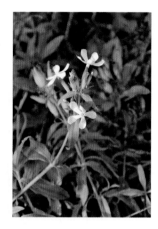

【植物形态】

多年生草本。全草富含皂素，可代替肥皂洗涤织物，故名。叶长圆状披针形，叶脉 3 出。聚伞花序，花淡红或白色，花瓣顶端凹入。蒴果卵形，顶端 4 裂。花果期 7～10 月。我国东北、华北地区有野生分布。

【化学成分】

全草含肥皂草苷（saporubin）、肥皂草酸。根在开花前皂苷含量最高可达 8％。

【医疗活性】

1. 祛痰、止咳。2. 利尿。3. 抗炎。4. 消肿。5. 抑制多种致病菌。

【毒性备考】

肥皂草苷具有强烈溶血（对人的溶血指数为 1∶12 000）和黏膜刺激作用。外用可致皮肤红肿；内服不当可致胃肠发炎；进入血液可刺激中枢神经，特别是引起呼吸麻痹，出现呼吸困难，神志昏迷[4]。

【传统功用】

全草入药。化湿排毒，祛痰利水。主治支气管炎、咳痰不畅、瘰疬结核、皮炎痤疮、顽癣湿疹。内服：3～9 克，入煎剂。外用：鲜草一握，捣敷患处。

麦蓝菜

Vaccaria segetalis（Neck.）Garcke.

【本草名称】

剪金草《本草图经》，留行子《中国药学大辞典》，麦蓝子《甘泉县志》，金盏银台《本草纲目》，王不留行《神农本草经》。

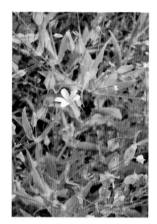

【植物形态】

二年生草本。叶对生，无柄，卵状披针形。聚伞花序顶生，萼筒具 5 条棱翅，花后膨大，状似花篮，故名。蒴果广卵形。种子表面有颗粒状突起。花果期 4～6 月。我国大部分地区有野生分布。

【化学成分】

种子含王不留行皂苷（vacsegoside）、次肥皂草苷、棉子糖、蛋白质及脂肪油等。

【医疗活性】

1. 祛痰。2. 抗凝血。3. 抗着床。4. 解痉、镇痛。5. 抗炎、消肿。

【毒性备考】

《本草经疏》："孕妇勿服"。种子提取物具一定生殖毒性，故孕妇应当慎用。此外，部分人群会引起过敏反应，尤其在日光照射后，头面部、眼周围及双手皮肤出现炎症改变。

【传统功用】

种子入药。为涌泉散和消乳片的主要原料。活血通经，下乳消肿。主治跌打损伤、痛经闭经、乳汁不下、乳结红肿、痈疽毒疮。内服：4.5～9 克，炒后入煎剂。外用：适量研末，调敷患处。

睡莲科
Nymphaeaceae

莲

Nelumbo nucifera Gaertn.

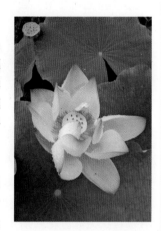

【本草名称】

莲《名医别录》，莲薏《本草纲目》，莲心《本草备要》，莲米心《四川中药志》，莲子芯《青岛中草药手册》。

【植物形态】

水生草本。根茎肥大，有节。叶片盾形，叶柄着生叶背中央，高达1～2米。花梗与叶柄高度相近，花顶生，粉红色或白色。果实钟形。种子椭圆形，胚芽棒状，绿色。花果期7～10月。我国大部分地区有栽培。

【化学成分】

种子胚芽含莲心碱、异莲心碱、甲基莲心碱、荷叶碱、去甲基乌药碱等生物碱。

【医疗活性】

1. 抗心律失常。2. 抗血小板聚集。3. 促进组胺释放。4. 扩张外周血管，引起短暂降压。5. 抑制缩血管肽内皮素导致的钙离子增高[3]。

【毒性备考】

1997年《上海医学》曾有一例误服莲芯严重中毒的报道。该患者将170克莲芯煎水后一次性喝下，半小时左右出现手足抽搐、心悸气短、心肌酶升高、心电图呈缺血样改变。该患者超出常用剂量已数十倍，虽不属典型案例，但有一定警示意义。

【传统功用】

胚芽入药。平肝泻火，清心降压。主治肝阳上亢、心火炽盛、头晕目赤、血压偏高、烦躁少眠。内服：1.5～5克，入煎剂或泡茶饮。

毛茛科
Ranunculaceae

牛扁

Aconitum barbatum Pers. var
puberulum Ledeb.

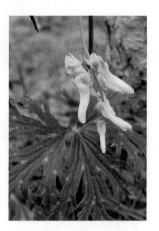

【本草名称】

牛扁《神农本草经》，扁特、扁毒《唐本草》，曲芍《有毒中草药大辞典》。

【植物形态】

多年生草本。具肥大直根。基生叶具长柄，3全裂，裂片又羽状深裂。总状花序，萼片5，黄色；花瓣2，具长爪，雄蕊多数。蓇葖果，长约1厘米。花果期6～9月。我国西北、华北地区有野生分布。

【化学成分】

根含牛扁碱（lycaconitine）、刺乌头碱、冉乌头碱、赛玻定碱等生物碱。

【医疗活性】

1. 杀虫。2. 镇痛。3. 祛痰。4. 解痉，平喘。5. 抗炎，消肿。

【毒性备考】

根茎大毒。牛扁所含刺乌头碱对小鼠口服和静脉注射的 LD_{50} 分别为 20 mg 和 6.9 mg/kg[4]。人误服误用后出现的中毒症状及救治方法与乌头、黄花乌头、短柄乌头大致相同。

【传统功用】

根入药。祛风止痛，止咳平喘。主治风寒湿痹、关节肿痛、慢支咳喘、瘰疬结核、疥疮癣湿。内服：1～1.5克，炮制后入煎剂。外用：适量研末，调敷患处。

短柄乌头

Aconitum brachypodum Diels.

【本草名称】

一枝蒿《云南中药志》，铁棒锤《青海常用中草药》，三转半、生根子《有毒中草药大辞典》，雪上一枝蒿《科学的民间草药》。

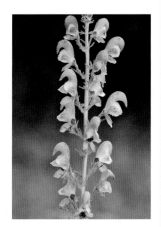

【植物形态】

多年生草本。块根纺锤状，外皮棕黄色。茎直立。叶互生，掌状3全裂，裂片再做细裂，最终小裂片线形。总状花序顶生，萼片5，蓝紫色。蓇葖果。花果期8～10月。我国云南、四川部分地区有野生分布。

【化学成分】

块根含一枝蒿碱（bullatine）、乌头碱、次乌头碱等多种生物碱。

【医疗活性】

1. 抗炎。2. 镇痛。3. 抗着床。4. 局部麻醉。5. 类似洋地黄毒苷样作用。

【毒性备考】

块根大毒。有效剂量与中毒剂量接近，安全范围小。所含乌头类生物碱可直接作用于心血管系统，引起心律失常、传导阻滞、心房颤动、心室颤动及呼吸困难。从多起案例分析，严重的心律失常和呼吸抑制是造成死亡的主要原因[5]。

【传统功用】

块根入药。传为云南白药的成分之一。祛风除湿，化瘀止痛。主治风湿痹痛、跌打损伤、牙髓炎、神经炎、坐骨神经痛。内服：常用量25～50毫克；极量70毫克；研末冲服。外用：适量研末，调敷患处。注：雪上一枝蒿为毒性中药管理品种，使用时需凭医师签名的正式处方。

乌　头

Aconitum carmichaelii Debx.

【本草名称】

乌头、乌喙《神农本草经》，川乌头、草乌头《本草纲目》，九子不离母《本草药名汇考》。

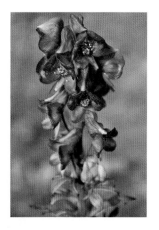

【植物形态】

多年生草本。块根纺锤形，黑褐色，似乌鸦头，故名。叶互生，卵圆形，深3裂。总状圆锥花序，花蓝色。蓇葖果。花果期6～8月。我国东北、西南地区的野生品习称草乌；四川的栽培品习称川乌。

【化学成分】

块根含乌头碱（aconitine）、新乌头碱、次乌头碱等多种生物碱。值得一提的是，明代《白猿经》已记载用乌头提取"射罔羔"，并使其"结成冰"的制造方法[2]。显示我国是世界上最早得到结晶性生物碱的国家，它比德国从鸦片中提得吗啡碱（1808年）至少早了200年。

【医疗活性】

1. 镇痛。2. 抗炎。3. 消肿。4. 局部麻醉。5. 炮制品尚有强心、升压、抗休克作用（即中医回阳救逆之功效）。

【毒性备考】

草乌、川乌及附子均有大毒，古人曾用来制作毒箭猎杀猛兽。其所含乌头碱对心血管有强烈毒性。因炮制不当，剂量过大或误食误用引起严重中毒甚至死亡的案例，几乎各地都有发生。

【传统功用】

块根入药。为小活络丹和狗皮膏的原料之一。祛风止痛，回阳救逆。主治风湿痹痛、关节拘挛、头风头痛、大汗亡阳、四肢厥冷。内服：炮制品1.5～3克，入煎剂或入丸散。外用：适量浸酒，涂擦患处。注：生草乌、生川乌、生附子均为毒性中药管理品种,使用时需凭医师签名的正式处方。

黄花乌头

Aconitum coreanum（Levl.）Rapaics.

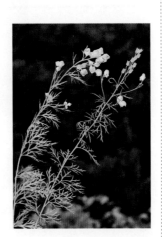

【本草名称】

关白附《中药志》,白附子《名医别录》,竹节白附《中药材品种论述》,黄花乌头、黄乌拉花《中国有毒植物》。

【植物形态】

多年生草本。块根纺锤形,常2枚连生。茎直立。叶互生,菱状宽卵形;3全裂,再细裂,最终成线形。总状花序,萼片5,花瓣2,淡黄色。蓇葖果被毛。花果期8～10月。我国东北、华北地区有野生分布。

【化学成分】

块根含关白附素(guanfu base)、乌头碱、次乌头碱等二萜类生物碱。

【医疗活性】

1. 镇痛。2. 抗惊厥。3. 抗炎,消肿。4. 抗心律失常。5. 抗凝血,抑制血小板聚集。

【毒性备考】

块根对心血管具有强烈毒性,须经生姜、明矾炮制减毒后方可投入煎剂使用。其生物碱制剂盐酸关白附甲素以4 mg/kg的剂量做静脉注射,有近1/3患者出现口唇及舌根麻木[1]。

【传统功用】

块根入药。为牵正散、玉真散的主要成分和关白附甲素注射液的主要原料。祛风痰,逐寒湿,定惊痛。主治风痰入络、口眼㖞斜、癫痫抽搐、破伤风角弓反张、风湿痹痛。内服:炮制品1.5～6克,入煎剂或入丸散。外用:适量研末,调敷患处。提取物制剂,按产品说明使用。

注:生关白附为毒性中药管理品种,使用需凭医师签名的正式处方。

瓜叶乌头

Aconitum hemsleyanum Pritz.

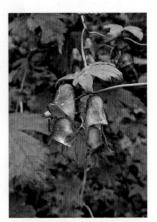

【本草名称】

血乌《中药材品种论述》。藤乌头、蔓乌头《天目山药用植物志》,羊角七《药学学报》,瓜叶乌头《中药大辞典》。

【植物形态】

多年生草本。块根倒圆锥形。茎缠绕,带紫色。叶互生,宽卵形;掌状3深裂,中裂片较大,侧裂片基部具2浅裂。总状花序,花蓝紫色。蓇葖果。花果期4～11月。我国华东、华南及西南地区有野生分布。

【化学成分】

块根含瓜叶乌头甲素(guayewuanine A)、滇乌碱、牛扁碱等二萜类生物碱。

【医疗活性】

1. 镇痛。2. 局部麻醉。3. 抗炎,消肿。4. 免疫调节。5. 解热,使人工发热家兔的体温明显降低。

【毒性备考】

块根具有强烈心脏毒性,使用不当常导致心脏传导阻滞和节律异常;严重的心律失常往往是引起死亡的主要原因[1]。

【传统功用】

块根入药。祛风化湿,活络止痛。主治风湿痹痛、关节红肿、肢体酸麻、跌打损伤、无名肿毒。内服:1～1.5克,炮制后入煎剂。外用:适量研末,调敷患处。但不可过多过久。皮肤破损者禁用。

高乌头

Aconitum sinomontanum Nakai.

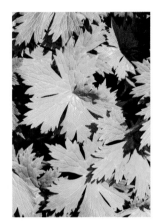

【本草名称】

麻布七《陕西中草药》，辫子七《有毒中草药大辞典》，高乌头《中国有毒植物》，穿心莲牛扁、穿心莲乌头《中药大辞典》。

【植物形态】

多年生草本，主根粗壮，因表面有麻布样网状栓皮，故又称麻布七。茎直立。基生叶肾圆形，5～7掌状深裂，裂片倒楔形，具缺刻；茎生叶小，叶柄极短。花蓝紫色。蓇葖果。我国山西、陕西及湖北有野生分布。

【化学成分】

根含高乌头碱（sinomontanine）、刺乌头碱、冉乌头碱、毛茛乌头碱等生物碱。

【医疗活性】

1. 镇痛。2. 抗炎。3. 消肿。4. 局部麻醉。5. 松弛大鼠离体支气管平滑肌痉挛。

【毒性备考】

块根大毒。本品虽以外用为主，但贴敷面积过大、时间过长，生物碱仍有可能通过皮肤渗入，出现头晕头痛、胸闷心悸、心电图异常等急性中毒症状。

【传统功用】

块根入药。祛风止痛，化瘀消肿。主治风寒湿痹、关节肿痛、跌打损伤、各种神经性疼痛。内服：1～1.5克，炮制后入煎剂。外用：适量研末，调敷患处。

侧金盏花

Adonis amurensis Regel. et Radde.

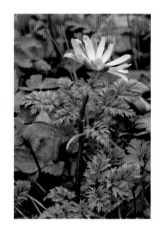

【本草名称】

福寿草《现代实用中药》，冰凉花《药材学》，冰郎花《吉林中草药》，献岁菊《台湾府志》，长春菊《事物绀珠》。

【植物形态】

多年生矮小草本。须根黑褐色。茎绿色或带紫色，茎基具膜质鞘。叶片3回羽状全裂，末回小裂片披针形。花单生茎顶，黄色，花瓣矩圆形。瘦果倒卵状。花果期4～6月。我国东北、西北地区有野生分布。

【化学成分】

全草含侧金盏花毒苷（adonitoxin）、铃兰毒苷、加拿大麻苷、福寿草酮等。

【医疗活性】

1. 镇静。2. 利尿。3. 抗惊厥。4. 强心。强度与毒毛花苷相似。5. 对大脑皮质及脑干网状结构有抑制作用[5]。

【毒性备考】

所含强心苷直接作用于心血管，口服剂量过大或注射速度过快均可引起不良反应。有报道16例自行服用全草煎剂和药酒而急性中毒者，共同表现有：1. 胃肠道刺激症状，如恶心、呕吐、腹泻等。2. 心脏毒性症状，如胸闷、心悸、气短、心搏骤停感等[1]。

【传统功用】

带根全草入药。为福寿草片和福寿草注射液的主要原料。强心，利尿，镇静。主治心力衰竭、心功能不全、心肌病致心律失常、室性期前收缩、洋地黄效果不佳者。内服：1.5～3克，入煎剂。提取物制剂，按产品说明使用。

打破碗花花

Anemone hupehensis Lem.

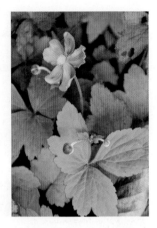

【草药名称】

大头翁《陕西中草药》，山棉花《中药大辞典》，霸王草《有毒中草药大辞典》，湖北秋牡丹《常见有毒和致敏植物》，打破碗花花《中药毒性手册》。

【植物形态】

多年生草本。主根条状。茎被白色柔毛。基生叶具长柄，通常 3 出复叶，小叶两面被疏毛，边缘具粗齿或浅裂。聚伞花序，花萼 5，花瓣状，红紫色。瘦果密被白色绵毛。花果期 7～10 月。我国华东、西北及西南地区有野生分布。

【化学成分】

根茎及地上部分含原白头翁素（protoanemonin）、毛茛苷、三萜皂苷等。

【医疗活性】

1. 杀虫。2. 抗惊厥。3. 抗炎，消肿。4. 抑制大肠杆菌。5. 抑制癣类真菌。

【毒性备考】

全草有毒。鲜草所含原白头翁素对黏膜刺激性很强。误入眼睛出现流泪；外敷不慎致皮肤起泡；内服过量引起口腔灼痛、黏膜发炎、恶心呕吐、腹痛腹泻；严重者出现血尿、心悸、血压下降甚至休克[5]。

【传统功用】

根茎入药。解毒消肿，截疟杀虫。主治疟疾发作、寒热往来、疥疮头癣、痈疽肿疡、跌打损伤。内服：3～9 克，入煎剂。外用：鲜草一握，捣敷患处。

大火草

Anemone tomentosa（Maxim.）Pei.

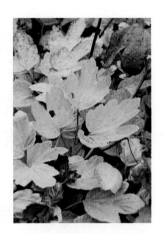

【本草名称】

大火草《中药大辞典》，大头翁《陕西药用植物调查》，野棉花根、土白头翁《重庆中药》。

【植物形态】

多年生草本，全株被茸毛。3 出复叶，中央叶大，不规则卵圆形；两侧叶小。花梗细长，花被 5，倒卵形，白色或粉红色。瘦果圆形，密被绢毛。花果期 7～10 月。我国华北、华东及华南地区有野生分布。

【化学成分】

全草含白头翁素（anemonin）、三萜皂苷、黄酮、香豆素及齐墩果酸等。

【医疗活性】

1. 杀虫。2. 抑制铜绿假单胞菌。3. 抑制癣类真菌。4. 总黄酮对 Hela 人型宫颈癌和 SM7721 肝癌有抑制作用[8]。

【毒性备考】

鲜草所含白头翁素对皮肤及消化道黏膜有强烈刺激，引起胃肠发炎、肾脏损伤，出现血尿。但用干草入药或煎煮时间延长，毒性明显消减。

【传统功用】

根入药。清热化痰，杀虫截疟。主治痰饮气喘、劳伤咳嗽、疟疾痢疾、痈疽疮疖、无名肿毒。内服：3～9 克，入煎剂。外用：鲜草一握，捣敷患处。

野棉花

Anemone vitifolia Buch-Ham.

【本草名称】

铁蒿、清水胆《湖南药物志》，野棉花《滇南本草》，满天星《滇南本草图说》，接骨莲《药用植物花谱》。

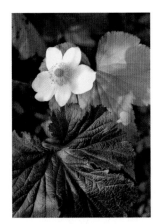

【植物形态】

多年生草本，全株具刚毛。茎直立。基生叶心状宽卵形，边缘有浅裂，背面被绒毛。聚伞花序，花萼5，花瓣状，白色或淡红色。瘦果绒球状。花果期5~8月。我国华东、华中及西南地区有野生分布。

【化学成分】

全草含白头翁素（anemonine）、毛茛苷、内酯及香豆素等。

【医疗活性】

1. 抑菌。2. 抗炎。3. 解痉。4. 镇痛。5. 驱杀肠道寄生虫和疟原虫。

【毒性备考】

鲜草所含白头翁素对人体黏膜有强烈刺激。外用过量引起皮肤红肿、灼痛；内服不当导致胃肠发炎、肾脏损伤、出现血尿。但晒干或煎煮后毒性明显消减[8]。

【传统功用】

全草入药。抗炎消肿，截疟杀虫。主治疟疾复发、寒热往来、虫积腹痛、菌痢肠炎、目生翳障。内服：3~9克，入煎剂。外用：鲜草一握，捣敷穴位。

华北耧斗菜

Aquilegia yabeana Kitag,

【本草名称】

漏斗菜、猫爪花《东北常用中草药》，血见愁《东北药用植物志》，耧斗菜、华北耧斗菜《中国有毒植物》。

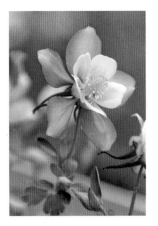

【植物形态】

多年生草本。1~2回3出复叶，小叶3裂，边有圆齿，叶柄细长。花序下垂，有花数朵，花瓣紫色，基部延长成距，末端内曲。蓇葖果5枚。花果期7~10月。我国东北、华北及西北地区有野生分布。

【化学成分】

同属耧斗菜（A. viridiflora）含紫堇块茎碱（corytuberine）、木兰碱、黄连碱及阿魏酸等。

【医疗活性】

全草酊剂可增强巴比妥钠的催眠作用并能防止戊四氮引起的惊厥，但发生此作用的剂量已接近中毒剂量[8]。

【毒性备考】

《中国有毒植物》："全草及种子有毒，开花期毒性最大。"

【传统功用】

全草入药。活血化瘀，调经镇痛。主治风湿痹痛、跌打瘀肿、腰肌劳损、月经不调、经来腹痛。内服：3~9克，入煎剂。外用：鲜草一握，捣敷患处。

升　麻

Cimicifuga foetida L.

【本草名称】

升麻《神农本草经》，绿升麻《医学广笔记》，黑升麻《药材学》，马尿杆《中药大辞典》，鬼脸升麻《本草纲目》。

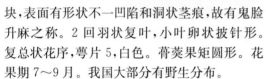

【植物形态】

多年生草本。根茎呈不规则团块，表面有形状不一凹陷和洞状茎痕，故有鬼脸升麻之称。2回羽状复叶，小叶卵状披针形。复总状花序，萼片5，白色。蓇葖果矩圆形。花果期7～9月。我国大部分有野生分布。

【化学成分】

根茎含升麻碱(cimicifugine)、升麻素、水杨酸、阿魏酸及树脂类物质。

【医疗活性】

1. 抗炎。2. 镇痛。3. 解痉。4. 抑制真菌。5. 对未孕子宫兴奋和对妊娠子宫抑制，具双相调节作用[10]。

【毒性备考】

根茎有小毒。所含升麻素属树脂类物质，外用不当引起皮肤充血红肿；内服过量造成胃肠炎症、头晕目眩、肌肉松弛；严重者呼吸困难、心脏抑制、血压下降、神昏谵语、全身衰竭[1]。

【传统功用】

根茎入药。为补中益气汤的成分之一。升阳解表，透疹托毒。主治出疹不透、中气下陷、胃下垂、子宫脱垂、疝气坠痛。内服：3～9克，入煎剂或入丸散。外用：适量煎水，浸洗患处。

女　萎

Clematis apiifolia D.C.

【本草名称】

女萎《药录》，牡丹蔓《植物学大辞典》，钥匙藤《天目山药用植物志》，苏木通《湖南药物志》，花木通《中国毒性民族药志》。

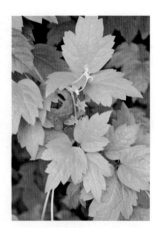

【植物形态】

攀缘藤本。茎带紫色。3出复叶，小叶卵形，中间叶片大，有时3裂，边缘具钝齿，两面被短毛。圆锥状聚伞花序，花白色，萼片4，无花瓣。瘦果狭卵形。花果期7～9月。我国华东、华南及西南地区有野生分布。

【化学成分】

茎叶含槲皮素(quercetin)、有机酸、甾醇及少量生物碱等。

【医疗活性】

1. 抑菌。2. 抗炎。3. 消肿。4. 抗氧化，清除自由基。5. 利尿，其活性与木通相当。

【毒性备考】

常规使用并无不良反应，但剂量过大或服药过久，可出现头痛、呕吐、腹泻、胸闷、纳差、四肢乏力、面部浮肿等不良反应。

【传统功用】

茎叶入药。利水通淋，祛风消肿。主治小便不利、肢体浮肿、石淋血淋、筋骨酸痛、乳汁不下。内服：6～9克，入煎剂。外用：适量煎水，浸洗患处。

威灵仙

Clematis chinensis Osbeck.

【本草名称】

能消《开宝本草》，灵仙《药品化义》，老虎须《陆川本草》，铁脚威灵仙、黑脚威灵仙《生草药性备要》。

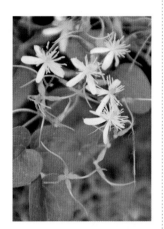

【植物形态】

木质藤本。根簇生；因坚韧色黑，形似铁丝，故有铁脚威灵仙之称。羽状复叶，小叶卵状披针形。圆锥状聚伞花序，花萼4，白色。瘦果扁平。花果期5～8月。我国华东、华中及西南地区有野生分布。

【化学成分】

根茎含原白头翁素（protoanemonin）、白头翁素、常春藤皂苷元、威灵仙五糖等。

【医疗活性】

1. 抗炎。2. 镇痛。3. 利胆。4. 免疫抑制。5. 解痉，松弛平滑肌痉挛。

【毒性备考】

所含白头翁素有毒。中毒症状：新鲜茎叶对皮肤黏膜有较大刺激，引起红肿灼痛；口服过量可致消化道不良反应。临床上曾有严重中毒导致休克死亡的案例[1]。

【传统功用】

根及根茎入药。祛风化湿，活络止痛。主治风湿痹痛、肢体麻木、筋脉拘急、屈伸不利、骨刺鲠喉。内服：6～9克，入煎剂或浸酒服。外用：适量煎水含漱或鲜根捣敷患处。

棉团铁线莲

Clematis hexapetala Pall.

【本草名称】

山蓼，野棉花《中华本草》，威灵仙《药谱》，黑骨头《贵州民间方药集》，棉团铁线莲《东北植物检索》。

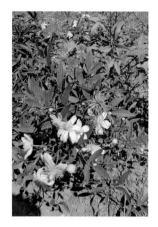

【植物形态】

直立草本。根茎圆柱状，须根粗硬。叶对生，1～2回羽状深裂，裂片线状披针形。聚伞花序，花被白色长毛，似棉花状，故有棉团之名。瘦果倒卵形。花果期6～9月。我国东北、西北及华北地区有野生分布。

【化学成分】

根含原白头翁素（protoanemonin）、白头翁素、常春藤皂苷元、表常春藤皂苷元及齐墩果酸等。

【医疗活性】

1. 抗炎。2. 镇痛。3. 利胆。4. 抑制芽孢真菌。5. 抗利尿，其活性相当于垂体后叶素[6]。

【毒性备考】

鲜根所含原白头翁素对人体有强烈刺激，外用可引起皮肤红肿起疱；内服过量出现恶心呕吐，腹痛腹泻；严重者出现便血尿血。

【传统功用】

根茎及须根入药。祛风除湿，活络止痛。主治风湿痹痛、肢体酸麻、筋脉拘挛、胆道结石、鱼骨鲠喉。内服：6～9克，入煎剂。外用：适量煎水，浸洗患处。

飞燕草

Consolida ajacis（L.）Schur,

【本草名称】

彩雀《广州植物志》,飞燕草《中国药用植物图鉴》,大花飞燕草《辰山植物园名录》。

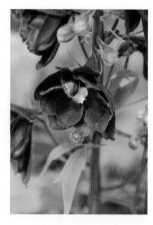

【植物形态】

一年生草本。基生叶 3 深裂或全裂,末回裂片条形。总状花序极长,花蓝紫色至淡红色,萼片 5,花距钻状上弯,似春燕展翅状,故有飞燕草之名。蓇葖果具尖喙。花果期 4～8 月。我国大部分地区有栽培。

【化学成分】

全草和种子含飞燕草碱（delcosine）、洋翠雀碱、牛扁碱及高飞燕草碱等多种生物碱。

【医疗活性】

1. 杀虫。2. 镇痛。3. 松弛肌肉。4. 解痉,平喘。5. 类箭毒样神经节阻断作用。

【毒性备考】

种子及根茎有毒。所含生物碱对心血管和神经系统均可造成严重损害,出现肌肉麻痹、心律失常、呼吸减弱、共济失调;最终可因循环和呼吸衰竭导致死亡[5]。

【传统功用】

根和种子入药。祛风消肿,活络止痛。主治风寒湿痹、肢体麻木、跌打肿痛、水肿喘急、坐骨神经痛。未经炮制的生药不做内服。外用:适量捣敷患处或穴位处。

黄　连

Coptis chinensis Franch.

【本草名称】

黄连《神农本草经》,支连《药性论》,川连《本草蒙筌》,云连《本草从新》,鸡爪连《本草药名汇考》。

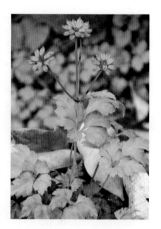

【植物形态】

多年生草本。根茎弯曲,多分枝,似鸡爪,故又有鸡爪连之称。叶基生,卵状三角形,3 全裂后再做羽状深裂。聚伞花序,花瓣披针形。蓇葖果具细柄。花果期 2～6 月。我国长江流域有野生分布和栽培。

【化学成分】

根茎含小檗碱（berberine）、黄连碱、甲基黄连碱、小檗红碱、掌叶防己碱等多种生物碱。

【医疗活性】

1. 抗炎。2. 利胆。3. 抑制溃疡。4. 抑制沙眼衣原体。5. 广谱抗菌,对痢疾杆菌和大肠杆菌的抑制作用最强。

【毒性备考】

常规应用不良反应并不多见。但对过敏体质和葡萄糖-6-磷酸脱氢酶缺乏者,可能出现较严重症状。因黄连及其小檗碱可使上述人群的游离胆红素增高并出现溶血和黄疸。民间流传黄连"除胎毒"的习俗,也有可能导致或加剧新生儿溶血性黄疸的发生。

【传统功用】

根茎入药。为香连丸、左金丸和泻心汤的主要成分。清热降火,燥湿止痢。主治热毒壅积、心火炽盛、菌痢肠炎、目赤咽痛、痈疽脓疡。内服:1.5～4.5 克,入煎剂或入丸散。外用:适量调敷或浸洗患处。

还亮草

Delphinium anthriscifolium Hance.

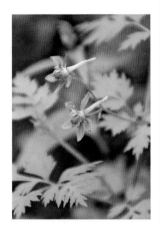

【本草名称】

蝴蝶菊、对叉草《植物名实图考》，牛疔草《药用植物花谱》，鱼灯苏《天目山药志》，峨山草乌《江西草药手册》。

【植物形态】

一年生草本，全株具细毛。叶菱状卵形，2～3回羽状全裂，小裂片披针形。总状花序具花2～10朵，花淡紫色，后有一长距。蓇葖果。花果期3～6月。我国华东、华南及西南地区有野生分布。

【化学成分】

全草及种子含洋翠雀碱、飞燕草碱、飞燕草次碱等生物碱。

【医疗活性】

1. 抗炎。2. 消肿。3. 镇痛。4. 杀虫。5. 抑制癣类真菌。

【毒性备考】

全草有毒。小鼠中毒后表现后肢无力、运动失调、肌肉抽搐，最终死于呼吸衰竭[4]。

【传统功用】

全草入药。祛风化湿，消肿止痛。主治风湿骨痛、跌打损伤、肢体麻木、半身不遂、疥疮癣湿。内服：4.5～9克，入煎剂。外用：鲜草一握，捣敷患处。

翠　雀

Delphinium grandiflorum L.

【本草名称】

小草乌《植物名实图考》，猫眼花《中药通报》，翠雀花、鸽子花《东北常用中草药》，鹦哥草《甘肃中草药》。

【植物形态】

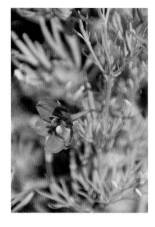

多年生草本。基生叶有长柄，肾圆形，3全裂，最终小裂片线形。总状花序具花3～15朵，花萼5，花瓣2，蓝紫色，距钻形，距通常比萼片长。蓇葖果3枚聚生。花果期5～10月。我国大部分地区有野生分布。

【化学成分】

全草及根含甲基牛扁亭碱（methyl lycaconitine）、牛扁次碱、翠雀胺、草地乌头碱等二萜类生物碱。

【医疗活性】

1. 杀虫。2. 抑菌。3. 抗炎。4. 镇痛。镇静。5. 松弛神经肌肉。

【毒性备考】

全草及根大毒。误食误用中毒出现神经麻痹、肌肉痉挛、心律失常、血液循环障碍、呼吸困难，最终可死于全身衰竭[5]。

【传统功用】

全草及根入药。化瘀止痛，抗炎杀虫。主治风湿骨痛、跌打损伤、疥疮皮癣、痈疽疮疡、牙龈肿痛。外用：适量煎汁浸洗患处。治牙痛可泡水含漱，但不要下咽。

铁筷子

Helleborus thibetanus Franch.

【本草名称】

嚏根草、黑儿波《中药大辞典》，铁筷子、黑毛七、小山桃儿七《陕西中草药》。

【植物形态】

多年生草本。根茎具多数黑褐色须根。基生叶呈鸟足状分裂，裂片5～7；茎生叶无柄或有鞘状短柄，3 全裂。花单生，萼片5，粉红色。蓇葖果开裂。种子多数。花果期 4～8 月。我国西北、西南地区有野生分布。

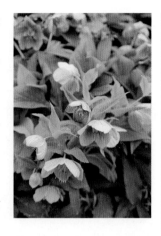

【化学成分】

根茎含嚏根草毒苷（helleborein）、嚏根草素、嚏根草苷元等。

【医疗活性】

1. 抗惊厥。2. 局部麻醉。3. 兴奋子宫。4. 洋地黄样强心作用。5. 抑制人型上皮癌及 KB 鼻咽癌的细胞分裂[10]。

【毒性备考】

根茎有毒。新鲜液汁对皮肤黏膜造成强烈刺激，可引起局部红肿灼痛和接触性皮炎；内服不当则引起胃肠道急性炎症，出现吐泻、眩晕、痉挛、惊厥；严重中毒者可致死亡[5]。

【传统功用】

根茎入药。活血化瘀，消炎止痛。主治跌打损伤、瘀血肿痛、疮疡痈疽、热淋血淋、尿道发炎。内服：1.5～4.5 克，入煎剂或浸酒饮。外用：适量捣敷或浸洗患处。

黑种草

Nigella damascena L.

【本草名称】

黑子草、黑种草、黑子草子《药用植物花谱》，黑种草子《中华人民共和国药典》。

【植物形态】

一年生草本。2～3 回羽状复叶，末回裂片狭线形。花下有叶状总苞；花萼蓝色，卵形；花瓣约 8 片，具短爪。蒴果椭圆形，呈气球状。花果期 6～8 月。我国新疆、内蒙古及甘肃有野生分布和栽培。

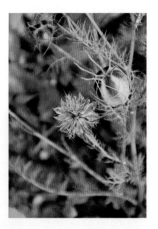

【化学成分】

种子含黑种草碱（damascenine）、黑种草黄酮苷、常春藤皂苷、槲皮苷及脂肪油等。

【医疗活性】

1. 利尿。2. 驱肠虫。3. 抑制病原微生物。4. 抑制化学致癌物引起的小鼠乳头状瘤。5. 减轻化学毒剂诱导的小鼠白细胞减少和血红蛋白下降。

【毒性备考】

种子小毒。种子提取物对肿瘤细胞和正常细胞均具一定细胞毒性。

【传统功用】

种子入药。为维吾尔族医师常用药材。利水排石，通经通乳。主治尿路结石、小便淋沥、闭经痛经、乳汁不下。内服：2～6 克，捣碎后入煎剂。

芍　药

Paeonia lactiflora Pall.

【本草名称】

芍药《诗经》，将离《本草纲目》，白芍《药品化义》，白芍药《本经集注》，没骨花《胡本草》。

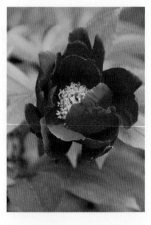

【植物形态】

多年生草本。主根粗大，圆柱形。茎直立。叶互生，具长柄，2 回 3 出复叶，小叶披针形。花大型，花瓣 10 余枚，倒卵形，以红色和白色者居多。蓇葖果。花果期 5～7 月。我国大部分地区有栽培。

【化学成分】

根含芍药苷（paeoniflorin）、芍药酮、丹皮酚、挥发油、苯甲酸及鞣酸等。

【医疗活性】

1. 抑菌。2. 解痉。3. 镇痛。4. 抗炎和抗溃疡。5. 芍药酮能抑制组胺释放[3]。

【毒性备考】

芍药总苷可引起出血性皮疹和荨麻疹样药物过敏。临床上口服煎剂有引发体温升高伴头昏乏力的报道[2]。

【传统功用】

根入药。为痛泻要方和小建中汤的主要成分。敛阴柔肝，缓急止痛。主治肝脾肿大、肌肉痉挛、胸腹作痛、久泻不愈、盗汗不止。内服：6～15克，入煎剂或入丸散。

牡　丹

Paeonia suffruticosa Andr.

【本草名称】

丹皮《本草正》，丹根《贵州民间方药集》，牡丹皮《珍珠囊》，洛阳花《群芳谱》，牡丹根皮《本草纲目》。

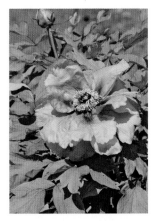

【植物形态】

落叶小灌木。根皮肥厚，有特异香气。2 回 3 出复叶，小叶广卵形。花单生枝端，大型，花瓣 5 或更多，栽培品种多为重瓣；有红、白、紫等多种颜色。花果期 5～7 月。我国安徽、山东及河南有大面积栽培。

【化学成分】

根含丹皮酚（paeonol）、丹皮苷、芍药苷、牡丹酚苷、植物甾醇及挥发油等。

【医疗活性】

1. 抑菌。2. 镇痛。3. 抗惊厥。4. 对麻醉犬有一定降压作用。5. 所含没食子酰氧化芍

药苷清除自由基的活性大于维生素 E[3]。

【毒性备考】

临床上口服牡丹酚制剂后，少数患者出现恶心、头晕等不良反应，但无须停药即能自行消失。丹皮酚注射液曾有发生过敏性休克的病例报道[7]。

【传统功用】

根皮入药。为大黄牡丹汤的主要成分。凉血止血，化瘀止痛。主治热入血分、皮肤发斑、惊痫抽搐、吐血便血、跌打肿痛。内服：6～12克，入煎剂或入丸散。

白头翁

Pulsatilla chinensis（Bge.）Regel.

【本草名称】

白头翁、野丈人《神农本草经》，白头公《本草经集注》，奈何草《吴普本草》，老翁须《和汉药考》。

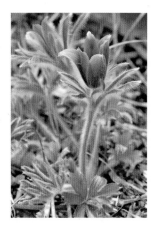

【植物形态】

多年生草本，全株被柔毛。根生叶宽卵形，3 深裂或全裂。花茎细长，花钟形，萼片 6，蓝紫色。瘦果多数，毛须样宿存聚成头状，形似白发，故有白头翁之名。花果期 3～6 月。我国东北、华北及华东地区有野生分布。

【化学成分】

根茎含白头翁皂苷（pulchinenoside）、白头翁素、原白头翁素等。

【医疗活性】

1. 抗炎。2. 抗阿米巴原虫。3. 抑制痢疾杆菌。4. 抑制流感病毒。5. 增强巨噬细胞吞噬能力。

【毒性备考】

鲜草对皮肤黏膜、胃肠道及泌尿道均可产生强烈刺激，严重者导致血尿、心力衰竭甚至危

及生命。但干燥或久贮后原白头翁素转化成白头翁素，其刺激性和毒性大大消减[7]。

【传统功用】

根茎入药。为白头翁汤的主要成分。清热燥湿，止痢杀虫。主治阿米巴痢疾、阿米巴肝脓疡、滴虫性阴道炎、菌痢肠炎、疮疖痈疽。内服：9～15克，入煎剂。外用：适量煎水，浸洗患处。

茴茴蒜

Ranunculus chinensis Bge.

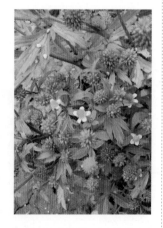

【本草名称】

水胡椒、蝎虎草《救荒本草》，小桑子《昆明民间常用草药》，鹅巴掌《中国药用植物图鉴》，茴茴蒜毛茛《东北植物检索》。

【植物形态】

二年生草本，全株被粗毛。茎直立。基生叶簇生，3出复叶，深裂，小裂片再2裂。花小，色金黄，花瓣5，倒卵形。聚合果矩圆形，似桑椹，故有小桑子之称。花果期5～9月。我国大部分地区有野生分布。

【化学成分】

鲜草含原白头翁素（protoanemonin）、白头翁素、甲基蒽醌、飞燕草碱及木犀草素等。

【医疗活性】

1. 抗炎。2. 镇痛。3. 抑制细菌。4. 抑制乙型肝炎病毒。5. 皮肤引赤及穴位刺激作用。

【毒性备考】

鲜草有毒。所含原白头翁素对皮肤黏膜有强烈刺激作用。误食可致咽喉刺痛、黏膜溃烂、恶心呕吐、剧烈腹痛腹泻；严重中毒者可因全身衰竭而危及生命[9]。

【传统功用】

全草入药。为草医进行天灸的材料之一。抗炎退肿，截疟杀虫。主治湿热黄疸、病毒性肝

炎、疟疾复发、疮痈未溃、关节肿痛。内服：干草3～9克，入煎剂。外用：鲜草捣成丸状，贴敷于相关穴位上；待起泡后用针刺破，排出黄水，用消毒纱布包扎。

毛　茛

Ranunculus japonicus Thunb.

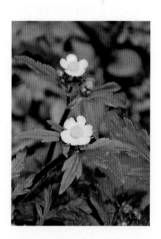

【本草名称】

毛茛《本草纲目拾遗》，天灸《梦溪笔谈》，毛董《本草纲目》，毛芹菜《江西民间草药》，老虎脚底板《中国药用植物图鉴》。

【植物形态】

多年生草本。基生叶五角状分裂，常作3深裂，小裂片再齿裂；因密生细毛，形似虎掌，故有老虎脚底板之称。花瓣5，金黄色，有光泽。聚合果椭圆形。花果期4～8月。我国大部分地区有野生分布。

【化学成分】

全草含原白头翁素（protoanemonin）及其二聚物白头翁素。生鲜时原白头翁素含量最高，干燥贮存后明显降低。

【医疗活性】

1. 抗炎。2. 镇痛。3. 抑制癣菌和霉菌。4. 杀灭钩端螺旋体及疟原虫。5. 皮肤引赤发泡和穴位刺激。

【毒性备考】

全草有毒，生鲜时毒性更大。若外敷面积过大，时间过长可损伤真皮，引起组织坏死，愈后可能留下瘢痕。口服导致中毒，其症状与茴茴蒜类同，严重者可因呼吸循环衰竭而危及生命[1]。

【传统功用】

鲜草入药。为草医进行天灸的主要材料。截疟杀虫，退黄消肿。主治湿热黄疸、病毒性肝

炎、疟疾复发、疮痈未溃、关节肿痛。外用：鲜草洗净捣烂，团成丸状，贴敷相关穴位处。待起泡后用针刺破，排出黄水，用消毒纱布包扎。此即中医针灸与民间草药相结合产生的天灸疗法。

石龙芮

Ranunculus sceleratus L.

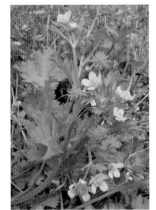

【本草名称】

水堇《吴普本草》，石龙芮《神农本草经》，野芹菜《广西中药志》，胡椒菜《救荒本草》，鬼见愁《植物名实图考长编》。

【植物形态】

一年生草本。全株光滑无毛。根生叶丛生，圆肾形，3深裂；茎上部叶裂片线形；因形似芹菜，故有水堇之称。花顶生，花瓣5，黄色而有光泽。聚合果圆柱形。花果期5～8月。我国大部分地区有野生分布。

【化学成分】

鲜草含原白头翁素（protoanemonin）及其二聚物白头翁素、毛茛苷及色胺类衍生物。

【医疗活性】

1. 抗炎。2. 抑菌。3. 镇痛。4. 发赤和刺激，其活性小于毛茛。5. 对大鼠5-羟色胺受体有兴奋作用。

【毒性备考】

鲜草有毒。所含原白头翁素对皮肤黏膜有强烈刺激，误服可致急性胃肠炎、呕吐泻下、便血尿血、瞳孔散大、脉搏迟缓、呼吸困难。曾有严重中毒抢救无效而死亡的案例[12]。

【传统功用】

全草入药。鲜草也可用作天灸材料。抗炎退肿、截疟杀虫。主治湿热黄疸、病毒性肝炎、疟疾复发、疮痈未溃、瘰疬结核。内服：干草

3～6克，入煎剂。外用：鲜草适量捣敷患处或穴位处天灸。

猫爪草

Ranunculus ternatus Thunb.

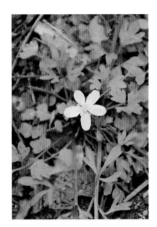

【本草名称】

猫爪草《中药材手册》，小毛茛《全国中草药汇编》，鸭脚板、三散草、金花草《本草药名汇考》。

【植物形态】

多年生草本。块根纺锤形，常数个聚集，爪状排列，故又称猫爪草。基生叶有长柄，3出复叶；茎生叶无柄，线形。花单生，花瓣5，金黄色。聚合果球形。花果期4～7月。我国华南、华中及华东地区有野生分布。

【化学成分】

全草含原白头翁素；块根含猫爪草甲素（ternatolide A）、皂苷、多糖及黄酮类化合物。

【医疗活性】

1. 抗炎。2. 消肿，排脓。3. 抑制耐药型结核杆菌。4. 提高淋巴细胞吞噬指数。5. 诱导坏死因子使实验性肿瘤细胞凋亡。

【毒性备考】

鲜草有毒。误服误用可出现与同属植物毛茛、茴茴蒜及石龙芮类似的中毒症状，但程度明显轻微。块根干燥后毒性更小，尚未见到严重不良反应的病例报道。

【传统功用】

块根入药。抗痨截疟，化痰散结。主治颈淋巴结核、肺结核、附睾结核、瘰疬肿块、疟疾发作。内服：15～30克，入煎剂。外用：适量研末，调敷患处。

天葵

Semiaquilegia adoxoides（DC.）Mak.

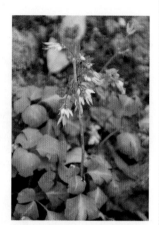

【本草名称】

天葵子《分类草药性》，雷丸草《外丹本草》，散血珠《湖南药物志》，紫背天葵《雷公炮炙论》，千年老鼠屎《本草纲目》。

【植物形态】

多年生草本。块根纺锤形，灰黑色，两头尖，鼠屎状，故有千年老鼠屎之称。1回3出复叶，小叶再裂，裂片上面绿色，下面紫色。花小，白色，花瓣5。菁葵果。花果期3～6月。我国大部分地区有野生分布。

【化学成分】

块根含芬氏唐松草定碱（thalifendine）、内酯、酚类、香豆素及阿魏酸等。

【医疗活性】

1. 抗炎。2. 消肿。3. 镇痛。4. 抗溃疡。5. 抑制结核杆菌和大肠杆菌。

【毒性备考】

《全国中草药汇编》："甘寒，有小毒。"

【传统功用】

块根入药。为五味消毒饮的成分之一。解毒排脓，消肿散结。主治瘰疬结核、乳痈脓肿、疮疖溃疡、跌打损伤、毒蛇咬伤。内服：9～15克，入煎剂或浸酒服。外用：鲜根适量，捣敷患处。

箭头唐松草

Thalictrum simplex L.

【本草名称】

马尾连《本草纲目拾遗》，草黄连《云南中草药》，金丝黄连《四川中药志》，马尾黄连《中药志》，箭头唐松草《中国有毒植物》。

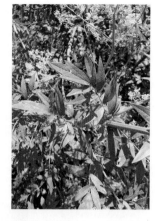

【植物形态】

多年生草本。2回羽状复叶，茎下部叶长达20厘米，小叶倒卵形；茎上部叶渐小。圆锥花序顶生，萼片4；花黄色。聚合瘦果狭椭圆形，具纵肋。花果期7～9月。我国东北、西北及西南部分地区有野生分布。

【化学成分】

全草含箭头唐松草碱（thalsimine）、小唐松草碱、唐松草宁碱、鹤氏唐松草碱等异喹啉类生物碱。

【医疗活性】

1. 抗炎。2. 抑菌。3. 降压。4. 镇痛。5. 对大鼠256-瓦克癌有抑制作用。

【毒性备考】

全草有毒。小鼠静脉注射箭头唐松草碱的致死量为71 mg/kg。猫静脉注射鹤氏唐松草碱1～3 mg/kg，引起血压短暂下降；狗静脉注射10 mg/kg，引起血压下降并导致死亡[4]。

【传统功用】

根茎入药。清热燥湿，止痢消炎。主治菌痢肠炎、咽喉肿痛、口腔溃疡、痈疽毒疮、畏寒发热。内服：3～9克，入煎剂。外用：适量研末，调敷患处。

金莲花

Trollius chinensis Bge.

【本草名称】

金芙蓉、旱地莲、金莲花《本草纲目拾遗》，金梅草《山西通志》，金疙瘩《山西中药志》。

【植物形态】

多年生草本。不分枝。基生叶有长柄，五角形，3全裂；茎生叶渐小。聚伞花序；花萼和花瓣多数,因颜色金黄,形似莲花,故有金莲花之名。蓇葖果。花果期夏秋季。我国内蒙古、山西及河北有野生分布。

【化学成分】

花和全草含金莲花碱及多种黄酮类化合物。

【医疗活性】

1. 抗炎。2. 消肿。3. 抗氧化。4. 免疫增强;5. 对革兰阳性菌和革兰阴性菌均有抑制作用。

【毒性备考】

《中国有毒植物》:"全草有毒。"

【传统功用】

花或全草入药。清热解毒,抑菌消炎。主治支气管炎、扁桃体炎、慢性咽炎、中耳炎、鼻窦炎、疮疡肿毒。内服:3～6克,入煎剂或泡茶饮。外用:鲜草一握,捣敷患处。

木通科
Lardizabalaceae

木 通

Akebia quinata(Houtt)Decne.

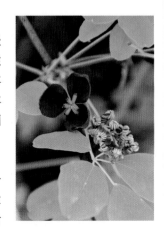

【本草名称】

菖藤《本草经集注》,木通《药性论》,野木瓜《救荒本草》,落霜红《中华本草》,五叶木通《全国中草药汇编》。

【植物形态】

木质藤本。叶片革质,全缘。掌状复叶,小叶通常

5枚,故又称五叶木通。总状花序腋生,花紫色。浆果肉质,肾状圆筒形,熟时沿腹部开裂。种子多数,黑色。花果期4～8月。我国大部分地区有野生分布。

【化学成分】

藤茎含木通皂苷(akebine)、白桦脂醇、常春藤皂苷元、肌醇及甾醇等。

【医疗活性】

1. 利尿。2. 排石。3. 抗炎。4. 镇痛。5. 抑制细菌,抑制真菌。

【毒性备考】

自2004年替代关木通以来,肾害之患虽已基本排除,但并不意味本品可以随意滥用。其藤茎含较多皂苷,有着较强溶血毒性。台湾产长序木通(A. longeracemosa),一定浓度时对家兔离体心脏有明显抑制作用[10]。

【传统功用】

藤茎入药。为导赤散和新版龙胆泻肝丸的成分之一。清热利水,通络止痛。主治小便短赤、石淋涩痛、肢体浮肿、乳汁不通、风湿痹痛。内服:3～6克,入煎剂或入丸散。外用:适量煎水,浸洗患处。

小檗科
Berberidaceae

豪猪刺

Berberis julianae Schneid.

【本草名称】

石妹刺、土黄连《滇南本草》,三颗针《四川常用中草药》,豪猪刺《中国有毒植物》,鸡足黄连《昆明药用植物调查》。

【植物形态】

常绿灌木。枝有棱,刺坚硬,3分叉,故有三颗针之称。叶簇生,椭圆状披针形,边缘具刺齿。花簇生,鲜黄色。浆果椭圆形,被白粉,蓝黑色。花果期5～10月。我国华东、华南及西南地区有野生分布。

【化学成分】

根茎含九莲碱（julianine）、小檗碱、粉防己碱、药根碱、掌叶防己碱等生物碱。

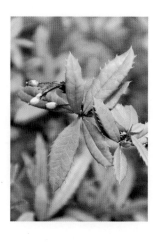

【医疗活性】

1. 抗炎。2. 降压。3. 利胆。4. 提升白细胞水平。5. 抑制大肠杆菌和痢疾杆菌。

【毒性备考】

豪猪刺水提物 1 000 mg/kg 给予小鼠腹腔注射，2 分钟后出现活动减少、竖毛、惊厥，继而死亡[4]。豪猪刺与小檗均含小檗碱，两者毒理类同，可相互参考。

【传统功用】

根、茎入药。为提取小檗碱的原料之一。清热解毒，抗菌消炎。主治菌痢肠炎、湿热黄疸、咽喉肿痛、痈疽疮疡、皮肤感染。内服：6～9 克，入煎剂。外用：适量煎水，浸洗患处。

日本小檗

Berberis thunbergii DC.

【本草名称】

子檗《本经集注》，小檗《新修本草》，刺黄檗《陕西中草药》，狗奶根《长白山药用植物志》，日本小檗《中药大辞典》。

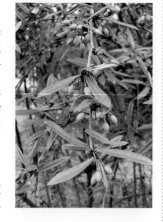

【植物形态】

落叶灌木，枝有棱，具硬刺。叶丛生，匙状矩圆形，上面亮绿色，下面微有粉霜。总状花序。花 2～12 朵簇生，花瓣 6，淡黄色。浆果长椭圆形，熟时红色。花果期 4～10 月。

我国华北、华东、华中地区有野生分布。

【化学成分】

根茎含小檗碱（berberine）、粉防己碱、药根碱、氧化爵床碱、掌叶防己碱等生物碱。

【医疗活性】

1. 抗炎。2. 降压。3. 利胆。4. 提升白细胞水平。5. 抑制大肠杆菌和痢疾杆菌。

【毒性备考】

小檗碱进入人体转化成小檗红碱。小檗红碱具一定细胞毒性，不良反应远大于小檗碱，对泌尿系统亦有较大刺激，可引起肾功能损害。

【传统功用】

根茎入药。为提取小檗碱的原料之一。清热解毒，抗菌消炎。主治菌痢肠炎、湿热黄疸、咽喉肿痛、痈疽疮疡、皮肤感染。内服：6～9 克，入煎剂。外用：适量煎水，浸洗患处。

类叶牡丹

Caulophyllum robustum Maxim.

【本草名称】

红毛七《中国有毒植物》，金丝七《陕西中草药》，威岩仙《中药大辞典》，搜山猫、红毛细辛《贵州民间药物》。

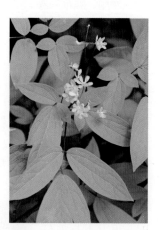

【植物形态】

多年生草本。根茎横走，须根细长，里外皆呈红色，故有红毛七之称。三出复叶，叶片广披针形。圆锥花序顶生，小花黄绿色。蓇葖早裂。花果期 4～8 月。我国华东、西北及东北地区有野生分布。

【化学成分】

根及根茎含甲基金雀花碱（methylcytisine）、木兰花碱、羽扇豆碱及威岩仙皂苷等。

【医疗活性】

1. 降血压。2. 抗炎，镇痛。3. 抑制霉菌。

4. 抑制病毒。5. 兴奋子宫平滑肌。

【毒性备考】

小鼠腹腔注射根茎提取物 1 000 mg/kg，出现活动减少，共济失调，继而惊厥并陆续死亡[4]。

【传统功用】

根及根茎入药。祛风镇痛，活血化瘀。主治风湿痹痛、跌打损伤、腰肌劳损、气滞血瘀、闭经痛经。内服：6～9 克，入煎剂或浸酒饮。外用：适量研末，调敷患处。

南方山荷叶

Diphylleia sinensis H. L. Li.

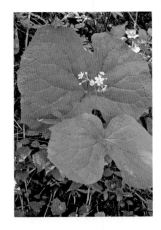

【本草名称】

窝儿七、山荷叶《陕西中草药》，一把伞、一碗水《陕甘宁青中草药》，南方山荷叶《本草药名汇考》。

【植物形态】

多年生草本。根茎横生，粗壮，具一列凹窝。基生叶具长柄，盾状阔肾形，状似荷叶，故此命名。聚伞花序顶生，花白色，花瓣 6。浆果球形，蓝黑色。花果期 5～8 月。我国西北、西南地区有野生分布。

【化学成分】

根茎含山荷叶素（diphyllin）、去氢鬼臼素、苦鬼臼素、槲皮素及树脂类物质。

【医疗活性】

1. 祛痰。2. 免疫抑制。3. 抑制疱疹病毒。4. 兴奋肠道平滑肌。5. 抑制肿瘤细胞有丝分裂。

【毒性备考】

鬼臼素及山荷叶素有毒。外用不当引起接触性皮炎；内服过量出现呕吐腹泻、运动失调、呼吸困难；严重中毒可导致多脏器衰竭甚至休

克死亡[5]。

【传统功用】

根茎入药。清热解毒，化瘀止痛。主治跌打损伤、风湿骨痛、疱疹湿疹、痈疽疔疮、毒蛇咬伤。内服：3～6 克，入煎剂。外用：适量研末，调敷患处。

八角莲

Dysosma pleiantha（Hance.）Woods.

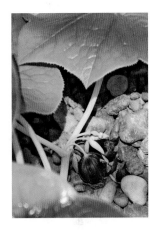

【本草名称】

独角莲《土宿本草》，六角莲、八角莲《本草药名汇考》，金魁莲《分类草药性》，独脚一枝莲《本草纲目拾遗》。

【植物形态】

多年生草本。根茎横卧。叶片盾状，具 6～8 浅裂，故有六角莲、八角莲之名。伞形花序，簇生于茎叶交叉处，花下垂，花瓣 6，暗红色。浆果圆形。花果期 6～9 月。我国东南、西南地区有野生分布。

【化学成分】

根和根茎含鬼臼素（podophyllotoxin）、山荷叶素、山柰酚、槲皮素及金丝桃苷等。

【医疗活性】

1. 抗炎。2. 抗蛇毒。3. 抑制疱疹病毒。4. 抑制金黄色葡萄球菌。5. 抑制肿瘤细胞有丝分裂。

【毒性备考】

鬼臼毒素为一种细胞原浆毒。过量摄入可引起呕吐、腹泻、眩晕；严重者震颤、惊厥、呼吸抑制。临床上曾有把八角莲当作三七误服导致中毒死亡的案例[5]。

【传统功用】

根和根茎入药。清热解毒，消肿散结。主治带状疱疹、流感流脑、咽喉肿痛、痈疽疔疮、毒

蛇咬伤。内服：3～6克，入煎剂。外用：适量研末，调敷患处。

箭叶淫羊藿

Epimedium sagittatum
（Sieb. et Zucc.）Maxim.

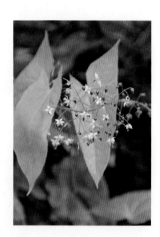

【本草名称】

淫羊藿《神农本草经》，仙灵脾《雷公炮炙论》，铁箭头《浙江药用植物志》，弃杖草《日华子本草》，三枝九叶草《本草图经》。

【植物形态】

多年生草本。根茎短粗。叶柄细长，3 出复叶，小叶革质，心形，箭镞状，故名。圆锥花序顶生，花小，白色。蓇葖果有喙。种子细小。花果期 3～6 月。我国华东、华南及西南地区有野生分布。

【化学成分】

全草含淫羊藿苷（icariin）、植物甾醇、苦味质、皂苷、鞣质及多糖等。

【医疗活性】

1. 增强免疫。2. 调节血压。3. 增加心脑血供。4. 抑制疱疹病毒。5. 雄激素样作用，提升血浆睾酮水平。

【毒性备考】

历代文献未见毒性记载。自 2008 年壮骨关节丸被国家食品药品监督管理总局通报后，淫羊藿受到广泛关注。毒性试验显示，全草煎剂给小鼠灌服 3 天后，肝细胞有明显脂肪性改变[1]。

【传统功用】

全草入药。为二仙汤和抗骨质增生丸的主要原料。补肾壮阳，祛风除湿。主治阳痿早泄、腰膝酸软、关节痹痛、更年期综合征、血压不稳。内服：3～9 克，入煎剂或入丸散。外用：适量

煎水，浸洗患处。

阔叶十大功劳

Mahonia bealei（Fort.）Carr.

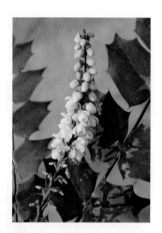

【本草名称】

功劳木《饮片新参》，土黄连、刺黄连《本草药名汇考》，十大功劳《植物名实图考》，阔叶十大功劳《中国高等植物图鉴》。

【植物形态】

常绿灌木。根茎粗糙。单数羽状复叶，小叶 9～15，宽卵形，厚革质，边缘有大齿，齿端具尖锐硬刺，故有刺黄连之称。总状花序顶生，花黄色。浆果蓝色。花果期 8～12 月。我国大部分地区有野生分布和栽培。

【化学成分】

根茎叶含小檗碱（berberine）、掌叶防己碱、木兰花碱、药根碱等生物碱。

【医疗活性】

1. 抑菌。2. 利胆。3. 抗炎，消肿。4. 提升白细胞。5. 抑制流感病毒。

【毒性备考】

与豪猪刺、小檗相同，属小檗碱含量较高的植物。摄入过多可引起恶心呕吐、头晕乏力等不良反应。而特异体质及葡萄糖-6-磷酸酶缺乏者，其反应可能更为严重。

【传统功用】

根、茎、叶入药。为提取小檗碱的原料之一。清热泻火，抑菌消炎。主治肠炎痢疾、湿热黄疸、骨蒸潮热、痈疽疮疡、炎症感染。内服：9～12 克，入煎剂或入丸散。外用：适量煎水，浸洗患处。

南天竹

Nandina domestica Thunb.

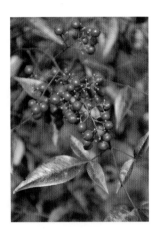

【本草名称】

杨桐《本草纲目》,南天竹《本草纲目拾遗》,天烛子《三奇方》,阑天竹《群芳谱》,蓝田竹《竹谱详录》。

【植物形态】

常绿灌木。茎直立。叶互生,2～3回羽状分裂,小叶披针形,深绿色,冬季由绿变成深红色。圆锥花序顶生,花白色。浆果球形,鲜红色。花果期5～12月。我国华东、华南及西南地区有野生分布。

【化学成分】

全株及果实含南天竹碱(domesticine)、南天竹碱甲醚、小檗碱、药根碱及少量原阿片碱。

【医疗活性】

1. 抑菌。2. 抗炎。3. 轻微降压。4. 中枢性镇咳。5. 小剂量兴奋离体子宫,大剂量则显示抑制。

【毒性备考】

南天竹碱具有较强毒性,家兔皮下注射的最小致死量(MLD)为 70 mg/kg。人过量摄入导致中毒,表现为肌肉痉挛、呼吸困难、心律失常、血压下降;若不及时救治,可因呼吸衰竭和心力衰竭导致死亡[1]。

【传统功用】

果实入药。清肝明目,敛肺镇咳。主治咳嗽气喘、干咳少痰、久咳不愈、气管炎、百日咳、结膜炎。内服:3～6克,入煎剂。

桃儿七

Sinopodophyllum hexandrum
(Royle.) Ying.

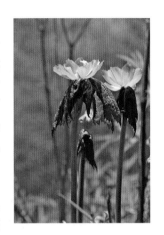

【本草名称】

鬼臼《全国中草药汇编》,铜筷子、桃儿七《陕西中草药》,小叶莲《西藏常用中草药》,鸡素苔《甘肃卫生通讯》。

【植物形态】

多年生草本。根茎粗短,须很细长。叶盾形,掌状 3 深裂,裂片又数裂至中部。花单生,先叶开放;花瓣 6,红色。浆果椭圆形,红色。种子细小。花果期 4～8 月。我国西南、西北地区有野生分布。

【化学成分】

根和根茎含鬼臼毒素(podophyllotoxin)、鬼臼苦素、槲皮素、飞燕草素等。

【医疗活性】

1. 抑菌。2. 抗病毒。3. 抗炎、镇痛。4. 免疫抑制。5. 抑制肿瘤细胞有丝分裂。

【毒性备考】

鬼臼毒素属细胞毒物。主要作用于微管蛋白,抑制细胞分裂过程中微管的会合。人过量摄入导致中毒,表现为呕吐、腹泻、运动失调及神志昏迷[1]。

【传统功用】

根和根茎入药。消肿化瘀,祛风止痛。主治风湿骨痛、跌打损伤、痈疽毒疮、乳头状疣、恶性肿瘤。内服:1.5～3 克,入煎剂或入丸散。外用:适量研末,调敷患处。

防己科
Menispermaceae
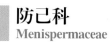

锡生藤

Cissampelos pareira L.

【本草名称】

雅红隆《中国有毒植物》，亚乎奴《中华人民共和国药典》，锡生藤《云南思茅中草药选》，金丝荷叶《中草药学》。

【植物形态】

攀缘状草质藤本，全株密被黄白色绒毛。叶互生，心状圆形。花小，淡黄色，雄花聚伞花序，腋生；雌花总状花序，聚生于叶状苞腋内。核果卵形，熟时红色。花果期 3～5 月。我国华南、西南地区有野生分布。

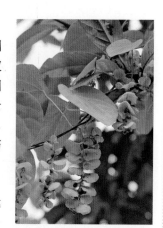

【化学成分】

全草含锡生藤碱（cissampareine）、筒箭毒碱、海牙亭碱、荷包牡丹碱等。

【医疗活性】

1. 镇痛。2. 降压。3. 强心，利尿。4. 细胞毒，抑制肿瘤。5. 阻滞电位传导、松弛神经肌肉。

【毒性备考】

全草有毒。所含筒箭毒碱的碘甲烷盐是已用于临床的肌肉松弛药。能阻滞神经肌肉接头处电位的传导，同时也具有较强的呼吸抑制作用。人一次给予 0.3 mg/kg 剂量即产生肌肉松弛和呼吸抑制[4]。

【传统功用】

全草入药。为肌松注射液的原料之一。化瘀消肿，止痛生肌。主治跌打损伤、瘀血肿痛、寒湿凝滞、肌肉痉挛、四肢拘急。外用：适量研末，调敷患处。提取物制剂，按产品说明使用。

樟叶木防己

Cocculus laurifolius DC.

【本草名称】

矮脚樟《中国药用植物图鉴》，十八症、消食树《广西药用植物名录》，衡州乌药《本草图经》，樟叶木防己《中药大辞典》。

【植物形态】

常绿灌木。茎枝有时攀缘状。叶革质，矩圆状披针形，基脉 3 出；因叶形与樟树叶十分相像，故得此名。圆锥花序腋生，花被深裂。核果扁球形。花果期 4～10 月。我国东南、西南及华南地区有野生分布。

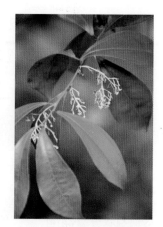

【化学成分】

根及茎叶含衡州乌药碱（coclaurine）、衡州乌药定、衡州乌药灵、樟叶木防己碱、木兰花碱等生物碱。

【医疗活性】

1. 镇痛。2. 降压。3. 抗炎，消肿。4. 箭毒碱样作用。5. 阻断神经节、松弛横纹肌。

【毒性备考】

所含生物碱具箭毒样作用。古印度曾用该植物制作箭头猎杀野兽。小鼠腹腔注射根茎甲醇提取物 1 000 mg/kg，引起部分死亡[4]。

【传统功用】

根茎入药。祛风定痛，化瘀消肿。主治血压升高、偏头痛、跌打损伤、风湿痹痛、手足痉挛。内服：3～6 克，入煎剂。外用：适量煎水，浸洗患处。

木防己

Cocculus trilobus（Thunb.）DC.

【本草名称】

防己《神农本草经》，石解《本草纲目》，小青藤、青藤香、木防己《中药大辞典》。

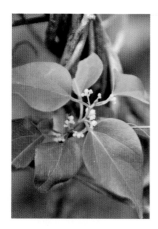

【植物形态】

落叶藤本。根圆柱形。叶广卵形，有时 3 浅裂；全缘或微波状。聚伞状圆锥花序腋生，花瓣 6，黄白色，卵状披针形。核果近球形，蓝黑色。花果期 7～10 月。我国华东、华南及西南地区有野生分布。

【化学成分】

根茎含木防己碱（trilobine）、异木防己碱、木兰花碱及木防己胺等。

【医疗活性】

1. 解热。2. 镇痛。3. 抗炎。4. 松弛肌肉。5. 抗心律失常。

【毒性备考】

木防己甲素小鼠静脉注射的 LD_{50} 为 76 mg/kg。用山东蒙山产木防己治疗热痹 120 例，其中 8 例出现恶心、呕吐、泄泻等胃肠道不良反应；未能坚持用药[1]。

【传统功用】

根入药。为防己茯苓汤的主要成分。祛风化湿，活络镇痛。主治风寒湿痹、肢体麻木、关节肿痛、跌打损伤、疮疡湿疹。内服：4.5～9 克，入煎剂。外用：适量煎汤，浸洗患处。

毛叶轮环藤

Cyclea barbata Miers.

【本草名称】

银锁匙、金线风《广西中草药》，银不换、毛篸箕藤《常用中草药手册》，毛叶轮环藤《中国有毒植物》。

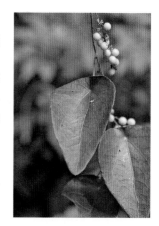

【植物形态】

草质藤本。根似鸡肠，黑褐色。茎纤细。叶盾状，三角状宽卵形，缘毛甚密，叶柄细长。密伞花序作圆锥状排列，雄花直立，雌花下垂。核果扁圆形。花果期 9～12 月。我国广西、广东及海南有野生分布。

【化学成分】

根茎含轮环藤酚碱（cyclanoline）、高阿莫林碱、左旋箭毒碱及粉防己碱等。

【医疗活性】

1. 抗炎。2. 抗疟。3. 镇痛。4. 短暂降压。5. 对骨骼肌、横纹肌有明显松弛作用[8]。

【毒性备考】

生物碱用量过大，小鼠出现四肢无力、翻正消失、呼吸抑制，有的惊厥死亡。临床上应用银不换 11 号（碘化二甲基左旋箭毒碱）时，患者呼吸频率及潮气量有一定改变，个别出现呼吸抑制[1]。

【传统功用】

根茎入药。为肌松注射液的原料之一。清热解毒，化瘀止痛。主治感冒发热、咽喉红肿、痢疾肠炎、跌打损伤、关节疼痛。内服：6～9 克，入煎剂。外用：适量煎水，浸洗患处。提取物制剂，按产品说明使用。

黄　藤

Fibraurea recisa Pierre.

【本草名称】

黄藤《本草图经》，土黄连《南宁市药物志》，藤黄连《广西中药志》，伸筋藤、山大王《广西药用植物名录》。

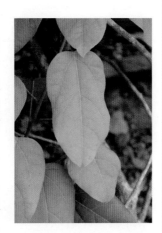

【植物形态】

攀缘状灌木。根茎色棕黄，味极苦，故又称藤黄连。叶互生，卵状长椭圆形，柄长，革质。复总状花序腋生，花被绿白色。果穗木质，核果具柱头遗存。花果期4～10月。我国广东、广西及云南有野生分布。

【化学成分】

根茎含黄藤素（fibranine）、掌叶防己碱、非洲防己碱、黄藤内酯及药根碱等。

【医疗活性】

1. 抑菌。2. 抗炎。3. 降压。4. 抑制流感病毒。5. 增强白细胞吞噬功能。

【毒性备考】

剂量过大（30克以上）易致中毒。其主要症状为口唇干燥、头晕目眩、心跳缓慢、瞳孔扩大；严重者出现痉挛、惊厥。此外，黄藤制剂有发生过敏反应的病例报道[1]。

【传统功用】

根茎入药。为黄藤片和黄藤注射液的主要原料。清热解毒，抗炎消肿。主治扁桃体炎、眼结膜炎、痢疾肠炎、疮痈肿毒、水火烫伤。内服：6～12克，入煎剂。外用：适量研末，调敷患处。提取物制剂：按产品说明使用。

蝙蝠葛

Menispermum dauricum DC.

【本草名称】

北豆根《中华人民共和国药典》，蝙蝠藤《中国有毒植物》，野豆根《河北中草药》，蝙蝠葛、防己葛《中国药用植物志》。

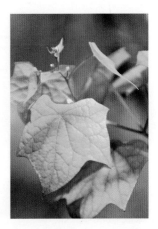

【植物形态】

多年生缠绕草本。根茎横走，黄褐色。叶互生，盾状着生，边缘分裂；因叶脉似蝙蝠翅，故有蝙蝠葛之名。圆锥花序，花小，黄绿色。核果肾圆形。花果期6～8月。我国东北、西北及华东地区有野生分布。

【化学成分】

根茎含蝙蝠葛碱（dauricine）、山豆根碱、青藤碱、木兰花碱等。

【医疗活性】

1. 镇痛。2. 抗炎。3. 抗心律失常。4. 中枢性降压。5. 松弛神经肌肉。

【毒性备考】

煎剂一般不超过15克。过量中毒出现共济失调、言语不清、眼球震颤、视物模糊等症状；严重者四肢发凉、血压下降、呼吸不整、心律失常。蝙蝠葛碱制剂有引起房室传导阻滞的病例报道[1]。

【传统功用】

根茎入药。为北豆根片和蝙蝠葛注射液的主要原料。祛风止痛，清热解毒。主治风湿骨痛、关节疼痛、肌肉痉挛、咽喉红肿、痢疾肠炎。内服：3～9克，入煎剂。外用：适量煎水，浸洗患处。提取物制剂：按产品说明使用。

青　藤

Sinomenium acutum（Thunb.）
Rehd. et Wils.

【本草名称】

青藤《本草纲目》，风龙《中国毒性民族药志》，清风藤《本草图经》，滇防己《植物名实图考》，大叶青藤《中药大辞典》。

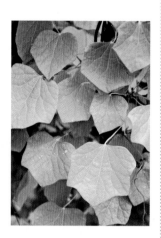

【植物形态】

落叶藤本。茎木质。叶互生，椭圆形，全缘或浅裂，形状变化较大，叶柄较长。圆锥花序，花小，单性，花萼6，三角状卵形。核果黑色。种子半月形。花果期6～9月。我国华东、华南及西南地区有野生分布。

【化学成分】

根茎含青藤碱（sinomenine）、双青藤碱、尖防己碱、木兰花碱等生物碱。

【医疗活性】

1. 镇痛。2. 镇静。3. 抗炎。4. 促进组胺释放。5. 对神经节动作电位具浓度依赖性抑制。

【毒性备考】

根茎有毒。服用不当可引起不良反应，出现全身瘙痒、心律失常、呼吸困难、皮肤紫癜、白细胞减少等症状[2]。

【传统功用】

根茎入药。祛风通络，消肿止痛。主治风湿骨痛、关节红肿、小便不利、肢体浮肿、风疹瘙痒。内服：6～12克，入煎剂或浸酒饮。外用：适量煎水，浸洗患处。

头花千金藤

Stephania cepharantha Hayata.

【本草名称】

白药《药性论》，白药子《唐本草》，白药根《本草图经》，金线吊鳖、金线吊乌龟《植物名实图考》。

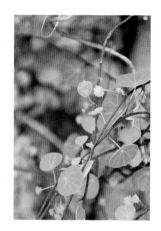

【植物形态】

落叶藤本，全株无毛。块根椭圆形，粉性而色白，故名白药。叶圆形，背粉白，叶柄盾状着生。聚伞花序腋生，花淡绿色。核果球形，熟时紫红色。花果期6～9月。我国华东、华南及西南地区有野生分布。

【化学成分】

块根含金线吊乌龟碱（cepharanthine）、木防己碱、木兰花碱及轮环藤碱等。

【医疗活性】

1. 抗炎。2. 镇痛。3. 对抗酒精中毒。4. 抑制结核杆菌。5. 抑制腮腺病毒。

【毒性备考】

块根水提取物给小鼠腹腔注射，实验动物出现阵发性痉挛，约5～8分钟后死亡。临床上部分患者服药后有上腹部不适、恶心、呕吐、头晕等不良反应。

【传统功用】

块根入药。清热解毒，消肿止痛。主治痄腮红肿、咽喉疼痛、无名肿毒、瘰疬结核、风湿痹痛。内服：6～12克，入煎剂。外用：适量煎水，浸洗患处。

千金藤

Stephania japonica（Thunb.）Miers.

【本草名称】

千金藤《本草纲目拾遗》，山乌龟《四川常用中草药》，合钹草、金丝荷叶、金线吊青蛙《浙江民间常用草药》。

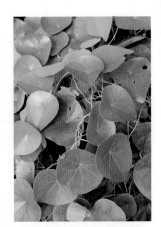

【植物形态】

落叶藤本。根茎圆柱形。叶互生，宽卵形，先端钝，基部圆，似蛙状，叶柄细长如线，故有金丝吊青蛙之称。聚伞花序，雌雄异株，小花淡绿色。核果红色。花果期4～8月。我国西南及东南沿海有野生分布。

【化学成分】

根茎含千金藤碱（stephanine）、表千金藤碱、千金藤酮碱及轮环藤酚碱等。

【医疗活性】

1. 镇痛。2. 提升白细胞。3. 轻度抑制胃酸。4. 阻滞神经传导，松弛肌肉。5. 对麻醉猫的降压作用强于利血平[10]。

【毒性备考】

根茎有毒，不宜长期服用。煎剂过量可引起恶心呕吐；生物碱制剂对胃肠道的刺激反应更大。其毒性与同属植物华千金藤、粉防己类似，可相互参照。

【传统功用】

根茎入药。祛风化湿，消肿止痛。主治风湿痹痛、肢体拘急、关节不利、咽喉肿痛、痈疽疮疡。内服：6～12克，入煎剂。外用：适量研末，调敷患处。

华千金藤

Stephania sinica Diels.

【本草名称】

汝兰《中国有毒植物》，金不换、地乌龟《常用中草药手册》，地不容《文山中草药》，独脚乌柏《常用中草药彩色图谱》。

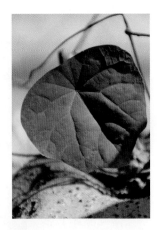

【植物形态】

木质藤本。块根巨大，故有地不容之称。叶互生，三角状卵形，嫩叶叶脉红色，折断有红色液体流出。聚伞花序，花紫色，花瓣1～3。核果倒卵形。花果期5～9月。我国华东、华南及西南地区有野生分布。

【化学成分】

块根含四氢巴马亭（tetrahydropalmatine）、轮环藤碱、异可利定及少量箭毒碱。

【医疗活性】

1. 肌松。2. 降压。3. 镇痛。4. 抗心律失常。5. 升高白细胞。

【毒性备考】

《滇南本草》："此药不可妄服，催吐甚于常山，恐伤人命。"小鼠腹腔注射块根的乙醇提取物500 mg/kg，出现活动减少、共济失调，肢体瘫痪并在数小时内陆续死亡[4]。

【传统功用】

块根入药。清热解毒，消肿止痛。主治风湿痹痛、咽喉肿痛、瘀血积聚、跌打损伤、痈疽毒疮。内服：6～12克，入煎剂。外用：适量研末，调敷患处。

青牛胆

Tinospora sagittata（Oliv.）Gagnep.

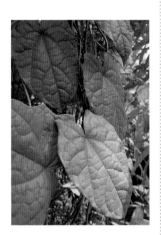

【本草名称】

金榄《陆川本草》，金果榄《本草纲目拾遗》，九牛胆《湖南药物志》，金苦胆《中药通报》，青牛胆《广西植物志》。

【植物形态】

常绿藤本。块根土黄色，数个相连；因味如苦胆，故有青牛胆之名。叶互生，卵状披针形，先端渐尖，基部戟状。总状花序，花瓣卵形。核果红色。花果期3～10月。我国华南、西南地区有野生分布。

【化学成分】

块根含青牛胆苦素（tinosprine）、掌叶防己碱、木兰花碱、咖伦宾及药根碱等。

【医疗活性】

1. 抑菌。2. 抗炎。3. 降糖。4. 健胃。5. 抑制小鼠S180肉瘤。

【毒性备考】

块根有毒。毒性与粉防己相似。过量摄入可致恶心呕吐、震颤麻痹、阵发惊厥甚至呼吸抑制[9]。

【传统功用】

块根入药。为除消气瘰丸的主要成分。清热解毒，消肿止痛。主治咽喉肿痛、口舌糜烂、菌痢肠炎、疔疮痈疽、无名肿毒。内服：3～9克，入煎剂或1～2克研末冲服。外用：磨汁含漱或调敷患处。

椴树科
Tiliaceae

黄　麻

Corchorus capsularis L.

【本草名称】

黄麻《本草图经》，络麻《便民图纂》，黄麻子《纲目拾遗》，大麻子《采药书》，三株草《医方集听》。

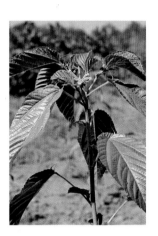

【植物形态】

一年生草本。叶卵状披针形，先端渐尖，基部圆形，边缘具锯齿，最下面2齿伸长为尾状。花生于叶腋，花瓣5，黄色。蒴果球形，熟时5裂。花果期5～11月。原产东南亚，我国南部地区有栽培。

【化学成分】

种子及茎叶含黄麻苷甲（corchoroside A）、黄麻苷、长蒴黄麻苷及黄麻苦素等。

【医疗活性】

1. 强心。2. 利尿。3. 升压。4. 止血。5. 镇静。

【毒性备考】

黄麻属苷甲的毒性与铃兰毒苷类同，中毒症状亦相似。曾用黄麻苷甲注射液治疗心力衰竭62例。其中出现不良反应者9例，以头晕、心悸、恶心、呕吐及异位节律为多见[1]。

【传统功用】

种子入药。强心利尿，消肿止血。主治心力衰竭、心肌病变、下肢浮肿、小便不利、妇女崩漏。内服：6～9克，入煎剂。

木兰科
Magnoliaceae

狭叶茴香

Illicium lanceolatum A.C. Smith.

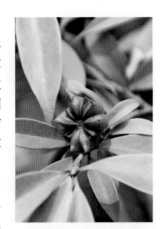

【本草名称】

莽草《神农本草经》,鼠莽《本草纲目》,山木蟹、红茴香《天目山药用植物志》,山大茴《浙江民间常用草药》。

【植物形态】

常绿小乔木。叶互生,狭披针形。花单生或簇生于叶腋,花被数轮,内轮深红色。聚合果由9～13个大小不均的蓇葖组成,顶端有长而弯的鸟喙状尖头,果柄垂直。花果期5～10月。我国长江以南有野生分布。

【化学成分】

果实及根茎叶含莽草毒素(sikimitoxin)、莽草素、伪莽草素、莽草酸及挥发油等。

【医疗活性】

1. 抗炎。2. 镇痛。3. 消肿。4. 拮抗巴比妥钠。5. 印防己毒样作用。

【毒性备考】

果实及根茎大毒。民间用其毒杀鼠类,故有鼠莽之称。莽草素的毒理与印防己毒相似,是一种痉挛毒。急性中毒表现为癫痫样惊厥、心律失常、肢体麻木、神昏谵语并出现尿少尿闭,最终死于呼吸衰竭[4]。

【传统功用】

根或根皮入药。祛风通络,化瘀止痛。主治跌打损伤、风寒湿痹、腰肌劳损、关节肿痛、肢体麻木。内服必须严控剂量。一般以外用为主,适量煎水,浸洗患处。

八角茴香

Illicium verum Hook. f.

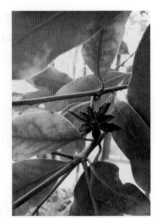

【本草名称】

八角《本草求原》,大料《本草药名汇考》,大茴香《卫生杂兴》,舶茴香《本草纲目》,八角茴香《本草品汇精要》。

【植物形态】

常绿小乔木。叶互生,椭圆状披针形。花单生,花瓣数轮,内轮深红色。与狭叶茴香的主要区别:1. 聚合果大小均匀。2. 鸟喙状尖头较平直。3. 蓇葖多为8个。4. 果柄弯曲,不易脱落。花果期5～10月。我国长江以南有栽培。

【化学成分】

果实含茴香脑(anethole)、茴香醛、茴香酮及黄樟醚等挥发油。不含莽草毒素。

【医疗活性】

1. 祛痰。2. 祛风、止痛。3. 促进胃肠运动。4. 抑制皮癣真菌。5. 抑制甲型HINI病毒,曾加入达菲配方。

【毒性备考】

大量食用可出现头晕、呕吐、面色苍白、口唇青紫、烦躁不安、神志不清,频频抽搐等不良反应[9]。所含黄樟醚尚有一定致细胞突变和致癌毒性,长期摄入有较大健康风险。

【传统功用】

果实入药。为暖脐膏和复方甘草合剂的原料;亦为"达菲"原料之一。温中散寒,理气止痛。主治胃寒呕逆、霍乱吐泻、疝气坠胀、腰背冷痛、咳嗽痰多。内服:3～6克,入煎剂或入丸散。提取物制剂:按产品说明使用。

望春花

Magnolia biondii Pamp.

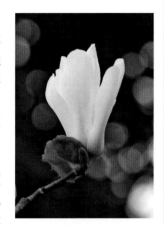

【本草名称】

辛夷《神农本草经》，望春《花镜》，木笔花《蜀本草》，姜朴花《四川中药志》，望春玉兰《中华本草》。

【植物形态】

落叶乔木。顶生冬芽密被淡黄色茸毛。叶互生，长圆状披针形，全缘，主脉突出。花先叶开放，钟状，内面白色，外面基部略带紫红色。聚合果扭曲状。花果期 2～7 月。我国大部分地区有野生分布。

【化学成分】

花蕾含桉叶素（cineole）、望春花素、丁香酚、松油烯等挥发性物质；茎皮含木兰花碱。

【医疗活性】

1. 发汗。2. 降压。3. 兴奋子宫。4. 收缩鼻腔黏膜血管。5. 抑制流感和乙脑病毒。

【毒性备考】

内服煎剂后个别患者产生不良反应，主要表现为皮肤潮红、瘙痒、荨麻疹或红色斑丘疹，并伴有头昏、心悸、胸闷、恶心等全身症状[7]。

【传统功用】

花蕾入药。为鼻炎药水的主要原料。解表散寒，抗炎通窍。主治风邪入表、恶寒发热、鼻塞不通、鼻渊脑漏、头痛身重。内服：3～9 克，入煎剂或入丸散。外用：花蕾制成软膏或液体制剂，涂抹或滴鼻。

广玉兰

Magnolia grandiflora L.

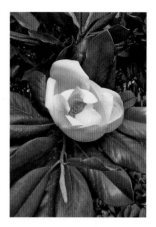

【本草名称】

广玉兰《药用植物花谱》，洋玉兰《花卉品鉴金典》，泰山木《原色中草药图集》，荷花玉兰《香花图鉴》。

【植物形态】

高大乔木。树皮褐色，幼枝及冬芽密生锈毛。叶革质，椭圆形，上面光亮，下面被毛。花单生，白色，芳香；因形似荷花，故有荷花玉兰之称。聚合果圆柱形。原产北美，我国大部分地区有栽培。

【化学成分】

茎叶及花蕾含木兰碱、木兰箭毒碱、银胶菊内酯、异厚朴酚及多种挥发性物质。

【医疗活性】

1. 降压。2. 抗炎，镇痛。3. 抑制实验性肿瘤。4. 箭毒样神经节阻断作用。5. 抑制枯草杆菌和小芽孢真菌。

【毒性备考】

所含内酯类化合物具一定细胞毒性；茎叶之生物碱有轻微的箭毒样神经麻痹作用。

【传统功用】

树皮及花蕾入药。祛风化湿，理气止痛。主治外感风寒、鼻塞头痛、血压偏高、胃脘饱胀、呕吐泄泻。内服：6～12 克，入煎剂。

紫玉兰

Magnolia liliflora Deesr.

【本草名称】

辛夷《神农本草经》，木笔花《蜀本草》，姜朴花《四川中药志》，杜春花《中药植物原色图鉴》，紫玉兰《中国有毒植物》。

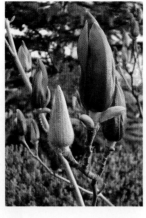

【植物形态】

落叶小乔木。小枝紫褐色，冬芽被绢毛。叶互生，椭圆状卵形。花先叶开放或同时开放，花被 9～12，倒卵形，外面紫红色，内面白色。聚合蓇葖果长圆形。花果期 3～9 月。我国长江流域有野生分布。

【化学成分】

花蕾含桉叶素（cineole）、樟烯、丁香酚、柠檬醛等挥发性物质；茎皮含木兰花碱。

【医疗活性】

1. 抗炎。2. 降血压。3. 抑制癣类真菌。4. 收缩鼻黏膜血管。5. 轻微镇痛和局部麻醉。

【毒性备考】

所含挥发油具一定刺激性和过敏性。小鼠注射挥发油 100 mg/kg，引起神经肌肉抑制；200 mg/kg，出现运动失调和呼吸困难，1～3 小时后实验动物陆续死亡[4]。

【传统功用】

花蕾入药。为鼻炎药水的主要原料。抗炎通窍，解肌发汗。主治外感风邪、发热恶寒、鼻塞不通、脑漏鼻炎、头痛身重。内服：3～9 克，入煎剂或入丸散。提取物制剂：按产品说明外用。

厚　朴

Magnolia officinalis Rehd. et Wils.

【本草名称】

厚朴《神农本草经》，赤朴《名医别录》，烈朴《日华子本草》，厚朴皮《本草纲目》，紫油厚朴《中药志》。

【植物形态】

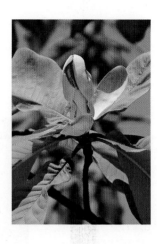

落叶乔木。茎枝粗壮，树皮紫褐色。叶大型，近革质，长圆状倒卵形。花单生茎顶，杯状，白色，具芳香，花瓣匙形，肉质。聚合果木质。花果期 4～10 月。我国长江流域及西南地区有野生分布或栽培。

【化学成分】

树皮含厚朴酚（magnolol）、厚朴新酚、厚朴醛、木兰箭毒碱及挥发油等。

【医疗活性】

1. 抑菌。2. 抗炎。3. 抑制实验性胃溃疡。4. 中枢性肌肉松弛作用。5. 昆明植物研究所最新报告：厚朴酚对褪黑素受体具有激动作用，其抗抑郁作用比较明显。

【毒性备考】

小鼠腹腔注射树皮煎剂的 LD_{50} 为 6.12 g/kg。给药后小鼠尾部血管发紫，继而呼吸抑制并陆续死亡[4]。近年有研究提出厚朴具有一定肾毒性，长期或大量摄入可能引起肾功能损害。

【传统功用】

树皮入药。为平胃散的主要成分。温中燥湿，消痰下气。主治湿阻中焦、胸腹痞满、舌苔厚腻、噎嗝反胃、宿食不消。内服：3～9 克，入煎剂或入丸散。

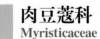

肉豆蔻科
Myristicaceae

肉豆蔻

Myristica fragrans Houtt.

【本草名称】

肉果《本草纲目》，玉果《药材学》，玉叩《中药正别名》,迦拘勒《本草纲目拾遗》,肉豆蔻《药性论》。

【植物形态】

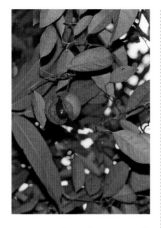

常绿乔木。叶互生,椭圆状披针形。花疏生,黄白色。果实圆球形,下垂,熟后纵裂成2瓣,假种皮绯红色。种子长圆形,具芳香。花果期4～12月。原产马来西亚。我国海南、广西及云南有栽培。

【化学成分】

种仁含肉豆蔻醚(myristicin)、丁香油酚、莰烯、芳樟醇及黄樟醚等挥发油。

【医疗活性】

1. 抑菌。2. 抗炎。3. 抗氧化。4. 局部麻醉。5. 祛风、止痛。

【毒性备考】

种仁有毒。肉豆蔻醚能损害中枢神经,产生幻觉、欣快等精神异常,过量摄入还能引起人体肝、肾损害。所含黄樟醚也是一种有致癌活性的化合物,并不适宜长期大量地做调味料食用。

【传统功用】

种仁入药。为四神丸和真人养脏汤的主要成分。温阳固涩,止泻消食。主治心腹冷痛、宿食停滞、脾肾阳虚、五更泄泻、久痢脱肛。内服:3～9克,入煎剂或入丸散。

樟　科
Lauraceae

无根藤

Cassytha filiformis L.

【本草名称】

飞扬藤、无爷藤《岭南采药录》,无娘藤、飞天藤《广西中草药》,无根藤《广州植物志》。

【植物形态】

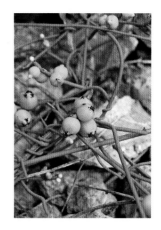

缠绕草本。借吸盘攀附于其他植物上,故有无根藤之名。茎线状,绿褐色。叶退化成细小鳞片。穗状花序长2～5厘米,花小,色白。浆果球形。花果期8～12月。我国华南、西南及东南沿海有野生分布。

【化学成分】

全草含无根藤碱(cassyfiline)、无根藤定碱及其衍生物六驳碱等。又含少量半乳糖醇。

【医疗活性】

1. 解热。2. 利尿。3. 止血。4. 抑制癣类真菌。

【毒性备考】

误食或超量服用可致中毒,表现为呕吐、流涎、腹痛、腹泻;严重者心跳减慢、瞳孔缩小、牙关紧闭、呼吸困难、惊厥抽搐;最后可因呼吸衰竭而死亡[1]。

【传统功用】

全草入药。清热利湿,凉血解毒。主治湿热黄疸、肠炎泻痢、咯血吐血、血淋石淋、毒疮疥癣。内服:9～12克,入煎剂。外用:适量研末,调敷患处。

樟　树

Cinnamomum camphora（L.）Presl.

【本草名称】

樟木《本草纲目拾遗》,樟脑《品汇精要》《中药大辞典》,香樟木《药材资料汇编》,吹风散《广西中药志》。

【植物形态】

常绿乔木,全体有特异樟脑香气,故又称香樟。树皮纵裂,小枝光滑。叶革质,卵状椭圆形。圆锥花序腋生,花小,白色。核果球形,熟时紫黑色。花果期4～11月。我国华东、华南及西南地区有野生分布和栽培。

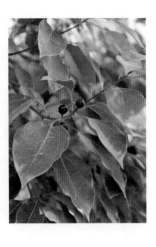

【化学成分】

茎叶、树木含樟脑（camphor）及樟油。油中有樟脑烯、丁香酚、芳樟醇、黄樟醚等挥发性物质。

【医疗活性】

1. 杀虫。2. 抗炎。3. 镇痛。4. 防腐。5. 兴奋神经中枢。少量使心跳、呼吸加快；大量则引发惊厥。

【毒性备考】

樟脑有毒。成人口服樟脑的致死量在2克左右。而小儿误食0.75克即可能造成严重后果。但樟脑在樟木中的含量并不高，故常规使用樟木还是十分安全的。

【传统功用】

树木入药。为十滴水和夹纸膏的原料之一。祛风化湿，行气止痛。主治：风寒湿痹、关节肿痛、胃脘胀满、风疹湿疹、皮肤瘙痒。内服：9～15克，入煎剂。外用：适量煎水，熏洗患处。

肉　桂

Cinnamomum cassia Presl.

【本草名称】

菌桂、牡桂《神农本草经》，官桂《本草图经》，玉桂《本草求原》，黄瑶桂《药材学》。

【植物形态】

常绿乔木。树皮灰褐色，有香气。叶互生，革质，卵状长椭圆形，3出脉明显。圆锥花序腋生或近顶生，花小，黄绿色。浆果椭圆形，熟时暗紫色。花果期5月至次年2月。我国西南、华南地区有野生分布和栽培。

【化学成分】

树皮含桂皮醛（cinnamaldehyde）、乙酸苯丙酯、乙酸桂皮酯等多种挥发性物质。

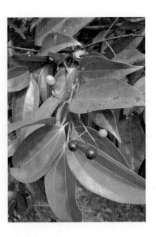

【医疗活性】

1. 抑菌。2. 抗病毒。3. 祛风、止痛。4. 健胃、抑制溃疡。5. 类皮质激素样作用。

【毒性备考】

长期服用肉桂可引起食欲减退、胃痛、便秘、少尿、排尿困难，严重者出现惊厥、抽搐[7]。

【传统功用】

树皮入药。为交泰丸和附桂八味丸的主要成分。温阳暖胃，活络祛寒。主治命门火衰、亡阳欲脱、脉微肢冷、冷痰寒喘、宫寒不孕。内服：1～4.5克，入煎剂（宜后下）或研末冲服。

天竺桂

Cinnamomum japonicum Sieb.

【本草名称】

桂皮《本草经集注》，山桂《本草纲目》，三条筋、浙江桂《本草药名汇考》，天竺桂《海药本草》。

【植物形态】

常绿乔木。树皮赭褐色，有香气。叶互生。卵状椭圆形，因3条叶脉明显、故有三条筋之称。伞形花序，花小，淡黄色。

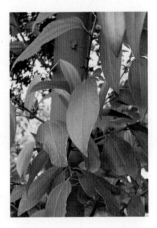

浆果球形。花果期6～12月。我国华东、华南及西南地区有野生分布或栽培。

【化学成分】

树皮含桂皮醛（cinnamaldehyde）、丁香酚、水芹烯、桉叶素、黄樟醚等多种芳香性物质。

【医疗活性】

1. 抑制癣菌。2. 抑制溃疡。3. 祛风,止痛。4. 改善微循环。5. 促进胃肠道运动。

【毒性备考】

桂皮除药用外亦是常用调味品。历代本草方书虽未见毒性记载,但其所含黄樟醚有致细胞突变和致癌活性,动物试验观察到可诱发肝脏肿瘤。故大剂量药用或做调味品长期食用,存在一定安全风险。

【传统功用】

树皮入药。温中散寒,祛风定痛。主治寒凝经脉、胃脘冷痛、风寒湿痹、呃逆吞酸、疝气坠胀。内服:3～6 克,入煎剂或入丸散。外用:浸洗或调敷患处。

山鸡椒

Litsea cubeba（Lour.）Pers.

【本草名称】

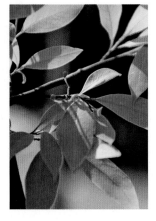

山苍子、山胡椒《滇南本草》,澄茄子《中药志》,臭樟子、木姜子《中华本草》。

【植物形态】

落叶灌木或小乔木,全体具芳香。叶互生,椭圆状披针形,全缘。花先叶开放,伞形花序单生或簇生,花小,淡黄色。核果球形,熟时黑色。花果期 2～8 月。我国华南、西南及长江流域有野生分布。

【化学成分】

果实含柠檬醛（citral）、桉叶素、松油醇、芳樟醇等挥发油;树皮含木兰箭毒碱、N-甲基六驳碱。

【医疗活性】

1. 抑菌。2. 驱虫。3. 抗心肌缺血。4. 溶解胆固醇性胆结石。5. 解痉,松弛支气管

痉挛。

【毒性备考】

六驳碱具有士的宁样脊髓刺激作用;果实所含挥发油对胃肠道和泌尿道有一定刺激,过量摄入可引起肾损害,出现血尿、蛋白尿等肾功能异常[7]。

【传统功用】

果实入药。温中散寒,理气止痛。主治胃寒冷痛、气逆寒喘、风湿痹痛、呕吐泄泻、疝气坠胀。内服:1.5～3 克,入煎剂或泡茶饮。外用:适量煎水,浸洗患处。

罂粟科
Papaveraceae

白屈菜

Chelidonium majus L.

【本草名称】

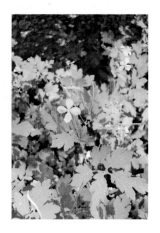

白屈菜《救荒本草》,牛金花、地黄连《植物名汇》,雄黄草《陕西中药志》,小野人血草《陕西中草药》。

【植物形态】

多年生草本。茎直立,多分枝,折断后有黄色液汁流出。叶互生,1～2 回羽状全裂;小裂片具缺刻,有粉霜。花数朵,花瓣 4,黄色。蒴果条状。花果期 5～8 月。我国华东、华北及东北地区有野生分布。

【化学成分】

全草含白屈菜碱（chelidonine）、白屈菜红碱、高白屈菜碱、血根碱、原阿片碱等。

【医疗活性】

1. 镇痛。2. 解痉。3. 镇咳、平喘。4. 抑制实验性肿瘤。5. 抑制真菌、细菌和病毒。

【毒性备考】

白屈菜碱属鸦片类生物碱,直接作用于神经中枢,抑制心肌,减慢心率,甚至使心搏骤停于舒张期。鲜草所含黄色汁液味苦辛辣,对胃肠黏膜有较强刺激,可引起呕吐、腹痛、痉挛和昏睡[8]。

【传统功用】

全草入药。解痉镇咳,消肿止痛。主治胃炎肠炎、咳嗽痰喘、肿瘤赘疣、疥疮头癣、疼痛不止。内服:3～6克,入煎剂。外用:鲜草适量,捣敷患处。

夏天无

Corydalis decumbens(Thunb.)Pers.

【本草名称】

野延胡《中华本草》,夏天无《浙江民间常用草药》,一粒金丹《本草纲目拾遗》,无柄紫堇《浙江药用植物志》,伏生紫堇《中国毒性民族药志》。

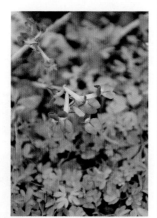

【植物形态】

多年生草本。块茎球形,黑褐色。基生叶2回3出全裂,具长柄。总状花序顶生,花淡紫色,距圆筒状。蒴果线形。花果期4～5月。6月后茎叶枯萎,难觅踪影,故称夏天无。我国东南沿海有野生分布。

【化学成分】

块茎含夏天无碱(decumbenine)、夏天无新碱、掌叶防己碱、原阿片碱、荷包牡丹碱等。

【医疗活性】

1. 镇痛。2. 降压。3. 抑制血栓形成。4. 扩张心脑血管。5. 解痉,纠正睫状肌痉挛之假性近视。

【毒性备考】

块茎小毒。大剂量摄入可致中毒,表现为恶心呕吐、面色苍白、血压下降、肌肉僵硬、痉挛抽搐、呼吸困难[8]。

【传统功用】

块茎入药。为夏天无片和假性近视眼药水的主要原料。祛风活络,化瘀止痛。主治血管硬化、中风偏瘫、肢体麻木、风湿骨痛、小儿麻痹后遗症、青少年假性近视。内服:6～12克,入煎剂。外用:提取物制剂,按产品说明使用。

刻叶紫堇

Corydalis incisa(Thunb.)Pers.

【本草名称】

紫堇《本草图经》,断肠草《草木便方》,刻叶紫堇、裂叶紫堇《有毒中草药大辞典》,紫花鱼灯草《天目山药用植物志》。

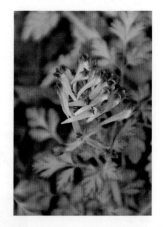

【植物形态】

多年生草本,高约60厘米。根细长。茎细弱。叶轮廓三角形,2～3回缺刻状羽裂。总状花序顶生,花紫色。距长0.5～1厘米,基部囊状。蒴果条形。花果期4～6月。我国长江流域有野生分布。

【化学成分】

全草含刻叶紫堇明碱(corysamine)、原阿片碱、血根碱、深山黄堇碱等生物碱。

【医疗活性】

1. 解痉。2. 抑菌。3. 抗病毒。4. 轻度抑制胆碱酯酶。5. 镇痛,其活性相当于阿片的百分之一。

【毒性备考】

性寒,味苦涩,有毒。全草提取物静脉注射可致麻醉犬血压下降。灌注离体蛙心可致心肌抑制。临床使用过量可引起恶心、呕吐等不良反应[5]。

【传统功用】

全草入药。解毒消炎,定痛止痒。主治顽癣癫疮、湿疹瘙痒、耳炎流脓、带状疱疹、毒蛇咬伤。内服:3～6克,入煎剂。外用:鲜草一握,捣敷患处。亦可榨汁滴耳。

小花黄堇

Corydalis racemosa（Thunb.）Pers.

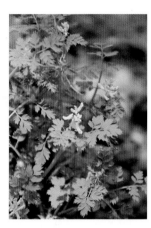

【本草名称】

石莲《河南中草药手册》,黄堇、粪桶草、黄花鱼灯草《天目山药用植物志》,小花黄堇《中药大辞典》。

【植物形态】

一年生草本。全株具臭气,俗呼粪桶草。茎多分枝。叶轮廓三角形,2～3回羽状全裂,末端裂片狭卵形。总状花序顶生,花黄色。花冠4,距囊状。蒴果条形。花果期3～6月。我国长江、珠江流域有野生分布。

【化学成分】

全草含原阿片碱(protopine)、黄堇碱、紫堇碱及四氢帕马丁等生物碱。

【医疗活性】

1. 镇静。2. 镇痛。3. 降压。4. 抗炎、消肿。5. 抑制癣类真菌。

【毒性备考】

全草有毒。其同属植物深山黄堇(C. pallida),过量中毒后呈酒醉状、嗜睡、昏迷、瞳孔缩小、脉搏减弱、呼吸急促、心跳异常,甚至心肌麻痹[4]。

【传统功用】

全草入药。清热化湿,解毒杀虫。主治皮癣疥疮、痈疽肿疡、湿热下痢、惊悸抽搐、毒蛇咬伤。内服:3～6克,入煎剂。外用:鲜草一握,捣敷患处。

延胡索

Corydalis yanhusuo W. T. Wang. ex Z. Y. Su. et C. Y. Wu.

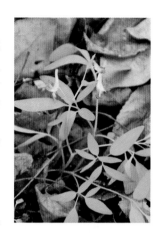

【本草名称】

延胡《雷公炮炙论》,玄胡《卫生宝鉴》,元胡《傅青主女科》,延胡索《本草纲目拾遗》,球根紫堇《中国药用植物图鉴》。

【植物形态】

多年生草本。块茎球形。茎纤细。叶有柄,2回3出复叶,小叶长椭圆形或线形,全缘。总状花序顶生,花瓣4,红紫色,尾部延伸成长距。蒴果线形。花果期4～6月。我国华北、华东有野生分布和栽培。

【化学成分】

块茎含消旋四氢巴马汀（dl-tetrahydropalmatine)、延胡索甲素、丑素、癸素、原阿片碱及高白屈菜碱等。

【医疗活性】

1. 镇静。2. 抗心律失常。3. 抑制胃酸分泌。4. 增加心脑血液供应。5. 镇痛。易进入血脑屏障,但效力不及吗啡。

【毒性备考】

常规使用毒性不大。临床上偶有嗜睡、眩晕、乏力等不良反应。但剂量过大可出现心功能障碍、呼吸抑制及类似帕金森病样症状[7]。

【传统功用】

块茎入药。为安胃止痛片的主要成分。李时珍有"心痛欲死,速觅元胡"之语。活血化瘀,行气止痛。主治气滞血瘀、胸痹心痛、胃脘疼痛、闭经痛经、风湿骨痛。内服:3～9克,入煎剂或入丸散。延胡索醋制后部分生物碱转化为水溶性盐,更易被人体吸收。

荷包牡丹

Dicentra spectabilis（L.）Lem.

【本草名称】

土当归、活血草《本草纲目拾遗》，鱼儿牡丹、荷包牡丹《花镜》。

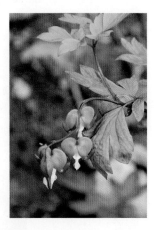

【植物形态】

多年生草本。根茎粗壮。叶2回3出全裂，因与牡丹叶相似，故名。总状花序顶生，于花轴一侧下垂；外花瓣粉红色；内花瓣粉白色。蒴果细长。花果期4～6月。我国东北、西北及华东地区有野生分布。

【化学成分】

全草含荷包牡丹碱（bicuculline）、原阿片碱、血根碱、白屈菜红碱及华紫堇碱等。

【医疗活性】

1. 镇痛。2. 抗炎。3. 消肿。4. 轻微利尿。5. 抑制疟原虫。

【毒性备考】

荷包牡丹及其生物碱临床使用中偶有恶心、呕吐等胃肠道刺激症状；个别特异体质者出现过敏反应[7]。

【传统功用】

根茎入药。祛风活络，消肿止痛。主治风湿骨痛、关节红肿、跌打损伤、金疮出血、痈疽溃疡。内服：3～6克，入煎剂或浸酒饮。外用：鲜根一握，捣敷患处。

秃疮花

Dicranostigma leptopodum
（Maxim.）Fedde.

【本草名称】

秃疮花《中国有毒植物》，秃子花《陕西中草药》。

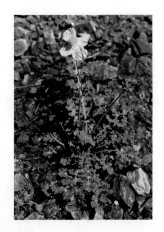

【植物形态】

多年生草本，全株含淡黄色乳液。茎丛生。叶簇生，长达13厘米，倒披针形，羽状深裂或全裂。聚伞花序顶生，花瓣4，橙黄色。蒴果圆柱形，熟时2裂。花果期4～6月。我国西北地区有野生分布。

【化学成分】

全草含异可利定（isocorydine）、紫堇碱、秃疮花碱、二氢血根碱及原阿片碱等。

【医疗活性】

1. 镇静。2. 镇痛。3. 抑制黄癣真菌。4. 抑制胃肠平滑肌痉挛。5. 扩张心脑血管，增加供血供氧。

【毒性备考】

全草有毒。据国外研究资料，异可利定可使实验动物产生过动现象；较大剂量则流涎、呕吐、困倦、惊厥及肢体僵直[1]。

【传统功用】

全草入药。清热解毒，消肿止痛。主治癞头秃疮、足癣体癣、疥疮湿疹、瘰疬痰核、咽喉肿痛。内服：6～9克，入煎剂。外用：鲜草一握，捣敷患处。

血水草

Eomecon chionantha Hance.

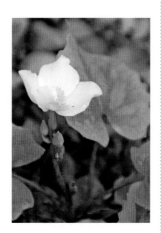

【本草名称】

瓦莲《中国毒性民族药志》，黄水芋《贵州民间药物》，血水草、捆仙绳、广扁钱《中药大辞典》。

【植物形态】

多年生草本。全株含红黄色血样液汁，故有血水草之名。叶基生，具长柄，叶片卵状心形。花葶约30厘米，聚伞花序有花数朵，花瓣4，白色。蒴果。花果期4～5月。我国华东、华南及西南地区有野生分布。

【化学成分】

全草含血根碱（sanguinarine）、氧化血根碱、白屈菜红碱、阿片碱等生物碱。

【医疗活性】

1. 镇痛。2. 杀虫。3. 短暂麻醉。4. 抗炎、消肿。5. 抑制细菌，抑制真菌。

【毒性备考】

全草有毒。血水草乙醇提取物曾试用于临床，极个别患者出现较严重的胃肠道刺激症状。但由于病例太少，毒性尚难准确评估。

【传统功用】

全草入药。清热解毒，化瘀止痛。主治疮疔溃疡、疥癣湿疹、无名肿毒、腰背疼痛、跌打损伤。内服：6～9克，入煎剂。外用：鲜草一握，捣敷患处。

荷青花

Hylomecon japonica（Thunb.）Prantl.

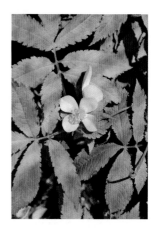

【本草名称】

人血草《中国毒性民族药志》，拐枣七、老鼠七《陕西中草药》，荷青花、刀豆三七《天目山药用植物志》。

【植物形态】

多年生草本，全株含黄色液汁。单数羽状复叶，根生叶有长柄，菱状卵形，边缘有缺刻或不整齐的锯齿。花1～2朵，萼片2，绿色；花瓣4，黄色。蒴果线形。花果期4～7月。我国东北、西北及华东地区有野生分布。

【化学成分】

根、叶含隐品碱（cryptopine）、别隐品碱、金罂粟碱、原阿片碱及白屈菜碱等。

【医疗活性】

1. 镇痛。2. 抗炎。3. 消肿。4. 止血。

【毒性备考】

《中国毒性民族药志》："全草有小毒。服药期间忌食芥菜、萝卜及茶叶。"

【传统功用】

根或茎叶入药。祛风化湿，消肿止痛。主治风寒湿痹、关节肿痛、腰肌劳损、跌打损伤、金疮出血。内服：3～9克，入煎剂或浸酒饮。外用：鲜草一握，捣敷患处。

博落回

Macleaya cordata（Willd.）R. Br.

【本草名称】

博落回《本草纲目拾遗》，号筒杆《湖南野生植物》,勃勒回《植物名实图考》,猢狲竹《浙江农药志》,三钱三《广西中药志》。

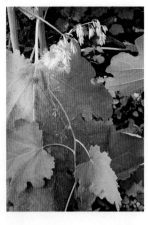

【植物形态】

多年生草本,全体被白粉、折断有黄水流出。茎中空,可做号角,故有号筒杆之称。叶阔卵形,具5～9浅裂。圆锥花序顶生,小花多数。蒴果下垂。种子褐色。花果期6～11月。我国长江流域有野生分布。

【化学成分】

全草及种子含博落回碱(bocconine)、血根碱、白屈菜红碱、原阿片碱等生物碱。

【医疗活性】

1. 杀虫。2. 镇痛。3. 抗炎。4. 抑制毛癣真菌。5. 抑制肺炎球菌、枯草杆菌等革兰阳性菌。

【毒性备考】

全草及果实所含生物碱毒性强烈,对心血管可造成严重损害,引起乌头碱中毒样心肌病变。曾有一例自行煎服鲜草50克,引起心搏骤停而死亡的病例报道。该患者从服药到死亡未超过3小时[1]。

【传统功用】

全草及种子入药。为博落回注射液的主要原料。清热消炎,杀虫抑癣。主治疔毒发背、臁疮溃疡、痈疽肿痛、头癣足癣、滴虫瘙痒。外用:适量研末,调敷患处。不作内服。提取物制剂:按产品说明使用。

多刺绿绒蒿

Meconopsis horridula
Hook. f. et Thoms.

【本草名称】

才温、刺尔恩《中国毒性民族药志》,绿绒蒿、多刺绿绒蒿《西藏常用中草药》。

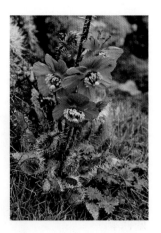

【植物形态】

多年生草本,全株有黄色的液汁和伸展的硬刺。基生叶卵状倒披针形,波状或全缘,基部渐狭形成长柄。总状花序,花多数;蓝紫色。蒴果密生黄刺。花果期6～9月。我国西藏、四川及青海有野生分布。

【化学成分】

全草含原阿片碱(protopine)、罂粟红碱、别隐品碱等;尚含木犀草素等黄酮类成分。

【医疗活性】

1. 镇痛。2. 抗炎。3. 消肿。4. 利胆。5. 轻微利尿。

【毒性备考】

《中国毒性民族药志》:"全草有小毒,不可过量使用。"

【传统功用】

全草入药。活血化瘀,抗炎止痛。主治跌打损伤、关节红肿、筋骨酸痛、肢体麻木、湿热黄疸。内服:3～6克,入煎剂。外用:鲜草一握,捣敷患处。

丽春花

Papaver rhoeas L.

【本草名称】

虞美人、百般娇《花镜》,丽春花《本草纲目》,赛牡丹、锦被花《游默斋花谱》。

【植物形态】

二年生草本,全株被粗毛。叶互生,羽状中裂或全裂,裂片线状披针形。花生于枝端,未开放时花蕾下垂,花瓣4。因花色繁多,色彩艳丽,故有赛牡丹之称。花果期5～7月。我国大部分地区有栽培。

【化学成分】

全草含丽春花定碱（rhoeadine）、丽春花宁、吗啡、蒂巴因及原阿片碱等。

【医疗活性】

1. 解痉。2. 镇痛。3. 止泻。4. 中枢性镇咳。5. 扩瞳，降低眼压。

【毒性备考】

全草有毒，果实毒性更大。家畜误食中毒后表现狂躁、嗜睡、脉搏加快、呼吸困难。临床上过量中毒出现恶心呕吐、头晕头痛、大便秘结、排尿困难、胆道绞痛等。最危险者为呼吸抑制，可直接导致死亡[8]。

【传统功用】

全草及果实入药。镇痛止咳，固涩止泻。主治久痢不止、久泻脱肛、咳嗽无痰、气急气喘。内服：3～6克，入煎剂。丽春花与罂粟为同属亲缘植物，毒理相似，唯毒性较低而已。内服宜慎。

罂　粟

Papaver somniferum L.

【本草名称】

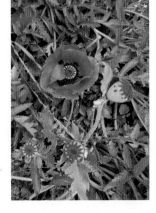

罂粟《本草图经》，阿片、阿芙蓉《本草纲目》，御米壳《医学启源》，鸦片烟果果《中药志》。

【植物形态】

一年或二年生草本。叶长椭圆形，边缘具粗齿或羽状浅裂。花顶生，色彩多样。蒴果壶状，内含白色乳液，干燥后即为鸦片。种子细小如粟，故

有罂粟之名。花果期4～8月。原产欧洲。我国新疆有特许栽培。

【化学成分】

果实(乳液)含20余种生物碱。其中医疗价值最大者为罂粟碱（papaverine）、吗啡、可待因、那可汀四种。

【医疗活性】

1. 镇咳。2. 镇静。3. 止泻。4. 中枢性镇痛。5. 解痉，松弛平滑肌痉挛。

【毒性备考】

罂粟与古柯、大麻并列为三大毒品植物。罂粟果、鸦片膏及其生物碱具有强烈的神经、精神毒性。呼吸衰竭、瞳孔缩小和昏迷是急性中毒的三大症状，也是导致死亡的主要原因。慢性中毒可见形体消瘦、神疲乏力、哈欠频作、涕泪横流，此即阿片成瘾症状。罂粟壳内残留少量生物碱，亦有一定毒性。

【传统功用】

果壳入药。为止嗽化痰丸的成分之一。镇咳涩肠，止痛定痛。主治久咳不止、久泻脱肛、遗精滑泄、脘腹疼痛。内服：3～6克，入煎剂或入丸散。现代很少直接使用罂粟粗品，已从粗品中提取各种有效成分，并制成不同用途的制剂。应当严格按照麻醉药品管理规定及产品说明使用。

十字花科
Cruciferae

白　芥

Brassica alba（L.）Boiss.

【本草名称】

胡芥《蜀本草》，蜀芥《本草纲目》，白芥子《唐本草》，芥菜子《孙天仁集效方》，辣菜子《中药志》。

【植物形态】

一年生草本。茎多分枝，被白色疏毛。叶宽卵形，琴状深裂或全裂。总状花序顶生，花冠

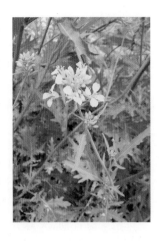

4,黄色。长角果缢缩。种子圆球形,淡黄白色,具辛辣味。花果期 4～6 月。我国大部分地区有栽培。

【化学成分】

种子含白芥子苷(sinalbin)、白芥子碱、芥子酶、芥子酸、脂肪油及蛋白质等。

【医疗活性】

1. 镇痛。2. 平喘。3. 引赤,局部刺激。4. 抑制癣类真菌。5. 健胃,促进消化腺分泌。

【毒性备考】

种子无毒,但白芥子苷水解生成的芥子油有毒。能强烈刺激消化道和泌尿道,出现胃炎、胃痛、尿频、尿痛甚至血尿。此外,白芥子外用有过敏性休克的临床报道[1]。

【传统功用】

种子入药。为控涎丹的主要成分。散寒止痛,去痹平喘。主治胃寒冷痛、痰喘气促、支气管炎、风湿痹痛、面神经麻痹。内服:3～9 克,入煎剂或入丸散。外用:适量研末,调敷患处或穴位处。

桂竹糖芥

Erysimum cheiranthoides L.

【本草名称】

小花糖芥《中国有毒植物》,桂竹糖芥《东北药用植物志》,黄紫罗兰《香花图鉴》,打水水花、金盏盏花《内蒙古中草药》。

【植物形态】

二年生草本。茎直立,基部半木质化。叶互生,近无柄,线状披针形,全缘或波状。总状花序顶生,花瓣4,匙形,黄色。长角果条形,熟时开裂。种子细小。花果期4～7月。我国大部分地区有栽培。

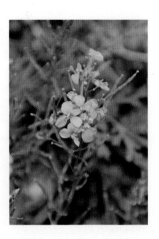

【化学成分】

全草及种子含桂竹糖芥苷(erychroside)、黄麻属苷、糖芥毒苷、毒毛旋花子次苷等。

【医疗活性】

1. 强心。2. 利尿。3. 降血脂。4. 降血压。5. 增加冠状动脉血流量。

【毒性备考】

有毒成分为苷类物质。中毒症状与羊角拗、洋地黄相似,主要表现为恶心呕吐、心动过缓、传导阻滞、室性早搏等。35 例接受治疗的患者有 17 例出现上述症状,其中 12 例被迫停药[1]。

【传统功用】

种子入药。强心利尿,健脾和胃。主治心力衰竭、心悸气促、水饮停留、胸腔积液、腹水、消化不良。内服:3～6 克,入煎剂。研末冲服:0.3～0.6 克,日服 2 次。

菘 蓝

Isatis tinctoria L.

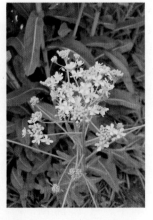

【本草名称】

菘蓝《唐本草》,大蓝《救荒本草》,靛青根《本草便读》,板蓝根《本草纲目》,蓝靛根《分类草药性》。

【植物形态】

二年生草本。主根粗长,灰黄色。基生叶较大,长圆状披针形,具叶柄;茎生叶渐小,半抱茎。阔总状花序,花瓣4,花小,黄色。长角果具翅膜。花果期4～6月。我国黄河、长江流域有栽培。

【化学成分】

根含菘蓝苷（isatan）、腺苷、靛蓝、靛玉红、氨基酸及活性多糖等。

【医疗活性】

1. 抑菌。2. 抗内毒素。3. 增强免疫。4. 抗流感病毒和肝炎病毒。5. 对移植性肿瘤具抑制作用。

【毒性备考】

《救荒本草》力推菘蓝作蔬菜食用，真可谓饥不择食。菘蓝所含靛玉红等物质具有一定细胞毒性，长期摄入可造成骨髓抑制和肾脏损害，也会导致细胞染色体畸变。此外，板蓝根注射液已有多起过敏反应的临床报道[7]。

【传统功用】

根，叶入药。根为正品板蓝根药材，叶为制作青黛的原料之一。清热解毒，凉血利咽。主治病毒感冒、黄疸肝炎、烂喉丹痧、乙型脑炎、带状疱疹。内服：9～15克，入煎剂或入丸散。外用：适量煎水，浸洗患处。

北美独行菜

Lepidium virginicum L.

【本草名称】

丁历《名医别录》，葶苈子《雷公炮炙论》，独行菜《救荒本草》，洋辣罐子《长白山药用植物志》，北美独行菜《中药大辞典》。

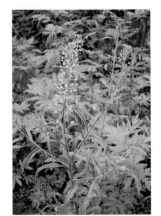

【植物形态】

二年生草本。茎多分枝。叶互生，茎下部叶狭披针形，边缘羽状浅裂；茎上部叶线形。总状花序顶生，花小，白色。短角果。种子椭圆形，红棕色。花果期5～7月。我国东北、华北及华东地区有野生分布。

【化学成分】

种子含黑芥子苷（sinigrin）、芥子油苷、脂肪

酸、蛋白质及黄酮类化合物。

【医疗活性】

1. 利尿。2. 排石。3. 调节血脂。4. 抑制胰蛋白酶活性。5. 强心苷样作用，增强心肌收缩力，减慢心率。

【毒性备考】

用药剂量过大，可发生恶心呕吐、心悸胸闷、面色苍白、呼吸困难、房室颤动等强心苷样不良反应。临床上曾有引发过敏性休克的病例报道[2]。

【传统功用】

种子入药。为葶苈大枣汤的主要成分。泻肺平喘，利水消肿。主治心力衰竭、肢体浮肿、痰壅气喘、胸腔积液、腹水、痈疽瘰疬。内服：3～9克，入煎剂或丸散。外用：适量研末，调敷患处或穴位。

景天科
Crassulaceae

瓦　松

Orostachys fimbriatus（Turcz.）Berg.

【本草名称】

瓦松、昨叶荷草《唐本草》，瓦莲花、瓦宝塔《浙江民间常用草药》，流苏瓦松《中药大辞典》。

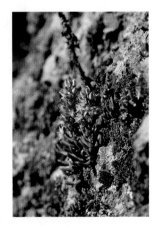

【植物形态】

多年生肉质草本。基生叶披针形，呈紧密的莲座状，故又有瓦莲花之称；茎生叶绿色，白粉状。穗状圆锥花序顶生，花萼与花瓣通常5片，淡红色。蓇葖果。花果期7～10月。我国大部分地区有野生分布。

【化学成分】

全草含景天庚酮糖苷、槲皮素、山奈酚及大

量草酸等。

【医疗活性】

1. 止血。2. 解热。3. 抗炎,消肿。4. 轻度兴奋呼吸。5. 增强离体蟾蜍心脏收缩,减慢心率。

【毒性备考】

剂量过大可引起心血管系统不良反应,导致房室传导阻滞和室性期前收缩等病理性改变[18]。

【传统功用】

全草入药。清热解毒,止血消肿。主治咯血吐血、湿热下痢、疔疮肿毒、痈疽溃疡、水火烫伤。内服:6～9克,入煎剂。外用:鲜草一握,捣敷患处。

垂盆草

Sedum sarmentosum Bunge.

【本草名称】

垂盆草《中国植物志》,石指甲《四川中药志》,佛指甲《分类草药性》,狗牙瓣《四川中药志》,鼠牙半支《百草镜》。

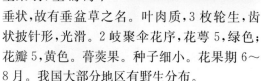

【植物形态】

多年生草本。茎柔弱,呈匍匐下垂状,故有垂盆草之名。叶肉质,3 枚轮生,齿状披针形,光滑。2 岐聚伞花序,花萼 5,绿色;花瓣 5,黄色。蓇葖果。种子细小。花果期 6～8 月。我国大部分地区有野生分布。

【化学成分】

全草含垂盆草苷(sarmentosin)、甲基异石榴皮碱、多糖及氨基酸等。

【医疗活性】

1. 抗炎。2. 利尿。3. 消肿。4. 解蛇毒。5. 护肝,降低血清谷丙转氨酶。

【毒性备考】

垂盆草苷是一种含氰的葡萄糖苷。大多数

氰苷类物质水解后释放出剧毒的氢氰酸,而垂盆草苷是水解后不释放氢氰酸的少数氰苷之一,故无氢氰酸中毒之虞[15]。其不良反应亦十分轻微,主要为胃部不适、口苦、饥饿嘈杂等消化道症状。

【传统功用】

全草入药。为景垂片和垂盆草糖浆的主要原料。清热解毒,抗炎消肿。主治急慢性肝炎、肝细胞受损、转氨酶升高、咽喉红肿、疔毒疮疡。内服:15～30 克,入煎剂或入糖浆;亦可鲜草 250 克,榨汁饮。外用:鲜草一握,捣敷患处。

虎耳草科
Saxifragaceae

落新妇

Astilbe chinensis(Maxim.)Franch. et Sav.

【本草名称】

落新妇《本草经集注》,小升麻《本草纲目拾遗》,马尾参《贵州草药》,金毛七《中药材品种论述》,猪矢三七《浙江民间常用草药》。

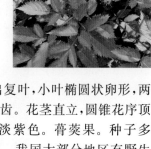

【植物形态】

多年生草本。根茎粗大。2 回 3 出复叶,小叶椭圆状卵形,两面具刚毛,边缘有重齿。花茎直立,圆锥花序顶生,花瓣 5,白色或淡紫色。蓇葖果。种子多数。花果期 6～8 月。我国大部分地区有野生分布。

【化学成分】

全草及根茎含岩白菜素(bergenin)、落新妇苷、槲皮素、鞣质及微量氢氰酸等。

【医疗活性】

1. 祛痰。2. 利尿。3. 抗炎。4. 镇痛。

5. 对抗器官移植出现之排斥反应。

【毒性备考】

全草及根茎小毒。小鼠腹腔注射根茎的氯仿提取物 1 000 mg/kg,实验动物全部死亡[4]。

【传统功用】

全草及根茎入药。清热解表,化瘀止痛。主治感冒发热、咳嗽多痰、头痛项强、筋骨酸麻、跌打损伤。内服:9～12 克,入煎剂。外用:鲜草一握,捣敷患处。

常　山

Dichroa febrifuga Lour.

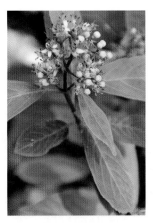

【本草名称】

常山、蜀漆《神农本草经》,黄常山《中国药用植物志》,摆子药《中华本草》,鸡骨常山《本草经集注》。

【植物形态】

落叶灌木。根有分枝,黄白色。因质地坚硬,形似鸡骨,故有鸡骨常山之称。叶椭圆形。边缘具锯齿。圆锥状伞房花序顶生,花瓣蓝色。浆果球形。花果期 6～9 月。我国华东、华南及西南地区有野生分布。

【化学成分】

根、叶含常山碱(dichroine)、黄常山定、伞形花内酯、喹唑酮等。

【医疗活性】

1. 解热。2. 催吐。3. 抗疟原虫。4. 抗阿米巴原虫。5. 由常山碱乙经结构改造而成的常咯啉,具有抗心律失常和降血压作用[5]。

【毒性备考】

苦寒,有毒。常山(根)和蜀漆(叶)对消化道均有较大刺激。过量摄入可引起剧烈呕吐、胃肠出血及肝肾损害;严重中毒者多死于循环衰竭[2]。

【传统功用】

根,叶入药。为截疟七宝饮的主要成分。截疟杀虫,消症化积。主治疟疾复发、寒热往来、胸腹痞满、症瘕积聚、阿米巴痢疾。内服:4.5～9 克,入煎剂或入丸散。

绣　球

Hydrangea macrophylla（Thunb.）Ser.

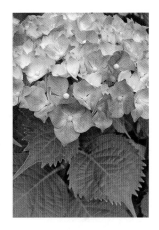

【本草名称】

八仙花《植物名实图考》,粉团花、紫阳花《现代实用中药》,绣球花《本草纲目拾遗》,八仙绣球《中药大辞典》。

【植物形态】

落叶灌木。根粗长,棕黄色。茎枝有明显皮孔。叶对生,卵状椭圆形。伞房花序顶生,花大形,直径可达 20 厘米;因色彩艳丽,密集成团,故有绣球之名。花期 6～8 月。我国大部分地区有栽培。

【化学成分】

根茎及花叶含八仙花苷(hydrangin)、八仙花酚、白瑞香素、常山碱、茵芋苷等。

【医疗活性】

1. 抗炎。2. 抗疟。3. 镇痛。4. 兴奋平滑肌。5. 促进胃肠道运动。

【毒性备考】

全株有小毒。牲畜采食花叶常引起呼吸急促、呕吐、泄泻。提取物给实验犬做静脉注射,第 2 天动物死亡。尸检可见肝、肺,肾及肠道明显充血或出血,血管内皮广泛增生[4]。

【传统功用】

全株入药。杀虫截疟,消肿化瘀。主治疟疾复发、寒热往来、胸腹痞满、症瘕积聚、疮疡肿毒。内服:6～9 克,入煎剂或入丸散。外用:

适量煎水,浸洗患处。

腊莲绣球

Hydrangea strigosa Rehd.

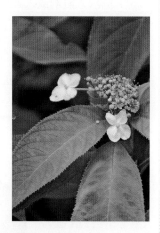

【本草名称】

甜茶《饮片新参》,蜜香草、土常山《本草图经》,羊耳朵树、伞花八仙《有毒中草药大辞典》。

【植物形态】

落叶灌木。叶对生,椭圆状披针形,边缘具细齿。聚伞花序顶生,花异形:外缘不育花,萼片4,花瓣状。中央孕性花,萼裂三角形,花瓣5,白色。蒴果半球状。花果期8~11月。我国长江以南有野生分布。

【化学成分】

根茎含常山碱(dichroine)及其衍生物;叶含甜茶酚等。

【医疗活性】

1. 催吐。2. 抑菌。3. 抑制艾氏腹水瘤。4. 抑制阿米巴原虫。5. 总生物碱的抗疟效价不小于奎宁[10]。

【毒性备考】

辛凉,有毒。小鼠口服常山碱丙的LD_{50}为6.4 mg/kg,并引起腹泻、便血及肝脏病变。人过量摄入同样引起胃肠道刺激症状,出现剧烈呕吐及肝功能损害[5]。

【传统功用】

根(土常山)叶(甜茶)入药。杀虫截疟,消症化积。主治疟疾复发、寒热往来、胸腹痞满、症瘕积聚。内服:4.5~9克,入煎剂或入丸散。

扯根菜

Penthorum chinense Pursh.

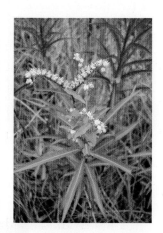

【本草名称】

矮桃《植物名实图考》,扯根菜《救荒本草》,赶黄草《全国中草药汇编》,水杨柳、水泽兰《贵州民间药物》。

【植物形态】

多年生草本。根及茎略呈紫红色。叶互生,披针形,具锯齿;因形似桃叶,故有矮桃之名。聚伞花序,花小,黄绿色,偏向一侧。蒴果扁平。种子细小。花果期9~11月。我国大部分地区有野生分布。

【化学成分】

全草含槲皮素(quercetin)、β-谷甾醇、没食子酸等化合物。

【医疗活性】

1. 利胆,退黄。2. 对抗酒精中毒。3. 减少大鼠化学性肝损伤。4. 煎剂一定浓度下对乙肝病毒有抑制作用。

【毒性备考】

《中国毒性民族药志》:"全草有小毒。"

【传统功用】

全草入药。活血化瘀,利湿退黄。主治肝胆湿热、巩膜黄染、闭经痛经、跌打肿痛、痈疽毒疮。内服:15~30克,入煎剂。外用:鲜草一握,捣敷患处。

虎耳草

Saxifraga stolonifera Curt.

【本草名称】

虎耳草《履巉岩本草》,石荷叶《本草纲目》,

系系草《简易草药》,耳朵草《闽东本草》,金丝荷叶《现代实用中药》。

【植物形态】

多年生常绿草本。匍匐枝着地生苗。叶丛生,叶柄长;叶片近圆形,表面密生粗毛,故有虎耳草之名。总状花序,花瓣5,白色。蒴果卵圆形。花果期6～10月。我国华东、华南及西南地区有野生分布。

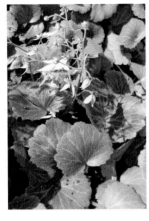

【化学成分】

全草含熊果酚苷(arbutin)、岩白菜素、马栗树皮素及少量生物碱。

【医疗活性】

1. 抗炎。2. 消肿。3. 利尿。4. 轻微强心。5. 轻度对抗性激素。

【毒性备考】

《本草纲目》:"有小毒。生用吐利人。"用鲜草榨汁,以35 ml/kg给家兔灌胃,24小时内未见呕吐下泻;第2天加大剂量,以60 ml/kg灌胃,观察3天,亦未见不良反应。从动物实验及临床研究分析,虎耳草"生用吐利人"的不良反应可以基本排除。

【传统功用】

全草入药。疏风清热,凉血解毒。主治外感风热、咳吐鲜血、风火牙疼、耳内流脓、无名肿毒。内服:9～15克,入煎剂或榨汁饮。外用:适量捣汁,滴入耳内。

鬼灯檠

Rodgersia aesculifolia Batal.

【本草名称】

慕荷《四川中药志》、老蛇盘、秤杆七《陕西中草药》、索骨丹《全国中草药汇编》、鬼灯檠《中草药原色图集》。

【植物形态】

多年生草本。根茎粗短,具鳞毛。掌状复叶,小叶3～7,狭倒卵形;边缘具重齿;叶柄长达30厘米。圆锥花序顶生,萼筒浅杯状,深5裂。蒴果具喙。花果期6～8月。我国中西部地区有野生分布。

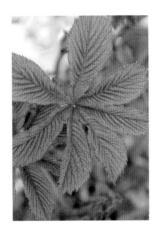

【化学成分】

根茎含鬼灯檠素(bergenin)、鬼灯檠新内酯、槲皮素及儿茶素等。

【医疗活性】

1. 止血。2. 祛痰。3. 抑菌。4. 对单纯性疱疹病毒和柯萨奇病毒具有一定抑制作用[8]。

【毒性备考】

根茎有毒。丙酮提取物以相当于生药20 g/kg剂量给小鼠灌胃,10分钟左右出现竖尾、打嗝、痉挛;持续10分钟后翻正反射消失并陆续死亡。尸检可见胃肠胀气、肝和肺部有病理改变[8]。

【传统功用】

根茎入药。清热利湿,生肌止血。主治下焦湿热、菌痢肠炎、便血尿血、崩漏带下、疮疡肿毒。内服:6～9克,入煎剂。外用:鲜草一握,捣敷患处。

金缕梅科
Hamamelidaceae

枫香

Liquidambar formosana Hance.

【本草名称】

枫实《南方草木状》、九孔子《药材学》、路路通《本草纲目拾遗》、白胶香《全国中草药汇编》、枫香树叶《中国植物志》。

【植物形态】

落叶乔木。树皮褐色，割破后有树脂流出。叶宽卵形，掌状 3 裂。花黄绿色，雄花柔荑状；雌花头状。蒴果球形，密布刺状物和小孔洞，故又称九孔子。花果期 3～9 月。我国大部分地区有野生分布。

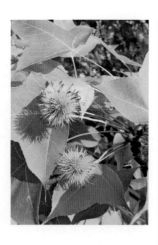

【化学成分】

全株含枫香树脂（balsam）、桂皮醇、左旋龙脑、苏合楕烯、松油烯等挥发性物质。

【医疗活性】

1. 抗炎。2. 镇痛。3. 止泻。4. 抑菌。5. 对 EB 病毒早期抗原有较强抑制活性[3]。

【毒性备考】

《唐本草》："辛平，有小毒。"用枫香树叶煎剂治疗急性胃肠炎，部分患者（多为小儿）可引起恶心、呕吐，其他不良反应未见。

【传统功用】

树叶、树皮、树脂及果实入药。树脂（白胶香）为小金丹的主要成分。抗炎通络，消肿止痛。主治肠炎痢疾、久泻脱肛、痈疽发背、跌打肿痛、风湿入络。内服：皮、叶及果实：9～15 克，入煎剂。树脂1.5～3 克，入丸散。外用：适量煎水，浸洗患处。

杜仲科
Eucommiaceae

杜　仲

Eucommia ulmoides Oliv.

【本草名称】

思仙、杜仲《神农本草经》，丝棉皮《中草药手册》，丝连皮《中药志》，扯丝皮《湖南药物志》。

【植物形态】

落叶乔木。树皮粗糙，质脆易断；因断面有银白色丝状胶质相连，故又称丝连皮。叶互生，椭圆形，具锯齿。雌雄异株，雌花有一裸露延长的子房。翅果扁圆形。花果期 4～9 月。我国长江流域有野生分布。

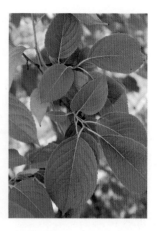

【化学成分】

树皮含绿原酸（eucommin）、杜仲醇、杜仲苷、杜仲醇苷及较多橡胶类物质。

【医疗活性】

1. 降压。2. 抗炎。3. 利尿。4. 调节免疫系统。5. 兴奋垂体-肾上腺皮质。

【毒性备考】

杜仲煎剂给大鼠和家兔灌服 30 天后，病理检查发现部分肾小管上皮细胞浊肿、变性。此外，曾有制药工人在加工杜仲时发生过敏性皮炎的报道[7]。

【传统功用】

树皮入药。为青蛾丸的主要成分。补肝肾，强筋骨，安胎，降压。主治腰背酸疼、足膝痿软、肢体麻木、血压偏高、胎动不安。内服：6～9 克，入煎剂或入丸散。

蔷薇科
Rosaceae

仙鹤草

Agrimonia pilosa Lab.

【本草名称】

仙鹤草《增订伪药条辨》，脱力草《滇南本草》，瓜香草《救荒本草》，龙牙草《本草图经》，金顶龙牙《百草镜》。

【植物形态】

多年生草本，全株被柔毛。单数羽状复叶，小叶椭圆形，边缘具锯齿。因叶片大小不一，呈齿牙交错状，故有龙牙草之称。总状花序顶生或腋生，花瓣5，黄色。花果期7～10月。我国大部分地区有野生分布。

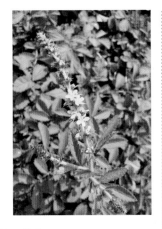

【化学成分】

全草含仙鹤草素（agrimonine）、仙鹤草内酯、木犀草素及鞣质等。幼芽尚含鹤草酚。

【医疗活性】

1. 止血。2. 抗炎。3. 抑制细菌。4. 抑制病毒。5. 鹤草酚对绦虫、蛔虫、血吸虫、滴虫有驱杀作用。

【毒性备考】

口服仙鹤草煎剂后个别患者出现荨麻疹和过敏性哮喘。幼芽所含鹤草酚具有视神经毒性，临床上曾有口服幼芽浸膏引起球后视神经炎及发生过敏性休克的报道[2]。

【传统功用】

全草入药。为达肺草药包和养血安神糖浆的主要原料。收敛止血，抗炎杀虫。主治虚损劳伤、体倦乏力、吐血便血、虫积腹痛、痈疽疮疡。内服：6～12克，入煎剂或丸散。外用：适量煎水，浸洗患处。

假升麻

Aruncus sylvester Kostel.

【本草名称】

假升麻《中药大辞典》，升麻草、金毛三七《浙江天目山药用植物志》，山花菜、棣棠升麻《东北药用植物网》。

【植物形态】

多年生草本。根茎横走，多须根。2～3回羽状复叶，小叶卵状椭圆形，边缘深锯齿。穗状花序顶生或腋生，花小，黄白色。蓇葖果具萼片宿存。花果期6～9月。我国东北、华北及华东地区有野生分布。

【化学成分】

全草含氰苷类化合物（cyanogenetic glycoside）。

【医疗活性】

1. 抑菌。2. 抗炎。3. 消肿。4. 镇痛。

【毒性备考】

根及嫩茎叶含有毒成分氰苷。部分人群服用后可引发过敏反应[4]。

【传统功用】

全草及根茎入药。化瘀消肿，活血止痛。主治风湿痹痛、腰背酸麻、四肢拘急、跌打损伤、瘀血积聚。内服：6～12克，入煎剂。外用：鲜草一握，捣敷患处。

贴梗海棠

Chaenomeles speciosa（Sweet）Nakai.

【本草名称】

木瓜《雷公炮炙论》，铁脚梨《清异录》，宣木瓜《普济本事方》，皱皮木瓜、贴梗木瓜《中国植物志》。

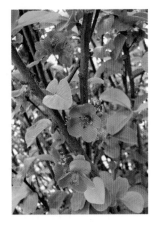

【植物形态】

灌木。茎枝有刺。叶卵状披针形，边缘具锐齿。花数朵簇生，绯红色居多。花瓣5，近圆形。梨果似瓜，果皮干后具特征性皱缩，故又称皱皮木瓜。花果期4～10月。我国华东、华中及西南地区有野生分布。

【化学成分】

果实含木瓜皂苷、野樱苷、黄酮苷、酒石酸、鞣质等；种子尚含少量氰苷。

【医疗活性】

1. 抗炎。2. 解痉。3. 镇痛。4. 增强免疫。5. 促进受损肝细胞修复。

【毒性备考】

《随息居饮食谱》："多食患淋，以酸涩太过也。"临床上并未见到木瓜对泌尿系统有特别刺激或造成损害。但木瓜种子含少量氰苷，可能对呼吸系统造成抑制。至于有报道称接触木瓜后引起过敏，首先应排除是否把番木瓜误当作了本文的木瓜。

【传统功用】

果实入药。为风湿木瓜酒的主要成分。祛风化湿，舒筋活络。主治风寒湿痹、肢体麻木、关节不利、腰背酸痛、久泻脱肛。内服：6～9克，入煎剂或浸酒服。外用：适量煎水，浸洗患处。

小叶栒子

Cotoneaster microphyllus Lindl.

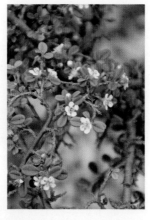

【本草名称】

耐冬果、黑牛筋、刀口药《昆明民间常用草药》，小叶栒子、铺地蜈蚣《有毒中草药大辞典》。

【植物形态】

常绿矮小灌木。茎多分枝。叶互生，倒卵状矩圆形，先端钝圆，基部楔形。花多单生，花梗甚短，花瓣 5，圆形，白色，平展。梨果球形，熟时红色。花果期 5～9 月。我国西南地区有野生分布。

【化学成分】

茎叶含月桂樱叶苷（prulaurasin）、扁桃腈葡萄糖苷等氰苷类化合物。

【医疗活性】

1. 止血。2. 抗炎。3. 抑菌。4. 消肿，止痛。5. 促进创面愈合。

【毒性备考】

所含氰苷类物质有一定毒性。进入体内后迅速分解出氢氰酸，导致细胞窒息，出现呼吸困难和组织缺氧。

【传统功用】

全草入药。凉血止血，消肿生肌。主治跌打肿痛、创伤出血、咳吐鲜血、痈疽溃疡、咳嗽气喘。内服：6～9 克，入煎剂。外用：鲜草一握，捣敷患处。

蛇　莓

Duchesnea indica (Andr.) Focke.

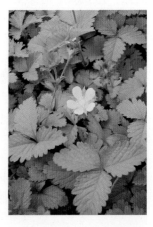

【本草名称】

蛇莓《名医别录》，地莓《本草会编》，蚕莓《本草纲目》，三匹风《草木便方》，野杨梅《救荒本草》。

【植物形态】

多年生草本。茎枝匍匐。掌状复叶，小叶 3 枚，具锯齿。花单生，黄色，花瓣倒卵形。花托球形，聚集多数红色瘦果；因形似草莓而小，故名蛇莓。花果期 4～5 月。我国大部分地区有野生分布。

【化学成分】

全草含蛇莓苷（ducheside）、山萘苷、熊果酸及多糖等化合物。

【医疗活性】

1. 抑菌。2. 抗炎。3. 消肿。4. 抗白喉毒素。5. 抑制移植性肿瘤。

【毒性备考】

曾有一小孩因食蛇莓果实后出血不止病情

危重的报道。为此,笔者曾亲尝蛇莓果及全草若干,身体并无出现任何不良反应。故上述病例尚不能完全排除其他原因(例如农药污染等)造成急性中毒的可能。

【传统功用】

全草入药。清热解毒,化瘀消肿。主治咽喉疼痛、口舌生疮、乳痈红肿、疔毒疱疹、恶性肿瘤。内服:9～15 克,入煎剂或鲜草榨汁饮。外用:鲜草一握,捣敷患处。

枇　杷

Eriobotrya japonica（Thunb.）Lindl.

【本草名称】

卢橘《中国有毒植物》,如意扇《本草药名汇考》,无忧扇《和汉药考》,枇杷叶《名医别录》,枇杷核《本草逢原》。

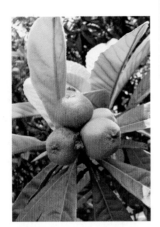

【植物形态】

常绿小乔木。叶椭圆形,上面光,下面密被锈色绒毛。因形大似扇,故有如意扇之称。圆锥花序顶生,花瓣 5,白色。浆果橙黄色。核数粒,扁圆形。花果期 11 月至次年 5月。我国大部分地区有栽培。

【化学成分】

叶和核仁均含苦杏仁苷(amygdalin)。叶尚含鞣质、皂苷、马斯里酸甲酯等。

【医疗活性】

1. 镇咳。2. 祛痰。3. 抗炎。4. 消肿。5. 抑制蛲虫等肠道寄生虫。

【毒性备考】

叶和核仁有毒,毒性来自苦杏仁苷的酶解产物氢氰酸。小孩误食种仁 20～40 粒可引起严重中毒,出现头晕头痛、恶心呕吐、呼吸困难、有恐怖感,继而痉挛、昏迷,最后因呼吸极度抑制而导致死亡[4]。

【传统功用】

叶或核入药。叶:为半夏露和枇杷膏的主要原料。止咳定喘,清肺化痰。主治肺热咳嗽、气逆痰喘、胃热呕哕。内服:6～9 克,入煎剂或入糖浆。核:为疝痛丸的主要成分。疏肝理气,清肺化痰。主治疝气坠胀、咳嗽痰多、瘰疬肿痛。内服:6～12 克,入煎剂。

蓝布政

Geum japonicum Thunb. var
chinense F. Bolle.

【本草名称】

蓝布政《中国有毒植物》,柔毛路边青《中国植物志》,头晕药《贵州中草药名录》,日本水杨梅《中药大辞典》,草本水杨梅《中药志》。

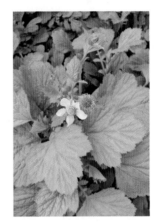

【植物形态】

多年生草本,全株密被白色长毛。根茎粗短,须根纤细。羽状复叶,两侧裂片大小不等,顶部再裂。花单生茎顶,花瓣 5,黄色。聚合果球形。花果期 7～10 月。我国贵州、云南及陕西有野生分布。

【化学成分】

全草含水杨梅苷(geoside)、翻白叶苷、谷甾醇、鞣质及挥发油等。

【医疗活性】

1. 解痉。2. 镇痛。3. 消肿。4. 免疫调节。5. 对抗缺血缺氧引起的脑部损害。

【毒性备考】

全草的甲醇提取物 1 000 mg/kg 给小鼠腹腔注射,出现肌肉张力增加、竖尾、自发活动减少,24 小时后部分实验小鼠死亡[4]。

【传统功用】

带根全草入药。为苗药蓝芷安脑胶囊的成分之一。祛风止痛,平肝降压。主治肝阳上亢、血压偏高、头晕头痛、风湿骨痛、疮毒肿痛。内服：12～30 克，入煎剂或入丸散。外用：鲜草一握，捣敷患处。

山　楂

Grataegus pinnatifida Bge. var *major* N. E. Br.

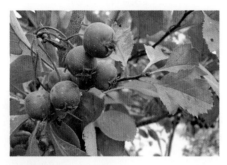

【本草名称】

鼠楂《本草经集注》，山里红《百一选方》，棠球子《本草图经》，南山楂、北山楂《中药大辞典》。

【植物形态】

小乔木或灌木。叶互生，菱状卵形，边缘有羽裂。小裂片具不整齐锯齿。伞房花序，花瓣 5，白色或带粉红色。梨果球形，深红色。故又称山里红。花果期 5～10 月。我国东北、华北及华东地区有栽培。

【化学成分】

果实含黄酮、内酯、皂苷及山楂酸、酒石酸、苹果酸等有机酸。

【医疗活性】

1. 降压。2. 降脂。3. 收缩子宫。4. 减慢心率。5. 扩张冠状动脉，增加血液流量。

【毒性备考】

大量服食山楂及其制品，可导致胃结石和肠梗阻。胃结石主要表现为上腹部胀满，隐痛或绞痛，有时可触及活动性包块。据统计山楂引起的肠梗阻患者中，多数曾有过胃切除或肠粘连病史[2]。

【传统功用】

果实入药。为保和丸和脉安颗粒的主要原料。消积化滞，通脉降脂。主治消化不良、肉食积滞、血脂偏高、血管硬化、胸痹心痛。内服：9～12 克，入煎剂或入丸散。

石　楠

Photinia serrulata Lindl.

【本草名称】

风药《本草纲目》，栾茶《本草纲目拾遗》，石楠叶《本草从新》，红树叶《中药材手册》，千年红《中药大辞典》。

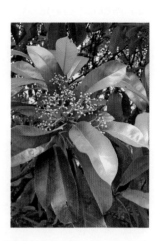

【植物形态】

常绿灌木。叶长椭圆形，边缘有锯齿；春季幼叶及冬季老叶常变为红色，故有千年红之称。伞房花序顶生，花瓣 5，广卵形，白色。小梨果球形，熟时红色。花果期 4～10 月。我国大部分地区有野生分布。

【化学成分】

枝叶含野樱苷（prunasin）、苯甲醛、皂苷、乌索酸及挥发油等。

【医疗活性】

1. 解痉。2. 镇咳。3. 镇痛。4. 轻度利尿。5. 杀灭钉螺及血吸虫尾蚴。

【毒性备考】

新鲜石楠叶用开水冲泡，即能闻到一股淡淡的杏仁味。这是检测氢氰酸最简易的方法。石楠叶在明清时期已成为治疗头风头痛的要药。但用量过大可引起恶心呕吐、心悸烦躁、呼吸困难等不良反应。

【传统功用】

树叶入药。祛风活络，舒筋止痛。主治眩晕头痛、口眼㖞斜、肢体拘挛、风湿疼痛、皮疹瘙痒。内服：4.5～9 克，入煎剂。外用：适量煎水，浸洗患处。

莓叶委陵菜

Potentilla fragarioides L.

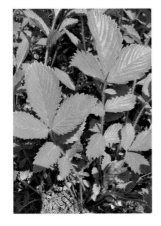

【本草名称】

雉子筵、满山红《陕西草药》，毛猴子、经如草《中草药通讯》，莓叶委陵菜《中药大辞典》。

【植物形态】

多年生草本，全株密被绒毛。主根粗短，支根多数。单数羽状复叶，基生叶叶柄长，小叶 5～7，椭圆状卵形，边缘有粗齿。聚伞花序，花瓣 5，金黄色。花果期 4～6 月。我国大部分地区有野生分布。

【化学成分】

根茎含 α-儿茶精（α-catechin）等。

【医疗活性】

α-儿茶精有类似维生素 P 样活性，能降低毛细血管的脆性和通透性而发挥止血作用。

【毒性备考】

用雉子筵根茎制成片剂应用于各种出血性疾病，未见明显不良反应。唯个别患者有胃纳不佳、腹胀及头昏等现象，停药后自行消失。

【传统功用】

根茎入药。为雉子筵止血片的主要原料。凉血止血。主治咳吐鲜血、便血尿血、妇女崩漏、痔疮肿痛、外伤出血。内服：9～12 克，入煎剂或研末冲服。外用：带根鲜草一握，捣敷患处。提取物制剂，按产品说明使用。

杏

Prunus armeniaca L.

【本草名称】

杏仁《本草经集注》，甜梅《江南录》，杏核仁

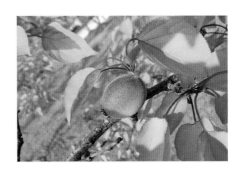

《神农本草经》，木落子《石药尔雅》，苦杏仁《临证指南医案》。

【植物形态】

落叶乔木。茎具纵裂。叶互生，卵圆形，边缘有锯齿。花先叶开放，花瓣 5，粉白色。核果圆形，侧面有一浅槽，果核坚硬。种子一粒，心状卵形。花果期 3～6 月。我国大部分地区有栽培。

【化学成分】

种仁含苦杏仁苷（amygdalin）、苦杏仁油、苦杏仁酶、脂肪及蛋白质等。

【医疗活性】

1. 镇咳祛痰。2. 润肠通便。3. 抗炎消肿。4. 轻微止痛。5. 增强免疫活性。

【毒性备考】

苦杏仁苷经过酶解产生的氢氰酸，能造成细胞窒息。临床上苦杏仁中毒多见于儿童，往往是小儿误食或大人用杏仁熬汤自行治疗咳嗽引起。严重中毒者可因呼吸中枢极度抑制，导致窒息死亡[1]。

【传统功用】

种仁入药。为宁嗽露的主要成分。止咳平喘，润肠通便。主治支气管炎、咳嗽多痰、气逆哮喘、肺热肠燥、大便秘结。内服：4.5～9 克，入煎剂。

野樱桃

Prunus discadenia Koehne.

【本草名称】

野樱桃《宁夏中草药手册》，山樱桃《救荒本草校释与研究》，野樱皮《草药生活》，缠条子、盘

腺野樱桃《中药大辞典》。

【植物形态】

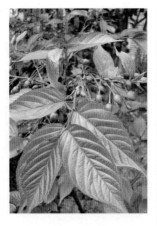

灌木或小乔木。小枝光滑,老枝灰褐色。叶互生,卵状长圆形,先端锐尖,基部圆形,边缘具细齿。总状花序,花白色,萼反卷。核果球形,黄赤色。花果期5～7月。我国黄河流域有野生分布。

【化学成分】

树皮及茎叶含野樱苷(prunasin)、苦杏仁苷等。

【医疗活性】

1. 镇咳。2. 祛痰。3. 平喘。4. 轻度抑制呼吸。

【毒性备考】

所含野樱苷和苦杏仁苷均属氰苷类化合物,进入人体可产生微量氢氰酸。剂量适当能轻微抑制呼吸并止咳平喘;剂量过大则严重抑制呼吸导致中毒。野樱皮和野樱核的毒性与杏仁、桃仁、枇杷叶、石楠叶等类同,可相互参考。

【传统功用】

树皮和种子入药。止咳平喘,透疹托毒。主治肺燥干咳、久咳不愈、气逆而喘、疹出未透、月经不调。内服:6～9克,入煎剂。

郁　李

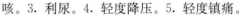

Prunus japonica Thunb.

【本草名称】

郁李、爵李《神农本草经》,雀李《吴普本草》,郁里仁《医心方》,李仁肉《药材学》。

【植物形态】

落叶灌木。叶互生,卵状长圆形,边缘具不整齐重齿。花数朵簇生,花瓣5,近白色或粉红色。核果圆球形,暗红色。果核坚硬光滑,果仁

心状球形。花果期5～7月。我国东北、华北及华东地区有野生分布。

【化学成分】

种仁含郁李仁苷(prunuside)、苦杏仁苷、蛋白质及脂肪油等。

【医疗活性】

1. 缓泻。2. 止咳。3. 利尿。4. 轻度降压。5. 轻度镇痛。

【毒性备考】

所含郁李仁苷和苦杏仁苷均为氰苷类化合物,进入人体可分解出剧毒的氢氰酸。过量摄入引起严重呼吸困难。郁李仁的中毒症状与杏仁、桃仁、枇杷核等类似,可相互参考。

【传统功用】

种仁入药。润燥滑肠,利水通便。主治血虚肠燥、大便秘结、小便不利、脘腹胀痛、脚气浮肿。内服:6～9克,入煎剂或入丸散。外用:适量捣烂,贴敷穴位。

桃

Prunus persica（L.）Batsch.

【本草名称】

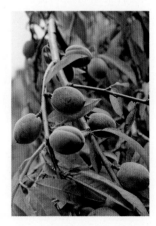

山桃《尔雅》,毛桃《本草纲目》,桃核《神农本草经》,桃仁《雷公炮炙论》,扁桃仁《四川中药志》。

【植物形态】

小乔木。叶披针形。花单生,花瓣5,粉红色。核果心状球形,表面密被绒毛。果核具深沟,种仁卵状心形;因形状明显较杏仁扁平,故有扁桃仁之称。花果期4～7月。我国大部分地区有栽培。

【化学成分】

种仁含苦杏仁苷（amygdalin）、野樱苷、蛋白质及脂肪油等。

【医疗活性】

1. 缓泻。2. 抗凝血。3. 降低血黏度。4. 改善微循环。5. 抗肝脏纤维增生。

【毒性备考】

古代文献多言桃仁无毒。但现代药理研究显示其含剧毒成分氰苷及氢氰酸，过量摄入可使人严重中毒。临床上曾发生过服桃仁数十枚后不省人事，抢救无效最终死亡的案例[1]。

【传统功用】

种仁入药。为血府逐瘀汤的主要成分。活血化瘀，润肠通便。主治闭经痛经、症瘕积聚、跌打损伤、瘀血肿痛、肠燥便秘。内服：4.5～9克，入煎剂或入丸散。外用：适量捣烂，贴敷患处。

金樱子

Rosa laevigata Michx.

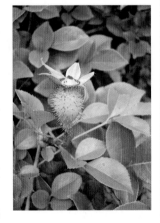

【本草名称】

金樱子《雷公炮炙论》，刺梨子《开宝本草》，金樱根《白华子本草》，糖罐头、刺糖瓶《浙江民间常用草药》。

【植物形态】

攀缘灌木。茎有皮刺。3 出复叶，小叶披针形，边缘具细齿。花单生，花瓣 5，白色。花托膨大，表面生有细刺，上具花萼宿存；因形似小瓶，故有刺糖瓶之称。花果期 5～10 月。我国大部分地区有野生分布。

【化学成分】

根皮和果皮含金樱子鞣质（laevigatin）、蛇含草鞣质、皂苷等。果皮尚含较多糖类及维生素 C。

【医疗活性】

1. 抑菌。2. 止泻。3. 降血脂。4. 抗流感病毒。5. 抑制动脉粥样硬化。

【毒性备考】

金樱子根和果实含水解型鞣质，对消化道黏膜有一定刺激。临床上有口服金樱子根导致出血性肠炎和金樱子膏剂引起过敏的报道。至于金樱子根有无肾脏毒性，尚有待确切数据加以证实。

【传统功用】

根及果实入药。果实为水陆二仙膏的主要成分。固精缩尿，涩肠止泻。主治精关不固、遗精早泄、尿频遗尿、久泻脱肛、子宫脱垂。内服：6～12 克，入煎剂或入丸散。

地　榆

Sanguisorba officinalis L.

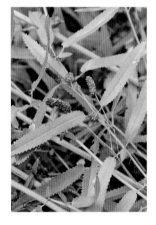

【本草名称】

地榆《神农本草经》，赤地榆、紫地榆《中药志》，红绣球、血箭草《中药大辞典》。

【植物形态】

多年生草本。根粗壮，紫红色，故又名紫地榆。单数羽状复叶，小叶 5～19，长椭圆形，边有锯齿。穗状花序顶生，花小，密集成圆柱状，暗紫色。瘦果椭圆形。花果期 6～9 月。我国大部分地区有野生分布。

【化学成分】

根含地榆鞣质（sanguiin）、没食子酰葡萄糖苷、三萜皂苷、内酯及熊果酸等。

【医疗活性】

1. 抑菌。2. 抗炎。3. 抗氧化。4. 收敛，止血。5. 促进创面愈合。

【毒性备考】

大鼠口服地榆水提物 7 g/kg，10 天后做肝穿刺,发现脂肪浸润的细胞数较对照组明显增加。地榆鞣质大剂量摄入,可引起消化道刺激和肝功能损伤。故在治疗烧伤患者时,不宜用地榆膏粉做大面积涂敷。

【传统功用】

根入药。为烫伤膏的主要原料。清热凉血,敛疮托毒。主治咯血吐血、便血尿血、痔漏脱肛、创口不敛、水火烫伤。内服:9～15克,入煎剂或入丸散。外用:适量研末,调敷患处。

珍珠梅

Sorbaria sorbifolia（L.）A. Br.

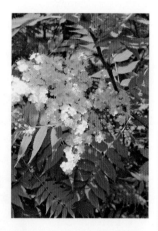

【本草名称】

珍珠梅、山高粱、八木条《东北常用中草药手册》,珍珠杆《宁夏中草药手册》,东北珍珠梅《中药大辞典》。

【植物形态】

落叶灌木。单数羽状复叶,小叶通常11～19枚,广披针形。复总状圆锥花序,小花密集成穗状,花瓣5,白色;因开放时像无数珍珠镶嵌枝头,故名珍珠梅。花果期6～9月。我国东北、华北地区有野生分布。

【化学成分】

茎叶及果穗含珍珠梅苷(sorbifolin)、熊果酚苷、氰苷、山柰酚及槲皮素等。

【医疗活性】

1. 抑菌。2. 抗炎。3. 镇痛。4. 改善心脑缺血。5. 抗氧化,清除自由基。

【毒性备考】

《中国有毒植物》:"枝叶有毒。"主要毒性成分为氰苷及其酶解产物氢氰酸。使用不当可引起胃肠道刺激和呼吸道抑制。故应注意控制口服剂量。

【传统功用】

茎皮或果穗入药。活血化瘀,消肿止痛。主治跌打损伤、风湿骨痛、腰肌劳损、肢体麻木、瘀血肿痛。内服:4.5～9克,入煎剂。外用:适量煎水,浸洗患处。

豆科
Leguminosae

鸡骨草

Abrus cantoniensis Hance.

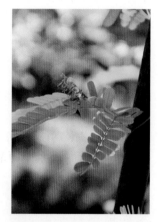

【本草名称】

鸡骨草《岭南采药录》,土甘草《中药志》,猪腰草《广东中药》,红母鸡草《南宁市药物志》,广东相思子《中国主要植物图说》。

【植物形态】

披散小灌木。根细长,土棕色。因根茎坚韧如鸡骨,故名。双数羽状复叶,小叶8～12对,卵形,先端平截。总状花序腋生,花冠突出,淡紫色。荚果扁平。花果期8～10月。我国广东、广西有野生分布。

【化学成分】

全草含相思子碱(abrine)、胆碱、甾醇及黄酮等;种子含相思子毒蛋白。

【医疗活性】

1. 抑制葡萄球菌引致的炎症。2. 促进玫瑰花结形成,具有免疫增强作用。

【毒性备考】

种子含相思子毒蛋白,有大毒。故在整理鸡骨草饮片时必须把豆子连同豆荚全部清除干净。

【传统功用】

全草入药。清化湿热,疏肝止痛。主治黄

疸肝炎、肝区疼痛、胆囊炎、乳腺炎、胃窦炎。内服：15～30克，入煎剂。

相思子

Abrus precatorius L.

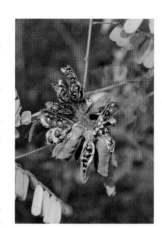

【本草名称】

相思子《唐本草》，相思豆《中国主要植物图说》，红漆豆《现代实用中药》，郎君豆《广东中药》，观音子《南宁植物志》。

【植物形态】

缠绕藤本。双数羽状复叶，小叶长圆状卵形。总状花序腋生，花蝶形，淡紫色。荚果扁平。种子下部黑色，上部红色，具油漆样光泽，故又称红漆豆。花果期3～6月。我国华南及西南地区有野生分布。

【化学成分】

种子含相思子碱（abrine）、红豆碱、相思子灵、相思子凝血素和相思子毒蛋白。

【医疗活性】

1. 催吐。2. 抗早孕。3. 抗炎，消肿。4. 抑制癣类真菌。5. 抑制多种实验性肿瘤。

【毒性备考】

种子剧毒。相思子毒蛋白是植物界毒性最强的毒素之一，可造成人体心、肺、肝、肾等多脏器严重损害，最终出现全身衰竭并导致死亡[4]。

【传统功用】

种子入药。杀虫抑癣，消肿止痒。主治疔疮痈疽、湿疹皮炎、头癣疥疮、无名肿毒。外用：适量研末，调敷患处。此药剧毒，只供外用，不宜内服。《千金方》虽有"相思子十四枚，水研服，取吐"的记载，但其剂量已大大超出安全范围，"取吐"实乃"取毒"，有致命危险。

儿　茶

Acacia catechu（L.f.）Willd.

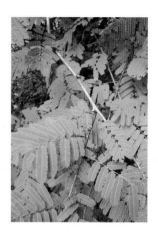

【本草名称】

儿茶、黑儿茶《全国中草药汇编》，孩儿茶《饮膳正要》，乌爹泥、乌丁泥《本草纲目》。

【植物形态】

落叶乔木。树皮灰棕色，小枝有棘刺。2回双数羽状复叶互生，每羽片具小叶28～50对，小叶条形。花黄色或白色，花瓣5。荚果扁平，紫褐色。花果期8～11月。我国广东、广西及云南有野生和栽培。

【化学成分】

茎枝含儿茶鞣酸（catechu-tannic acid）、儿茶酚、没食子酚及槲皮素等化合物。

【医疗活性】

1. 抑菌。2. 止泻。3. 抗炎。4. 止血，增强毛细血管抵抗力。5. 降低家兔实验性高血糖和高血脂。

【毒性备考】

焦性儿茶酚每日给大鼠灌服30 mg/kg，可引起贫血、黄疸及肾实质损害，并于数周内死亡。若灌服剂量提高至50 mg/kg，则出现惊厥、麻痹、呼吸困难、循环衰竭，于数日内死亡[8]。

【传统功用】

茎枝及其浸膏入药。为万应锭和一片丹的主要原料。消食化痰，止血止泻。主治肺热咳嗽、食积不化、牙疳喉痹、尿血便血、痈疽疮疡。内服：取浸膏1～3克，入煎剂或入丸散。外用：适量研末，调敷患处。

楬 树

Albizia chinensis（Osb.）Merr.

【本草名称】

楬树《中药大辞典》，南洋楬、牛尾木、仁人树《全国中草药汇编》。

【植物形态】

落叶乔木。2回羽状复叶，羽片6～18对。每羽片又有小叶数十对，小叶长椭圆形。头状花序，圆锥状排列；花黄绿色。荚果扁平。种子间无隔膜。花果期3～12月。我国东南、华南及西南地区有野生分布。

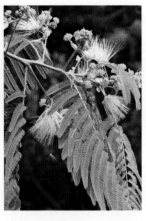

【化学成分】

茎皮含楬树三萜皂苷（albizosides）、合欢催产素、鞣质及黄酮类化合物。

【医疗活性】

1. 杀虫。2. 止泻。3. 抗氧化。4. 抑制肿瘤之活性类似喜树碱。5. 合欢催产素强烈收缩子宫，非洲地区用作人工流产。

【毒性备考】

茎叶有毒。毒性成分是三萜皂苷和合欢催产素。小剂量对动物子宫有痉挛作用，能使处于孕期的动物在12小时内流产；大剂量则动物出现厌食、腹泻、反应迟钝、呼吸困难甚至死亡。尸检可见肾小管坏死和肝细胞坏死[4]。

【传统功用】

茎皮入药。固涩止泻，敛疮生肌。主治肠炎痢疾、痔漏脱肛、肠风便血、外伤出血、疮疡不敛。内服：9～12克，入煎剂。外用：适量研末，调敷患处。

合 欢

Albizia julibrissin Durazz.

【本草名称】

合欢《神农本草经》，马缨《畿辅通志》，夜合米《本草图经》，茸花枝《分类草药性》，合欢木皮《本草纲目》。

【植物形态】

落叶乔木。树皮质脆，带细小斑点。2回双数羽状复叶，小叶11～30对，镰状长方形。头状花序生于枝端，花淡红色；因其花丝细长似缨，故又称马缨。荚果扁平。花果期6～10月。我国大部分地区有野生分布。

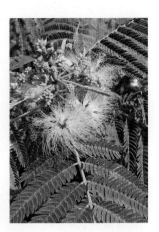

【化学成分】

树皮含槲皮苷、鞣质、皂苷等化合物。其同属植物大叶合欢（A. lebbeck）含合欢催产素。

【医疗活性】

1. 镇静。2. 镇痛。3. 抗抑郁。4. 抗肿瘤，合欢总苷能抑制体外内皮细胞增殖和迁移并抑制肿瘤血管生成[16]。

【毒性备考】

大叶合欢所含合欢催产素能导致妊娠动物流产。致死剂量通常不立即引起动物死亡，而是在12小时甚至7天以后陆续死亡。尸检肝、肾明显肿胀、瘀血和部分坏死[10]。

【传统功用】

树皮或花蕾入药。为夜宁糖浆的主要原料。宁心安神，解郁消肿。主治神经衰弱、失眠健忘、心神不宁、忧郁寡欢、肿毒疮疡。内服：4.5～9克，入煎剂。花蕾亦可泡茶饮。外用：适量研末，调敷患处。

黄　芪

Astragalus membranaceus（Fisch.）Bge.

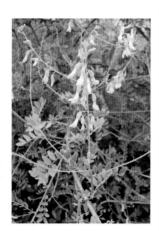

【本草名称】

黄耆《神农本草经》,箭芪《医学集成》,独根《甘肃中药手册》,绵黄芪《全国中草药汇编》,膜荚黄芪《中药大辞典》。

【植物形态】

多年生草本。主根长直,少分枝,故有独根之称。单数羽状复叶,小叶 6～13 对,叶片卵状长椭圆形。总状花序腋生,花冠蝶形,淡黄色。荚果膜质。花果期 7～9 月。我国东北、西北及华北地区有栽培。

【化学成分】

根含膜荚黄芪苷（astramembrannin）、黄芪苷、香豆精、异黄酮及多糖等。

【医疗活性】

1. 抗疲劳。2. 增强免疫。3. 抗氧化,清除自由基。4. 修复心脑缺血性损伤。5. 对大鼠实验性肾炎有明显抑制作用。

【毒性备考】

黄芪煎剂毒性很小,使用安全。个别患者出现血压升高、肢体疼痛、孕妇过期妊娠、产程延长等现象,可能与用药时间过长或剂量过大有关。黄芪注射液有多例引起过敏反应的报道。

【传统功用】

根入药。为玉屏风散和补中益气汤的主要成分。又为黄芪注射液的主要原料。益气固表,托毒生肌。主治正气不足、易患感冒、乏力自汗、痈疽脓疡、久溃不敛。内服:9～30 克,入煎剂或入丸散。提取物制剂:按产品说明使用。

紫云英

Astragalus sinicus L.

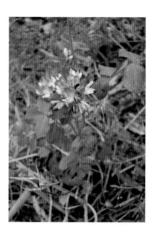

【本草名称】

翘摇、红花菜《植物名实图考》,米布袋《救荒本草》,荷花郎《现代实用中药》,红花郎《中草药手册》。

【植物形态】

一年生草本。单数羽状复叶。小叶椭圆形或倒卵形。伞形花序腋生,花萼钟状,花冠紫红色,开放时宛如一大片紫色祥云,故名紫云英。荚果矩形条状。花果期 2～7 月。我国大部分地区有栽培。

【化学成分】

全草及种子含胡芦巴碱（trigonelline）、刀豆氨酸、组氨酸等。又从霉变干草中分得紫苜蓿酚。

【医疗活性】

1. 抗炎。2. 消肿。3. 抑制细菌。4. 抑制疱疹病毒。5. 降低凝血酶原浓度,延长凝血时间。

【毒性备考】

全草有小毒。新鲜茎叶喂饲牲畜可引起中毒,以神经功能紊乱,肌肉松弛无力,肢体麻痹为主要症状,但较少死亡。用霉变的干草喂饲牲畜,可出现"翘摇病",主要表现为出血性贫血,常引起动物死亡[4]。

【传统功用】

全草入药。清热解毒,祛风明目。主治暴发火眼、视物模糊、疔疮肿毒、带状疱疹、咽喉疼痛。内服:15～30 克,入煎剂。外用:鲜草一握,捣敷患处。

云 实

Caesalpinia decapetala（Roth.）Alston.

【本草名称】

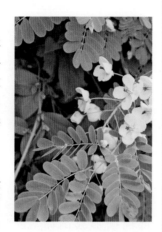

云实《神农本草经》，天豆《吴普本草》，杉刺《本草纲目》，阎王刺、鸟不落《中药大辞典》。

【植物形态】

攀缘灌木，全株具钩刺。2回羽状复叶，羽片数对；每羽有小叶 12～24 片，长圆形。总状花序，花瓣 5，倒卵形，亮黄色。荚果近木质。种子褐色。花果期 4～10 月。我国长江流域有野生分布。

【化学成分】

果实及种子含羽扁豆醇(lupeol)、谷甾醇及牡荆素、木犀草素等黄酮类化合物。

【医疗活性】

1. 抑菌。2. 降压。3. 抗疟，杀虫。4. 祛痰，镇咳。5. 抗炎，消肿。

【毒性备考】

剂量过大可能引起心率减慢，血压下降等不良反应。至于《本草纲目》所记"多食令人狂走"的精神异常症状，至今尚无临床病例或实验室数据可以证实。

【传统功用】

种子入药。清热化湿，抗疟杀虫。主治疟疾复发、虫积腹痛、疳积食滞、乳痈肿痛、痢疾肠炎。内服：6～9 克，入煎剂。外用：适量研末，调敷患处。

苏 木

Caesalpinia sappan L.

【本草名称】

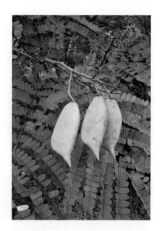

苏木《医学启源》，苏枋《南方草木状》，窊木《诸蕃志》，红柴《四川中药志》，苏方木《唐本草》。

【植物形态】

灌木或小乔木。茎秆有小刺及皮孔。双数羽状复叶，羽片十余对，每羽又有小叶 9～16 对。圆锥花序，花瓣 5，黄色。荚果菱形，先端斜截状；顶部有尖喙。花果期 5～10 月。我国西南地区有野生分布。

【化学成分】

心材含巴西苏木素(brasilin)、苏木酚、鞣质、黄色素及挥发油等。

【医疗活性】

1. 镇痛。2. 抗炎。3. 促进微循环。4. 降低血黏度。5. 抑制实验性肿瘤细胞分裂。

【毒性备考】

文献未见有毒记载。现代药理研究显示苏木有一定细胞毒性，过量摄入出现恶心呕吐、腹痛腹泻、嗜睡乏力、呼吸困难等症状。有研究者提出，苏木中含有激活 EB 病毒的物质，存在诱发鼻咽癌的风险[13]。

【传统功用】

心材入药。为苏枋饮、苏木酒和多种伤科中成药的主要成分。活血化瘀，消肿止痛。主治气血瘀阻、闭经痛经、跌打损伤、胸痹心痛、肿瘤疼痛。内服：3～9 克，入煎剂或入丸散。外用：适量研末，调敷患处。

喙荚云实

Caesalpinia minax Hance.

【本草名称】

苦石莲《增订伪药条辨》，南蛇簕，石莲子《生草药性备要》，青蛇子《南宁药物志》，老鸦枕头《药材资料汇编》。

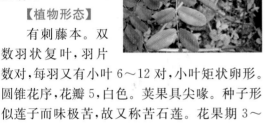

【植物形态】

有刺藤本。双数羽状复叶，羽片数对，每羽又有小叶 6～12 对，小叶矩状卵形。圆锥花序，花瓣 5，白色。荚果具尖喙。种子形似莲子而味极苦，故又称苦石莲。花果期 3～9 月。我国西南地区有野生分布。

【化学成分】

种子含豆甾醇（stigmasterol）、呋喃二萜、腺苷、黄酮、鞣质及苦味质等。

【医疗活性】

1. 抑制流感病毒。2. 抑制铜绿假单胞菌。3. 抑制移植性黑色素瘤。4. 修复酒精性肝脏损伤。5. 抑制大鼠非细菌性前列腺炎[8]。

【毒性备考】

种子中苦味质和鞣质含量较高，可对黏膜造成较强刺激，出现恶心呕吐，胃肠不适。至于文献上"不可内服"之说，此乃一家之言。临床上并未见到常规剂量内服引起严重中毒的病例。

【传统功用】

种子入药。清热化湿，散瘀止痛。主治膀胱湿热、肠炎痢疾、斑痧疱疹、跌打损伤、瘀血肿痛。内服：3～6 克，入煎剂。外用：适量研末，调敷患处。

刀　豆

Canavalia gladiata（Jacq.）DC.

【本草名称】

刀豆《救荒本草》，刀鞘豆《陆川本草》，马刀豆《闽东本草》，大弋豆《本草求原》，刀培《江西草药》。

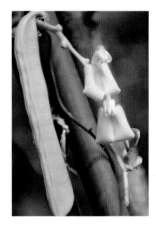

【植物形态】

草质藤本。三出复叶，小叶卵状长椭圆形。总状花序腋生，花萼唇形，花冠蝶形，淡红色。荚果长10～30 厘米，扁平似马刀，故名刀豆。种子带粉红色。花果期 6～10 月。我国大部分地区有栽培。

【化学成分】

种子含植物凝血素（PHA）、刀豆氨酸、尿素酶、糖苷酶等。同属植物洋刀豆（C. ensiformis）含洋刀豆血球凝集素（concanavalin A）。

【医疗活性】

1. 凝集红细胞。2. 激活淋巴细胞。3. 抑制肿瘤细胞分裂。4. 洋刀豆血液凝集素在激活淋巴细胞转化过程中不产生毒素，且能抑制其他 PHA 产生毒素[10]。

【毒性备考】

生鲜种子有毒。所含凝集素进入人体内后产生淋巴毒素，从而对脏器造成损害。此外，新鲜刀豆内还存在一种痉挛性毒素，曾发生过一家四口食用后集体中毒的事件。故无论食用或药用，必须炒熟煮透。

【传统功用】

种子入药。健脾益肾，温中下气。主治脾虚泄泻、消化不良、食滞腹胀、肾亏乏力。内服：6～9 克，入煎剂或炒焦研末调服。

锦鸡儿

Caragana sinica（Buchoz.）Rehd.

【本草名称】

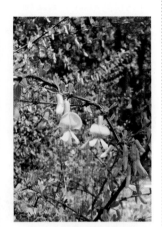

锦鸡儿《救荒本草》，金雀花《百草镜》，黄雀花《本草纲目拾遗》，飞来凤《嘉兴府志》，阳鹊花《陕西中草药》。

【植物形态】

小灌木。根茎具横纹。双数羽状复叶，小叶倒卵形。花单生，花冠蝶形，黄色而带红晕。花似鸟雀展翅状，故有锦鸡、金雀之名。荚果略扁。种子数枚。花果期4～8月。我国华北、华东及西南地区有野生分布。

【化学成分】

根茎含司巴丁（cytisine）、杨梅苷、皂苷等。花尚含多种维生素。

【医疗活性】

1. 强心。2. 利尿。3. 降压。4. 调节心率。5. 修复缺血性心肌损伤。

【毒性备考】

根茎有小毒。主要有毒成分为司巴丁。过量中毒引起头晕目眩、站立不稳、心率缓慢、心中难受、血压下降。严重者出现昏迷休克，甚至循环衰竭[9]。

【传统功用】

根或根皮入药。祛风活络，益气强心。主治风湿痹痛、跌打损伤、动脉硬化、胸闷心悸、虚劳脱力。内服：9～15克，入煎剂或炖鸡汤。外用：鲜根一握，捣敷患处。

双荚决明

Cassia bicapsularis L.

【本草名称】

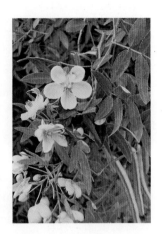

土番泻、矮黄槐、小腊肠树《上海植物园名录》，双荚黄槐、双荚决明《花木品鉴金典》。

【植物形态】

常绿灌木。双数羽状复叶，小叶倒卵状长圆形，先端圆钝，基部渐狭，偏斜；因形似番泻，故又称土番泻。总状花序，花瓣5，鲜黄色。荚果圆柱形。花果期10月至次年3月。我国大部分地区有野生分布和栽培。

【化学成分】

叶和荚果含芦荟大黄苷（barbaloin）、蒽醌苷、黄酮苷及萜类化合物。

【医疗活性】

1. 抗炎。2. 抗寄生虫。3. 抗白喉杆菌。4. 抑制毛癣真菌。5. 促进肠道蠕动，泻下。

【毒性备考】

过量摄入可引起腹部疼痛、恶心呕吐，严重者头晕目眩、心率减慢。

【传统功用】

叶及果实入药。清热泻火，逐水通便。主治肝火上炎、目赤口臭、大便燥结、虫积食滞、脘腹胀满。内服：3～9克，入煎剂或泡茶饮。

腊肠树

Cassia fistula L.

【本草名称】

香肠豆、神黄豆《云南食用植物库》，清泻山扁豆《中国毒性民族药志》，牛角树、婆罗门皂荚

《药用植物花谱》。

【植物形态】

落叶乔木。双数羽状复叶，小叶卵状长圆形，叶脉明显。总状花序下垂，长可达 30 厘米；花瓣 5，倒卵形，金黄色。荚果条状，状似腊肠，故此命名。花果期 6～10 月。我国华南、西南地区有野生分布。

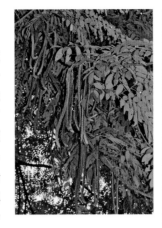

【化学成分】

果实含大黄酸（rhein）、芦荟苷等蒽醌类物质。尚含黄酮及少量生物碱。

【医疗活性】

1. 泻下。2. 抗菌。3. 镇痛。4. 抗溃疡。5. 驱灭肠道寄生虫。

【毒性备考】

茎皮及果实有小毒。用量过大，可引起恶心呕吐、腹痛腹泻，严重者心悸、眩晕、心率减慢等中毒症状。蒙古族医生用牛奶浸泡腊肠果实，据云可降低不良反应[8]。

【传统功用】

果实或茎皮入药。清热通便，化滞消积。主治食滞饱胀、疳积消瘦、虫积腹痛、疔毒疮疡、关节肿痛。内服：4.5～9 克，入煎剂。外用：适量研末，调敷患处。

山扁豆

Cassia mimosoides L.

【本草名称】

疳草、下通草《南方主要有毒植物》，山扁豆《救荒本草》，水皂角《贵州草药》，含羞草决明《中国主要植物图说》。

【植物形态】

亚灌木状草本。茎多分枝，斜升或四散状。双数羽状复叶，小叶 25～60 对，镰状线形。花萼 5，披针形；花瓣 5，黄色。荚果条形，扁豆状，

故名。花果期 8～10 月。我国大部分地区有野生分布。

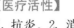

【化学成分】

种子及全草含芦荟大黄素（aloe-emodin）、鞣质及黄酮类化合物。

【医疗活性】

1. 抗炎。2. 消肿。3. 泻下。4. 轻微利尿。5. 促进消化腺分泌。

【毒性备考】

全草小毒，毒性成分为大黄泻素。大量摄入可引起剧烈腹泻腹痛；孕妇可能导致流产[12]。

【传统功用】

种子及全草入药。清热解毒，化滞消积。主治肺痈脓疡、湿热黄疸、疳积腹胀、疔疮肿痛、毒蛇咬伤。内服：6～15 克，入煎剂。外用：鲜草一握，捣敷患处。

望江南

Cassia occidentalis L.

【本草名称】

望江南《救荒本草》，羊角豆《中国树木分类学》，风寒豆《江苏药材志》，假决明《南方主要有毒植物》，金花豹子《百草镜》。

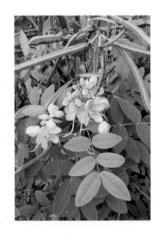

【植物形态】

灌木状草本。双数羽状复叶，小叶 3～5 对，卵状披针形。总状花序腋生或顶生，花瓣 5，黄色。荚果扁平，形似羊角，故又称羊角豆。种子卵形，中央微凹。花果期 8～10 月。我国大部分地区有野生分布。

【化学成分】

种子含芦荟大黄素（aloe-emodin）、大黄酚、大黄酸等；尚含微量毒性蛋白。

【医疗活性】

1. 缓泻。2. 抑菌。3. 降压。4. 抗炎。5. 解痉、镇痛。

【毒性备考】

种子有毒。中毒表现为中枢神经抑制和肝、肾功能损害。粤北山区习用种子制作米饼治疗小儿疳积，已造成多名儿童中毒死亡。死亡原因为肝细胞坏死和肝功能衰竭[2]。

【传统功用】

种子入药。清肝明目，排毒通便。主治目赤肿痛、头风头痛、血压偏高、食滞疳积、血燥便秘。内服：3～9克，入煎剂或炒焦泡茶饮。

草决明

Cassia tora L.

【本草名称】

决明子《神农本草经》，草决明《吴普本草》，假绿豆《中国药用植物志》，马蹄子《江苏药用植物志》，马蹄决明《本草经集注》。

【植物形态】

一年生草本。双数羽状复叶，小叶倒卵形。花成对腋生，花瓣5，黄色。荚果线形。种子菱形，一端斜截；一端稍尖，因形似马蹄，故有马蹄决明之称。花果期6～10月。我国大部分地区有栽培。

【化学成分】

种子含决明素（obtusin）、决明内酯、大黄酸、大黄酚及芦荟大黄素等。

【医疗活性】

1. 缓泻。2. 降压。3. 抑菌。4. 降血脂。5. 对眼组织乳酸脱氢酶具有激活作用。

【毒性备考】

过量摄入可引起腹部疼痛，食欲减退，大便稀溏。个别出现皮肤瘙痒、胸闷心悸、呼吸喘急、口唇发绀等局部或全身过敏症状[12]。

【传统功用】

种子入药。为血脂宁的原料之一。清肝明目，利水通便。主治头风头痛、视力减退、血压偏高、疳积食滞、大便燥结，内服：9～15克，入煎剂或炒香后泡茶饮。

紫荆

Cercis chinensis Bge.

【本草名称】

肉红《本草纲目》，紫荆皮《开宝本草》，紫荆木《日华子本草》，满条红《群芳谱》，白林皮《分类草药性》。

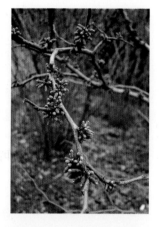

【植物形态】

落叶小乔木。叶互生，叶片近圆形，先端渐尖，基部心形。花先叶开放，花萼钟状；花冠蝶形，紫红色；因小花密集簇生于枝条，故有满条红之称。荚果扁平带状。花果期5～7月。我国大部分地区有栽培。

【化学成分】

树皮含槲皮素、鞣质等；种子含赖氨酸、天门冬氨酸。

【医疗活性】

1. 树皮提取物明显抑制葡萄球菌生长。2. 对京科68-1病毒及孤儿病毒有一定抑制作用[10]。

【毒性备考】

《滇南本草》："性温、味苦辛，有毒。"

【传统功用】

树皮或根皮入药。为冲和散的主要成分。祛风解毒、消肿止痛。主治风寒湿痹、关节肿痛、跌打损伤、疮痈发背、毒蛇咬伤。内服：9～15克，入煎剂。外用：适量煎水，浸洗患处。

蝶　豆

Clitoria ternatea Linn.

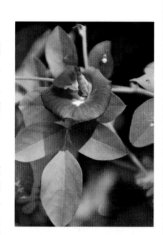

【本草名称】

蝶豆、蓝蝴蝶《药用植物花谱》，蓝花豆、蝶形花豆、蝴蝶花豆《中草药中毒急救》。

【植物形态】

草质藤本，全体攀缘状。单数羽状复叶，小叶通常5片，宽椭圆形或近卵形。花大，单朵腋生；以蓝色为多，故又称蓝蝴蝶。荚果扁平。花果期7～11月。我国广东、广西及云南有野生分布或栽培。

【化学成分】

花含蝶豆亭（ternatin）、花色素及酚苷类化合物；种子含一种树脂类有毒物质。

【医疗活性】

1. 镇痛。2. 抗血栓。3. 抑制血小板聚集。4. 松弛血管平滑肌。5. 具一定抗病毒活性。

【毒性备考】

种子有毒。误食后引起恶心、呕吐、腹痛、腹泻等类似急性胃肠炎的症状[9]。

【传统功用】

种子入药。活血化瘀，消肿止痛。主治风湿痹痛、肢体麻木、骨刺疼痛、跌打损伤、关节瘀肿。外用：适量研末，调敷患处。

猪屎豆

Crotalaria pallida Ait.

【本草名称】

猪屎豆《广州植物志》，猪屎青《中国有毒植物》，假沙苑、野黄豆《本草药名汇考》，三圆叶猪屎豆《中国主要植物图说》。

【植物形态】

亚灌木状草本。三出复叶，叶

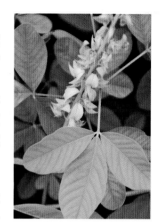

卵状椭圆形，中间叶较大。总状花序，有花20～50朵。花冠黄色，旗瓣上有紫色条纹。荚果圆柱状，熟时开裂扭曲。种子多数。花果期6～10月。我国华东及华南地区有野生分布。

【化学成分】

全草及种子含猪屎豆碱、次猪屎豆碱、光萼猪屎豆碱及全缘千里光碱等生物碱。

【医疗活性】

1. 抗炎、消肿。2. 解痉。3. 降压。4. 松弛神经肌肉。5. 抑制肿瘤细胞有丝分裂。

【毒性备考】

猪屎豆的有毒成分为双稠吡咯啶类生物碱。具有强烈肝毒性。曾有奸商把猪屎豆混充沙苑子入药，患者服后引起恶心、饱胀、黄疸、肝功能异常，严重者出现腹水、肝昏迷，最终导致死亡[4]。

【传统功用】

全草入药。利水消肿，化瘀散结。主治肾炎水肿、耳鸣耳聋、湿热下痢、乳痈肿痛、癌瘤溃破。内服：6～12克，入煎剂。外用：鲜草一握，捣敷患处。

野百合

Crotalaria sessiliflora L.

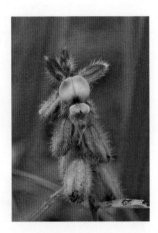

【本草名称】

野百合《植物名实图考》，农吉利《全国中草药展览选编》，山油麻、野芝麻《浙江民间常用草药》，蓝花野百合《中国有毒植物》。

【植物形态】

一年生草本，全株密被糙毛。单互生，线形或披针形，几无叶柄。总状花序顶生或腋生，有花 2～20 朵，花蝶形，紫蓝色。荚果无毛。种子 10 余颗。花果期 8～10 月。我国大部分地区有野生分布。

【化学成分】

种子和全草含野百合碱（monocrotaline）、猪屎豆碱等多种生物碱。

【医疗活性】

1. 解痉。2. 降压。3. 抗炎、消肿。4. 松弛神经肌肉。5. 抑制肿瘤细胞有丝分裂。

【毒性备考】

野百合碱为双稠吡咯啶类生物碱，与猪屎豆碱毒性类似，可引起肝功能损害，肝细胞坏死甚至肝昏迷死亡。野百合碱及其代谢产物脱氢千里光碱还有一定致细胞突变和致癌活性[2]。

【传统功用】

全草及种子入药。为野百合注射剂和宫颈癌栓剂的主要原料。清热利湿，化瘀消积。主治痈疽恶疮、无名肿毒、癥瘤疼痛、湿热下痢、疳积食滞。内服：6～9 克，入煎剂。提取物制剂：按产品说明外用。

黄　檀

Dalbergia hupeana Hance.

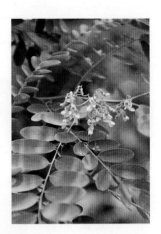

【本草名称】

檀、水檀《本草纲目拾遗》，黄檀《中药大辞典》，望水檀《群芳谱》，倒钩藤《中国毒性民族药志》。

【植物形态】

乔木。树皮灰色。单数羽状复叶，小叶 7～13，矩圆形，先端钝，微缺；基部圆形。小花黄色，蝶形，聚集成顶生或腋生的圆锥花序。荚果带状。种子肾形。花果期 5～9 月。我国长江流域有野生分布。

【化学成分】

树皮含异鼠李素（isorhamnetin）、来欧卡品、槐花皂苷及芹菜素等。

【医疗活性】

1. 抑菌。2. 抗炎。3. 镇痛。4. 消肿。5. 杀虫。

【毒性备考】

《本草纲目》：“辛、平，有小毒。”

【传统功用】

根皮入药。化瘀止痛，祛风杀虫。主治跌打损伤、风湿骨痛、痈疽肿疡、头癣湿疹、疥疮瘙痒。内服：6～12 克，入煎剂。外用：适量煎水，浸洗患处。

红花楹

Delonix regia（Boj.）Rafin.

【本草名称】

红花楹、火树《中国有毒植物》，凤凰木《药用植物花谱》。

【植物形态】

落叶乔木。树皮粗糙。双数羽状复叶,羽片 15～20 对,每羽又有小叶 20～40 对。总状花序,花大;盛开时红艳似火,故有火树之称。荚果带状。花果期 6～10 月。我国华南及西南地区有野生分布和栽培。

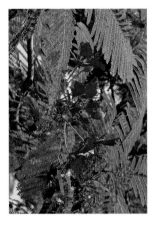

【化学成分】

茎皮含赤癣醇(erythritol)、鱼香苷、白矢车菊苷元等。种子含磷脂类物质。

【医疗活性】

1. 杀虫。2. 催吐。3. 降压。4. 镇静。

【毒性备考】

花和种子有毒。过量摄入可引起头晕、流涎、腹胀、腹痛、腹泻等类似急性胃肠炎症状[9]。

【传统功用】

茎皮入药。平肝潜阳,宁心安神。主治肝阳上亢、头晕目眩、血压偏高、心烦不寐、虫积腹痛。内服:9～12 克,入煎剂。

鱼　藤

Derris trifoliata Lour.

【本草名称】

鱼藤《福建民间草药》,篓藤《南方主要有毒植物》,毒鱼藤《生药学》。

【植物形态】

攀缘灌木。单数羽状复叶。小叶通常 5 枚,卵状长椭圆形,近革质。总状花序腋生,花萼钟状,花冠蝶形,粉红色。荚果扁平,斜卵形。

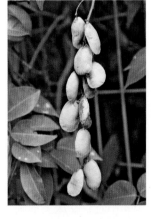

种子肾形。花果期 4～10 月。我国东南沿海及华东、华南有野生分布。

【化学成分】

全株含鱼藤酮(rotenone)、鱼藤素、灰叶素、异灰叶素等黄酮类化合物。

【医疗活性】

1. 杀虫。2. 镇痛。3. 抗炎、消肿。4. 抑制毛癣真菌。5. 抑制幽门螺旋杆菌。

【毒性备考】

全株有毒。鱼藤酮是一种神经毒素,能显著降低中枢神经多巴胺含量。中毒的主要症状:呼吸减慢、心律失常、肌肉颤动、肢体痉挛,最终可因呼吸中枢麻痹而死亡[4]。

【传统功用】

全草和根入药。祛风杀虫,化瘀止痛。主治风湿痹痛、跌打损伤、关节不利、疥疮癣湿、风疹瘙痒。外用:适量煎水,浸洗患处。

广金钱草

Desmodium styracifolium(Osb.) Merr.

【本草名称】

金钱草《中国主要植物图说》,马蹄草《南宁药物志》,铜钱草、落地金钱《常用中草药手册》,广东金钱草《岭南草药志》。

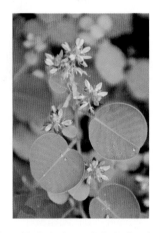

【植物形态】

多年生草本。单叶或有时 3 叶,叶圆形,钱币状,故有金钱草之名。总状花序顶生或腋生,花紫红色,旗瓣椭圆形;翼瓣卵形;龙骨瓣弯曲。荚果具网纹。花果期 6～9 月。我国广东、广西及云南有野生分布。

【化学成分】

全草含黄酮苷、酚类、鞣质及少量生物碱。

【医疗活性】

1. 利尿。2. 利胆。3. 促进排石。4. 抑制白色念珠菌。5. 增加心脑及肾动脉血流量。

【毒性备考】

不良反应较少。临床上曾有因服用全草煎剂后出现白细胞减少，停药又自行恢复的病例报道。

【传统功用】

全草入药。为石淋通片的主要原料。利胆化湿，排石止痛。主治下焦湿热、小便黄赤、肢体浮肿、胆道或尿路结石、风湿痹痛。内服：15～30克，入煎剂。外用：鲜草一握，捣敷患处。

榼藤

Entada phaseoloides（L.）Merr.

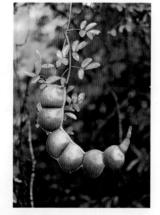

【本草名称】

榼子《日华子本草》，合子《本草纲目拾遗》，象豆《南方草木状》，榼藤《广西药用植物名录》，眼睛豆《南方主要有毒植物》。

【植物形态】

常绿藤本。2 回羽状复叶，羽片 4～6，各有小叶 4～8 枚，小叶椭圆状矩形。穗状花序腋生，花黄色。荚果扁圆，表面有锈色细粉。种子近圆形，茶褐色。花果期 3～8 月。我国华南、西南地区有野生分布。

【化学成分】

种子含榼藤皂苷（entada saponin）、榼藤酰胺、榼藤内酯、硬脂酸甲酯及香豆素等。

【医疗活性】

1. 抗炎，消肿。2. 促进肠道蠕动。3. 增加胰岛素耐受。4. 轻度抑制 HIV 病毒。5. 对多种实验性肿瘤有不同程度抑制。

【毒性备考】

全株有毒。人误食种子出现头晕、呕吐、心悸、呼吸急促、血压下降、昏迷抽搐等中毒症状；严重者可因呼吸衰竭而死亡[4]。

【传统功用】

种子入药。为七味榼藤子丸的主要成分。祛风化湿，消肿止痛。主治肝胆湿热、舌苔黄腻、风湿痹痛、肢体麻木、疮毒肿痛。内服：1～3克，去壳炒熟研末冲服。外用：适量研末，调敷患处。

刺桐

Erythrina variegata L.

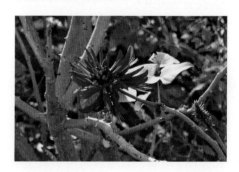

【本草名称】

刺桐《南方草木状》，刺通《贵州草药》，海桐皮《开宝本草》，刺桐皮《中药材手册》，钉桐皮《药材资料汇编》。

【植物形态】

乔木。树皮灰棕色。具圆锥状钉刺，故名刺桐、钉桐。3 出复叶，小叶菱状宽卵形，全缘。总状花序，花佛焰状；花冠蝶形，红色。荚果微弯曲，念珠状。花果期 3～6 月。我国长江流域及华南地区有野生分布。

【化学成分】

树皮含刺桐春碱（erysotrine）、刺桐灵碱、刺桐定碱、下箴刺桐碱等多种生物碱。

【医疗活性】

1. 镇静。2. 镇痛。3. 抑制芽孢癣菌。4. 抑制金黄色葡萄球菌。5. 阻断神经节，松弛肌肉。

【毒性备考】

茎皮有毒。小鼠腹腔注射 5 g/kg 茎皮的石油醚提取物，出现翻正反射消失，肌肉松弛并持续 4 小时。临床上成人肌内注射相当于 30 克茎皮的提取液后，出现头昏、嗜睡、肢体无力等不良反应[4]。

【传统功用】

树皮入药。为必效散的主要成分。祛风通络，消肿止痛。主治风湿痹痛、跌打损伤、肢体麻木、疥癣癞疮、乳痈肿痛。内服：6～12克，入煎剂或浸酒服。外用：适量煎水，浸洗患处。

皂 荚

Gleditsia sinensis Lam.

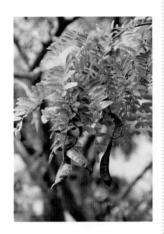

【本草名称】

皂角《肘后备急方》，悬刀《外丹本草》，猪牙皂《名医别录》，大皂角《本草纲目》，长皂荚《本草图经》。

【植物形态】

落叶乔木。棘刺粗壮，红褐色。双数羽状复叶，小叶4～7对，叶片卵状披针形。总状花序腋生或顶生。花瓣4，淡黄白色。荚果扁平条状，紫黑色。种子红棕色。花果期5～10月。我国大部分地区有野生分布。

【化学成分】

荚果含皂荚苷（gledinin）、皂荚皂苷等三萜皂苷化合物。尚含鞣质及皂荚碱。

【医疗活性】

1. 祛痰。2. 杀虫。3. 抗炎，消肿。4. 抑制毛癣真菌。5. 抑制实验性肿瘤细胞分裂。

【毒性备考】

皂荚皂苷对人体黏膜有强烈刺激。嗅其粉末可引起连续喷嚏；内服过量则损伤胃肠黏膜，引起溶血、出血。临床上曾有服用皂荚煎剂（200克加老醋一杯）严重中毒导致死亡的案例[4]。

【传统功用】

荚果入药。通关散和胆荚片的主要原料。

祛痰开窍，消肿杀虫。主治卒中昏厥、口眼㖞斜、喉中痰鸣、头风头痛、疥癣秃疮。内服：0.9～1.5克，研末冲服。外用：适量研末，调敷患处。提取物制剂，按产品说明使用。

刺果甘草

Glycyrrhiza pallidiflora Maxim.

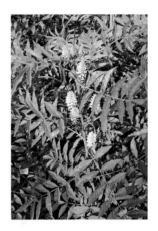

【本草名称】

奶椎《河南中草药手册》，刺果甘草《中药大辞典》。

【植物形态】

多年生草本。茎直立。单数羽状复叶，小叶5～13，宽披针形。总状花序腋生，花密集，花冠蝶形，淡蓝色。荚果卵形，褐色，表面密生尖刺，故名。花果期6～9月。我国东北、河北及内蒙古有野生分布。

【化学成分】

果序及全草含刺果甘草查尔酮（glypallichalcome）、紫檀素、异甘草苷及异黄酮等。

【医疗活性】

1. 抗炎，消肿。2. 促进乳汁分泌。3. 抑制实验性肿瘤。4. 抑制大鼠眼球晶体醛糖还原酶活性。

【毒性备考】

全草有小毒。所含二甲氧基异黄酮具有较强细胞毒性[3]。

【传统功用】

果序入药。催乳，消炎。主治乳汁稀少、乳腺发炎。内服：6～12克，入煎剂。外用：鲜草一握，捣敷患处。

甘 草

Glycyrrhiza uralensis Fisch.

【本草名称】

甘草、美草《神农本草经》,国老《本草经集注》,蜜草《名医别录》,甜草《中国药用植物志》,甜根子《中药志》。

【植物形态】

多年生草本。主根粗长,因具甜味,故有甘草之名。

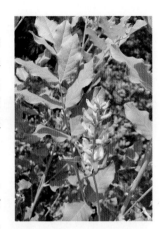

单数羽状复叶,小叶4～8对,卵状椭圆形。总状花序,花萼钟形,花冠淡紫色。荚果镰刀状。花果期6～9月。我国东北、西北及华北地区有野生和栽培。

【化学成分】

根及根茎含甘草酸(glyeyrrhizic acid)、甘草次酸等三萜皂苷类物质和异甘草素等黄酮化合物。

【医疗活性】

1. 解毒。2. 解痉。3. 抗溃疡。4. 祛痰,镇咳。5. 肾上腺皮质激素样作用。

【毒性备考】

历代均作为补益调和佳品,少有毒性方面记载。唯清代陈士铎的《本草新编》提出疑义:"世人皆谓甘草有益而无损,谁知其益多而损亦有之乎?"。现代研究显示,甘草酸和甘草次酸具有肾上腺皮质激素样作用。小剂量长期服用或大剂量短期摄入,约有20％患者出现水肿、乏力、痉挛、麻木、头晕头痛、血钾降低、血压升高等不良反应。此可谓益多,损亦多也。

【传统功用】

主根入药。为多种中成药和汤剂的解毒、调和及矫味剂。健脾益气,调和缓急。主治脾胃虚弱、溃疡疼痛、咳嗽多痰、心悸惊痫、药食中毒。内服:1.5～9克,入煎剂或入丸散。

木 蓝

Indigofera tinctoria L.

【本草名称】

木蓝《本草图经》,槐蓝《本草纲目拾遗》,大蓝《生草药性备要》,水蓝《岭南采药录》,蓝靛《药用植物花谱》。

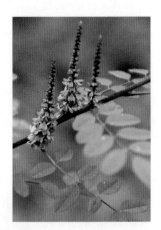

【植物形态】

直立亚灌木。单数羽状复叶,小叶4～6对,叶片卵状长圆形。因可制作蓝色颜料,故名木蓝。总状花序腋生。花冠蝶形,淡红色。荚果线形。花果期1～12月。我国华东、华南及西南地区有野生分布。

【化学成分】

全株含靛苷(indican),水解后生成羟基吲哚,氧化后生成靛蓝。

【医疗活性】

1. 抗炎。2. 消肿。3. 抑制绿脓杆菌。4. 抑制腮腺病毒。5. 对抗四氯化碳诱导的肝损伤。

【毒性备考】

全株有小毒。误食少量引起头痛;大量则出现咽喉痉挛、剧烈呕吐、腹痛腹泻、肢体抽搐。同属植物野青树(I. suffruticosa)毒性更大,广东新会曾发生多起自行服用严重导致中毒身亡的案例[9]。

【传统功用】

茎叶入药。为制作青黛的原料之一。清热凉血,消炎解毒。主治乙型脑炎、腮腺炎、乳痈、疔疮、目赤肿痛、口腔溃疡。内服:9～15克,入煎剂。外用:鲜草一握,捣敷患处。

羽扇豆

Lupinus micranthus L.

【本草名称】

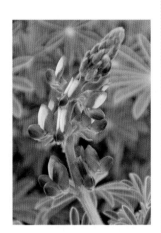

鲁冰花《花卉品鉴金典》,羽扇豆、多叶羽扇豆《药用植物》,埃及羽扇豆《国外医药文摘》。

【植物形态】

多年生草本。掌状复叶轮生,叶披针形。大型总状花序宝塔状,花密集排列在花序顶端;花冠蝶形,有红、蓝、紫等多种颜色。荚果扁圆形。花果期4～10月。原产地中海沿岸,我国大部分地区有栽培。

【化学成分】

种子含羽扇豆碱(lupanine)、谷氨酸肽。茎叶含羽扇豆醇等。

【医疗活性】

1. 抗氧化。2. 抗过敏。3. 抑制黄癣真菌。4. 活化皮肤细胞。5. 抑制移植性肿瘤。

【毒性备考】

全草及种子小毒。羽扇豆类植物擅长富集土壤中的有毒有害物质,包括化工废料和放射性粉尘。故采集羽扇豆入药,应确保该地域没有被污染。

【传统功用】

种子入药。欧洲民间将种子提取物用于治疗足癣、疥疮;对顽固性湿疹和过敏性皮炎也有一定疗效。羽扇豆加入面膜,可减少皮脂分泌,保持皮肤水分,清除角化细胞,修复表皮损伤。

草木樨

Melilotus officinalis（L.）Pall.

【本草名称】

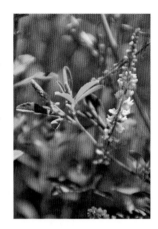

草木樨《释草小记》,辟汗草《植物名实图考》,省头草《上海常用中草药》,黄陵零香、黄香草木樨《中国有毒植物》。

【植物形态】

二年生草本。茎直立,多分枝。3出复叶,小叶长椭圆形,顶端截形,具短尖头,边缘具疏齿。总状花序腋生,花冠黄色。荚果卵球形,具柔毛和网纹,种子褐色。花果期6～9月。我国长江流域有野生分布。

【化学成分】

全草含双香豆素(coumarin)、滨蒿内酯、槲皮素、刺槐苷及挥发油等。霉变干草尚含紫苜蓿酚。

【医疗活性】

1. 抗炎。2. 抗凝血。3. 抑制溃疡。4. 抑制芽孢癣菌。5. 对大鼠淋巴性水肿有明显消退作用。

【毒性备考】

全草有小毒。主要有毒成分为香豆精。大量摄入导致恶心、呕吐、眩晕、心脏抑制和四肢发冷。此外,马、羊等牲畜饲食过多可发生神经麻痹和内脏出血[8]。

【传统功用】

全草入药。清热解毒,化浊杀虫。主治疟疾发作、寒热往来、暑湿胀满、口臭苔腻、湿疹疮疡。内服:9～15克,入煎剂。外用:鲜草一握,捣敷患处。

厚果崖豆藤

Millettia pachycarpa Benth.

【本草名称】

苦檀子《草木便方》，猪腰子《贵州民间药物》，冲天子《中国毒性民族药志》，厚果鸡血藤《中药大辞典》。

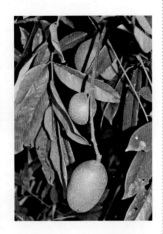

【植物形态】

大型攀缘灌木。单数羽状复叶，小叶 13～17，矩圆状披针形。圆锥花序，花簇生，花冠蝶形，花瓣 5，紫红色。荚果厚木质。肾圆形，故又有猪腰子之称。花果期 4～11 月。我国东南沿海有野生分布。

【化学成分】

种子含鱼藤酮（rotenone）、拟鱼藤酮、异黄酮、灰叶素、植物凝集素及三萜皂苷等。

【医疗活性】

1. 杀虫。2. 抗炎，消肿。3. 促进淋巴细胞转换。4. 雌激素样作用。5. 对鼠反转录病毒的反转录酶和人 DNA 聚合酶有较强的抑制作用[8]。

【毒性备考】

种子所含鱼藤酮和拟鱼藤酮有着强烈的胃毒性。经常接触其粉尘会引起肝功能损害，故多作外用。急性中毒可见呕吐、腹痛、眩晕、黏膜干燥、呼吸急促、神志不清、对神经先兴奋后麻痹[5]。

【传统功用】

种子入药。解毒杀虫，祛风止痛。主治疔疮湿疹、头癣足癣、痈疽溃疡、无名肿毒、虫积腹痛。内服：0.3～1 克，炒焦研细冲服。外用：适量研末，调敷患处。

含羞草

Mimosa pudica L.

【本草名称】

含羞草《岭南采药录》，怕羞草《生草药性备要》，知羞草《南越笔记》，见笑草、怕痒花《有害花木图鉴》。

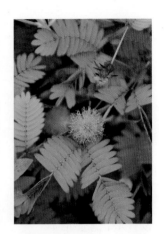

【植物形态】

蔓生草本。全株散生刺毛。羽片通常 4 枚，掌状排列；小叶矩圆形，触之立即闭合下垂，隐含害羞之意，故名含羞草。头状花序，花球状，淡红色。荚果扁平。花果期 8～11 月。我国南部地区有野生分布。

【化学成分】

全草含含羞草碱（mimosine）、含羞草糖苷、黄酮、酚类及一种与肌凝蛋白类似的收缩性蛋白。

【医疗活性】

1. 镇咳。2. 祛痰。3. 对抗乙酰胆碱。4. 抑制卡他球菌。5. 抑制疱疹病毒。

【毒性备考】

全草有小毒。含羞草碱化学结构与酪氨酸近似，其毒性在于抑制酪氨酸的生化代谢。人中毒后表现为毛发脱落，伴乏力、呕吐、腹泻、血压下降、心跳减弱等全身症状[5]。

【传统功用】

全草入药。清热解毒，祛风宁神。主治病毒感冒、带状疱疹、神经衰弱、失眠健忘、风湿肿痛。内服：9～12 克，入煎剂。外用：鲜草一握，捣敷患处。

海南黎豆

Mucuna hainanensis Hayata.

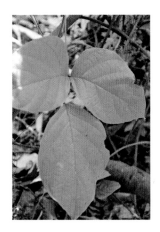

【本草名称】

黎豆《本草纲目拾遗》，虎豆、鼠豆《植物名实图考》，琼油麻藤、海南黎豆《中国有毒植物》。

【植物形态】

攀缘灌木。3出复叶，小叶纸质，顶生小叶卵状披针形；侧生小叶基部偏斜。总状花序腋生，萼钟状，二唇形；花冠深紫色。荚果木质，长圆形。花果期3～6月。我国广东、广西及海南有野生分布。

【化学成分】

种子含左旋多巴（L-dopa）、刺桐碱、刺桐灵碱等化合物。

【医疗活性】

1. 抗震颤麻痹。2. 抗肌肉强直。3. 改善脑电图异常。4. 促进肝昏迷苏醒。5. 具箭毒样肌松作用。

【毒性备考】

种子有毒。摄入过量出现呕吐、腹泻、头晕及运动神经抑制等毒副症状[4]。

【传统功用】

种子及其提取物左旋多巴入药。生津止渴，祛风活络。主治糖尿三消、口干少津、风湿骨痛、震颤麻痹。内服：6～9克，入煎剂。提取物制剂，按产品说明使用。

常绿油麻藤

Mucuna sempervirens Hemsl.

【本草名称】

牛马藤《草木便方》，油麻血藤《中草药资料》，常绿藜豆、常春油麻藤《中药大辞典》。

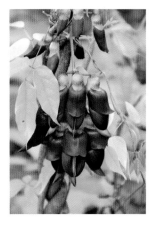

【植物形态】

常绿攀缘灌木。茎粗糙，具皮孔。3出复叶，小叶长卵形，全缘，革质。总状花序腋生，花下垂，紫红色。荚果扁平，密被粗毛。种子黄色。花果期5～10月。我国长江流域及西南地区有野生分布。

【化学成分】

种子含左旋多巴。

【医疗活性】

1. 左旋多巴系酪氨酸的羟化物，进入人体可转化成多巴胺，从而对抗帕金森病之肌肉强直、震颤麻痹。2. 改善脑电图异常。3. 促进肝昏迷苏醒。

【毒性备考】

种子及其活性成分左旋多巴有毒。过量摄入常见食欲不振、恶心呕吐、焦虑失眠等副作用；偶有消化道出血、胃溃疡穿孔、直立性低血压等不良反应[11]。

【传统功用】

藤茎及种子提取物左旋多巴入药。藤茎：祛风除湿，舒筋活络。主治风湿骨痛、肢体麻木、关节红肿、腰肌劳损、跌打损伤。内服：9～15克，入煎剂。提取物制剂：主治帕金森病、震颤麻痹、肌肉强直。按产品说明使用。

红豆树

Ormosia hosiei Hemsl. et Wils.

【本草名称】

红豆、红豆树《四川常用中草药》，江阴红豆树、鄂西红豆树《中药大辞典》。

【植物形态】

乔木。树皮光滑。单数羽状复叶，小叶

5～7 枚，卵状椭圆形，圆锥花序顶生或腋生，花冠蝶形。荚果扁平。种子圆形，光亮，鲜红色，故有红豆之名。花果期 4～10 月。我国华东、华南及西南地区有野生分布。

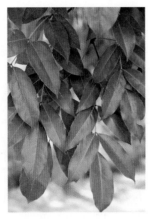

【化学成分】

种子含红豆裂碱（ormosanine）、表红豆裂碱、N-甲基司巴丁、黄花木碱等。

【医疗活性】

1. 抗炎。2. 消肿。3. 镇痛。4. 杀虫。

【毒性备考】

《四川常用中草药》："味苦，性平，有小毒。"

【传统功用】

种子入药。活血化瘀，理气止痛。主治气滞血瘀、心胃气痛、疝气坠胀、闭经痛经、疥疮肿毒。内服：6～9 克，入煎剂。外用：适量研末，调敷患处。

小花棘豆

Oxytropis glabra（Lam.）DC.

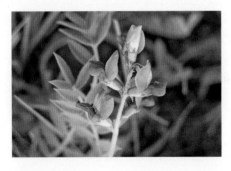

【本草名称】

醉马草《中国沙漠药用植物》，勺草、马绊肠、醉马豆《中药大辞典》，小花棘豆《中国毒性民族药志》。

【植物形态】

多年生草本。茎多分枝。单数羽状复叶，小叶 9～13，矩圆形，先端尖，基部圆。总状花序腋生，花冠紫色，旗瓣顶部截形，龙骨瓣先端有喙。荚果膨胀。花果期 6～9 月。我国西北地区有野生分布。

【化学成分】

全草含臭豆碱（anagyrine）、黄华碱、黄酮苷、六氯羟基庚酮及微量元素等。

【医疗活性】

1. 镇静。2. 镇痛。3. 兴奋平滑肌。4. 使麻醉犬血压下降。5. 抑制 S180 腹水癌。

【毒性备考】

全草有毒。所含生物碱能使氧自由基代谢紊乱，超氧化歧化酶和肝微粒体 P450 酶严重损伤，参与机体氧化代谢的能力显著降低。这是造成实验动物和家畜采食后中毒的主要原因[8]。

【传统功用】

全草入药。祛风安神，消肿止痛。主治神经衰弱、失眠健忘、牙龈肿痛、关节红肿、疥癣湿疹。内服：1.5～3 克，入煎剂。外用：适量煎水，浸洗患处。

豆 薯

Pachyrhizus erosus（L.）Urban.

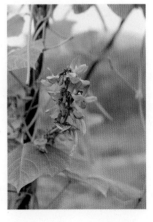

【本草名称】

凉薯、地瓜《中国药用植物志》，地萝卜《江西草药手册》，草瓜茹《陆川本草》，沙葛子《中草药中毒急救》。

【植物形态】

草质藤本。块根肥大，肉质。因味甜多汁，故有地瓜之称。3 出复叶，小叶菱状卵形。总状花序，花蓝白色。荚果条形。种子近方形，黄褐色，有光泽。花果期 7～11 月。我国东南沿海及西南地区多有栽培。

【化学成分】

种子含豆薯酮（pachyrhizone）、鱼藤酮、豆薯黄酮、豆薯皂苷及地瓜内酯等化合物。

【医疗活性】

1. 杀虫。2. 抑制皮癣真菌。3. 抑制移植性癌细胞分裂。4. 块根具有对抗酒精中毒的活性。

【毒性备考】

种子有大毒。人误食 5～6 粒可致严重中毒。豆薯酮及鱼藤酮对神经中枢尤其呼吸中枢和血管运动中枢可造成损害，出现心律失常，口唇发绀；严重者常死于呼吸麻痹[8]。

【传统功用】

种子入药。消炎解毒，抑癣杀虫。主治头癣足癣、湿疹疥疮、痈疽溃疡、无名肿毒、蛇虫咬伤。外用：适量研末，调敷患处。

排钱草

Phyllodium pulchellum（L.）Desv.

【本草名称】

排钱草《福建民间草药》，排钱树、串钱木《药用植物花谱》，龙鳞草《生草药性备要》，叠钱草《广西野生资源》。

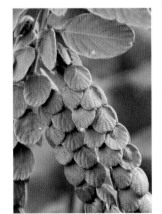

【植物形态】

灌木。枝纤细，被柔毛。叶革质，倒卵形。花序长达 30 厘米；叶状苞片约 30 对，两两对生，似一串铜钱，故有排钱之名。荚果通常 2 节。花果期 7～11 月。我国福建、广东及海南有野生分布。

【化学成分】

全草含蟾毒色胺（bufotenine）、多种吲哚生物碱及酚类化合物。

【医疗活性】

1. 镇痛。2. 消肿。3. 抗氧化。4. 抑制实

验性肿瘤。5. 抑制化学毒物诱导的大鼠肝纤维化。

【毒性备考】

全草有小毒。每日口服 30 克全草煎剂，数日后部分患者出现恶心呕吐、四肢乏力等不良反应[1]。

【传统功用】

全草入药。软坚消肿，化瘀止痛。主治肝脾肿大、胁下痞块、胸腔积液、腹水、跌打损伤、风湿骨痛。内服：9～15 克，入煎剂。外用：鲜草一握，捣敷患处。

补骨脂

Psoralea corylifolia L.

【本草名称】

补骨脂《雷公炮炙论》，破故纸《药性论》，补骨鸱《本草图经》，黑故子、胡故子《中药志》。

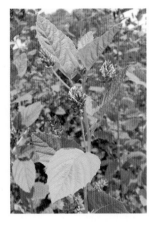

【植物形态】

一年生草本。茎直立，具纵棱。叶互生，三角状阔卵形，边缘具粗齿。总状花序密集成穗状，花冠蝶形，淡紫色。果实黑棕色，肾圆形。花果期 7～10 月。我国华东、华中及西南地区有野生或栽培。

【化学成分】

果实含补骨脂素（psoralen）、异补骨脂素、补骨脂查耳酮、补骨脂酚等化合物。

【医疗活性】

1. 抑制细菌。2. 抑制真菌。3. 对抗脂肪肝。4. 抑制皮肤色素减退。5. 调节糖代谢，激活机体对胰岛素的敏感性。

【毒性备考】

大鼠灌服补骨脂粗品连续 1 月，未见肝肾损害；灌服补骨脂酚 1～4 周，肾脏出现病理性

改变。显示肾毒性主要来自酚类物质。此外，补骨脂及其粗制剂外用，可引起光敏性皮炎甚至过敏性休克[7]。

【传统功用】

种子入药。为黑锡丹和白驳片的原料之一。益肾助阳，温脾止泻。主治五更泄泻、腰膝冷痛、遗精遗尿、白细胞减少、白癜风、银屑病。内服：6～9克，入煎剂。外用：乙醇浸泡，涂擦患处。

葛

Pueraria lobata（Willd.）Ohwi.

【本草名称】

葛根《神农本草经》，甘葛《滇南本草》，粉葛《草木便方》，黄葛藤《天宝本草》，葛麻茹《陆川本草》。

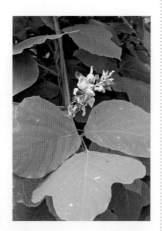

【植物形态】

多年生藤本。块根肥厚，多纤维和粉质，故又称粉葛。3出复叶互生，叶片菱状圆形，边缘有时波状浅裂。总状花序腋生，花蝶形，蓝紫色。荚果扁平线形。花果期4～10月。我国大部分地区有野生分布。

【化学成分】

块根含葛根素（puerarin）、葛根素木糖苷、大豆黄酮、大豆黄酮苷等黄酮和异黄酮类化合物。

【医疗活性】

1. 解痉。2. 解热。3. 降血糖。4. 对抗酒精中毒。5. 扩张心脑血管。延缓动脉硬化。

【毒性备考】

葛根煎剂极少有不良反应。近年来随着葛根素注射液推广使用，不良反应日渐增多。除皮肤过敏外，尚有发热、肾绞痛、肝功能异常、心

电图异常等多篇报道。曾发生注射葛根素后引发溶血性贫血和弥散性血管内凝血导致死亡的案例[1]。

【传统功用】

块根入药。为脑保生片和葛根素注射液的主要原料。解肌止痉，清热透疹。主治头痛项强、烦渴抽搐、斑疹痧疹、心肌梗死、脑梗塞、酒精中毒。内服：9～15克，入煎剂或入丸散。提取物制剂，按产品说明使用。

洋 槐

Robinia pseudoacacia L.

【本草名称】

洋槐、刺槐《中药大辞典》，德国槐、刺儿槐《中国食用本草》，刺槐花《贵州民间方药集》。

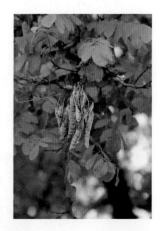

【植物形态】

落叶乔木。树皮纵裂，幼枝具托叶状硬刺，故名刺槐。单数羽状复叶，小叶7～11对，叶片长椭圆形。总状花序腋生，花白色。荚果扁圆形。花果期4～9月。原产北美，我国大部分地有栽培。

【化学成分】

花含洋槐苷（robinin）、芹菜素二糖苷、刺槐素三糖苷等黄酮类物质。茎皮和种子含刺槐素和植物凝集素。

【医疗活性】

1. 止血。2. 利尿。3. 降压。4. 增强血管壁弹性。5. 促进淋巴细胞转换。

【毒性备考】

茎皮、叶、豆荚和种子有毒。以茎皮内层毒性最大。茎皮有毒成分是由两条多肽链组成的刺槐毒蛋白，中毒后表现为恶心、呕吐、嗜睡、呆滞、惊厥、呼吸困难和心律失常[4]。

【传统功用】

花蕾入药。凉血止血,平肝降压。主治肝阳上亢、血压偏高、咯血吐血、肠风便血、妇女崩漏。内服:9～15克,入煎剂或泡茶饮。

田　菁

Sesbania cannabina（Retz.）Poir.

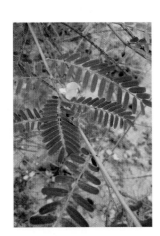

【本草名称】

叶顶珠、铁精草《福建民间草药》、田菁、细叶木兰《药用植物图谱》、向天蜈蚣《泉州本草》。

【植物形态】

灌木状草本。茎多分枝。双数羽状复叶,小叶 20～30 对,线状矩圆形;因形状似蜈蚣,故又有向天蜈蚣之称。总状花序腋生,花黄色,旗瓣有紫斑。荚果细柱状。花果期 8～12 月。我国江苏、浙江有野生分布。

【化学成分】

全草含戊聚糖、木质素、纤维素及微量元素。

【医疗活性】

1. 抑菌。2. 抗炎。3. 消肿。4. 利尿。5. 止血。

【毒性备考】

小鼠腹腔注射全草水提物 20 g(相当于生药)/kg,1～2 分钟后出现活动减少、翻正反射消失,实验动物陆续死亡[4]。

【传统功用】

全草入药。清热凉血,利尿排毒。主治妇科炎症、尿路感染、小便不利、肢体浮肿、毒蛇咬伤。内服:15～30 克,入煎剂。外用:鲜草一握,捣敷患处。

苦豆子

Sophora alopecuroides L.

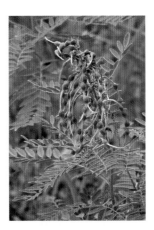

【本草名称】

布亚、苦豆子《新疆中草药手册》、苦甘草、苦豆根、粉豆根《内蒙古中草药》。

【植物形态】

多年生灌木。茎枝多呈帚状。单数羽状复叶,小叶 11～25 片,矩圆状披针形。总状花序顶生,花密集,花冠蝶形,黄色。荚果串珠状。种子宽卵形,淡黄色。花果期 5～8 月。我国内蒙古、新疆及西藏有野生分布。

【化学成分】

种子及全草含苦豆碱(aloperine)、苦参碱、槐果碱、司巴丁等。总生物碱含量最高时可达 8％左右。

【医疗活性】

1. 抑菌。2. 抗病毒。3. 抗炎、消肿。4. 免疫抑制。5. 抗肝脏纤维增生。

【毒性备考】

全草有毒。牲畜觅食,轻者消化不良;重则痉挛抽搐;食入量占体重 2％时可致死亡。人口服种子 15 粒以上可引起中毒,症见头晕头痛、恶心呕吐、烦躁心悸、面色苍白、血压下降、呼吸困难[4]。

【传统功用】

全草或种子入药。清热燥湿,杀虫止痒。主治下焦湿热、菌痢肠炎、疥疮足癣、湿疹瘙痒、痈疽溃烂。内服:全草 1.5～3 克,入煎剂。种子 1 克(约 5 粒),炒焦研末冲服。外用:适量研末,调敷患处。

苦 参

Sophora flavescens Alt.

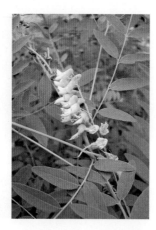

【本草名称】

苦参《神农本草经》，野槐、苦骨《本草纲目》，牛参《湖南药物志》，川参《贵州民间方药集》。

【植物形态】

亚灌木。根圆柱形，外皮黄色；味极苦，故名。单数羽状复叶，长达25厘米。小叶11～25枚，卵状披针形。总状花序顶生，花冠淡黄色。荚果串珠状。花果期6～9月。我国大部分地区有野生分布。

【化学成分】

根含苦参碱（matrine）、氧化苦参碱、槐果碱、臭豆碱、甲基司巴丁等生物碱。

【医疗活性】

1. 杀虫。2. 镇静。3. 提升白细胞。4. 抗肝脏纤维化。5. 抗心律失常，抗心肌缺血。

【毒性备考】

苦参碱属双稠哌啶烷类生物碱，是一种作用于神经系统的有毒物质。人过量摄入后出现流涎、呼吸和脉搏加速、步态不稳；严重者惊厥抽搐；最终可因呼吸抑制、循环衰竭而死亡[4]。

【传统功用】

根入药。为光明眼药和升白片的主要原料。清热燥湿，杀虫止痒。主治湿热黄疸、菌痢肠炎、痔漏脱肛、滴虫瘙痒、癣湿疥疮。内服：4.5～9克，入煎剂。外用：适量煎水，浸洗患处。

国 槐

Sophora japonica L.

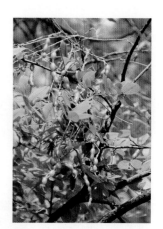

【本草名称】

槐花《日华子本草》，槐蕊《本草正》，槐米《本草药名汇考》，槐角子《济生本事方》，槐连豆《中药材手册》。

【植物形态】

落叶乔木。单数羽状复叶，小叶7～15，卵状长圆形。圆锥花序顶生，花白色；花蕾上部为未开花冠，下部为钟状花萼，因干燥后呈米粒状，故又称槐米。荚果串珠状。花果期8～10月。我国大部分地区有野生分布。

【化学成分】

花蕾及果实含槐属黄酮苷（sophoraflavonoloside）、芦丁、槲皮素等黄酮类物质。种子尚含司巴丁和植物凝集素。

【医疗活性】

1. 止血。2. 降压。3. 降血脂。4. 改善心脑缺血。5. 增强血管壁弹性。

【毒性备考】

历代本草未言有毒。现代药理显示槐花水提物能抑制人体淋巴细胞分裂，具一定致突变毒性。所含染料木素能终止孕卵着床，具一定生殖毒性。特异体质者尚能引起过敏反应[1]。

【传统功用】

花蕾或荚果入药。为痔瘘丸和槐花散的主要原料。通利脉络，凉血止血。主治肠风下血、痔血尿血、妇女崩漏、血脂异常、血压偏高。内服：4.5～9克，入煎剂。外用：适量煎水，浸洗患处。

越南槐

Sophora tonkinensis Gagnep.

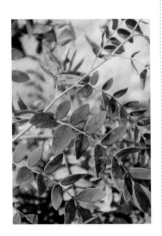

【本草名称】

黄结《本草纲目》、山豆根《开宝本草》、苦豆根《中药材手册》、柔枝槐《高等植物图鉴》、广豆根《中药志》。

【植物形态】

低矮灌木。根有分枝，黄棕色，因味极苦，故又称苦豆根。单数羽状复叶，小叶 11～21；状椭圆形。总状花序，花冠蝶形，淡黄色。荚果圆柱形，串球状。花果期 5～11 月。我国华南地区有野生分布。

【化学成分】

根含苦参碱（matrine）、司巴丁、臭豆碱及山豆根查尔酮等。

【医疗活性】

1. 抗炎。2. 降血脂。3. 抗胃溃疡。4. 提升白细胞。5. 对实验性肿瘤具有抑制作用。

【毒性备考】

根茎及其生物碱有毒。过量摄入引起眩晕、呕吐、腹痛、痉挛、大汗不止、血压下降，曾有一次煎服 60 克严重中毒最终死亡的案例[2]。

【传统功用】

根入药。清热解毒，消肿止痛。主治喉蛾肿痛、肺热咳喘、心律失常、菌痢肠炎、白细胞降低。内服：3～6 克（一般不超过 9 克），入煎剂。

披针叶野决明

Thermopsis lanceolata R. Br.

【本草名称】

土马豆、牧马豆《中国有毒植物》、黄花苦豆

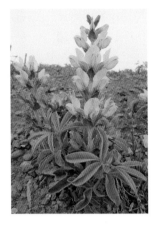

《宁夏中草药手册》、枪叶野决明《陕甘宁青中草药选》、披针叶野决明《中药大辞典》。

【植物形态】

多年生草本。茎直立，稍分枝。3 出复叶互生，小叶长圆状披针形，托叶 2 枚，披针形。总状花序顶生，花蝶形，黄色。荚果条状。种子肾形。花果期 6～8 月。我国东北、华北及西北地区有野生分布。

【化学成分】

全草含野决明碱（thermopsine）、司巴丁、厚果槐碱等生物碱。种子中生物碱含量最高时可达 5%。

【医疗活性】

1. 杀虫。2. 刺激性祛痰。3. 反射性兴奋呼吸。4. 烟碱样神经节阻断和肌肉松弛作用。

【毒性备考】

全草有毒，种子毒性更大。所含生物碱多作用于神经系统，少量兴奋，大量则麻痹。可出现恶心呕吐、头晕头痛、肌肉松弛、全身无力等不良反应[4]。

【传统功用】

全草入药。为野决明碱注射液的主要原料。祛痰镇咳，解毒定惊。主治痰喘气促、惊悸抽搐、疟疾复发。近年用于麻醉过量导致呼吸衰竭、新生儿窒息及狂犬病发作的抢救治疗。内服：6～9 克，入煎剂。提取物制剂：按产品说明使用。

红车轴草

Trifolium pratense L.

【本草名称】

三叶草《江西中草药手册》、红三叶、红菽草、荷兰翘摇《中国有毒植物》、红车轴草《中国

药用植物图鉴》。

【植物形态】

多年生草本。叶卵状椭圆形，上有白色斑纹。复叶3出，故有三叶草之称。花苞顶生，密集成头状；花蝶形，淡红色。荚果包被于宿存内。种子肾形。花果期5～9月。我国大部分地区有野生分布和栽培。

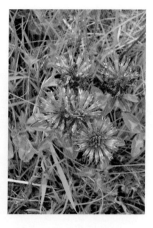

【化学成分】

全草含车轴草素（pratensein）、红车轴草根苷、鹰嘴豆芽苷等异黄酮成分。尚含少量紫苜蓿酚。

【医疗活性】

1. 祛痰。2. 解痉。3. 抗溃疡，抗凝血。4. 雌激素样作用。5. 抑制异常血管生成。

【毒性备考】

全草有小毒。牛马采食过多出现"三叶草病"。其典型症状为大量流涎、皮肤水疱、步态僵硬、腹泻、黄疸等；有的眼组织坏死，甚至失明。此外，全草还能引起局部或全身过敏。

【传统功用】

全草入药。为车轴草软膏的主要原料。抗炎消肿，止咳平喘。主治咳嗽气喘、支气管炎、疮疡肿毒、神经衰弱、更年期综合征。内服：9～15克，入煎剂。提取物制剂，按产品说明使用。

蚕　豆

Vicia faba L.

【本草名称】

蚕豆《救荒本草》，佛豆《益部方物略记》，胡豆《本草纲目》，罗汉豆《本草药名汇考》，蚕豆花《现代实用中药》。

【植物形态】

一年生草本。茎中空，表面具纵纹。双数羽状复叶，小叶2～6枚，广椭圆形。花冠蝶形，旗瓣白色，有淡紫色脉纹；翼瓣中央有紫黑色大斑。荚果肥厚。种子扁圆。花果期3～6月。我国大部分地区有栽培。

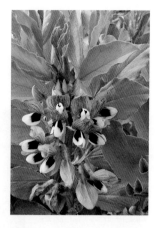

【化学成分】

花叶含巢菜碱（vicine）、山柰酚、叶绿醌、甘油酸及微量多巴等。

【医疗活性】

1. 止血。2. 利尿。3. 降压。4. 祛痰。5. 抑制6-磷酸脱氢酶。

【毒性备考】

花和种子所含巢菜碱对少数遗传缺陷及磷酸脱氢酶缺乏者具有较大毒性。食后潜伏期5～24小时，吸入花粉则发病更快。主要症状为眩晕乏力、溶血性贫血、血红蛋白尿、尿胆素增高、全身脏器衰竭。此即民间所谓的"蚕豆病"。

【传统功用】

花入药。凉血止血，平肝降压。主治肝阳上亢、血压偏高、吐血咯血、鼻衄痔血、月经过多。内服：9～15克，入煎剂或泡茶饮。

救荒野豌豆

Vicia sativa L.

【本草名称】

苕子《广州植物志》，薇菜、野豌豆《本草品汇精要》，肥田草《贵州草药》，大巢菜《本草纲目》。

【植物形态】

一年生草本。双数羽状复叶，叶轴顶端具卷须；小叶8～16片，卵状长椭圆形。先端截形凹入，有细尖。总状花序腋生。花冠蝶形，玫红色。荚果扁平，熟时开裂。花果期4～8月。我国大部分地区有野生分布。

【化学成分】

全草含野豌豆苷（vicianin）、巢菜苷、促蜕皮酮等。种子和茎叶尚含毒性氨基酸及微量氢氰酸。

【医疗活性】

1. 抑菌。2. 止血。3. 抗炎。4. 抗流感病毒。5. 抑制6-磷酸葡萄糖脱氢酶。

【毒性备考】

全草有小毒。牲畜以慢性中毒为主，出现特有的神经症状，如昏睡、步态蹒跚、脱毛等。巢菜苷能使有遗传缺陷的患者发生蚕豆病，引起溶血性贫血[4]。

【传统功用】

全草入药。清热化湿，止血消肿。主治肝胆湿热、肢体浮肿、痔血便血、月经过多、乳痈肿痛。内服：15～30克，入煎剂。外用：鲜草一握，捣敷患处。

紫　藤

Wisteria sinensis（Sims）Sweet. Hort. Brit.

【本草名称】

朱藤《梦溪笔谈》，藤萝《江西中草药手册》，紫藤、招豆藤《本草纲目拾遗》，紫金藤《江苏药材志》。

【植物形态】

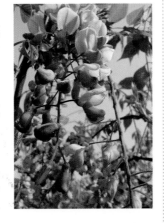

木质藤本。单数羽状复叶，小叶7～11，卵状披针形。总状花序下垂，花蝶形，淡紫色，故有紫藤之名。荚果长10余厘米，表面密生棕黄色绒毛。种子扁圆形。花果期3～10月。我国大部分地区有栽培。

【化学成分】

茎叶含紫藤苷（wistarin）、黄酮苷及树脂类物质。种子尚含司巴丁及微量氰苷。

【医疗活性】

1. 杀虫。2. 抗氧化。3. 烟碱样作用。4. 抑制 EB 病毒。5. 抑制小鼠黑色素瘤。

【毒性备考】

紫藤苷、司巴丁均可引起呕吐和泄泻，具有毒性。小儿误食种子2粒以上即可能中毒。成人误把豆荚当菜豆食用，引起呕吐、腹痛、腹泻、脱水，甚至休克。

【传统功用】

种子或根入药。祛风通络，杀虫止痛。主治风湿痹痛、关节红肿、肢体麻木、肠虫感染、虫积腹痛。内服：3～6克，入煎剂（种子须先炒熟后打碎）。

酢浆草科
Oxalidaceae

酢浆草

Oxalis corniculata L.

【本草名称】

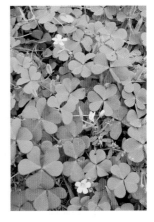

酢浆草《唐本草》，三叶酸《千金方》，三角酸、雀儿酸《本草纲目》，鹁鸪酸《浙江民间常用草药》。

【植物形态】

多年生草本。全株味酸似醋，故有酢浆之名。掌状复叶，小叶3片，倒心形。聚伞花序，花瓣5，黄色，倒卵形。蒴果圆柱形，具5棱。种子细小，熟时弹出。花果期5～9月。我国大部分地区有野生分布。

【化学成分】

全草含大量草酸、柠檬酸、苹果酸、酒石酸等有机酸。

【医疗活性】

1. 利尿。2. 镇静。3. 抗炎，消肿。4. 抑制铜绿假单胞菌。

【毒性备考】

牛羊大量饲食后引起胃肠发炎。同属植物毛茛酢浆草（O. cernua）还能损害家畜肾脏，使血清非蛋白氮升高。本品作野菜大量食用可使人中毒，出现流涎、呕吐、腹泻、血尿、痉挛抽搐、呼吸困难等症状[4]。

【传统功用】

全草入药。清热利湿，解毒消肿。主治湿热黄疸、疮痈肿痛、赤白带下、血淋热淋、尿路感染。内服：9～12克，入煎剂。外用：鲜草一握，捣敷患处。

亚麻科
Linaceae

亚　麻

Linum usitatissimum L.

【本草名称】

亚麻、鸦麻《本草图经》，胡脂麻《中国药用植物志》，壁虱胡麻《本草纲目》，山西胡麻《植物名实图考》。

【植物形态】

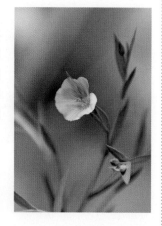

一年生草本，高可达 1 米。茎直立；茎皮柔软坚韧，纤维不亚于苎麻，故名。叶互生，线状披针形。花生于茎顶，花瓣 5，蓝白色；先端微凹。种子扁平光泽。花果期 6～9 月。我国大部分地区有栽培。

【化学成分】

全草含亚麻苦苷（linamarin）、异荭草素，牡荆素等；种子富含不饱和脂肪酸。

【医疗活性】

1. 抗炎。2. 缓泻。3. 调节脂质代谢。4. 延缓动脉粥样硬化。5. 促进小肠蠕动、分泌和吸收。

【毒性备考】

全草及种子有毒，所含亚麻苦苷在酶的作用下可水解生成氰氢酸。当氰氢酸含量达 0.17％～1.5％时，可引起人或动物中毒。出现流涎、呕吐、腹泻、发绀、痉挛、惊厥，甚则呼吸抑制，心力衰竭而危及生命[4]。

【传统功用】

全草入药。疏肝理气，祛风活络。主治气滞血瘀、疝气腹痛、肝气郁结、胁下胀满、睾丸坠痛。内服：9～15 克，入煎剂。外用：适量捣敷或浸洗患处。

古柯科
Erythroxylaceae

古　柯

Erythroxylun coca Lam.

【本草名称】

可卡、可卡因《中草药中毒急救》，古柯叶《中药植物原色图谱》，高根、玻琍维亚古柯《中国有毒植物》。

【植物形态】

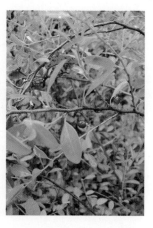

常绿灌木。叶互生，革质，椭圆状倒卵形，光滑，全缘。花小，单生或簇生于叶腋，花瓣 5，淡黄绿色。果实椭圆形，具宿萼，熟时红色。花果期 5～11 月。原产南美，我国台湾、海南及广西有少量栽培。

【化学成分】

叶含可卡因(cocaine)、肉桂酰可卡因、托派可卡因、古豆醇碱等多种生物碱。现已通过人工合成得到可卡因以及活性更强的利多卡因、普鲁卡因等系列产品。

【医疗活性】

1. 镇痛。2. 局部麻醉。3. 抗疲劳。4. 抗高原反应。5. 小剂量兴奋中枢,大剂量抑制呼吸和心跳。

【毒性备考】

三大毒品植物之一。茎叶及其生物碱有毒性和成瘾性,中毒引起流涎、咽喉痉挛、吞咽困难、精神恍惚、眩晕心悸,严重者血压下降、四肢厥冷、呼吸困难、抽搐惊厥,最终可因呼吸麻痹、循环衰竭而死亡[9]。

【传统功用】

叶入药。提神醒脑,麻醉止痛。主治疲倦乏力、精神萎靡、无名肿毒、浅表疼痛。内服:2~5克,入煎剂或泡茶饮。现代临床已很少使用生药煎服,多采取利多卡因、普鲁卡因等合成制剂,广泛应用于麻醉镇痛。

蒺藜科
Zygophyllaceae

骆驼蓬

Peganum harmala L.

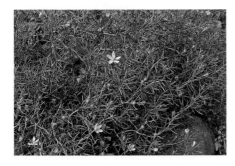

【本草名称】

骆驼蓬《新疆中草药手册》,骆驼蒿、臭草《陕甘宁青中草药选》,臭古都、老哇爪《中国有毒植物》。

【植物形态】

多年生草本。因全株具特异气味,故有臭草之称。叶互生,2~3回羽状全裂,裂片线形。花与叶相对,白色或浅黄绿色。蒴果近球形。种子棱状肾形。花果期6~8月。我国西北、华北地区有野生分布。

【化学成分】

全草及种子含骆驼蓬碱(harmaline)、去甲氧基骆驼蓬碱、哈尔满碱、鸭嘴花碱等生物碱。

【医疗活性】

1. 降血压。2. 驱蛔虫。3. 抗早孕。4. 减慢心率。5. 改善随意运动和眼肌僵直。

【毒性备考】

骆驼蓬生物碱系单胺氧化酶抑制剂,具一定细胞毒性、生殖毒性和精神神经毒性。主要中毒症状为:幻听幻觉、肌肉震颤、惊厥抽搐、甚则呼吸抑制、心搏骤停、最终死亡[4]。

【传统功用】

全草及种子入药。止咳平喘,祛风消肿。主治风湿痹痛、四肢麻木、血压偏高、癔病抑郁、无名肿毒。内服:全草1.5~4.5克,入煎剂。种子0.6~0.9克,研末冲服。

刺蒺藜

Tribulus terrester L.

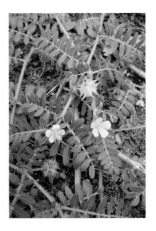

【本草名称】

蒺藜子《神农本草经》,白蒺藜《药性论》,刺蒺藜《本草衍义》,八角刺《青海药材》,地菱角《江苏药用植物志》。

【植物形态】

一年生草本。茎辐射状平铺地面。双数羽状复叶,小叶矩圆形。花单生叶腋。

花瓣 5，黄色。果实由 5 果瓣组成。每果瓣各具硬刺 1 对；形状似菱，故又称地菱角。花果期 5～9 月。我国大部分地区有野生分布。

【化学成分】

果实及茎叶含刺蒺藜苷（tribuloside）、甾体皂苷、紫云英苷、山奈酚等。并含较多钾盐。

【医疗活性】

1. 降压。2. 抗疲劳。3. 抗氧化。4. 促进皮质激素释放。5. 扩张心脑血管，改善心脑缺血。

【毒性备考】

全草有小毒。牛羊饲食后出现头部肿胀，与金丝桃素引发的光敏症状相似，俗称"大头病"。临床上少数过敏体质者服用刺蒺藜粉后引发猩红热样药物性皮疹。

【传统功用】

果实入药。为明目蒺藜丸的主要成分。祛风化湿，疏肝明目。主治肝阳上亢、头晕头痛、目生翳障、血压偏高、风疹瘙痒。内服：6～9 克，入煎剂或入丸散。外用：适量研末，调敷患处。

芸香科 Rutaceae

白　鲜

Dictamnus dasycarpus Turcz.

【本草名称】

白鲜《神农本草经》，白膻《本草经集注》，羊膻草、羊癣草《中国有毒植物》，北鲜皮《药材资料汇编》。

【植物形态】

多年生草本。全草具特异羊膻气味，故又称羊膻草。根粗壮，黄白色。单数羽状复叶，小叶卵形至长

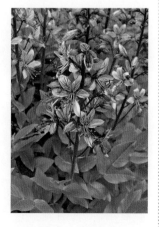

椭圆形。总状花序，花淡红色带紫色条纹。蒴果 5 裂。花果期 4～7 月。我国东北、华北及西北地区有野生分布。

【化学成分】

根含白鲜碱（dictamnine）、崖椒碱、茵芋碱、梣皮酮、补骨脂素及花椒毒素等。

【医疗活性】

1. 杀虫。2. 利尿。3. 抗炎。4. 解热，镇痛。5. 抑制癣类真菌。

【毒性备考】

东北地区用根制作杀虫农药。小鼠腹腔注射根皮的氯仿提取物 600 mg/kg，出现活动减少，四肢无力，最终死亡。临床上有引起过敏性皮炎的病例报道。

【传统功用】

根皮入药。祛风燥湿，清热解毒。主治湿热黄疸、风湿痹痛、湿疹瘙痒、痈疽脓疡、疥癣毒疮。内服：4.5～9 克，入煎剂或入丸散。外用：适量研末，调敷患处。

三桠苦

Evodia lepta（Spr.）Merr.

【本草名称】

三桠苦《岭南采药录》，三叉虎《广西药用植物名录》，三支枪《常用中草药手册》，三叶莲、三脚鳖《本草药名汇考》。

【植物形态】

常绿灌木或小乔木。茎多分枝。

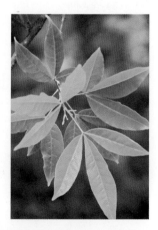

指状复叶，小叶 3 枚，呈丫状，味极苦，故名。叶长椭圆形，具腺点。圆锥花序腋生，花小、黄色。花瓣 4。蓇葖果，黄褐色。花果期 6～12 月。我国华南地区有野生分布。

【化学成分】

根、叶含 a-蒎烯、糠醛等挥发性物质，又含

生物碱及苷类化合物。

【医疗活性】

1. 镇痛。2. 抗炎。3. 消肿。4. 轻度抑制流感病毒。5. 煎剂明显抑制痢疾杆菌。

【毒性备考】

茎叶有小毒。小鼠腹腔注射 10～20 g/kg 茎叶的水提取物，引起后肢无力、躯体伸张、腹部紧缩、呼吸困难、最终抽搐死亡[4]。

【传统功用】

根叶入药。清热解毒、化瘀止痛。主治湿热黄疸、痈疽疮疡、跌打损伤、关节麻木、风湿骨痛。内服：9～15 克，入煎剂。外用：鲜叶一握，捣敷患处。

吴茱萸

Evodia rutaecarpa（Juss.）Benth.

【本草名称】

吴茱萸《神农本草经》，食茱萸《新修本草》，家吴萸《中药鉴别手册》，纯幽子、伏辣子《本草药名汇考》。

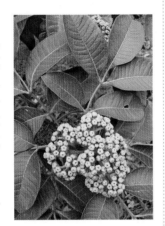

【植物形态】

常绿灌木。单数羽状复叶对生，小叶 5～9 片，椭圆形，有腺点。聚伞状圆锥花序顶生，花小，黄白色，花瓣 5。蒴果 5 棱状扁球形，有香气。花果期 6～10 月。我国华东、华南及西南地区有野生分布。

【化学成分】

果实含吴茱萸碱（evodiamine）、吴茱萸烯、吴茱萸内酯、吴茱萸苦素等。

【医疗活性】

1. 杀虫。2. 镇痛。3. 抗溃疡。4. 抑制真菌。5. 拟肾上腺素样作用。

【毒性备考】

果实有小毒。临床上常有因服用超量或炮制未透而中毒的病例。一般口服 30 克左右即可能出现腹痛、腹泻、头痛、眩晕、视力减退、幻觉错觉等不良反应[8]。

【传统功用】

未熟果实入药。为戊己丸和左金丸的主要成分。温中散寒，理气止痛。主治呕逆吞酸、胃脘胀痛、疝气坠痛、胃肠及口腔溃疡、神经性头痛。内服：1.5～4.5 克，入煎剂或入丸散。外用：适量研末，调敷患处。

九里香

Murraya paniculata（L.）Jack.

【本草名称】

月橘《中山传信录》，九里香《岭南采药录》，千里香、满山香《生草药性备要》，过山香《福建中草药》。

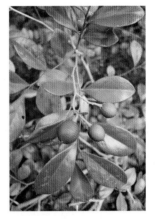

【植物形态】

灌木或小乔木。单数羽状复叶，小叶 3～9，叶片椭圆形，背面有腺点。聚伞花序，花瓣 5，白色。因其香气浓烈，故有千里香之称。浆果卵状，熟时红色。花果期 3～11 月。我国华南、西南地区有野生分布。

【化学成分】

茎叶含香叶醇（lemonol）、九里香醇、九里香烯、丁香油酚等挥发性物质。

【医疗活性】

1. 抗炎。2. 抗溃疡。3. 抗血小板聚集。4. 镇痛，黏膜局部麻醉。5. 对肿瘤细胞的增殖和迁移有抑制作用[16]。

【毒性备考】

茎叶有小毒。小鼠腹腔注射 10～20 g/kg 茎叶水提物，出现呼吸困难、爬行乏力、最后抽搐死亡。九里香对实验动物有一定生殖毒性，故孕妇应谨慎使用[8]。

【传统功用】

茎叶入药。传为三九胃泰的原料之一。祛风除湿,理气止痛。主治脘腹饱胀、肝胃气痛、风湿痹痛、跌打损伤、胃及十二指肠溃疡。内服:9～12克,入煎剂或入丸散。外用:茎叶乙醇浸泡液曾用作扁桃体挤切术局部麻醉,效果较好。

黄　檗

Phellodendron amurense Rupr.

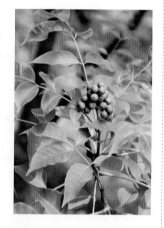

【本草名称】

檗木《神农本草经》,檗皮《伤寒论》,黄檗《神农本草经集注》,川黄檗、关黄檗《本草药名汇考》。

【植物形态】

落叶乔木。树干纵裂,树皮内层鲜黄色,故名黄檗。单数羽状复叶,小叶卵状披针形,花序圆锥状;花瓣5,黄绿色。浆果状核果,熟时紫黑色。花果期5～9月。我国东北、华北及西南地区有野生分布。

【化学成分】

树皮含小檗碱(berberine)、黄檗碱、药根碱、木兰花碱、蝙蝠葛碱等生物碱。

【医疗活性】

1. 抗炎。2. 利胆。3. 抗心律失常。4. 抑制痢疾杆菌。5. 抑制毛癣真菌。

【毒性备考】

猫口服小檗碱100 mg/kg,引起呕吐、乏力、嗜睡、竖毛、呼吸先兴奋后麻痹,于8～10天后死亡。临床上长期使用黄檗后有引起性功能障碍和肾功能异常的病例报道[4]。

【传统功用】

树皮入药。为二妙丸和大补阴丸的主要成分。清热解毒,泻火燥湿。主治下焦湿热、菌痢肠炎、阴虚火旺、盗汗梦遗、疮疡肿毒。内服:3～12克,入煎剂或入丸散。外用:适量研末,调敷患处。

芸　香

Ruta graveolens L.

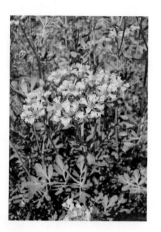

【本草名称】

芸香《晋成公子安集》,臭草《生草药性备要》,臭艾《广西中药志》,小香草《广西植物名录》,荆芥七《广西中草药》。

【植物形态】

多年生草本。全株有强烈气味。2～3回羽状复叶,末回叶片短匙状,灰绿色,叶面白粉状。聚伞花序顶生或腋生。花冠4,金黄色。蒴果开裂。花果期5～9月。我国东南沿海及华南地区有野生分布。

【化学成分】

全草含芦丁(rutin)、芸香碱、崖椒碱、茵芋碱、胡椒酮及花椒毒素等。

【医疗活性】

1. 杀虫。2. 镇痛。3. 解痉。4. 增强血管壁弹性。5. 少量兴奋子宫,大量导致流产。

【毒性备考】

挥发油具有难闻气味和刺激性。外用不当引起皮肤红肿灼痛;内服过量出现胃肠刺激、呕吐、腹痛、意识模糊、惊悸、抽搐等不良反应。

【传统功用】

全草入药。为伤湿止痛膏的原料之一。祛风解毒,消肿止痛。主治感冒发热、头痛身痛、气喘多痰、疮疡痈疽、毒蛇咬伤。内服:3～9克,入煎剂。外用:鲜草一握,捣敷患处。

茵芋

Skimmia reevesiana Fortune.

【本草名称】

茵芋《神农本草经》，因预《本草纲目》，茵蒨《千金方》，卑山共《吴普本草》，黄山桂《中药大辞典》。

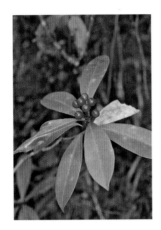

【植物形态】

常绿灌木。茎多分枝。叶常集生于枝顶，狭椭圆形，革质，全缘或略有疏缺，具腺点。圆锥花序顶生，花白色，花瓣5，芳香。浆果状核果，熟时红色。花果期4～11月。我国华东、华南及西南地区有野生分布。

【化学成分】

茎叶含茵芋碱（skimmianine）、茵芋宁碱、崖椒碱、芸香品碱、香豆精和挥发油等。

【医疗活性】

1. 抗惊厥。2. 兴奋子宫。3. 扩张血管。4. 增强脊髓反射。5. 类似麻黄碱样作用，但强度较弱。

【毒性备考】

《本草纲目》列入毒草类。茵芋碱小剂量引起轻度痉挛；大剂量则血压下降、心律失常、惊悸抽搐、心脏停搏，最终导致循环衰竭而死亡[12]。

【传统功用】

茎叶入药。祛风除湿，解痉止痛。主治风寒湿痹、肢体拘挛、关节红肿、肌肉疼痛、神经麻痹。内服：1～2克，入煎剂或入酒剂。李时珍曾感叹："茵芋、石楠、莽草皆古人治风妙品，而近世罕知，亦医家疏缺也。"[17]

飞龙掌血

Toddalia asiatica（L.）Lam.

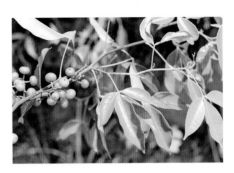

【本草名称】

见血飞《分类草药性》，散血丹《广西药用植物名录》，大救驾《贵州民间草药》，三百棒《湖南药物志》，飞龙掌血《植物名实图考》。

【植物形态】

木质藤本。茎上密被钩刺。3出复叶，小叶倒卵状披针形，革质，有腺点。花单性，花瓣4～5，青白色或淡黄色。果皮肉质，有肋纹。种子肾形。花果期10月至次年3月。我国东南沿海及西南地区有野生分布。

【化学成分】

根茎含白屈菜红碱（chelerythrine）、飞龙掌血默碱、茵芋碱、小檗碱等生物碱。另含飞龙掌血香豆素。

【医疗活性】

1. 局部麻醉。2. 解痉，镇痛。3. 抗炎，消肿。4. 抑制流感病毒。5. 抑制金黄色葡萄球菌。

【毒性备考】

全株有毒。所含生物碱具有神经肌肉毒性。对心脏有麻痹作用，对胃肠道有强烈刺激。严重中毒者可因心脏和呼吸衰竭导致死亡[8]。

【传统功用】

根茎叶入药。祛风定痛，化瘀止血。主治风湿痹痛、麻木拘急、跌打损伤、吐血便血、瘀血肿痛。内服：6～9克，入煎剂或入酒剂。外用：适量研末，调敷患处。

竹叶椒

Zanthoxylum armatum DC.

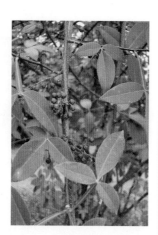

【本草名称】

竹叶椒《本草图经》，野花椒、山花椒《浙江天目山药用植物志》，狗花椒《中国中部植物》，臭花椒《湖南药物志》。

【植物形态】

常绿灌木。茎上有刺。单数羽状复叶，叶轴具翅翼；小叶3～9，狭披针状而形似竹叶，故有竹叶椒之名。圆锥花序腋生，花小，青绿色。蓇葖果红色，表面有突起的腺点。花果期3～8月。我国华东、华南地区有野生分布。

【化学成分】

果实及茎叶含竹叶椒碱（xanthoplanine）、木兰花碱、白鲜碱、茵芋碱等生物碱及香柑内酯、癸醛、萜烯类挥发性成分。

【医疗活性】

1. 抑菌。2. 抗炎。3. 镇痛。4. 松弛神经肌肉。5. 提高小鼠巨噬细胞吞噬指数。

【毒性备考】

竹叶椒总碱具有轻度麻醉作用，对呼吸中枢也有一定抑制作用。过量摄入可出现胃肠不适、恶心呕吐、头痛眩晕、黏膜干燥、呼吸急促、精神恍惚等不良反应。

【传统功用】

果皮入药。散寒止痛，杀虫消肿。主治胃寒冷痛、虫积腹痛、风寒湿痹、关节肿痛、神经性疼痛。内服：3～6克，入煎剂。外用：适量煎水，浸洗患处。

花　椒

Zanthoxylum bungeanum Maxim.

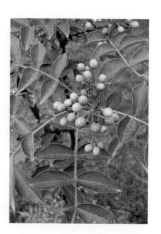

【本草名称】

秦椒、蜀椒《神农本草经》，川椒《圣惠方》，点椒《本草纲目》，花椒《日用本草》。

【植物形态】

灌木。茎枝疏生皮刺。叶互生，单数羽状复叶，小叶5～9，卵状椭圆形。圆锥花序顶生，花单性。果实紫红色，表面密布疣状腺点，故有点椒之称。花果期5～10月。我国大部分地区有栽培。

【化学成分】

果实含牻牛儿醇（geraniol）、枯醇、柠檬烯、爱草脑、佛手柑内酯等挥发性物质。

【医疗活性】

1. 镇痛。2. 杀虫。3. 对豚鼠作局部浸润，其麻醉效力强于普鲁卡因；对家兔角膜做表面麻醉，其效力弱于丁卡因[10]。

【毒性备考】

花椒挥发油大剂量内服可引起中毒，出现头晕、恶心、呕吐、口干；甚至抽搐、谵妄、昏迷；中毒严重者多死于呼吸衰竭[7]。

【传统功用】

果皮入药。为大建中汤的成分之一。温中散寒、止痛杀虫。主治胃寒食滞、心腹冷痛、虫积腹痛、牙龈肿痛、疥疮湿疹。内服：3～6克，入煎剂或丸散。外用：研末调敷或煎水浸洗患处。

两面针

Zanthoxylum nitidum（Roxb.）DC.

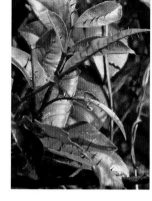

【本草名称】

蔓椒《神农本草经》，两面针《岭南采药录》，上山虎《中国有毒植物》，入地金牛《本草求原》，光叶花椒《浙江药用植物志》。

【植物形态】

木质藤本。幼枝叶轴、叶底及叶面均长有钩状针刺，故称两面针。单数羽状复叶，小叶3～9，卵状矩圆形，革质，光亮。圆锥花序腋生，花小，花瓣4。蓇葖果红色。花果期4～10月。我国东南沿海有野生分布。

【化学成分】

根茎叶含光叶花椒碱（nitidine）、白屈菜红碱、茵芋碱、鹅掌楸碱等生物碱。

【医疗活性】

1. 解痉。2. 抗炎，消肿。3. 局部麻醉。4. 镇静。镇痛。5. 抑制移植性肿瘤。

【毒性备考】

主要有毒成分为生物碱。过量摄入可引起头晕目眩、恶心呕吐、腹痛腹泻、呼吸急促、烦躁不安。严重中毒可导致中枢神经麻痹。临床上两面针注射液有过敏反应的病例报道[5]。

【传统功用】

根茎叶入药。为正骨水的原料之一。祛风化湿，麻醉止痛。主治风寒湿痹、腰肌劳损、跌打肿痛、肢体拘挛、各种神经性疼痛。内服：4.5～9克，入煎剂或入酒剂。外用：棉球蘸药液塞入牙根，可施行无痛拔牙。

苦木科
Simarubaceae

臭　椿

Ailanthus altissima（Mill.）Swingle.

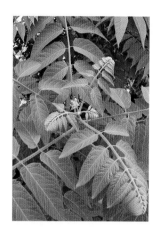

【本草名称】

樗皮《日华子本草》，大眼桐《本草纲目》，樗白皮《药性论》，椿根皮《中药材手册》，苦椿皮《陕西中药志》。

【植物形态】

落叶乔木。树皮具浅裂。羽状复叶，小叶13～25；因搓揉后有特异臭气，故名臭椿。叶卵状披针形，全缘，基部常有成对粗齿。圆锥花序顶生，花绿白色。翅果椭圆形。花果期4～10月。我国大部分地区有野生分布。

【化学成分】

根皮、茎皮含臭椿苦酮（ailanthone）、臭椿内酯、楂杷壬酮、川楝素等化合物，尚含黄酮类及生物碱。

【医疗活性】

1. 抗炎。2. 消肿。3. 抑制溃疡。4. 抑制移植性肿瘤。5. 杀灭蛔虫、滴虫及阿米巴原虫。

【毒性备考】

用根皮煎剂治疗蛔虫病和胃溃疡过程中，部分患者出现口干、恶心、呕吐、腹泻等胃肠刺激反应，停药后症状自行消失。

【传统功用】

根皮、茎皮入药。为愈带丸的主要原料。清热燥湿，杀虫止痢。主治阿米巴痢疾、滴虫感染、带下黄臭、虫积腹痛、痔疮出血。内服：6～9克，入煎剂或入丸散。外用：适量煎水，浸洗患处。

鸦胆子

Brucea javanica（L.）Merr.

【本草名称】

鸦胆子、苦参子《本草纲目拾遗》，鸦蛋子《植物名实图考》，老鸦胆《生草药性备要》，苦榛子《中国有毒植物》。

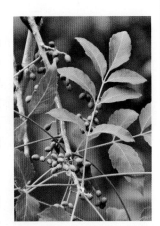

【植物形态】

灌木。单数羽状复叶，小叶 5～11，卵状披针形。圆锥花序腋生，花细小，暗紫色。核果长卵形，熟时黑色，表面具突起网纹；因形似胆囊，故有鸦胆之名。花果期 4～10 月。我国华南、西南地区有野生分布。

【化学成分】

种子含鸦胆子碱（brucamarine）、鸦胆子苷、鸦胆子酚、鸦胆子苦素及鸦胆子毒素等。

【医疗活性】

1. 腐蚀赘疣。2. 增强免疫。3. 抑制幽门螺旋杆菌。4. 促进干细胞生成。5. 杀灭阿米巴原虫、疟原虫和滴虫。

【毒性备考】

果实有毒。成人一次口服 20 粒以上可能急性中毒；若小剂量长期给药，则可能慢性中毒。表现为食欲不振、恶心呕吐、眩晕乏力；严重者胃肠出血，肝肾损害[8]。

【传统功用】

果仁入药。去疣消肿，止痢杀虫。主治阿米巴痢疾、阿米巴脓疡、扁平疣、乳头状瘤、食管癌。内服：0.5～2 克，研细末装入胶囊或用龙眼肉包裹吞服，亦可制成乳剂口服。外用：适量捣烂，贴敷患处。

苦　木

Picrasma quassioides（D. Don）Benn.

【本草名称】

苦木《中国药用植物志》，苦胆树《云南中草药》，苦皮树《湖南药物志》，黄楝树《河北习见树木图说》，熊胆木《本草药名汇考》。

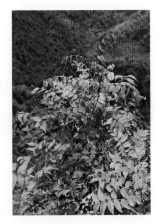

【植物形态】

落叶小乔木。枝条具黄色皮孔。单数羽状复叶，小叶 9～15，卵状披针形，基部偏斜，边有锯齿。聚伞花序腋生，花小，黄绿色。核果红色。花果期 4～9 月。我国黄河及长江流域有野生分布。

【化学成分】

树皮含苦木素（quassin）、异苦木素、苦木内酯、苦味质、苦木碱及其衍生物。

【医疗活性】

1. 杀虫。2. 催吐。3. 抗溃疡。4. 抗银环蛇蛇毒。5. 降低血压。减慢心率。

【毒性备考】

树皮有毒。用量过大，可出现咽喉刺激、恶心呕吐、腹痛腹泻、头晕目眩、惊悸抽搐等不良反应，严重者引起休克[12]。

【传统功用】

茎叶、树皮入药。清热燥湿，解毒杀虫。主治菌痢、肠炎、胆囊炎、关节炎、虫积腹痛、痈疽肿毒。内服：1～4.5 克，入煎剂。外用：适量研末，调敷患处。

棟　科
Meliaceae

苦　棟

Melia azedarach L.

【本草名称】

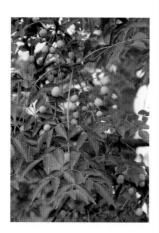

棟实《神农本草经》，金铃子《本草图经》，棟木皮《千金方》、紫花树、苦辣树《本草药名汇考》。

【植物形态】

落叶乔木。树皮暗褐色，具点状皮孔。2回羽状复叶，小叶卵状椭圆形，边缘有齿缺。圆锥花序腋生，花淡紫色，花瓣5，平展或反曲。核果球形，淡黄色。花果期4～11月。我国大部分地区有野生分布。

【化学成分】

根皮及果实含川棟素（toosendanin）、苦棟萜酮、苦棟萜醇内酯及苦棟毒素等。

【医疗活性】

1. 杀虫。2. 抗溃疡。3. 抑制癣类真菌。4. 抗肉毒杆菌毒素。5. 抑制突触前膜释放乙酰胆碱。

【毒性备考】

全株有毒。人误服根皮40克或果实6～9个，可引起严重中毒，出现头昏目眩、视物模糊、神志恍惚、血压下降、心跳减弱。最终因呼吸抑制、循环衰竭导致死亡[4]。

【传统功用】

根皮茎皮入药。为化虫丸的主要原料。清热燥湿，杀虫抑癣。主治肠虫感染、虫积腹痛、疥疮头癣、痈疽溃疡。内服：3～6克，入煎剂或入丸散。外用：适量研末，调敷患处。

远志科
Polygalaceae

远　志

Polygala tenuifolia Willd.

【本草名称】

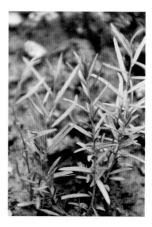

远志、棘菀《神农本草经》，苦远志《滇南本草》，小草根《中药材品种论述》，细叶远志《中国药用植物志》。

【植物形态】

多年生草本。根圆柱形，表面有横纹。茎丛生。叶狭线形，中脉明显，全缘。总状花序，花小，淡紫色，花瓣3，其中一枚呈龙骨瓣状。蒴果倒心形。花果期5～8月。我国东北、华北及西北地区有野生分布。

【化学成分】

根皮含远志皂苷（onjisaponin）、细叶远志素、远志糖苷、远志定碱及脂肪油等。

【医疗活性】

1. 抗炎。2. 抗痉厥。3. 反射性祛痰。4. 减轻抑郁状态。5. 延长睡眠时间。

【毒性备考】

《本草求原》："陈久勿用，恐油戟喉也。"所含远志皂苷对消化道确有较大刺激和溶血毒性，有胃肠出血史者应慎用。此外，临床上尚有引发局部或全身过敏的病例报道。

【传统功用】

根皮入药。为妙香散和安神补气丸的成分之一。宁心安神，化痰解郁。主治神经衰弱、惊悸怔忡、失眠健忘、郁郁寡欢、咳嗽多痰。内服：3～9克，入煎剂或入丸散。

大戟科
Euphorbiaceae

红背山麻杆

Alchornea trewioides（Benth.）Muelly. Arg.

【本草名称】

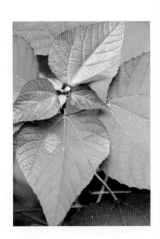

红背叶、红背娘《广西中草药》，红罗裙《常用中草药手册》，红帽顶、红背山麻杆《有害花木图鉴》。

【植物形态】

灌木。幼枝有柔毛。叶互生，卵圆状阔心形，叶缘具细齿，叶柄细长。因叶背呈紫红色，故有红背叶之称。总状聚伞花序腋生，花细小。蒴果被灰白色绒毛。花果期3～7月。我国南部地区有野生分布。

【化学成分】

根含生物碱及酚性化合物；叶含多种黄酮类成分。

【医疗活性】

1. 抗炎。2. 祛痰。3. 止血。4. 抑制毛癣真菌。5. 对抗乙酰胆碱对家兔回肠的生物效应。

【毒性备考】

全草有毒。小鼠口服根叶煎剂 350 g/kg，表现竖毛、活动减少；口服 400 g/kg，实验小鼠多数死亡。

【传统功用】

根、叶入药。清热解毒，止血镇痛。主治支气管炎、湿热下痢、热淋血淋、崩漏不止、疥癣疮毒。内服：4.5～9克，入煎剂。外用：鲜叶一握，捣敷患处。

重阳木

Bischofia javanica Bl.

【本草名称】

红桐、赤木《中国树木分类学》，秋枫木《陆川本草》，三叶红、鸭脚枫《广西药用植物名录》。

【植物形态】

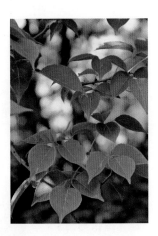

常绿乔木。3 出复叶，状似鸭脚，故又称鸭脚枫；小叶卵状椭圆形，边缘具锯齿。圆锥花序腋生，花小，淡绿色；萼片 6，叠瓦状排列。果实球形。花果期 5～10 月。我国华东、华南地区有野生分布。

【化学成分】

全株含 β-香树脂醇（β-amyrin）、无羁萜、白桦酯酸及黄酮类化合物。

【医疗活性】

1. 抑制角叉菜胶诱导的小鼠足趾肿胀。2. 所含白桦酯酸对人型黑色素瘤有一定抑制活性[3]。

【毒性备考】

所含大戟科醇脂类化合物对人体有一定毒性和促细胞突变活性。此外，重阳木之花也是罹患花粉症的变应原之一。

【传统功用】

根皮及茎叶入药。抗炎消肿，活血化瘀。主治瘀血肿痛、风寒湿痹、腰背酸疼、噎嗝反胃、痈疽疮疡。内服：9～15 克，入煎剂。外用：适量煎水，浸洗患处。

黑面神

Breynia fruticosa（L.）Hook. f.

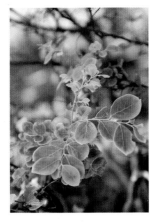

【本草名称】

钟馗草《本草求原》，黑面叶、鸡肾叶《常用中草药手册》，四眼叶《南宁市药物志》，黑面神《生草药性备要》。

【植物形态】

直立灌木。茎枝呈叉状弯曲，表面有白色皮孔。叶互生，卵状披针形，全缘，革质；绿色干后变黑色，故称黑面叶。花腋生，极小。果肉质，红色。花果期 4～12 月。我国广东、广西及云南有野生分布。

【化学成分】

茎叶含熊果苷（arbutin）、无羁萜、正三十二烷醇及二十四烷醇酯等。

【医疗活性】

1. 抑菌。2. 抗腺病毒及口炎病毒。3. 全草提出物对鼠 RNA 病毒反转录酶和人 DNA 聚合酶均有抑制活性[8]。

【毒性备考】

有 4 例患者自行煎服茎叶 1～3 两后引起中毒性肝炎，出现呕吐、腹胀、皮肤黄染、肝脏肿大、肝功能严重损害；经救治，其中 3 例痊愈，1 例死亡[10]。

【传统功用】

茎叶入药。清热化瘀，活血止痛。主治跌打损伤、关节肿痛、湿疹皮炎、疮疡痈疽、无名肿毒。内服：6～12 克，入煎剂。外用：鲜叶一握，捣敷患处。

丢了棒

Claoxylon indicum（Reinw. ex Bl.）Hassk.

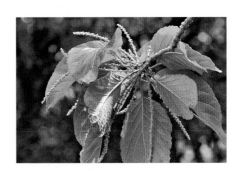

【本草名称】

丢了棒《生草药性备要》，赶风柴《本草求原》，咸鱼头《常用中草药手册》，招鸟棒《中国有毒植物》，白桐树《中药大辞典》。

【植物形态】

灌木或乔木。叶互生，卵状长圆形，具不规则锯齿，基部略偏斜，叶柄顶端有腺体。总状花序腋生，花小，绿白色，雌雄异株，无花瓣。蒴果棱状圆形。花果期 5～10 月。我国海南、广西及云南有野生分布。

【化学成分】

根叶含 β-香树脂醇、无羁萜醇、表无羁萜酯等酯醇类化合物。

【医疗活性】

1. 抗炎。2. 消肿。3. 镇痛。

【毒性备考】

过量摄入出现消化道刺激症状、全身乏力、发热畏寒，严重中毒可引起溶血性黄疸、血红蛋白尿甚至急性肾功能衰竭而危及生命[2]。

【传统功用】

根叶入药。祛风除湿，化瘀止痛。主治风湿痹痛、肢体麻木、腰肌劳损、跌打损伤、瘀血肿痛。内服：6～12 克，入煎剂或浸酒饮。外用：鲜叶一握，捣敷患处。

变叶木

Codiaeum variegatum（L.）A. Juss.

【本草名称】

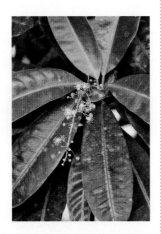

变叶木《有害花木图谱》，洒金榕《广西植物名录》。

【植物形态】

常绿灌木。叶互生，半革质，有光泽。叶形有椭圆、匙形、戟形等；颜色有红、黄、洒金、杂色等。因叶形和颜色多变，故有变叶木之称。聚伞花序腋生。花果期 6～10 月。我国南部地区有野生分布和栽培。

【化学成分】

茎叶含花青苷（anthocy anins）、树脂、胆碱等。白色乳液中含二萜醇酯类化合物。

【医疗活性】

1. 抗炎。2. 消肿。3. 排脓。4. 抑制镰孢菌。5. 抑制梅毒螺旋体。

【毒性备考】

乳液有毒。对皮肤和消化道黏膜有强烈刺激。误用误服或过量，外致皮肤肿痛；内致胃肠发炎。据有关研究报道，乳液中含激活 EB 病毒的活性物质，人类长期接触有诱发鼻咽癌的风险[13]。

【传统功用】

茎叶入药。清热解毒，化瘀消肿。主治症瘕积聚、杨梅恶疮、无名肿毒、疥疮足癣、脓肿溃疡。内服：3～6 克，入煎剂。外用：鲜叶适量，捣敷患处。

巴　豆

Croton tiglium L.

【本草名称】

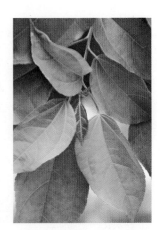

巴豆《神农本草经》，刚子《雷公炮炙论》，老阳子《本草纲目》，双眼龙《岭南采药录》，猛子仁《中国药用植物志》。

【植物形态】

常绿小乔木。叶互生，卵状长圆形，边缘具疏锯齿。总状花序顶生。花瓣 5，反卷，内面密生绵状毛。蒴果倒卵形，具 3 钝角。种子 3 枚，淡黄褐色。花果期 3～11 月。我国华东、华南及西南地区有野生分布。

【化学成分】

种子含巴豆酸（crotonicacid）、巴豆醇、巴豆苷、巴豆树脂等醇酯类化合物，又含巴豆毒蛋白。

【医疗活性】

1. 催吐。2. 峻泻。3. 杀虫。抑癣。4. 抗炎，镇痛。5. 细胞毒，抑制实验性肿瘤。

【毒性备考】

种子大毒。有毒成分为醇酯类和毒蛋白。人食入巴豆油 20 滴可严重中毒甚至死亡。巴豆对皮肤黏膜、胃肠道和泌尿道黏膜均可造成伤害，出现肿胀坏死、剧烈吐泻、呕血便血、少尿血尿、呼吸抑制甚至休克昏迷。长期接触尚有致细胞突变和致癌风险[13]。

【传统功用】

种子入药。为保赤散的主要成分。通便逐水，消肿散结。主治痰涎壅塞、胃脘胀满、胸腔积液、腹水、白喉梗阻、疔毒疥癣。内服：去油巴豆霜 0.1～0.3 克，入丸散。外用：适量捣敷患处。注：生巴豆为国家规定的毒性中药管理品种，使用须凭医师签名的正式处方。

金刚纂

Euphorbia antiquorum L.

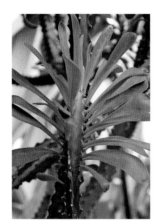

【本草名称】

金刚纂《丹房本草》，金刚杵《滇南本草》，火秧笋《生草药备要》，霸王鞭《植物名实图考》，千年剑《南方主要有毒植物》。

【植物形态】

灌木，全株有白色乳液。茎粗壮肥厚，棱状圆柱形。叶稀少，常聚生于枝端，叶片匙状倒卵形，早落。杯状聚伞花序，花黄色。蒴果3瓣。花果期3～8月。原产印度。我国南方有栽培和野生分布。

【化学成分】

茎叶及乳汁含大戟醇（euphorbol）、蒲公英赛醇、表无羁萜醇、香树脂醇等树脂类化合物。

【医疗活性】

1. 峻泻。2. 抗炎。3. 消肿。4. 解毒。5. 杀虫。抑制癣类真菌。

【毒性备考】

茎叶及乳汁有毒。乳汁触及皮肤引起皮炎；入眼可致失明；误食少量引起腹泻；大量则刺激消化道黏膜出现呕吐、腹泻、眩晕、肌肉颤动甚至昏迷。乳汁中尚含能激活EB病毒的物质，长期接触有致细胞突变和致癌风险[13]。

【传统功用】

茎叶入药。通便逐水，消肿拔毒。主治疔毒痈疽、头癣疥疮、无名肿毒、大便燥结、腹水鼓胀。内服：3～6克，入煎剂。外用：适量捣烂，贴敷患处。

猩猩草

Euphorbia crathophora Murr.

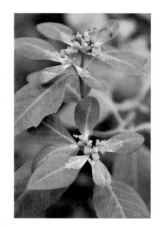

【本草名称】

叶象花、一品红《文山中草药》，猩猩草、半叶红《药用植物花谱》，草本圣诞红《原色中草药图集》。

【植物形态】

一年生草本，全株有白色乳液。叶形状多变，琴状分裂或不裂；花序下部的叶，部分或全部呈现猩红色，似花瓣状，故又称叶象花。杯状花序。蒴果球形。花果期5～11月。原产南美，我国南部地区有栽培。

【化学成分】

茎叶含多种树脂类化合物。种子含亚油酸。

【医疗活性】

全草的水提物对结核杆菌有较强抑制作用。

【毒性备考】

所含白色乳液具有毒性和刺激性。过量摄入可产生恶心呕吐、腹痛腹泻甚至出现惊厥，谵妄等中毒症状[10]。

【传统功用】

全草入药。化瘀消肿，止血调经。主治跌打损伤、关节肿痛、外伤出血、月经过多、尿血痔血。内服：4.5～9克，入煎剂。外用：鲜草一握，捣敷患处。

乳浆大戟

Euphorbia esula L.

【本草名称】

奶浆草、烂疤眼、乳浆大戟《中药大辞典》，鸡肠狼毒《滇南本草》，顺水狼毒《昆明药用植物报告》。

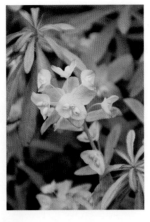

【植物形态】

多年生草本，全株含白色乳液。茎多分枝。叶密生，线状披针形，全缘，通常无柄。聚伞花序顶生，伞梗数支；每伞梗再数回叉状分支。蒴果光滑无毛。花果期5～7月。我国大部分地区有野生分布。

【化学成分】

根茎含巨大戟二苯甲酸酯（ingenol-3，20-dibenzoate）、24-亚甲基环波罗烷醇、羽扇豆醇等。

【医疗活性】

1. 杀虫。2. 泻下。3. 对人型白血病细胞株有抑制作用。

【毒性备考】

全草有毒。误食能腐蚀胃肠黏膜，先剧烈呕吐后峻泻不止。所含二萜醇酯化合物反复刺激小鼠皮肤，可引发表皮细胞癌性病变[4]。

【传统功用】

根入药。散结消肿，逐水杀虫。主治胸腔积液、腹水、全身浮肿、大便秘结、疥疮癣湿、瘰疬症瘕。内服：1.5～3克，入丸散或入煎剂。外用：适量煎水，浸洗患处。

狼毒大戟

Euphorbia fischeriana Steud.

【本草名称】

狼毒《中药志》，白狼毒《中药材品种论述》，狼毒大戟《中国高等植物图鉴》，东北狼毒《中药大辞典》，猫眼花根《本草药名汇考》。

【植物形态】

多年生草本，全株有白色乳液。根肉质，圆锥状，红褐色。基部叶鳞片状；中上部叶3～

5片轮生；无柄，长圆状卵形。杯状聚伞花序顶生。蒴果有3纵沟。花果期5～7月。我国东北、华北地区有野生分布。

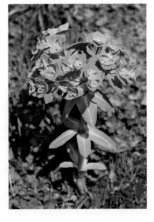

【化学成分】

根含岩大戟内酯（jolkinolide）、狼毒大戟素、皂苷、甾醇等，尚含微量生物碱。

【医疗活性】

1. 杀虫。2. 镇痛。3. 抑制结核杆菌。4. 抑制黄癣真菌。5. 抑制实验性肿瘤。

【毒性备考】

根茎有毒。外用过量引起皮肤红肿起疱；内服不当可致剧烈腹痛腹泻、烦躁不安、痉挛惊厥、心力衰竭。长期摄入尚能引起肝肾损害和骨髓抑制。临床上曾有服用黑枣蘸狼毒汁（相当于鲜根50克）发生再生障碍性贫血的案例[5]。

【传统功用】

根入药。逐水去痰，破积杀虫。主治瘰疬痰核、虫积腹痛、水肿胀满、顽癣疥疮、无名肿毒。内服：0.8～2.4克，入煎剂或入丸散。外用：适量研末，调敷患处。

泽　漆

Euphorbia helioscopia L.

【本草名称】

泽漆《神农本草经》，乳浆草《江苏药用植物志》，灯台草《山西中草药》，绿叶绿花草《本草纲目》，猫儿眼睛草《履巉岩本草》。

【植物形态】

二年生草本，全株含白色乳液。叶互生，倒卵形。茎顶轮生叶状苞片。杯状聚伞花序顶生，伞梗5，每伞梗再生3小伞梗。因形似灯台，故有灯台草之称。花果期4～8月。我国大部分地区有野生分布。

【化学成分】

全草含泽漆萜（euphoscopin）、泽漆醇、金丝桃苷、槲皮素等萜醇类和黄酮类物质。

【医疗活性】

1. 杀虫。2. 祛痰。3. 抗炎。4. 抑制结核杆菌。5. 扩张血管，扩张支气管。

【毒性备考】

鲜草及乳液对人体黏膜产生强烈刺激。外用引起接触性皮炎；内服引起黏膜溃疡糜烂、伴恶心呕吐、腹痛腹泻，严重者脱水和酸中毒[5]。但晒干后其刺激性和毒性均大大消减。

【传统功用】

全草入药。为泽漆膏的主要原料。行水消肿，解毒杀虫。主治淋巴结核、支气管炎、瘿瘤瘰疬、水肿胀满、痰饮积聚。内服：9～12克，入煎剂。外用：鲜草一握，捣敷患处。

飞扬草

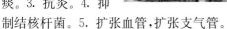

Euphorbia hirta L.

【本草名称】

飞扬草、节节花《福建民间草药》，大飞扬《岭南采药录》，奶母草《中药大辞典》，白乳草《闽南民间草药》。

【植物形态】

一年生草本。因含较多白色乳液，故有奶母草之称。

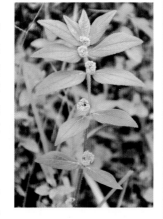

叶对生，卵状矩圆形，基部略偏斜，中间有紫斑。杯状花序密集成头状，腋生。蒴果三角状卵形。花果期4～11月。我

国华东、华南及西南地区有野生分布。

【化学成分】

全草含替亚毒素（tiyatoxin）、蒲公英赛醇、β-香树脂醇等多种二萜醇酯类化合物。尚含少量生物碱。

【医疗活性】

1. 利尿。2. 消肿。3. 抑制大肠杆菌。4. 抗病毒，抗真菌。5. 对雌性豚鼠有促进泌乳作用。

【毒性备考】

全草有毒。所含替亚毒素和二萜醇酯类化合物对皮肤、胃肠道黏膜均有较强刺激。过量摄入引起局部过敏、腹痛腹泻。长期使用存在致细胞突变和致癌风险。

【传统功用】

全草入药。清热解毒，通乳止痢。主治菌痢肠炎、便血尿血、乳汁不下、乳痈肿痛、足癣癞疮。内服：6～9克，入煎剂。外用：适量煎水，浸洗患处。

甘　遂

Euphorbia kansui T. N. Liou. ex S. B. Ho.

【本草名称】

甘遂《神农本草经》，甘泽《吴普本草》，白甘遂《小儿药证直诀》，苦甘遂《医宗必读》，肿手花《药材资料汇编》。

【植物形态】

多年生草本，全株含白色乳液。

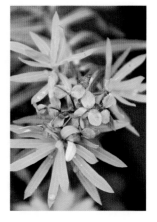

块根棒状或连珠状，棕褐色。叶互生，线状披针形，全缘。杯状聚伞花序顶生，伞梗5～9，每伞梗再二叉分枝。蒴果球形。花果期6～9月。我国华中、华北及西北地区有野生分布。

【化学成分】

块根含甘遂甾醇（kanzuiol）、大戟甾醇、大载二烯醇、甘遂萜酯等酯醇类化合物。

【医疗活性】

1. 峻泻。2. 镇痛。3. 抗生育。4. 免疫抑制。5. 对多种实验性肿瘤有抑制作用。

【毒性备考】

块根内服9～15克可引起中毒。潜伏期1小时左右,随即出现消化道刺激症状,剧烈腹痛、水样大便、里急后重等;严重者吐泻脱水、血压下降、呼吸困难;最终可因呼吸循环衰竭导致死亡[1]。

【传统功用】

块根入药。为十枣汤的成分之一。泻水逐饮,消肿散结。主治胸水、腹水、水肿胀满、癥瘕积聚、二便不利、肠道梗阻。内服:0.5～1.5克,炮制后入丸散。外用:适量研细,调敷患处或穴位处。注:生甘遂为国家规定的毒性中药管理品种,使用需凭医师签名的正式处方。

续随子

Euphorbia lathylris L.

【本草名称】

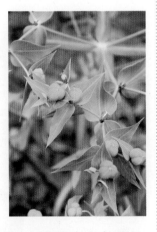

续随子、千金子《开宝本草》,菩萨豆《日华子本草》,拒冬子《本草汇言》,土巴豆《本草药名汇考》。

【植物形态】

二年生草本。全株含乳液。茎直立,多分枝。单叶交互对生,卵状披针形。杯状聚伞花序顶生。花黄绿色。蒴果球形。种子卵圆形,上有褐色斑点。花果期4～8月。我国大部分地区有野生和栽培。

【化学成分】

种子含环氧续随子双萜酯(epoxylathyrol)、羟基续随子双萜醇、续随子四环双萜酯、千金子

甾醇等二萜酯醇类化合物。

【医疗活性】

1. 峻泻。2. 抑菌。3. 解痉,镇痛。4. 抑制皮肤色斑。5. 亚甲蓝法试验对白血病细胞的呼吸有轻度抑制。

【毒性备考】

《图经本草》:"下水最速,然有毒损人。"所含二萜酯醇对黏膜有强烈刺激,并有致细胞突变和致癌毒性。外用过量可引起接触性皮炎;内服不当则剧烈吐泻、心慌烦躁、血压下降、呼吸困难。严重中毒可因呼吸循环衰竭导致死亡[5]。

【传统功用】

种子入药。为紫金锭的成分之一。逐水消肿,化症杀虫。主治痰饮结胸、水肿胀满、症瘕积聚、疣赘肿瘤、疥癣疮疡。内服:1～2克,入煎剂或入丸散。外用:适量研末,调敷患处。注:续随子为国家规定的毒性中药管理品种,使用需凭医师签名的正式处方。

斑地锦

Euphorbia maculata L.

【本草名称】

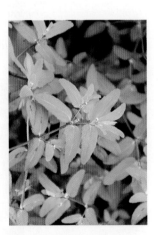

斑地锦、血筋草《天目山药用植物志》,红茎草《浙江民间常用草药》,奶疳草《中药植物原色图谱》,小虫儿卧草《救荒本草》。

【植物形态】

匍匐草本,全株含白色乳液。茎纤细,多分枝,呈紫红色,故有红筋草之称。叶对生,长圆形,中央有紫斑。聚伞花序单生叶腋,总苞浅红色。蒴果三棱状。花果期6～7月。我国大部分地区有野生分布。

【化学成分】

全草含斑叶地锦醇(maculatal)、香树脂醇

酯及儿茶酚、槲皮素等。

【医疗活性】

1. 止泻。止血。2. 抗痢疾杆菌。3. 抗白喉毒素。4. 抑制钩端螺旋体。5. 抑制肠道寄生虫。

【毒性备考】

全草有小毒。鲜草及其乳液含二萜醇酯类化合物,可对人体黏膜造成强烈刺激和非特异性损害。长期摄入尚有一定致细胞突变和致癌风险。

【传统功用】

全草入药。为复方地锦片和血见愁片的主要原料。清热解毒,止痢止血。主治肠炎痢疾、便血尿血、小儿疳积、湿疹疱疹、疮痈肿毒。内服:9～15克,入煎剂或入糖浆。外用:鲜草一握,捣敷患处。

铁海棠

Euphorbia milii Ch. Des Moul.

【本草名称】

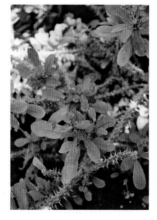

铁海棠《福建民间草药》,玉麒麟、番鬼刺《广西中药志》,千脚刺《贵州草药》,虎刺梅《有害植物图鉴》。

【植物形态】

肉质小灌木,全株有乳液。茎直立或攀缘状,刺硬而尖,分5行排列于纵棱,故有千脚刺之称。叶互生,匙形。杯状聚伞花序,苞叶鲜红色。蒴果3室。花果期5～10月。我国南部地区有栽培。

【化学成分】

全草及乳液含香树脂醇乙酸酯、大戟醇酯、大戟醇、巨大戟萜醇三乙酸酯等醇酯类化合物。

【医疗活性】

1. 抑真菌。2. 抗病毒。3. 抗炎,消肿。4. 抑制实验性肿瘤。5. 抗氧化,清除自由基。

【毒性备考】

全草有毒。枝叶及白色乳液接触皮肤后引起红肿痒痛;进入眼睛严重者可致失明;口服过量可造成消化道黏膜损伤。乳液内尚含能够激活 EB 病毒的物质,长期接触会诱发细胞突变和癌变[13]。

【传统功用】

全草入药。解毒消肿,托疮排脓。主治痈疽肿毒、足癣疥疮、瘰疬积聚、创面脓疡、肢体肿胀。内服:3～6克,入煎剂。外用:适量捣烂,贴敷患处。

大　戟

Euphorbia pekinensis Rupr.

【本草名称】

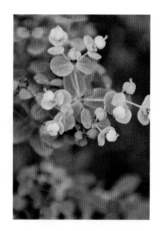

大戟《神农本草经》,山大戟《和剂局方》,乳浆草《植物名实图考》,下马仙《本草纲目》,京大戟《苏南种子植物》。

【植物形态】

多年生草本,全株有白色乳液,故又称乳浆草。叶互生,几无柄,长椭圆状披针形。聚伞花序通常5枝,每枝再作数回分枝。蒴果三棱状球形,具瘤状突起。花果期6～10月。我国大部分地区有野生分布。

【化学成分】

根含大戟苷(euphorhin)、大戟酸、大戟素、大戟树脂等萜酯醇类化合物。

【医疗活性】

1. 峻泻。2. 杀虫。3. 利尿。4. 抑菌。5. 抑制实验性肿瘤。

【毒性备考】

大戟对人及家畜均有强烈刺激性和毒性,为峻泻剂。过量外用或内服引起皮肤、口腔、食管及胃肠充血、肿胀,坏死;出现剧烈吐泻、电解质紊乱、肾功能异常。侵犯中枢神经则出现眩晕、昏迷、痉挛、瞳孔散大,最后可因呼吸麻痹导致死亡[5]。

【传统功用】

根入药。为十枣汤的成分之一。逐水通便,消肿散结。主治痰饮积聚、水肿胀满、肾炎浮肿、胸腔积液、腹水、精神分裂。内服:1.5~3克,入煎剂。若散剂冲服,每次0.3~0.6克。外用:适量研末,调敷患处。

一品红

Euphorbia pulcherrima Willd. et Klotzsch.

【本草名称】

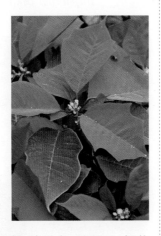

圣诞红、老来娇、猩猩木《原色中草药图鉴》,一品红、状元红《药用植物花谱》。

【植物形态】

灌木状草本,全株具白色乳液。叶卵状披针形;茎下部叶绿色;茎上部叶开花时节呈猩红色;故又名圣诞红。杯状聚伞花序密生枝顶,总苞坛形。蒴果球状。花果期12月至次年3月。我国南部地区有栽培。

【化学成分】

茎叶含豆甾醇乙酸酯(germanicol, acetate)、β-香树脂乙酸酯、环波罗甾醇、豆甾醇等。

【医疗活性】

1.抗炎。2.消肿。3.杀虫。4.抑制癣类真菌。5.对人型结核杆菌有较强抑制作用。

【毒性备考】

全草有小毒。其白色乳液可引起皮肤红肿痒痛;误食则出现恶心呕吐、腹痛腹泻等胃肠道刺激症状[13]。

【传统功用】

叶入药。清热解毒,化瘀消肿。主治头癣、

疔疮、痈疽脓疡、瘰疬结核、疱疹湿疹、无名肿毒。外用:鲜叶一握,捣敷患处。

绿玉树

Euphorbia tirucalli L.

【本草名称】

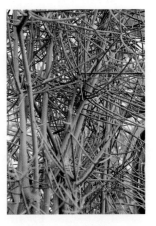

绿玉树《中国有毒植物》,光棍树、碧玉树、光枝树、石油树《有害花木图鉴》。

【植物形态】

灌木或小乔木,全体有白色乳液。茎绿色,稍肉质。叶稀少或退化成鳞片,茎枝呈光秃状态,故有光棍树之称。杯状聚伞花序簇生,总苞陀螺状。蒴果三角形。花果期6~11月。我国南方地区有栽培。

【化学成分】

乳液含佛波醇乙酸酯(phorbol-acetate)、莴苣甾醇、大戟醇、白桦醇酯等醇酯类化合物。

【医疗活性】

1.杀虫。2.抗病毒。3.抗氧化。4.抑制癣菌。5.白桦醇酯能诱导实验性肿瘤细胞凋亡。

【毒性备考】

白色乳液有致细胞突变和致癌毒性。其机制在于促使细胞染色体重新排列而发生癌变。此外,外用过量可致皮肤发炎;不慎入眼可引起暂时发明;内服不当则造成消化、泌尿及造血系统损伤[13]。

【传统功用】

茎枝入药。清热解毒,消炎杀虫。主治乳腺发炎、乳痈脓肿、疥疮皮癣、无名肿毒、关节疼痛。内服:3~6克,入煎剂。外用:适量捣烂,贴敷患处。

草沉香

Excoecaria acerifolia Didr.

【本草名称】

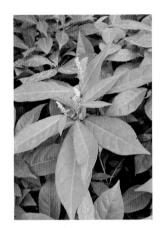

刮金板、走马胎《天宝本草》，刮筋板《四川中药志》，草沉香、云南土沉香《药用植物花谱》。

【植物形态】

常绿小乔木，全株有白色乳液。叶互生，卵状披针形，边缘有细齿。穗状花序腋生。雄花在上，雌花在下，黄绿色。蒴果三棱状球形，熟后 3 裂。花果期 5～7 月。我国东南沿海、华南、西南地区有野生分布。

【化学成分】

乳液含海漆醇（exocarol）、佛波醇乙酸酯、土沉香醇、异土沉香醇等二萜醇酯类化合物。尚含少量海漆毒素。

【医疗活性】

1. 杀虫。2. 抗炎，消肿。3. 抑制铜绿假单胞菌。4. 抑制实验性肿瘤。5. 抑制 HIV 人类免疫缺陷病毒。

【毒性备考】

树液具刺激性和腐蚀性。外敷过量引起接触性皮炎；误入眼内引起结膜损伤；内服不当出现严重急性胃肠炎症状[9]。此外，对二萜醇酯类化合物的细胞突变和致癌毒性，应当予以足够重视。

【传统功用】

全草入药。活血化瘀，逐水消肿。主治腹水鼓胀、瘀血凝滞、虫积腹痛、狂犬咬伤、无名肿毒。内服：4.5～9 克，入煎剂。外用：适量捣烂，贴敷患处。

红背桂

Excoecaria cochinchinensis Lour.

【本草名称】

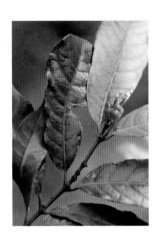

叶背红、金锁玉《南方药用植物图谱》，青紫木、红背桂花《有害花木图鉴》，绿背桂花《中国有毒植物》。

【植物形态】

常绿灌木。茎多分枝。叶互生或近对生，长椭圆形。因形状似桂花而叶背深红，故有红背桂花之称。聚伞花序腋生，花淡黄色。蒴果三角状球形。花果期 6～10 月。我国华南地区和东南沿海有野生分布。

【化学成分】

茎叶含莽草酸（shikimic acid）、桦木酸、豆甾醇、槲皮素、山奈酚及少量挥发性物质。

【医疗活性】

1. 杀虫。2. 抑制真菌。3. 抗炎，消肿。4. 抑制实验性肿瘤。5. 抑制 HIV 人类免疫缺陷病毒[8]。

【毒性备考】

红背桂乳液有毒。其中含有能够激活 EB 病毒的化学物质，经常接触有诱发鼻咽癌的风险[13]。

【传统功用】

茎叶入药。祛风化瘀，杀虫止痒。主治神经性皮炎、顽固性湿疹、银屑病、足癣疥疮、风湿痹痛、跌打损伤。外用：适量煎水，浸洗患处。

一叶萩

Flueggea suffruticosa（Pall.）Rehd.

【本草名称】

一叶萩、八颗叶下珠《浙江天目山药用植物

志》,叶底珠《中国药用植物志》,狗舌条《东北木本植物图志》,山扫帚条《吉林中草药》。

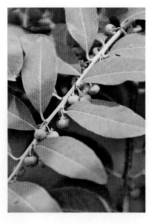

【植物形态】

灌木。根浅棕色。茎多分枝,新枝淡绿色,略具棱角。叶互生,叶柄短,卵状长圆形。花小,黄绿色,无花瓣。蒴果 3 棱状,扁球形,熟时 3 裂。花果期 7～10 月。我国东北、华北及华东地区有野生分布。

【化学成分】

根及茎叶含一叶萩碱(securinine)、二氢一叶萩碱、叶底珠碱、一叶萩醇等。

【医疗活性】

1. 兴奋呼吸。2. 增加肌肉张力。3. 促进神经肌肉传导。4. 士的宁样中枢兴奋。5. 刺激造血干细胞生成。

【毒性备考】

一叶萩碱毒理机制与士的宁相似,用药数分钟即出现烦躁不安、心动过速、呼吸困难。个别患者恶心眩晕、面色苍白、不省人事、癫痫样抽搐,苏醒后对其中毒过程一无所知[5]。

【传统功用】

根及枝叶入药。为盐酸一叶萩碱注射液的主要原料。祛风止痉,舒筋活络。主治中风偏瘫、肢体麻木、面肌抽搐、阳痿早泄、小儿麻痹后遗症。内服:9～12 克,入煎剂。提取物制剂:按产品说明使用。

白饭树

Flueggea virosa(Roxb. ex Willd.)Voigt.

【本草名称】

白饭树《生草药性备要》,鱼眼木、白鱼眼、金柑藤《南宁市药物志》,薏米强《岭南采药录》。

【植物形态】

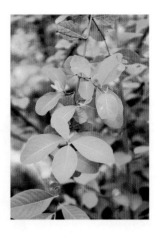

落叶灌木。茎红褐色,老枝具短刺。叶互生,矩圆状倒卵形。花细小,淡黄色,簇生于叶腋。果实球形,因成熟后白色如饭粒状,故有白饭之名。花果期 6～11 月。我国海南、台湾及广西有野生分布。

【化学成分】

茎叶含一叶萩碱(securinine)、二氢去甲一叶萩碱、一叶萩醇及槲皮素等。

【医疗活性】

1. 抑菌。2. 抗炎。3. 消肿。4. 镇咳。5. 对 W256 大鼠肝癌、Lewis 移植性肺癌有一定抑制作用。

【毒性备考】

苦,凉,有小毒。过量摄入可引致心动过速、烦躁不安和呼吸困难,须及时停药并对症处理[5]。

【传统功用】

茎叶入药。清热解毒,消肿止痛。主治皮癣秃疮、湿疹瘙痒、痈疽脓疡、无名肿毒、风湿疼痛。内服:9～12 克,入煎剂。外用:鲜叶一握,捣敷患处。

算盘子

Glochidion puberum(L.)Hutch.

【本草名称】

算盘子、野南瓜《植物名实图考》,八楞桔《闽东本草》,水南瓜《浙江民间常用草药》,地南瓜《江西民间草药》。

【植物形态】

灌木。小枝具灰棕色短毛。叶互生,长椭圆形。小花簇生于叶腋,常下垂。蒴果扁球形,外有纵沟,顶部凹陷,熟时橙红色。因形似南瓜,故有野南瓜之称。花果期 6～10 月。我国

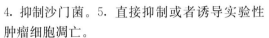

华东、华南及西南地区有野生分布。

【化学成分】

全株含算盘子酮醇（glochidonol）、算盘子皂苷、谷甾醇、羽扇豆醇及多量鞣质等。

【医疗活性】

1. 抗炎。2. 镇痛。3. 抗疟，杀虫。4. 抑制沙门菌。5. 直接抑制或者诱导实验性肿瘤细胞凋亡。

【毒性备考】

全草及果实小毒。过量服用会引起头晕、恶心、呕吐、腹痛、腹泻等不良反应。临床上曾有服用算盘子炖牛肉后引发急性球后神经炎的病例报道[8]。

【传统功用】

根、叶、果入药。清热化湿，止痢消炎。主治下焦湿热、痢疾肠炎、乳痈红肿、湿疹溃疡、跌打损伤。内服：6～12克，入煎剂。外用：适量捣敷或浸洗患处。

麻风树

Jatropha curcas L.

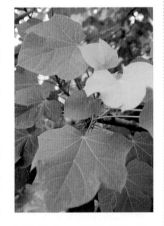

【本草名称】

麻风树《广西中草药》，木花生、假花生《中药大辞典》，青桐木、臭油桐《中国有毒植物》。

【植物形态】

灌木或小乔木，全株有白色乳液。叶互生，近圆形；全缘或 3～5 裂。聚伞花序腋生，花淡绿色。蒴果近球形。熟后分 2 室。每室有种子一粒，因似花生，故又

称假花生。花果期 4～10 月。我国华南、西南地区有野生分布。

【化学成分】

茎叶含牡荆素（vitexin）、异牡荆素等黄酮类和萜类化合物。种子及茎叶尚含麻风树毒蛋白。

【医疗活性】

1. 峻泻。2. 抗炎。3. 抑菌。4. 抑制疱疹病毒。5. 抑制移植性鼻咽癌及 P388 白血病细胞的有丝分裂。

【毒性备考】

全株有毒，种子大毒。误食种子 1～2 粒，出现头晕、呕吐、腹泻、上腹部灼烧感；食入 7～8 粒可致人死亡。茎叶的毒素含量虽少，但过量服用仍可能引起上述反应[8]。

【传统功用】

鲜叶入药。活血化瘀，消肿止痛。主治跌打损伤、关节肿痛、痈疽疮疡、无名肿毒、疥疮足癣。内服：鲜叶 2～3 片，撕碎入煎剂。外用：鲜叶适量，捣敷患处。

粗糠柴

Mallotus philippensis（Lam.）
Muell. Arg.

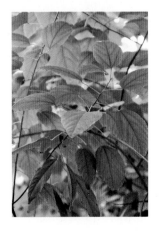

【本草名称】

菲岛桐、红果果《中药大辞典》，花樟树、番桂树《中国毒性民族药志》，吕宋揪毛《生药学》。

【植物形态】

常绿小乔木。叶互生，卵状矩圆形，全缘或有钝齿。穗状花序顶生或腋生，花小，无花瓣。蒴果球形，因表面密被鲜红色颗粒状腺点和星状毛，故有红果果之称。花果期 3～8 月。我国东南沿海有野生分布。

【化学成分】

红色腺毛含粗糠柴毒素（rottlerin）、羟基粗糠柴毒素等。树皮含乙酰油桐酸。树叶含磷酸化酶等。

【医疗活性】

1. 泻下。2. 镇痛。3. 抗生育。4. 抗炎，消肿。5. 驱杀蛲虫、蛔虫、姜片虫等肠道寄生虫。

【毒性备考】

果实及叶上腺毛有毒。过量摄入刺激胃肠道黏膜，引起剧烈腹泻、腹痛及恶心呕吐[12]。

【传统功用】

腺毛入药。祛风止痛，通便杀虫。主治热毒便秘、感染肠虫、虫积腹痛、风湿疼痛、关节红肿。内服：1～2 克，研末冲服。外用：适量研末，调敷患处。

石岩枫

Mallotus repandus（Willd.）Muell. Arg.

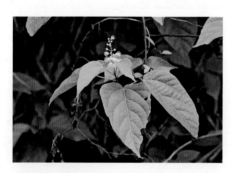

【本草名称】

石岩枫、万寿藤《药用植物花谱》，万刺藤、杠香藤《常用中草药单方验方》，黄豆树《中国高等植物图鉴》。

【植物形态】

攀缘状灌木，全株密生星状柔毛。叶互生，椭圆状卵形。总状花序，雌雄异株；雌花序顶生或腋生；雄花序穗状。蒴果球形，被锈色绒毛。花果期3～8月。我国海南、台湾及广西有野生分布。

【化学成分】

叶含石岩枫鞣质（repandusinin）、石岩枫二萜内酯、石岩枫酸及岩白菜素等。

【医疗活性】

1. 抗炎。2. 消肿。3. 镇痛。4. 祛痰。5. 抗蛇毒。

【毒性备考】

全草有毒。其毒性与同属植物粗糠柴有类似之处，可相互参考。

【传统功用】

全草入药。祛风解毒，消肿止痛。主治风湿骨痛、肢体酸麻、关节红肿、痈疽疮疡、毒蛇咬伤。内服：9～15 克，入煎剂。外用：适量煎水，浸洗患处。

木　薯

Manihot esculenta Crantz.

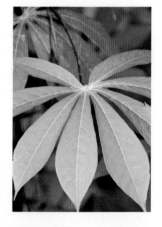

【本草名称】

木薯《南方主要有毒植物》，葛薯、臭薯《有害花木图鉴》，树番薯、番鬼葛《中草药中毒急救》。

【植物形态】

直立亚灌木。块根圆柱状，肉质。因属块根味如番薯，故有木薯之名。叶互生，掌状3～7深裂或全裂，裂片披针形。圆锥花序顶生或腋生，花萼钟状，略带紫色。蒴果。花果期4～10月。我国南部地区有栽培。

【化学成分】

块根含亚麻苦苷（linamarin）等氰苷类化合物。并含黄酮、淀粉、糖类及蛋白质等。

【医疗活性】

1. 抗炎。2. 镇痛。3. 抗氧化。4. 轻微降血糖。5. 抑制小鼠移植性乳腺癌。

【毒性备考】

木薯中毒是氰苷经酶水解生成氢氰酸抑制细胞呼吸所致。不良反应多在食后数小时出现，有恶心呕吐、头痛头晕、心悸乏力等；中毒严重者甚至呼吸麻痹。故食用或药用前先要蒸熟煮透,进行减毒处理。

【传统功用】

茎叶或块根入药。化瘀解毒,消肿止痛。主治疮疡肿毒、疥癣湿疹、跌打损伤、瘀血疼痛。内服:9～12 克,入煎剂。外用:鲜草一握,捣敷患处。

红雀珊瑚

Pedilanthus tithymaloides（L.）Poit.

【本草名称】

珊瑚枝《生草药性备要》,洋珊瑚、拖鞋花《广州植物志》,扭曲草、玉带根《南宁市药物志》。

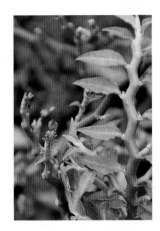

【植物形态】

直立亚灌木。茎常作之字扭曲。叶卵形,肉质。聚伞花序生于茎顶或上部叶腋内,花序为一鞋状总苞包围,总苞仰卧状,红色,故有拖鞋花之称。蒴果。花果期 7～12 月。原产南美。我国大部分地区有栽培。

【化学成分】

全草含乙酸表无羁萜酯醇（epifriedelanol,acetate）、麻风树烯、羽扇豆醇、甘遂醇及槲皮素等。

【医疗活性】

1. 抗炎。2. 免疫调节。3. 杀虫,抗疟。4. 抑制结核杆菌。5. 抑制癣类真菌。

【毒性备考】

全草有毒。乳液接触皮肤引起红肿;进入眼睛使结膜发炎;误食误用则出现恶心呕吐,腹痛腹泻。乳液含有能激活 EB 病毒的化学物质,长期接触有诱发鼻咽癌的风险[13]。

【传统功用】

全草入药。清热解毒,化瘀消肿。主治痈疽肿疡、皮癣疥疮、风湿疼痛、跌打损伤、无名肿毒。内服:3～6 克,入煎剂。外用:鲜草一握,捣敷患处。

叶下珠

Phyllanthus urinaria L.

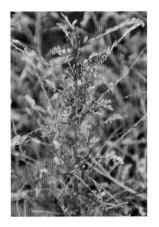

【本草名称】

叶下珠《植物名实图考》,珍珠草《生草药性备要》,老鸦珠、油柑草《福建中草药》,夜合草《江西民间草药》。

【植物形态】

一年生草本。茎直立。叶互生。小叶羽状排成 2 列,叶片长椭圆形,几无柄。花腋生,细小,赤褐色。蒴果扁圆形,红棕色,似粒粒珍珠镶嵌叶下,故有叶下珠之名。花果期 7～10 月。我国大部分地区有野生分布。

【化学成分】

全株含叶下珠苷（phyllanthoside）、叶下珠醇、没食子酸及琥珀酸等。

【医疗活性】

1. 增强免疫。2. 抑制痢疾杆菌。3. 抑制病毒转录。4. 抗肝纤维化,修复肝细胞损伤。5. 抑制 B16 黑色素瘤和 P388 白血病细胞的有丝分裂[3]。

【毒性备考】

全草小毒。叶下珠提取物长期喂饲大鼠,可使大鼠肝肾产生可逆性病理改变。临床上部分患者出现食欲下降、胃部不适等。由于反应较轻,多数可以耐受,不影响继续用药。

【传统功用】

全草入药。清热解毒,退黄化湿。主治乙型肝炎、带状疱疹、肠炎痢疾、小儿疳积、痈疽疮疡。内服:9～15 克,入煎剂或制成片剂。外用:鲜草一握,捣敷患处。

蓖　麻

Ricinus communis L.

【本草名称】

蓖麻《唐本草》，草麻《雷公炮炙论》，肬麻《本草纲目》，杜麻、红麻《本草药名汇考》。

【植物形态】

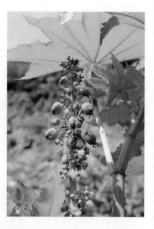

一年生草本。茎直立，具白粉。叶盾状圆形，有5～8裂。总状花序顶生，开淡红色花。果实球状三角形，有3纵沟，有时表面被软刺。种子富油质，表面有花斑。花果期5～10月。我国大部分地区有栽培。

【化学成分】

种子含蓖麻碱（ricinine）、蓖麻凝集素、蓖麻毒蛋白及大量脂肪油等。

【医疗活性】

1. 泻下。2. 免疫抑制。3. 抑制蛋白合成。4. 毒性蛋白与单克隆抗体偶联对靶细胞具有特异性杀伤力，可作为一种导向药物应用于某些肿瘤的治疗[6]。

【毒性备考】

蓖麻毒素属细胞原浆毒。能使细胞肿胀、混浊、坏死；可凝集和溶解红细胞；麻痹神经中枢；导致呼吸循环衰竭及肝肾功能损害。据记载，成人误食种子20粒，儿童误食4～7粒即可能产生严重后果甚至引起死亡。

【传统功用】

种子及其精制蓖麻油入药。导泻通滞，拔毒消肿。主治痈疽瘰疬、脓头不溃、无名肿毒、面肌瘫痪、大便秘结。内服：精制蓖麻油10～50毫升，用于术前肠道排空。外用：适量种子捣敷患处或穴位。但需注意皮肤过敏。

乌　桕

Sapium sebiferum（L.）Roxb.

【本草名称】

乌桕《唐本草》，鸦桕《本草纲目》，木子树《植物名实图考》，白蜡树《中草药学》，蜡烛树《全国中草药汇编》。

【植物形态】

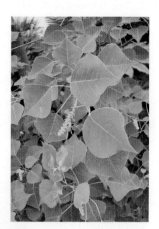

落叶乔木。全株具白色乳液。叶互生。菱状卵形。总状花序顶生，花小，黄绿色。蒴果球形，熟时开裂。种子外面包被一层蜡质，可用于制作蜡烛，故有蜡烛树之称。花果期6～10月。我国大部分地区有野生分布。

【化学成分】

树叶及根皮含无羁萜（friedelin）、乌桕萜酸、花椒素、乌桕苦味质等。果实含大量蜡质。

【医疗活性】

1. 泻下。2. 杀虫。3. 抗炎。4. 消肿。5. 抑制痢疾杆菌。

【毒性备考】

茎叶、果实、根皮及乳液均有强烈刺激性、过敏性和致癌毒性。1962年第6期《中华内科杂志》曾报道用乌桕木砧板剁肉糜造成集体中毒的案例。46名用膳者全部出现胃肠道症状，部分患者口唇发麻，面色苍白，心悸胸闷，痉挛抽搐。所幸抢救及时无一死亡。

【传统功用】

根皮及叶入药。通便利水，解毒杀虫。主治腹水鼓胀、症瘕积聚、肠道梗阻、疥疮癣湿、痈疽肿毒。内服：3～6克，入煎剂或入丸散。外用：适量煎水，浸洗患处。

守宫木

Sauropus androgynus（L.）Merr.

【本草名称】

守宫木《中国植物志》，天绿香、树仔菜、减肥菜、越南菜《有害花木图鉴》。

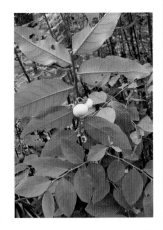

【植物形态】

灌木。叶互生，卵状披针形，基部钝圆。聚伞花序腋生，花单性，雌雄同株；雄花花萼盘状，浅紫红色；雌花花萼6深裂。蒴果扁球状。种子三棱形。花果期5～10月。我国华南、西南地区有野生分布。

【化学成分】

嫩茎叶含黄酮类、生物碱、氨基酸、蛋白质等。

【医疗活性】

1. 抗氧化。2. 抗疲劳。3. 细胞毒，抑制实验性肿瘤。4. 大剂量产生缓泻作用。

【毒性备考】

全株有毒。虽在东南亚食用药用历史悠久，但人们对它的毒性并不了解。用其嫩茎叶做减肥药或保健菜曾一度风靡全球。直至20世纪90年代，我国台湾有156名长期食用者出现严重肺功能障碍，部分因呼吸衰竭死亡，才引起广泛关注。经毒理研究证实，守宫木具有细胞毒、遗传毒和蓄积毒性，长期摄入对人体内脏，尤其对肺脏可以造成不可逆损害。

【传统功用】

茎叶入药。清热明目，消脂降压。主治肝阳上亢、目赤肿痛、眼睛干涩、血压偏高、脂肪堆积。内服：9～12克，入煎剂。

龙利叶

Sauropus spatulifolius Beille.

【本草名称】

龙利叶《岭南采药录》，龙脷叶《广州植物志》，龙味叶、龙舌叶、牛耳叶《中药植物原色图鉴》。

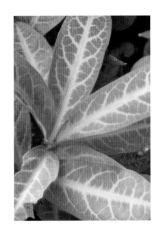

【植物形态】

常绿小灌木。叶互生，具短柄；倒卵状披针形；先端钝或小凸尖，基部近浑圆。花单性，暗紫色，丛生于叶腋或排成极短的总状花序。蒴果豌豆状。花果期3～8月。我国广东、广西及海南有野生分布。

【化学成分】

茎叶含腺苷（adenosine）、尿苷、谷甾醇及山奈酚等化合物。

【医疗活性】

1. 抗炎。2. 抗氧化。3. 镇咳。4. 化痰。5. 松弛因药物诱导引起的支气管痉挛。

【毒性备考】

根、叶有毒。曾有煎服龙利叶根一斤，导致一家七口全部中毒的案例。所幸救治及时，最后全部康复[9]。

【传统功用】

叶入药。清热宣肺，止咳化痰。主治肺热咳嗽、支气管炎、痰多哮喘、咽喉肿痛、嘶哑失声。内服：6～12克，入煎剂。

油　桐

Vernicia fordii（Hemsl.）Airy. Shaw.

【本草名称】

油桐《本草品汇精要》，荏桐《本草衍义》，罂子桐《本草纲目拾遗》，桐子树《草木便方》，桐油树《岭南采药录》。

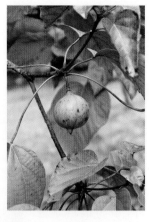

【植物形态】

落叶小乔木。叶互生，卵状心脏形，不裂或浅裂。圆锥状聚伞花序，花大，白色带红色条纹，先叶开放。核果球形，顶部急尖。种子卵圆形。花果期 4～10 月。我国华东、华南及西南地区有野生分布和栽培。

【化学成分】

种子含桐油酸（eleostearic acid）、异桐油酸、羟基佛波醇等二萜酯醇类化合物。

【医疗活性】

1. 泻下。2. 抑菌。3. 杀虫。4. 消肿，止痛。5. 抗炎，保护创面。

【毒性备考】

全株有毒，种子毒性更大。所含桐油酸对胃肠道具有强烈刺激，在吸收分解代谢过程中，又可对肝肾及神经系统造成损害。临床上除了急性中毒外，尚有误食混入桐油的食用油导致慢性中毒的案例报道[8]。

【传统功用】

种子入药。吐风痰，消肿毒，排宿便。主治风痰积聚、喉痹肿痛、水火烫伤、疥疮癣湿、无名肿毒。内服：种子 1～2 粒，捣碎入煎剂或磨汁冲服。外用：适量研末吹喉或调敷患处。

黄杨科
Buxaceae

小叶黄杨

Buxus sinica (Rehd. et Wils.) M. Cheng.

【本草名称】

黄杨木《本草纲目》，瓜子黄杨《中药大辞典》，山黄杨《履巉岩本草》，千年矮、小黄杨《分类草药性》。

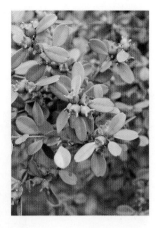

【植物形态】

常绿灌木或小乔木。树皮灰色，栓皮剥裂，幼枝棱形。叶革质，先端微凹，中脉突出，倒卵形，因形似瓜子，故又称瓜子黄杨。花小密集。蒴果花柱宿存。花果期 4～7 月。我国大部分地区有野生分布和栽培。

【化学成分】

茎叶含环维黄杨星 D（cyclobuxine D）、黄杨明、小叶黄杨碱、小叶黄杨次碱等。

【医疗活性】

1. 抗炎。2. 镇痛。3. 降压。4. 抗心律失常。5. 增加冠状动脉血流量。

【毒性备考】

中国植物图像数据库列入有毒植物。过量摄入可出现腹泻腹痛、肢体痉挛、步态不稳，严重中毒者可因呼吸障碍和循环衰竭而危及生命[13]。

【传统功用】

茎枝入药。为黄杨宁片的主要原料。化瘀活络，行气止痛。主治胸痹心痛、心律失常、冠心病、脉结代、风湿痹痛、跌打损伤、疝气坠胀。内服：9～12 克，入煎剂或浸酒。提取物制剂，按产品说明使用。

板凳果

Pachysandra axillaris Franch.

【本草名称】

板凳果《中国有毒植物》，捆仙绳《陕西药用植物》，千年矮《中国毒性民族药志》，金丝矮陀陀《中华本草》，顶花板凳果《上海辰山植物园栽培植物名录》。

【植物形态】

常绿半灌木。为木本植物之矮小者,故有矮陀陀之称。叶卵状披针形,边缘有粗齿。穗状花序腋生,花黄绿色,萼片4,叠瓦状。蒴果近球形。花果期2～8月。我国广西、云南及四川有野生分布。

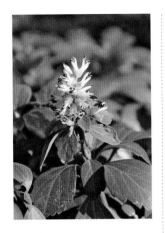

【化学成分】

全草含粉蕊黄杨胺(pachysamine)、螺旋富贵草碱、矮陀陀碱及矮陀陀黄酮苷等。

【医疗活性】

1. 抗炎。2. 镇静。3. 抑制胃酸。4. 对小鼠应激性胃溃疡有明显防护作用。

【毒性备考】

粉蕊黄杨胺A对小鼠的LD_{50}为89.0 mg/kg;中毒后出现全身颤抖、阵挛性抽搐、半数小鼠在给药后24小时内死亡[3]。

【传统功用】

全草入药。祛风化湿,消肿止痛。主治风湿痹痛、关节红肿、肢体麻木、腰肌劳损、跌打损伤。内服:3～9克,入煎剂或泡酒饮。孕妇慎用。

漆树科
Anacardiaceae

黄连木

Pistacia chinensis Bunge.

【本草名称】

楷木《淮南草木谱》,回味《物理小识》,练芽《本草纲目拾遗》,黄楝树《救荒本草》,黄连茶《中国树木分类学》。

【植物形态】

落叶乔木。双数羽状复叶,小叶10～20。花单性,雄花排成紧密总状花序;雌花为疏散圆锥花序;花小,无花瓣。核果倒卵形,熟时红色或紫蓝色。花果期3～10月。我国黄河及长江流域有野生分布。

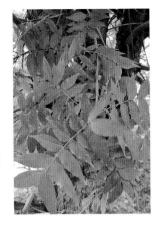

【化学成分】

茎叶含花旗松素(taxifolin)、菲瑟素、黄楝木素、槲皮素及水杨酸等。

【医疗活性】

1. 抑菌。2. 抗炎。3. 抗氧化。4. 调节雄鼠前列腺素生成。5. 花旗松素可延长P388白血病小鼠存活时间[8]。

【毒性备考】

《中国毒性民族药志》:"树皮、根皮有小毒。"

【传统功用】

茎叶入药。清热解暑,生津止渴。主治暑湿伤脾、食欲减退、口舌糜烂、咽喉干痒、湿疹疮疡。内服:9～15克,入煎剂或泡茶饮。外用:鲜叶一握,捣敷患处。

盐肤木

Rhus chinensis Mill.

【本草名称】

肤木《本草图经》,盐肤树《开宝本草》,盐霜柏《生草药性备要》,盐肤子木《本草纲目》,五倍子树《中药大辞典》。

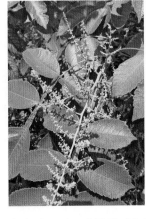

【植物形态】

落叶灌木或小乔木。树皮灰褐色,具皮孔和叶痕。羽状复叶互生,叶轴及叶柄有翅,小叶 7～13,卵状椭圆形。圆锥花序顶生,花小,淡黄绿色。核果红色。花果期 8～10 月。我国大部分地区有野生分布。

【化学成分】

根茎叶及乳液含漆酚(urushiol)、鞣质、槲皮苷、没食子酸、没食子酸甲酯等。

【医疗活性】

1. 杀虫。2. 祛痰。3. 止泻。4. 抗凝血。5. 解蛇毒,消肿胀。

【毒性备考】

全株有毒。过量摄入可致中毒,出现口腔溃疡、恶心、呕吐;严重者肾功能异常、血尿及蛋白尿。此外,外用可能引发过敏性皮炎[8]。

【传统功用】

树根入药。祛风除湿,杀虫消肿。主治风湿痹痛、关节红肿、跌打损伤、痰饮劳嗽、毒蛇咬伤。内服:9～12 克,入煎剂。外用:适量研末,调敷患处。

红麸杨

Rhus punjabensis Stew. var *sinica* (Diels.) Rehd. et Wils.

【本草名称】

旱倍子、漆倍子、红麸杨《湖南药物志》。

【植物形态】

落叶乔木。单数羽状复叶,小叶 7～17,无柄,全缘,卵状长椭圆形。圆锥花序顶生,花小,花药紫红色。果序

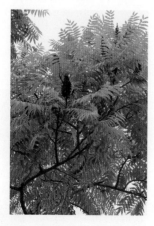

下垂,核果近圆形,红色。花果期 5～10 月。我国长江流域及西南地区有野生分布。

【化学成分】

根茎含漆酚(urushiol)、贝壳杉双黄酮及鞣质等。

【医疗活性】

1. 止泻。2. 止血。3. 抗炎。4. 消肿。5. 抑制痢疾杆菌和大肠杆菌。

【毒性备考】

所含漆酚有毒。误用误服可引起过敏性皮炎和胃肠道刺激症状。小鼠腹腔注射树皮氯仿提取物 200 mg/kg,出现活动减少;增大剂量则出现共济失调;最终因呼吸衰竭而死亡[4]。

【传统功用】

根入药。清热化湿,涩肠止泻。主治菌痢肠炎、久泻脱肛、痔疮肿痛、肠风下血。内服:9～12 克,入煎剂。

木蜡树

Rhus succedanea L.

【本草名称】

野漆树、痒漆树《四川中草药》,林背子《贵州草药》,染山红《植物名实图考》,木蜡树《中药大辞典》。

【植物形态】

落叶灌木。树皮纵裂。单数羽状复叶聚生茎顶,小

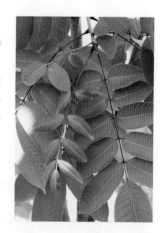

叶 9～15,长圆状披针形。圆锥花序腋生,花小,黄绿色。核果扁平,因中果皮具蜡质,故有木蜡之名。花果期 5～10 月。我国长江以南有野生分布。

【化学成分】

根、茎含野漆树苷(rhoifolin)、漆酚、漆酶、鞣质及木蜡树黄酮等。

【医疗活性】

1. 抑菌。2. 抗炎。3. 对抗化学性肝损害。4. 醇提取物具拮抗组胺、5-羟色胺及乙酰胆碱的活性。

【毒性备考】

树液具有毒性和致敏性。其中所含化学成

分及中毒症状与同属植物漆树类似,可互相参考。

【传统功用】

根皮入药。解毒杀虫,通淋止血。主治痈疽肿疡、疥疮头癣、湿疹瘙痒、血淋石淋、尿血便血。内服:6～12克,入煎剂。外用:适量研末,调敷患处。

漆 树

Rhus verniciflu Stokes.

【本草名称】

干漆《神农本草经》,漆树《蜀本草》,漆渣《中药材手册》,瞎妮子、大木漆《中国有毒植物》。

【植物形态】

落叶乔木。茎枝具明显皮孔和叶痕。单数羽状复叶,小叶9～15,长

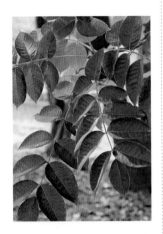

圆状卵形。圆锥花序腋生,与复叶等长。花小而密,黄绿色。果序下垂,核果扁圆形。花果期5～11月。我国大部分地区有野生和栽培。

【化学成分】

树枝渗出液名生漆。主要成分为漆酚(urushiol)。漆酚在漆酶作用下氧化,干燥后变成黑色胶状物,即药材干漆。

【医疗活性】

1. 杀虫。2. 解痉。3. 止血。4. 抗氧化。5. 延长戊巴比妥钠所致小鼠睡眠时间。

【毒性备考】

特异体质者接触茎叶或生漆可引起过敏。其毒理为:漆酚属于一种抗原物质。其分子中的羟基与人体蛋白中的氨基结合,从而引起变态反应。皮肤上出现的各种过敏症状,中医统称"漆疮"。

【传统功用】

干漆入药。化瘀破积,杀虫止血。主治气

滞血瘀、症瘕积聚、闭经痛经、虫结腹痛、创伤出血。内服:2.4～4.5克,入丸散。外用:适量炒炭存性,研敷患处。

冬青科
Aquifoliaceae

四季青

Ilex chinensis Sims.

【本草名称】

冬青《唐本草》,冻青《本草纲目拾遗》,万年枝《群芳谱》,四季青、观音茶《本草药名汇考》。

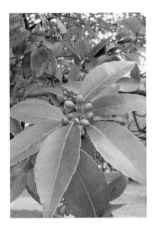

【植物形态】

常绿乔木。树皮淡灰色。叶互生,革质,狭长椭圆形,边缘疏生浅齿。花单性,聚伞花序腋生,花瓣4,淡紫色。核果椭圆形。熟时红色,内含分核4枚。花果期5～10月。我国长江、珠江流域有野生分布。

【化学成分】

叶含原儿茶酸(protocatechuic acid)、乌索酸、冬青三萜苷、黄酮类、鞣质及挥发油等。

【医疗活性】

1. 抗炎。2. 消肿。3. 抑制癣类真菌。4. 抑制S180小鼠腹水癌。5. 广谱抗菌,抑制铜绿假单胞菌,肺炎球菌等致病菌。

【毒性备考】

四季青注射剂和片剂有引起不良反应的临床报道。部分患者使用后出现过敏皮炎、头昏眼花、恶心呕吐、呼吸急促,个别患者出现黄疸[2]。

【传统功用】

叶入药。为抗感宁片和四季青钠注射液的

主要原料。清热解毒,消炎敛疮。主治咽喉炎、气管炎、胆囊炎、脉管炎、乳腺炎、菌痢肠炎、疮疡不敛、水火烫伤。内服:12～30克,入煎剂。外用:鲜草一握,捣敷患处。提取物制剂,按产品说明使用。

枸　骨

Ilex cornuta Lindl. et Paxt.

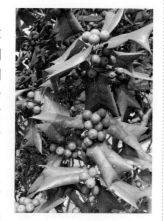

【本草名称】
枸骨叶《本草纲目拾遗》,猫儿刺《本草纲目》,角刺茶《本草纲目拾遗》,八角刺《广西中药志》,功劳叶《中药志》。

【植物形态】
常绿灌木。树皮灰白色。叶光泽,长椭圆状四方形,具3枚坚硬刺齿,中央刺齿反曲,尖锐,故有猫儿刺之称。花簇生叶腋,黄绿色。核果红色。花果期4～10月。我国华东、华中及华南地区有野生分布。

【化学成分】
叶含枸骨叶皂苷(ilexside)、苦丁茶苷、齐敦果酸糖苷、熊果酸、咖啡因及苦味质等。

【医疗活性】
1. 抗生育。2. 兴奋子宫平滑肌。3. 扩张血管,增加冠状动脉血液流量。

【毒性备考】
《本草纲目拾遗》谓其"妇人服之,终身不孕,为断产第一要药也。"现代药理研究显示,枸骨叶能造成孕鼠胚胎轻微损害,具一定生殖毒性。但根据现有资料,尚无法证实书中所描述的如此神奇的避孕绝育效果。

【传统功用】
茎叶入药。祛风通络,清热养阴。主治阴虚内热、口干少津、风湿痹痛、腰膝酸软、跌打损伤。内服:9～15克,入煎剂或泡茶饮。外用:适量煎水,浸洗患处。

毛冬青

Ilex pubescens Hook. et Arn.

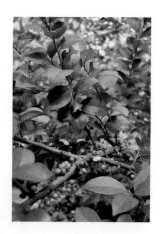

【本草名称】
痈树、毛冬青《广西中草药》,毛披树《常用中草药手册》,山冬青、细叶冬青《浙江民间常用草药》。

【植物形态】
常绿灌木。小枝具棱。因茎叶被有疏毛,故名毛冬青。叶互生,倒卵状椭圆形,近全缘或具稀齿。花淡紫色或白色,花序簇生。浆果球形,熟时红色。花果期5～10月。我国长江及珠江流域有野生分布。

【化学成分】
根含多种黄酮苷、酚类、萜类、甾醇及鞣质等。

【医疗活性】
1. 抑菌,抗炎。2. 抗心律失常。3. 促进微循环。4. 抗血栓形成。5. 扩张血管,增加心脑血液供应。

【毒性备考】
部分患者用药后恶心呕吐,胃肠不适;少数病者齿龈渗血、流鼻血、皮下瘀斑、大便潜血、妇女经量增多等,血液检查凝血酶原血凝时间有所延长[10]。

【传统功用】
根茎入药。为毛冬青片和毛冬青注射液的主要原料。清热解毒,活血化瘀。主治血栓闭塞性脉管炎、冠状动脉硬化型心脏病、脑血管意外所致偏瘫、视网膜炎、咽喉炎、急性感染。内服:9～12克,入煎剂。外用:根茎适量,煎水浸洗患处。提取物制剂,按产品说明使用。

卫矛科
Celastraceae

苦皮藤

Celastrus angulaus Maxim.

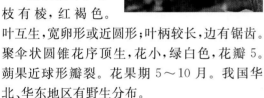

【本草名称】

苦皮藤《中药大辞典》,马断肠《中国经济植物志》,老虎麻、吊杆麻《贵州草药》,大钓鱼竿《陕西中草药》。

【植物形态】

藤状灌木。小枝有棱,红褐色。叶互生,宽卵形或近圆形;叶柄较长,边有锯齿。聚伞状圆锥花序顶生,花小,绿白色,花瓣5。蒴果近球形瓣裂。花果期5～10月。我国华北、华东地区有野生分布。

【化学成分】

叶含金丝桃苷(hyperoside)、番石榴苷等;根含苦皮藤素、呋喃多元醇酯及三萜类化合物。

【医疗活性】

苦皮藤素能阻断昆虫神经-肌肉节点电位的传导,破坏细胞膜的正常功能而发挥杀虫作用[8]。

【毒性备考】

《陕西中草药》:"味苦,性寒,有小毒。"

【传统功用】

根皮入药。清热解毒,杀虫止痒。主治疥疮癣湿、痈疽脓疡、虫积腹痛、阴道滴虫、疟疾痢疾。内服:6～9克,入煎剂。外用:适量煎水,浸洗患处。

南蛇藤

Celastrus orbiculatus Thunb.

【本草名称】

南蛇藤《植物名实图考》,南蛇风《中国有毒植物》,过山风《中国药用植物志》,穿山龙《泉州本草》,大伦藤《湖南药物志》。

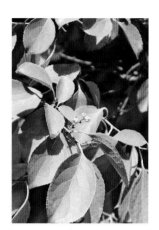

【植物形态】

落叶藤本。小枝灰褐色,皮孔明显。叶互生,椭圆状倒卵形。边缘有钝齿。聚伞花序顶生或腋生,小花5～7,花瓣5,黄绿色。蒴果球形。种子具红色假种皮。花果期4～10月。我国大部分地区有野生分布。

【化学成分】

种子含南蛇藤三醇(celorbicol)、茎叶含黄酮苷、卫矛醇及南蛇藤素等。

【医疗活性】

1. 杀虫。2. 解痉。3. 镇静。镇痛。4. 抗炎,抑菌。5. 南蛇藤素对TPA诱导的EB病毒早期抗原有强的抑制作用[3]。

【毒性备考】

全株有毒。农村将根皮浸液用作杀虫。人误食或过量使用可引起中毒,出现恶心、呕吐、腹痛、腹泻等胃肠道刺激症状[5]。

【传统功用】

藤茎入药。祛风除湿,活血化瘀。主治风湿痹痛、跌打损伤、四肢拘挛、关节不利、肾炎水肿。内服:6～9克,入煎剂。外用:适量煎水,浸洗患处。

卫 矛

Euonymus alatus（Thunb.）Sieb.

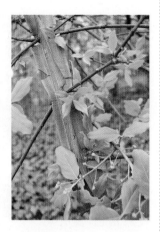

【本草名称】

卫矛《神农本草经》，神箭《广雅》，四面戟《药材学》，鬼箭羽《日华子本草》，狭翅卫矛《东北经济树木》。

【植物形态】

落叶灌木。茎枝四棱形，边缘有宽约1厘米的翅状木栓层，箭羽状，故又有鬼箭羽之称。叶对生，卵状广披针形。花小，黄绿色，花瓣4。蒴果椭圆形。花果期5～10月。我国大部分地区有野生分布。

【化学成分】

茎枝含卫矛醇（dulcitol）、卫矛碱、卫矛苷、表无羁萜及儿茶素等。

【医疗活性】

1. 抗炎。2. 免疫调节。3. 降低血糖。4. 扩张冠脉、改善心肌缺血。5. 卫矛苷 A 对人肺癌 A-549，卵巢癌 SK-OV-3 有明显抑制作用[3]。

【毒性备考】

去水卫矛醇注射液能刺激胃肠道，出现恶心、呕吐、口舌发炎；亦能抑制造血系统，引起血小板减少，白细胞降低[7]。

【传统功用】

茎枝及木栓层入药。活血化瘀，通经活络。主治瘀血凝滞、闭经痛经、风寒湿痹、癥瘕积聚、虫积腹痛。内服：6～12克，入煎剂或入丸散。

丝棉木

Euonymus bungeanus Maxim.

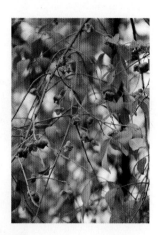

【本草名称】

白杜《中国高等植物图鉴》，白皂树《中国树木志略》，白桃树《上海常用中草药》，鸡血兰、丝棉木《贵州民间药物》。

【植物形态】

灌木或小乔木。小枝略呈四棱状。叶对生，卵状椭圆形。聚伞花序腋生，有花3～15朵；花瓣4，黄绿色。蒴果熟时4瓣裂开，露出橘红色假种皮。花果期5～10月。我国大部分地区有野生分布。

【化学成分】

茎叶含雷公藤内酯（wilforlide）、丝棉木酸、齐墩果酸、卫矛醇及橡胶类物质。

【医疗活性】

1. 杀虫。2. 茎皮粗提物具有轻微降血糖活性。

【毒性备考】

《贵州民间药物》："味苦涩，性寒，有小毒。"

【传统功用】

茎叶及果实入药。祛风通络，化瘀止血。主治风湿性关节炎、血栓闭塞性脉管炎、衄血痔血、跌打肿痛。内服：9～15克，入煎剂。外用：适量煎水，浸洗患处。

美登木

Maytenus confertiflorus J. Y.
Luo et X. X. Chen.

【本草名称】

美登木《新华本草纲要》，梅叮啷、云南美登木《中国民间生草药原色图谱》，密花美登木《药用植物花谱》。

【植物形态】

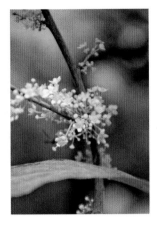

直立灌木。叶互生，宽椭圆形或倒卵形。边缘有极浅疏齿。圆锥聚伞花序 2～7 枝，每枝花序有花数朵，绿白色。蒴果三角球状，2～3 室。每室有种子 1～2 颗。我国云南南部及西双版纳有野生分布。

【化学成分】

茎叶含美登木素（maytansine）、美登普林、卫矛醇等。

【医疗活性】

1. 抗炎。2. 消肿。3. 抑制多种致病菌。4. 抑制淋巴肉瘤、骨髓瘤等多种肿瘤细胞的有丝分裂。

【毒性备考】

美登木素给犬静脉注射，每次 0.06 mg/kg，连续 5 次，致死总量为 0.3 mg/kg；给猴静脉注射，每次 0.12 克，连续 5 次，致死总量为 0.6 mg/kg。两种实验动物均出现明显骨髓抑制、白细胞下降、肾功能异常及肝功能损害[1]。

【传统功用】

全草入药。活血化瘀，抑制肿瘤。主治气滞血瘀、跌打损伤、胃溃疡、胃窦炎、淋巴肉瘤、骨髓瘤、白血病。内服：9～15 克，入煎剂。

昆明山海棠

Tripterygium hypoglaucum（Levl.）Hutch.

【本草名称】

火把花、断肠草《本草纲目》，紫金皮《滇南本草》，山砒霜《中药材品种论述》，昆明山海棠《植物名实图考》。

【植物形态】

攀缘状灌木。小枝有棱，具瘤状突起。叶互生，长卵形。边缘有锯齿，叶背白粉状。圆锥花序顶生，花小，色白，花瓣5。翅果红色，膜质。花果期 7～10 月。我国长江以南及西南地区有野生分布。

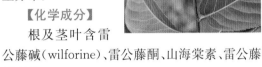

【化学成分】

根及茎叶含雷公藤碱（wilforine）、雷公藤酮、山海棠素、雷公藤甲素等。

【医疗活性】

1. 抗炎。2. 镇痛。3. 抗生育。4. 免疫抑制。5. 细胞毒，抑制恶性肿瘤。

【毒性备考】

全株大毒。农村用以毒鼠、杀虫，称为断肠草。所含雷公藤甲素和雷公藤酮具有细胞毒性。中毒严重者，可因肝功能、肾功能和心肌损害、肺部水肿、呼吸抑制、循环衰竭而死亡[1]。

【传统功用】

根、茎入药。为昆明山海棠片的主要原料。祛风除湿，活血化瘀。主治风湿痹痛、跌打损伤、红斑狼疮、白塞病、牛皮癣、类风湿关节炎、肾炎综合征。内服：6～9 克，入煎剂。外用：适量研末或制成软膏，涂敷患处。提取物制剂，按产品说明使用。

雷公藤

Tripterygium wilfordii Hook. f.

【本草名称】

雷公藤《中国药用植物志》，三棱花、水莽草、菜虫药《湖南药物志》，黄藤木《广西药用植物名录》。

【植物形态】

攀缘状灌木。小枝有棱，具小瘤状突起。叶互生，卵状椭圆形；边缘有锯齿，叶脉稍隆起。圆锥花序，花小，色白，花瓣5。翅果黄褐色，膜质。花果期 6～10月。我国长江以南及西南地区有野生分布。

【化学成分】

根及茎叶含雷公藤甲素(triptolide)、雷公藤碱、雷公藤次碱、雷公藤内酯等。

【医疗活性】

1. 抗炎。2. 镇痛。3. 抗生育。4. 免疫抑制。5. 细胞毒,抑制肿瘤。

【毒性备考】

《本草纲目拾遗》:"采之毒鱼、凡蚌螺亦死。其性最烈。"可谓是天然杀虫剂,农村习称菜虫药。其毒性与昆明山海棠类同,误服或摄入过量均可造成心、肝、肾损害及骨髓抑制,严重中毒者甚至死亡。

【传统功用】

根、茎入药。为雷公藤片的主要原料。祛风除湿,活血化瘀。主治风湿痹痛、跌打损伤、红斑狼疮、白塞病、牛皮癣、类风湿关节炎、肾炎综合症。内服:6～9 克,入煎剂。外用:适量研末调成膏状,涂敷患处。提取物制剂,按产品说明使用。

七叶树科
Hippocastanaceae

天师栗

Aesculus chinensis Bge.

【本草名称】

天师栗《益部方物略记》,娑罗子《本草纲目》,索罗果《陕西中药志》,猴板栗《中药大辞典》,七叶树《留青日札》。

【植物形态】

落叶乔木。掌状复叶,小叶 5～7。卵状披针形,叶柄长,边缘细锯齿。圆锥花序顶生,花白

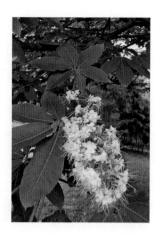

色,花瓣 4。蒴果倒卵形。顶端突起。具斑点。种子圆球状。花果期 5～9 月。我国长江流域有野生分布。

【化学成分】

种子含七叶树皂苷(aescin)、七叶树素、七叶树内酯、黄酮、鞣质及马栗树皮素等。

【医疗活性】

1. 抗炎。2. 抑制小鼠肉芽肿。3. 抑制大鼠脑水肿。4. 抑制前列腺增生。5. 七叶树苷能促进促皮质素(ACTH)的分泌,使血浆皮质甾酮含量明显增高[23]。

【毒性备考】

枝叶及种子有毒。小鼠腹腔注射枝叶甲醇提取物 500 mg/kg,出现呼吸抑制、震颤、迟钝,多数在 24 小时死亡。所含马栗树皮素对苯丙胺羟化酶有抑制作用,可导致苯丙酮尿症及肝损害[4]。

【传统功用】

种子入药。抗炎消肿,理气止痛。主治食滞腹胀、胸痹心痛、前列腺肥大、泌尿道术后肿胀、静脉曲张。内服:3～9 克,入煎剂或炒炭存性,研末冲服。

无患子科
Sapindaceae

龙　眼

Dimocarpus longan Lour.

【本草名称】

桂圆《药品化义》,木弹、圆眼《本草纲目》,比目《吴普本草》,亚荔枝《开宝本草》。

【植物形态】

常绿乔木。双数羽状复叶,小叶数对,椭圆

状披针形。圆锥花序顶生或腋生，花小，黄白色。核果球形，外面粉尘状黄褐色。假种皮肉质，干后半透明状，味甜。花果期 3～9 月。我国华南及东南沿海有栽培。

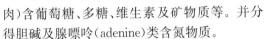

【化学成分】

假种皮（龙眼肉）含葡萄糖、多糖、维生素及矿物质等。并分得胆碱及腺嘌呤（adenine）类含氮物质。

【医疗活性】

1. 抗疲劳。2. 抗氧化。3. 轻微镇静。4. 增强免疫。5. 改善实验大鼠大脑功能，提高辨识和记忆能力。

【毒性备考】

不良反应少见。偶有过敏性皮疹的临床报道。该患者服用龙眼肉后颜面出现红色风团，压之褪色；下肢为米粒大丘疹，压之不褪色[2]。

【传统功用】

假种皮入药。为归脾丸和补益杞圆酒的主要成分。补益心脾，养血安神。主治心血不足、失眠健忘、惊悸怔忡、脾虚萎黄、神疲乏力。内服：6～15 克，入煎剂或入膏滋、酒剂。

车桑子

Dodonaea viscosa（L.）Jacq.

【本草名称】

坡柳、溪柳《中药大辞典》，车桑子、铁扫把《中国有毒植物》，明油果根《中国毒性民族药志》。

【植物形态】

常绿灌木。树皮灰褐色。叶互生，条状披针形；基部楔形，延至叶柄；主脉凸起，侧脉细密。花小，雌雄异株，圆锥或总状花序顶生。蒴果近圆形。花果期秋末春初。我国华南、西南地区有野生分布。

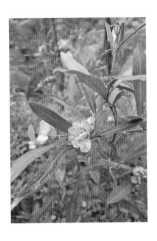

【化学成分】

茎叶含车桑子酸（hautriwaic acid）、异鼠李素、甲氧基黄酮、三萜皂苷等；尚含微量氰苷。

【医疗活性】

所含皂苷对 A2780 人型卵巢癌细胞具有明显抑制作用[8]。

【毒性备考】

《中国毒性民族药志》：“全株有毒，含微量氢氰酸。多食其叶引起腹泻。”

【传统功用】

根、叶入药。利水消肿，清热化湿。主治小便淋沥、肢体浮肿、湿疹疱疹、疥癣瘙痒、跌打损伤。内服：9～15 克，入煎剂。外用：鲜叶一握，捣敷患处。

荔枝

Litchi chinensis Sonn.

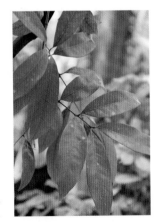

【本草名称】

荔枝《本草纲目拾遗》，荔支《齐民要术》，丹荔《本草纲目》，丽枝《本草纲目拾遗》，火山荔《生草药性备要》。

【植物形态】

常绿乔木。双数羽状复叶，小叶 2～4 对，矩圆状披针形。圆锥花序顶生，花小，淡黄白色。核果球形，外面有瘤状突起，熟时红色。假种皮肉质。种子黑褐色。花果期 2～7 月。我国华南地区有栽培。

【化学成分】

假种皮（荔枝肉）含葡萄糖、多糖、有机酸、维生素及矿物质等。尚含少量低血糖氨基酸。

【医疗活性】

1. 抗疲劳。2. 抗氧化。3. 轻微镇静。4. 增强免疫。5. 改善脑功能,增强记忆力。

【毒性备考】

著名水果,甘甜味美,何毒之有? 然而来自产地的调查显示,因大量食用鲜果而罹患"荔枝病"的并不少见。其主要症状:多在清晨突然发病,出现头晕,心悸,乏力及饥饿感;严重者突然昏迷抽搐、皮肤发绀、血压下降、心律失常,有的甚至出现低血糖危象。多数学者认为其毒性与荔枝所含低血糖氨基酸有关。

【传统功用】

假种皮入药。健脾益气,宁心安神。主治气血亏虚、脾不统血、神疲乏力、心烦失眠、血糖偏高。内服:6～15克,入煎剂或入膏滋、酒剂。

无患子

Sapindus mukorossi Gaertn.

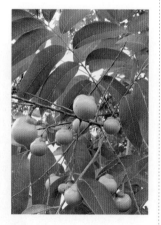

【本草名称】

无患子《本草纲目拾遗》,木患子、油珠子《本草纲目》,洗手果《广西兽医药用植物》,桂圆肥皂《现代实用中药》。

【植物形态】

落叶乔木。双数羽状复叶,小叶8～12枚,椭圆状披针形。圆锥花序顶生,花小,淡绿色。核果球形,肉质,黄绿色;因富含皂素,故有洗手果之称。花果期6～10月。我国长江、珠江流域有野生分布。

【化学成分】

种皮含多种无患子皂苷(sapindoside),总苷含量有时可达4%。又含鞣质及黄酮类化合物。

【医疗活性】

1. 灭滴虫。2. 催吐,祛痰。3. 消肿,镇痛。4. 降血脂,降胆固醇。5. 抑制幽门螺旋杆菌。

【毒性备考】

种皮有毒。所含大量无患子皂苷具强烈黏膜刺激和溶血毒性。摄入过量出现恶心、呕吐、头晕、胸闷、胃部不适、心中难受等中毒症状[9]。

【传统功用】

种皮入药。为西瓜霜的成分之一。清热化痰,消肿止痛。主治喉蛾喉痹、声音嘶哑、白喉梗塞、虫积疳积、咳痰不畅。内服:3～6克,入煎剂。外用:适量炒炭存性,研末吹喉。

凤仙科
Balsaminaceae

凤仙花

Impatiens balsamina L.

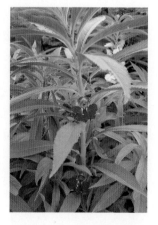

【本草名称】

凤仙子《本草纲目》,急性子、小桃红《救荒本草》,透骨草《本草正》,指甲花《草木便方》。

【植物形态】

一年生草本。茎肉质。叶互生,披针形,边缘有锯齿。花腋生,颜色有红、白或杂色;花冠有单瓣或重瓣。蒴果熟后旋卷状开裂,种子瞬间弹出,故又称急性子。花果期6～9月。我国大部分地区有栽培。

【化学成分】

种子含凤仙甾醇(balsaminasterol),花叶含花色苷、指甲花醌、指甲花醌甲醚等。

【医疗活性】

1. 抗炎。2. 消肿。3. 抑制铜绿假单胞菌。4. 抑制毛癣真菌。5. 加强子宫平滑肌节律性收缩。

【毒性备考】

全草含激活 EB 病毒的化学物质,过量摄入引起恶心呕吐,食欲不振,长期摄入尚有诱发鼻咽癌的可能[13]。《本草纲目》有"采其肥茎,以充芛笋"的记述。把凤仙花当作蔬菜食用,其口味如何暂且不论,冒如此健康风险,实在是得不偿失。

【传统功用】

全草及种子入药。为阳和解凝膏的成分之一。化瘀破血,软坚散结。主治瘀血凝滞、闭经痛经、骨鲠咽喉、痞块噎膈、癣疮肿毒。内服:3～9克,入煎剂或入丸散。外用:鲜草一握,浸洗患处。

鼠李科
Rhamnaceae

长叶冻绿

Rhamnus crenata Sieb. et Zucc.

【本草名称】

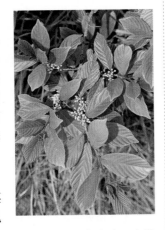

黄药、长叶鼠李《中药大辞典》,黎辣根《植物名实图考》,一扫光《南宁市药物志》,马仙灵《南方主要有毒植物》。

【植物形态】

落叶灌木。茎无刺,小枝被锈色柔毛。叶互生,椭圆状倒卵形,边缘有齿,叶脉明显。伞形花序腋生,花细小,花瓣5,黄绿色。核果球形,熟时由红变黑。花果期6～9月。我国华北、华南及西南地区有野生分布。

【化学成分】

根茎叶含柯桠素(chrysarobin)、大黄酚、大黄素、大黄素甲醚、鼠李苷等。

【医疗活性】

1. 泻下。2. 抗炎。3. 杀虫。4. 抑制银屑病皮肤损害。5. 增强实验动物肝细胞酸性磷酸单酯酶活性。

【毒性备考】

全株有毒。柯桠素对人体黏膜有较大刺激,可引起急性胃肠炎和肾功能损害。出现恶心、呕吐、腹泻、腹痛、腰痛、血尿、蛋白尿和管型尿[5]。

【传统功用】

根入药。清热利湿,杀虫止痒。主治渗出性湿疹、神经性皮炎、麻风病皮损、银屑病、疥疮、头癣。内服:3～6克,入煎剂。外用:适量研末调敷或浸洗患处。本品外用为主,内服宜谨慎。

鼠　李

Rhamnus davurica Pall.

【本草名称】

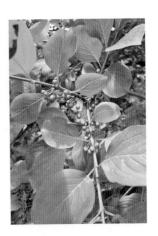

鼠李《神农本草经》,牛李《吴普本草》,鼠李皮《名医别录》,乌槎树《唐本草》,冻绿柴《中药大辞典》。

【植物形态】

灌木或小乔木。叶对生或丛生,卵状长圆形或阔倒披针形,边缘有细齿。花簇生于叶腋,黄绿色,花冠漏斗状钟形。核果近球形,熟后紫黑色。花果期5～9月。我国大部分地区有野生分布。

【化学成分】

树皮含芦荟大黄素(aloe-emodin)、大黄酚等蒽醌类衍生物。新鲜树皮尚含蒽酮。

【医疗活性】

1. 泻下。2. 催吐。3. 抑菌。4. 抗炎。5. 消肿。

【毒性备考】

所含蒽醌及其衍生物对胃肠道有较大刺激,过量摄入可致腹部剧烈疼痛。新鲜树皮还含刺激性更大的蒽酮,能引起呕吐反应。故有经验的草医并不立即使用鲜皮,而是贮存到第二年再入药。此时蒽酮含量大大减少,致吐反应明显消减。

【传统功用】

树皮入药。清热解毒,泻火通便。主治热毒炽盛、大便燥结、疮疡痈疽、红肿热痛。内服:6～12克,入煎剂。外用:适量煎水,浸洗患处。

酸 枣

Zizphus jujuba Mill. var. *spinosa*（Bunge.）Hu. ex H.F. Chow.

【本草名称】

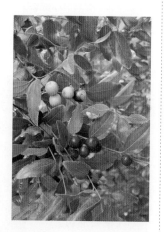

酸枣《神农本草经》,山枣《本草经集注》,棘刺《名医别录》,酸枣仁《雷公炮炙论》,野枣子《述异记》。

【植物形态】

落叶灌木。茎枝多刺。叶椭圆形,主脉3条,边有细齿。花簇生,黄绿色,花瓣5。核果球形,熟时暗红色。因味道酸涩,故名酸枣。种子扁圆形,赤褐色。花果期4～10月。我国大部分地区有野生分布。

【化学成分】

种子含酸枣皂苷(jujuboside)、白桦脂酸、白桦脂醇、酸枣仁碱等。

【医疗活性】

1. 镇静。2. 抗惊厥。3. 解痉,镇痛。4. 增强细胞免疫。5. 降血脂,降胆固醇。

【毒性备考】

种子小毒。大鼠口服或注射均可引起安静甚至昏睡,大剂量则血压下降,轻度传导阻滞。人误食或使用过量,亦可出现类似中枢抑制的症状,如嗜睡、迷糊等。成人一日量应控制在30克之内[9]。

【传统功用】

种子入药。为天王补心丹的主要成分。宁心安神,除烦定惊。主治虚烦失眠、多梦易醒、惊悸怔忡、心神不宁、自汗盗汗。内服:9～15克,入煎剂。或3～6克,研末冲服。

葡萄科
Vitaceae

牯岭蛇葡萄

Ampelopsis glandulosa var *kulingensis* Momiyama.

【本草名称】

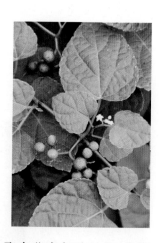

蛇葡萄《救荒本草》,狗葡萄《东北常用中草药》,野葡萄《泉州本草》,爬山虎、山葡萄《植物名汇》。

【植物形态】

多年生藤本。叶互生,阔卵形,3浅裂,裂片三角状卵形,有较大圆齿。聚伞花序与叶对生,花细小,多数;花瓣5,绿黄色。浆果近球形,熟时蓝黑色。花果期6～10月。我国大部分地区有野生分布。

【化学成分】

同属植物小叶蛇葡萄含蛇葡萄素(ampelopsin)、强心苷、甾醇及三萜类化合物等。

【医疗活性】

1. 抑菌。2. 抗炎。3. 消肿。4. 利尿。

5. 止血。

【毒性备考】

全草小毒。所含蛇葡萄素C的剂量达30 mg/kg时，可引起小鼠肝功能较严重损害[3]。

【传统功用】

根、叶入药。利水消肿，凉血止血。主治肾炎水肿、石淋血淋、外伤出血、疮痈肿毒、慢性骨髓炎。内服：15～30克，入煎剂。外用：鲜草一握，捣敷患处。

白蔹

Ampelopsis japonica（Thunb.）Mak.

【本草名称】

白蔹《神农本草经》，白根《名医别录》，猫儿卵《本草纲目》，鹅抱蛋《植物名实图考》，见肿消《南京民间草药》。

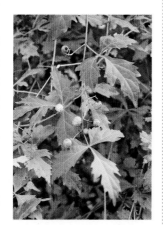

【植物形态】

多年生草质藤本。块根纺锤形，外皮棕红色，易剥落。掌状复叶，小叶通常5枚，再做掌状或羽状分裂。聚伞花序与叶对生，花小，淡黄色。浆果球形，蓝紫色。花果期6～9月。我国大部分地区有野生分布。

【化学成分】

块根含白蔹双氢黄酮（ampeloptin）、大量淀粉及黏液汁等。

【医疗活性】

1. 抑制葡萄球菌，痢疾杆菌。2. 抑制毛癣、黄癣等皮肤致病真菌。3. 体外抑制JTC26人类宫颈癌细胞。

【毒性备考】

《药性论》："苦平，有小毒。"用200％白蔹煎剂给小鼠灌胃，观察72小时，结果多数小鼠呼吸急促，但无死亡。临床上用白蔹粉治疗菌痢

140例，其中1例皮肤潮红瘙痒，1例头晕，恶心，胸闷，烦躁不安，停药后症状消失[1]。

【传统功用】

块根入药。为拔毒膏的主要成分。生肌敛疮，解毒消肿。主治癣湿疮疡、瘰疬肿块、菌痢肠炎、痔漏便血、水火烫伤。内服：4.5～9克，入煎剂。外用：鲜根适量，捣敷患处。

乌蔹莓

Cayratia japonica（Thunb.）Gagnep.

【本草名称】

五叶莓《本草经集注》，乌蔹莓《新修本草》，五爪金龙《浙江民间草药》，小母猪藤《四川中药志》，老鸦眼睛藤《上海常用中草药》。

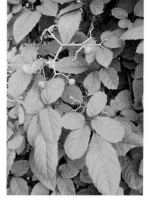

【植物形态】

多年生草质藤本。茎有纵棱。卷须二岐分叉与叶对生。鸟趾状复叶，小叶5，椭圆状卵形。聚伞花序腋生。浆果卵圆形，熟时黑色光亮，故有老鸦眼睛藤之称。花果期5～10月。我国大部分地区有野生分布。

【化学成分】

全草含阿聚糖（araban）、黄酮苷、甾醇类、黏液质等。根尚含鞣质及少量生物碱。

【医疗活性】

1. 抑制细菌。2. 抑制病毒。3. 抗炎，消肿。4. 抑制血小板聚集。5. 增强巨噬细胞吞噬功能。

【毒性备考】

《福建药物志》："有小毒。"

【传统功用】

根或全草入药。清热利湿，解毒消肿。主治疔疮痈疽、带状疱疹、乳痈脓肿、溃疡不敛、无名肿毒。内服：15～30克，入煎剂或榨汁饮。

外用：鲜草一握，捣敷患处。

锦葵科
Malvaceae

草　棉

Gossypium herbaceum L.

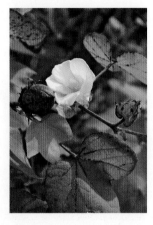

【本草名称】

棉花、草棉《本草纲目》，棉根、蜜根《上海常用中草药》，草棉根皮《中国药用植物图鉴》。

【植物形态】

一年生草本。叶掌状分裂，小裂片卵状三角形。花单生，花萼杯状，花瓣5，黄白色或淡红色。蒴果桃状球形，熟时裂开。种子卵形，上被白色柔软的棉毛。花果期7～10月。我国大部分地区有栽培。

【化学成分】

根皮及种子含棉酚（gossypol）。种子含量最高，根皮次之。根皮中尚有黄酮、皂苷和酚性化合物。

【医疗活性】

1. 祛痰。2. 抗炎。3. 抑制肺炎球菌。4. 抑制流感病毒。5. 抑制精子生成。

【毒性备考】

棉酚具有细胞毒性和生殖毒性，并有蓄积作用。故以慢性中毒多见，轻者出现低烧乏力、心慌气短、烦躁不安、心悸失眠；重者肝肾受损、男子不育、女子不孕[4]。

【传统功用】

根皮入药。所含棉酚为景棉片的主要成分。止咳平喘、化瘀止痛。主治支气管炎、咳喘多痰、月经不调、闭经痛经、疝气坠痛。内服：6～12克，入煎剂。提取物制剂：按产品说明使用。

冬　葵

Malva crispa Linn.

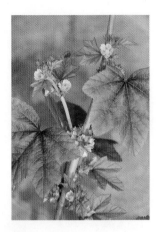

【本草名称】

葵《诗经》，冬葵《神农本草经》，滑菜《本草纲目》，冬寒菜《植物名实图考》，葵菜子《妇人良方》。

【植物形态】

一年生草本。茎直立。叶互生，掌状浅裂，肾圆形，边缘具钝齿。花小，簇生于叶腋；淡红色或白色，花冠5，先端凹入。果实扁圆形。种子桔瓣状肾形，棕褐色。花果期5～10月。我国大部分地区有野生分布。

【化学成分】

种子含中性多糖、酸性多糖、脂肪酸、蛋白质等。

【医疗活性】

1. 抗炎。2. 利尿。3. 消结石。4. 促进乳汁分泌。5. 诱导实验性肿瘤细胞凋亡。

【毒性备考】

冬葵子品种存在混乱现象，有用苘麻子或其它形状相似的种子代替冬葵子入药的情况。《四川中医》曾报道一例煎服冬葵子50克后严重中毒，出现精神极度兴奋、幻视幻听、谵语神昏。而正品冬葵子是不会有任何精神毒性症状的，故最大的可能还是在入药的品种上出了问题。

【传统功用】

种子入药。利水通淋，滑肠下乳。主治小便淋沥、大便秘结、乳汁不下、乳房肿痛、尿路结石。内服：6～12克，入煎剂或入丸散。

木棉科
Bombacaceae

梧桐科
Sterculiaceae

木 棉

Bombax malabarica DC.

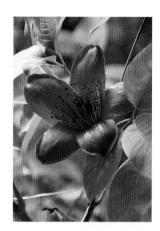

【本草名称】

琼枝《梧浔杂佩》,红棉、英雄树《全国中草药汇编》,攀枝花《本草纲目》,木棉花《生草药性备要》。

【植物形态】

高大乔木。树皮有椭圆形刺钉,断面纤维密集如棉,故名木棉。掌状复叶,小叶矩圆形。花聚生枝端,先叶开放;花瓣5,鲜红色。蒴果矩圆形。花果期3～5月。我国广东、广西有野生分布和栽培。

【化学成分】

根皮含7-羟基卡达烯(7-hydroxycadalin)、树胶、鞣质及大量纤维素等。

【医疗活性】

1. 抗炎。2. 抗氧化。3. 抑制革兰阳性菌。4. 对Hela人类宫颈癌有抑制活性。

【毒性备考】

常规使用根皮并无毒性。其中一种含量很少的萜烯类物质具有细胞抑制作用,对肿瘤细胞和正常细胞均能造成杀伤[3]。

【传统功用】

根皮入药。清热利湿,收敛止血。主治赤白痢、胃溃疡、便血尿血、跌打损伤、瘰疬肿疡。内服:15～30克,入煎剂。外用:鲜根捣烂,外敷患处。

山芝麻

Helicteres angustifolia L.

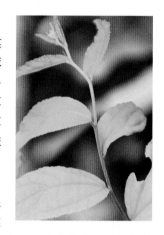

【本草名称】

山芝麻《福建民间草药》,山油麻《广州植物志》,牛釜尾《广西中草药》,岗油麻《生草药性备要》,山野麻《福建中草药》。

【植物形态】

小灌木。主根粗壮。小枝被柔毛。叶互生,线状披针形。聚伞花序腋生,花数朵,花瓣5,淡紫色。基部2个附属体。蒴果卵状长圆形。种子褐色。花果期6～12月。我国西南及东南沿海有野生分布。

【化学成分】

全草含山芝麻酸甲酯、山芝麻内酯、山芝麻醌及黄酮类化合物。

【医疗活性】

1. 抑制疱疹病毒。2. 降低血清转氨酶。3. 抑制葡萄球菌、铜绿假单胞菌、结核杆菌。

【毒性备考】

全草有毒。28例患者服用鲜草半斤至一斤后出现头痛(20例)、腹痛腹泻(5例)、浮肿(22例)、少尿或无尿(26例)、胸闷气急(12例);其中4例出现轻度昏迷[1]。

【传统功用】

全草入药。清热解毒,化瘀消肿。主治咽喉炎、腮腺炎、痢疾、肠炎、乳腺炎、蛇头疔、骨结核、毒蛇咬伤。内服:6～12克,入煎剂。外用:鲜草一握,捣敷患处。

胖大海

Sterculia scaphigera Wall.

【本草名称】

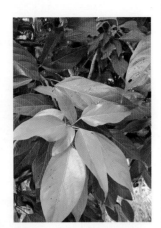

胖大海、安南子《本草纲目拾遗》,大海子《中药志》,星大海、膨大海《本草药名汇考》。

【植物形态】

高大乔木。叶互生,椭圆状披针形,光滑,全缘。圆锥花序顶生或腋生,花萼粗壮,花瓣伸张。蓇葖果船形。种子倒卵形,具细密皱纹。花果期4～6月。原产越南。我国海南、华南地区有野生分布和栽培。

【化学成分】

种子含大量西黄蓍胶粘素(bassorin)、半乳糖、戊糖等。

【医疗活性】

1. 抑菌。2. 抗炎。3. 祛痰。4. 轻度利尿。5. 缓泻,促进肠道蠕动。

【毒性备考】

一般不良反应有心慌胸闷、大便稀溏,有的出现皮肤过敏、风疹瘙痒等。临床上曾有饮服胖大海茶水后引起血尿,停药一天后血尿消失。再饮服此药又出现上述症状的病例报道[7]。

【传统功用】

种子入药。清热利肺,润喉开音。主治咽喉肿痛、声带发炎、声音嘶哑、肺燥干咳、骨蒸潮热。内服:2～3枚,入煎剂或泡茶饮。

山茶科
Theaceae

油 茶

Camellia oleifera Abel.

【本草名称】

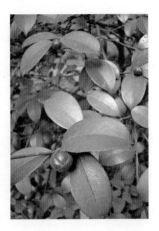

油茶《植物名实图考》,茶饼《广东中医》,茶枯《中国药用植物志》,枯饼《药性考》,茶子心《陆川本草》。

【植物形态】

常绿灌木,为优质油料植物,故名。叶革质,卵状椭圆形。花腋生或顶生,花瓣5～7,白色,倒卵形。蒴果球形,室背开裂。种子数枚。花果期9月至次年夏秋。我国华东、华南及西南地区有栽培。

【化学成分】

种子榨油后的残渣含油茶皂苷(oleipherone)、山茶苷等三萜皂苷类化合物。

【医疗活性】

1. 杀虫。2. 抗氧化。3. 抑制毛癣真菌。4. 抑制大肠杆菌。5. 对A375、A549、MCF7等人类癌细胞具有抑制作用。

【毒性备考】

油茶皂苷具有黏膜刺激性、溶血和细胞毒性。人过量服用未经炮制的生茶饼,可引起剧烈呕吐和腹痛腹泻。其对鱼类的毒性更大,民间常用作杀虫、灭螺。

【传统功用】

茶饼入药。拔毒去湿,杀虫止痒。主治疥疮皮癣、痈疽脓疡、湿疹瘙痒、虫积腹痛、跌打损伤。内服:3～6克,炒炭存性后入煎剂。外用:适量调敷或浸洗患处。

木 荷

Schima superba Gardn. et Champ.

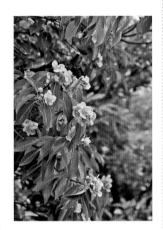

【本草名称】

何树《中国高等植物图鉴》，木荷、木艾树《常用单方验方选编》，药鱼眉《南方主要有毒植物》，药王树《中国毒性民族药志》。

【植物形态】

乔木。叶革质，卵状椭圆形。短总状花序腋生或顶生，花梗直立，花瓣5，倒卵形，白色，雄蕊极多。蒴果扁球形，5裂，果皮木质。花果期5～10月。我国长江流域及华南、西南地区有野生分布。

【化学成分】

树皮含丁香脂素（syringoresinol）、落叶松脂醇等木脂类化合物。

【医疗活性】

1. 抑菌。2. 抗炎。3. 消肿。4. 杀虫。

【毒性备考】

根茎、树皮有毒。鸡鸭误食树皮木屑可导致中毒死亡。木荷根茎含有一种刺激性皂苷，可引起皮肤红肿痒痛[12]。

【传统功用】

根茎入药。清热解毒，消肿止痛。主治疔疮走黄、痈疽发背、无名肿毒、风湿痹痛。外用：适量研末，调敷患处。一般不作内服。

厚皮香

Ternstroemia gymnanthera（Wight. et Arn.）Beddome.

【本草名称】

厚皮香《植物名实图考》，秤杆红、红果树

《中药大辞典》，山茶树、白花果《中国毒性民族药志》。

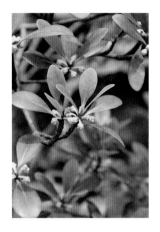

【植物形态】

灌木或小乔木。叶互生，矩圆状倒卵形，叶面光滑，中脉下陷；全缘，革质。花簇生，淡黄色，有香气；花瓣5。浆果球形，有萼片宿存。花果期6～9月。我国华东、华南及西南地区有野生分布。

【化学成分】

花果、茎叶含大量鞣质及多种挥发性物质。

【医疗活性】

1. 止血。2. 消肿。3. 杀虫。4. 抑制毛癣真菌。5. 抑制大肠杆菌。

【毒性备考】

《中华本草》："苦、凉，有小毒。"

【传统功用】

花果、茎叶入药。解毒杀虫，散瘀消肿。主治乳痈脓肿、头癣秃疮、溃疡不敛、湿疹瘙痒、蛇虫咬伤。内服：6～9克，入煎剂。外用：鲜叶一握，捣敷患处。

藤黄科
Guttiferae

藤 黄

Garcinia hanburyi Hook. f.

【本草名称】

藤黄《海药本草》，海藤《和汉药考》，玉黄、月黄《药材学》，藤黄树《全国中草药汇编》。

【植物形态】

常绿乔木。茎枝四棱形，茎皮割开有脂液流出，可做黄色颜料，故名藤黄。叶对生，卵状披针形。花单性，腋生，花瓣4，黄色。浆果近球形。种子 4 枚。花果期 11 月至次年 3 月。我国华南地区有栽培。

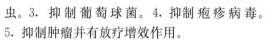

【化学成分】

树脂含藤黄素（guttiferin）、藤黄酸、藤黄宁、藤黄酚及藤黄双黄酮等。

【医疗活性】

1. 峻泻。2. 杀虫。3. 抑制葡萄球菌。4. 抑制疱疹病毒。5. 抑制肿瘤并有放疗增效作用。

【毒性备考】

生藤黄为剧毒之品，须经炮制以降低毒性。一般仅供外用，内服要严格控制剂量。过量可引起头昏、呕吐、腹泻、里急后重及胃肠出血等；严重中毒可因脱水、休克导致死亡[8]。

【传统功用】

树脂入药。为藜峒丸的主要成分。攻毒消肿，去腐杀虫。主治痈疽肿毒、顽癣疥疮、牙疳蛀齿、皮肤癌瘤、带状疱疹。内服：0.03～0.06 克，入丸散。外用：适量磨汁，涂敷患处。

黄海棠

Hypericum ascyron L.

【本草名称】

红旱莲《江苏药用植物志》，湖南连翘《植物名实图考》，金丝蝴蝶《中国树木分类学》，长柱金丝桃《北方常用中草药手册》。

【植物形态】

多年生草本。茎直立，具四棱，红棕色，故有红旱莲之称。叶对生，卵状披针形。聚伞花序，花瓣 5，稍旋转，金黄色。蒴果圆锥

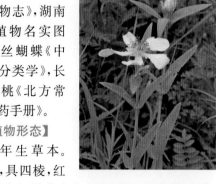

形，熟时 5 裂。花果期 6～8 月。我国大部分地区有野生分布。

【化学成分】

全草含金丝桃苷（hyperin）、山柰酚、槲皮素、芦丁等黄酮类化合物及挥发性物质。

【医疗活性】

1. 解痉。2. 利胆。3. 抗抑郁。4. 抑制大肠杆菌。5. 抑制流感病毒。

【毒性备考】

所含金丝桃素具光敏毒性，长期摄入可引起肝、肾损害。此外，大剂量金丝桃苷可对大鼠胚胎发育产生抑制，提示有一定生殖毒性。

【传统功用】

全草入药。清热解毒，凉血止血。主治湿热黄疸、痢疾肠炎、吐血咯血、情绪忧郁、健忘失眠。内服：6～9 克，入煎剂。

金丝桃

Hypericum monogynum L.

【本草名称】

金丝桃、土连翘《湖南药物志》，照月莲《中药原色图谱》，金丝海棠、木本黄开口《浙江民间常用草药》。

【植物形态】

小灌木。茎多分枝，小枝红褐色。叶对生，椭圆状披针形，无叶柄，稍抱茎。聚伞花序顶生，花瓣 5，金黄色。因花蕊如金丝，蒴果似棉桃，故有金丝桃之名。花果期 6～9 月。我国大部分地区有野生分布。

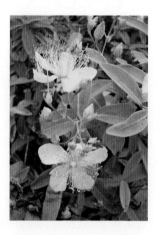

【化学成分】

全草含金丝桃素（hypericin）、伪金丝桃素、原金丝桃素、金丝桃苷及挥发油等。

【医疗活性】

1. 镇静。2. 镇痛。3. 抗抑郁。4. 抑制流

感病毒。5.抑制实验性肺癌和肠癌。

【毒性备考】

金丝桃素为一种荧光色素,具有特异的光敏毒性;金丝桃苷过量摄入对肝肾可造成一定损害。但此种损害是可逆的,停药后即能消除。

【传统功用】

全草入药。清热解毒,祛风消肿。主治湿热黄疸、病毒性肝炎、风湿痹痛、情绪抑郁、健忘失眠。内服:6～9克,入煎剂。外用:适量煎水,浸洗患处。

贯叶连翘

Hypericum perforatum L.

【本草名称】

千层楼、赶山鞭《四川中药志》,贯叶连翘《中国药用植物志》,大对叶草、小叶金丝桃《中华本草》。

【植物形态】

多年生草本。茎多分枝。叶条状椭圆形,因对生无

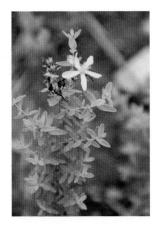

柄而基部相连,故有贯叶连翘之名。聚伞花序顶生,花瓣5,黄色。蒴果长圆形,熟时开裂。花果期6～9月。我国大部分地区有野生分布。

【化学成分】

全草含贯叶连翘素(hyperforin)、金丝桃素、槲皮素、穗花杉双黄酮及挥发油等。

【医疗活性】

1.抗抑郁。2.抗病毒。3.镇静。镇痛。4.广谱抗菌。5.抑制单胺氧化酶和5-羟色胺的重吸收。

【毒性备考】

全草有小毒。德国将其制剂用于忧郁症的常规治疗;美国监管部门把其定为不安全药品。金丝桃素作为一种外源性感光物质,进入人体后产生光能异常吸收,导致皮肤细胞肿胀坏死,

出现炎性改变等。

【传统功用】

全草入药。凉血止血,疏肝解郁。主治吐血便血、创伤出血、失眠健忘、情绪抑郁、疮痈肿毒。内服:6～9克,入煎剂。外用:鲜草一握,捣敷患处。

元宝草

Hypericum sampsonii Hance.

【本草名称】

元宝草《本草从新》,双合合《植物名实图考》,对叶草《草木便方》,穿心草《江苏植物志》,蜻蜓草《杭州药用植物志》。

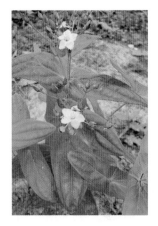

【植物形态】

多年生草本。叶对生,椭圆形,先端钝圆,无柄;因两叶基部连成一体,状似元宝,故此命名。聚伞花序顶生,花小,色黄。花瓣5,倒卵形。蒴果椭圆形。花果期6～8月。我国长江流域有野生分布。

【化学成分】

全草含金丝桃苷(hyperin)、金丝桃素、山柰酚、槲皮素及挥发油等。

【医疗活性】

1.抑菌。2.止血。3.抗抑郁。4.抗病毒。5.抑制实验性肿瘤细胞。

【毒性备考】

苦寒,有小毒。元宝草与前述同属亲缘植物黄海棠、金丝桃、贯叶连翘的化学成分和活性毒性类似。临床应用可相互参考。

【传统功用】

全草入药。清热解毒,宽心解郁。主治肝胆湿热、痈疽毒疮、乳房红肿、失眠健忘、情绪抑郁。内服:6～9克,入煎剂。外用:鲜草一握,捣敷患处。

柽柳科
Tamaricaceae

番荔枝科
Annonaceae

柽　柳

Tamarix chinensis Lour.

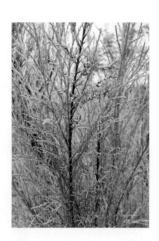

【本草名称】

柽柳《本草图经》，三春柳《开宝本草》，西河柳《本草汇言》，观音柳《卫生易简方》，赤柽柳《本草备要》。

【植物形态】

灌木或小乔木。茎多分枝，枝条柔弱；树皮多呈红褐色，故有赤柽柳之称。叶互生。叶片细小，鳞片状。复总状花序顶生，花小，粉红色。蒴果先端具毛。花果期 6～9 月。我国大部分地区有野生分布。

【化学成分】

枝叶含水杨苷（salicin）、柽柳酚、槲皮素等。

【医疗活性】

1. 解热。2. 利尿。3. 祛痰。4. 抑菌。5. 对四氯化碳诱导的实验性肝细胞损伤有保护作用。

【毒性备考】

口服过量对消化道有一定刺激，可引起胃酸过多和黏膜损伤。所含水杨苷能抑制延髓中枢：先见血管扩张、皮肤潮红、汗出淋漓；随后血压下降、呼吸困难甚至虚脱麻痹。

【传统功用】

枝叶入药。发汗利尿，祛风透疹。主治外感发热、头痛骨楚、风疹豆疹、皮肤瘙痒、关节不利。内服：3～9 克，入煎剂。外用：适量煎水，浸洗患处。

假鹰爪

Desmos chinensis Lour.

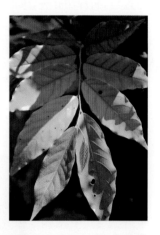

【本草名称】

山橘叶《岭南采药录》，鸡爪枝《陆川本草》，宝塔子、鸡爪香《南宁市药物志》，串珠酒饼叶《广东中药》。

【植物形态】

藤状灌木。树皮粗糙。叶互生，薄革质，长圆状椭圆形，全缘。花下垂，花瓣 6，2 轮，外轮比内轮大；因形似鹰爪，故名。聚合果串珠状，熟时紫黑色。花果期 4 月至次年 3 月。我国华南地区有野生分布。

【化学成分】

茎叶含荠宁黄酮（mosloflavone）、黄芩素、鼠李糖苷等黄酮类化合物。

【医疗活性】

1. 抑菌。2. 抗炎。3. 强心。4. 具抗HIV 人类免疫缺陷病毒活性。5. 抑制酪氨酸激酶，抑制表皮生长因子（EGF）过度表达的NIH3T3 细胞内酪氨酸的磷酸化和 EGF 诱导的肌糖磷酸盐的形成[8]。

【毒性备考】

《岭南采药录》："味苦涩，有小毒。"

【传统功用】

根、叶入药。祛风化湿，消肿止痛。主治风湿骨痛、跌打损伤、胃脘胀痛、肾炎水肿、疥疮湿疹。内服：9～15 克，入煎剂。外用：鲜叶一握，捣敷患处。

大风子科
Flacourtiaceae

大风子

Hydnocarpus anthelminthica Pierre.

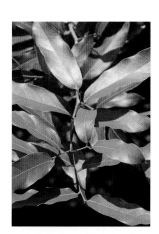

【本草名称】

风子《疮疡经验全书》，大风子《本草衍义补遗》，麻风子、鸟壳子《全国中草药汇编》，泰国大风子《中药植物原色图鉴》。

【植物形态】

常绿乔木。叶互生，椭圆状披针形，全缘，革质。花簇生，花瓣5，红色或粉红色。退化雄蕊鳞片状。浆果球形。种子30～40粒，略呈多角形。花果期1～6月。我国海南、广西及云南有少量栽培。

【化学成分】

种子含大风子油酸(chaulmoogric acid)、次大风子油酸甘油酯、大风子烯酸等。

【医疗活性】

1.杀虫。2.抗炎，消肿。3.抑制麻风杆菌。4.抑制结核杆菌。5.抑制芽孢癣菌。

【毒性备考】

有毒。内服过量出现头痛眩晕。恶心呕吐、全身乏力；中毒严重者出现溶血、出血、肝细胞变性、蛋白尿、管型尿等肝肾损害症状[6]。

【传统功用】

种子入药。为瘰疬千捶膏和疥疮一扫光的主要成分。祛风燥湿，攻毒杀虫。主治麻风、头癣、疥疮、神经性皮炎、顽固型湿疹、银屑病、酒糟鼻、杨梅疮。内服：1～3克，入煎剂或入丸散。外用：适量研末，调敷患处。

番木瓜科
Caricaceae

番木瓜

Carica papaya L.

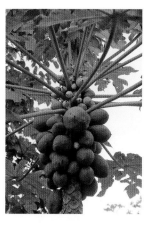

【本草名称】

石瓜《本草品汇精要》，番瓜《植物名实图考》，番木瓜《现代实用中药》，木冬瓜、广西木瓜《陆川本草》。

【植物形态】

软木质小乔木，全株具白色乳液。叶大型，近圆形，7～9裂；叶柄长达60厘米以上。雌花排成伞房状；雄花呈下垂的圆锥状；花瓣5，乳黄色。浆果大，矩圆形。花果期全年。我国广西、云南及海南有栽培。

【化学成分】

乳液及种子含番木瓜碱(carpaine)、番木瓜苷、旱金莲苷及木瓜蛋白酶等。

【医疗活性】

1.种子提取物对雄性大鼠有抗生育活性。2.番木瓜蛋白酶能清除坏死组织和溶解白喉伪膜。3.番木瓜碱对实验性L1210淋巴细胞白血病有抑制作用。

【毒性备考】

所含番木瓜碱对中枢神经有麻痹作用，小鼠和家兔在中毒末期引起抽搐痉挛，死亡原因为呼吸麻痹和心脏抑制[10]。此生物碱在果实中含量低微，故食用番木瓜不会中毒。但所含蛋白酶可引起皮肤过敏。

【传统功用】

茎叶及果实入药。消食健脾，利水下乳。主治消化不良、食积饱胀、大便秘结、小便不利、乳汁不下。内服：9～15克，入煎剂或鲜品榨汁饮。

瑞香科
Thymelaeaceae

白木香

Aquilaria sinensis（Lour.）Spreng.

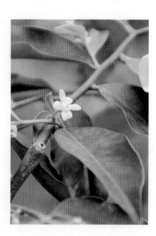

【本草名称】

莞香、土沉香《中药大辞典》，白木香《南越笔记》，女儿香《本草纲目拾遗》，海南沉香《本草药名汇考》。

【植物形态】

常绿乔木。树皮褐色，小枝被柔毛。叶互生，稍革质，椭圆状披针形。花腋生，黄绿色；花被钟形，5裂。蒴果倒卵形，木质。种子具角状附属物。花果期3～8月。我国广东、广西及云南有栽培。

【化学成分】

木材含白木香醇（baimuxinol）、白木香酸、沉香螺萜醇及沉香呋喃等挥发性物质。

【医疗活性】

1. 镇痛。2. 镇静。3. 对小鼠有轻微的局部麻醉作用。

【毒性备考】

接触白木香粉尘可引起过敏性皮疹，出现皮肤红肿、灼痛、瘙痒，伴心慌、气促；部分患者口服后出现头痛、恶心、肠鸣和腹泻。树脂含激活EB病毒物质，长期摄入有诱发鼻咽部肿瘤的风险[13]。

【传统功用】

含树脂之木材入药。理气止痛，止呕定喘。主治气滞胸闷、气逆而喘、恶心呕吐、食积腹胀。内服：1.5～4.5克，入煎剂或研末冲服。

尖瓣瑞香

Daphne acutiloba Rehd.

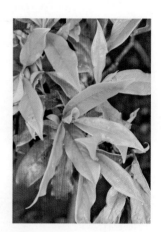

【本草名称】

金腰带《中国毒性民族药志》，蒙花皮、白花瑞香《中草药单方验方选编》，大金腰带《江西草药》。

【植物形态】

常绿灌木。嫩枝疏被柔毛，老枝红棕色。叶互生，矩圆状披针形；先端渐尖或微凹，无毛。花白色，花被筒状，裂片4。核果近球形，深红色。花果期4～9月。我国湖北、云南及重庆地区有野生分布。

【化学成分】

茎皮含瑞香素（daphnetin）、瑞香毒素、毛瑞香素、瑞香辛及狼毒素等。

【医疗活性】

1. 镇痛。2. 抗炎。3. 消肿。4. 对HIV病毒有一定抑制。5. 对A549肺癌、SM480结肠癌等实验性肿瘤有抑制作用。

【毒性备考】

茎皮、根皮有毒。除尖瓣瑞香外，土家族草医常把同属植物毛瑞香、甘肃瑞香等均作为"金腰带"入药。其毒性类同，可互相参考。

【传统功用】

茎皮或根皮入药。祛风化湿，活络止痛。主治风湿痹痛、肢体麻木、跌打损伤、关节红肿、坐骨神经痛。内服：0.3～0.9克，研末冲服。外用：适量煎水，浸洗患处。

芫花

Daphne genkwa Sieb. et Zucc.

【本草名称】

芫花《神农本草经》，头痛花《本草纲目》，闹鱼花《中国树木分类学》，九龙花《湖南药物志》，银腰带《江西中药》。

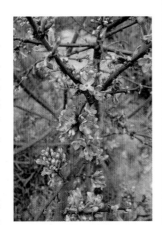

【植物形态】

落叶灌木。茎多分枝，因茎枝柔韧不易折断，故有银腰带之称。叶长椭圆形，幼叶被柔毛。花先叶开放，簇生，淡紫色，先端4裂，被绢状柔毛。核果白色。花果期3～6月。我国华北、华东地区有野生分布。

【化学成分】

花含芫花素（genkwanin）、伞形花内酯、西瑞香素、芫花萜及刺激性很强的油状物质。

【医疗活性】

1. 峻泻。2. 杀虫。3. 抗炎。4. 镇痛。5. 抗早孕，使孕鼠胎膜变性坏死、妊娠中止。

【毒性备考】

花蕾有毒。芫花素及油状物有强烈刺激性和细胞、生殖毒性。过量摄入可致急性中毒，出现口腔灼痛、恶心呕吐、剧烈腹痛、肌肉痉挛、血压下降甚至昏迷休克[9]。

【传统功用】

《史记》记录下汉代名医淳于意用芫花治蛲瘕的案例："饮以芫花一撮，即出蛲可数升，病遂愈。"花蕾入药。为十枣汤的主要成分。逐水消肿，化积杀虫。主治痰饮积聚、二便不通、鼓胀浮肿、虫积腹痛、疥癣秃疮。内服：1.5～3克，醋制后入煎剂或入丸散。外用：适量研末，调敷患处。

黄瑞香

Daphne giraldii Nitsche.

【本草名称】

祖师麻《陕西中药志》，黄瑞香《中国有毒植物》，大救驾、小叶枇杷、纪氏瑞香《中药植物原色图谱》。

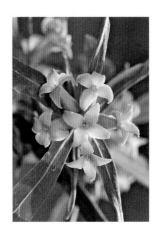

【植物形态】

落叶灌木。根茎柔韧，不易折断。幼枝略带紫色。叶互生，厚纸质，倒披针形。头状花序顶生，花黄色，稍芳香；花被细筒状，顶端4裂。浆果红色。花果期6～8月。我国西北至华中一带有野生分布。

【化学成分】

根皮茎皮含祖师麻甲素（daphnetin）、羟基香豆素、瑞香皂苷及瑞香毒素等。

【医疗活性】

1. 镇痛。2. 麻醉。3. 抗炎。4. 解痉。5. 扩张冠状动脉，对抗心肌缺血。

【毒性备考】

树皮有毒。外用不当引起皮肤过敏；内服过量出现恶心呕吐、胸闷心悸、血压下降。所含瑞香毒素可引起中枢神经抑制，致使呼吸循环功能衰竭[2]。

【传统功用】

根皮或茎皮入药。为祖师麻注射液和祖师麻镇痛膏的主要原料。祛风活络，麻醉止痛。主治跌打损伤、风湿痹痛、肢体麻木、肩周炎、关节炎、骨刺病。内服：3～9克，入煎剂。外用：研末调敷患处。提取物制剂，按产品说明使用。

瑞　香

Daphne odora Thunb.

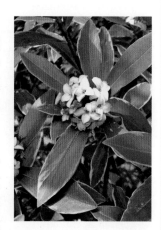

【本草名称】

瑞香《本草纲目》，睡香《清异录》，蓬莱紫、风流树《群芳谱》，金边瑞香《香花图鉴》。

【植物形态】

常绿灌木，叶互生，长椭圆形至倒披针形，全缘，革质，有时边缘有金黄色镶边。头状花序顶生，萼筒4裂，白色或淡红色，具浓烈香气。核果红色。花果期3～8月。我国大部分地区有野生分布和栽培。

【化学成分】

全株含白瑞香苷（daphnin）、白瑞香素-8-葡萄糖苷及伞形花内酯等。

【医疗活性】

1. 局部麻醉。2. 皮肤引赤。3. 促进尿酸排泄。4. 对抗凝血因子、延长血凝时间，但此作用可被维生素K拮抗[10]。

【毒性备考】

根皮有毒。小鼠腹腔注射根皮氯仿提取物1 000 mg/kg，75分钟后翻正反射消失，4小时后实验动物死亡[4]。

【传统功用】

花、叶、根茎入药。祛风活络，消肿止痛。主治风寒湿痹、痛风发作、关节红肿、坐骨神经痛、疮疡痈疽。内服：1.5～4.5克，入煎剂。外用：适量煎水，浸洗患处。

结　香

Edgeworthia chrysantha Lindl.

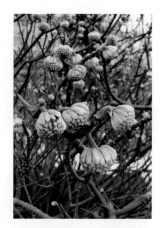

【本草名称】

结香《群芳谱》，喜花《重庆草药》，梦花《分类草药性》，打结花、梦冬花《中国树木分类学》。

【植物形态】

落叶灌木，高约2米。枝条红棕色，有皮孔，常呈3叉分枝。叶互生，椭圆状长圆形，基部下延。头状花序顶生，下垂；花先叶开放，小花集结，极芳香，故名结香。花果期3～8月。我国大部分地区有野生分布。

【化学成分】

树皮含伞形花内酯（umbelliferone）、双香豆素、谷甾醇、芫花素、瑞香毒素等。

【医疗活性】

1. 镇痛。2. 抗炎。3. 解热。4. 消肿。5. 抑制子宫平滑肌痉挛。

【毒性备考】

根茎及花蕾小毒。茎皮含瑞香毒素，过量摄入可引起皮肤过敏和胃肠道刺激。花蕾含有一种能激活EB病毒的物质，长期接触或泡茶饮用有诱发鼻咽癌的风险[13]。

【传统功用】

广西将结香花蕾替代密蒙花消炎；陕西把根皮代替祖师麻镇痛。花蕾及根皮入药。祛翳明目，消肿止痛。主治目生翳障、羞明畏光、视力减退、风湿痹痛、跌打损伤。内服：花蕾1～3克或根皮6～9克，入煎剂。

瑞香狼毒

Stellera chamaejasme L.

【本草名称】

狼毒、续毒《神农本草经》,瑞香狼毒《中国高植图鉴》,石川狼毒《大观本草》,火柴头花《中草药学》。

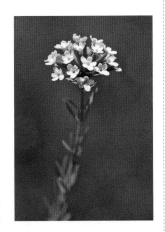

【植物形态】

多年生草本。根具绵性纤维。茎丛生。叶互生,椭圆状披针形。头状花序顶生,因未开放时像一束火柴,故又称火柴头花。花萼管状。果实圆锥形。花果期5～8月。我国东北、西北及西南地区有野生分布。

【化学成分】

根含瑞香狼毒苷(stellerin)、狼毒素、异狼毒素、萜类、树脂、甾醇及黄酮等。

【医疗活性】

1. 杀虫。2. 峻泻。3. 镇痛。4. 抗炎,消肿。5. 细胞毒,抑制移植性肿瘤。

【毒性备考】

根有大毒。所含树脂类成分对皮肤及消化道黏膜有强烈刺激,可引起皮肤过敏、口舌麻木、腹痛腹泻、烦躁不安。孕妇可致流产,故民间有断肠草之称。

【传统功用】

根入药。逐水涤痰,杀虫消肿。主治痰饮积聚、腹水鼓胀、瘰疬肿块、虫积腹痛、皮癣疥疮。内服:1～3克,入煎剂或入丸散。外用:适量研末,调敷患处。注:生狼毒为国家规定的毒性中药管理品种,使用须凭医师签名正式处方。

河朔荛花

Wikstroemia chamaedaphn Meisn.

【本草名称】

药鱼梢、羊厌厌、矮雁皮《中国有毒植物》,黄芫花、河朔荛花《中药大辞典》。

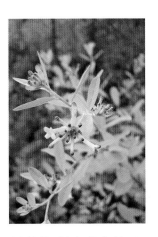

【植物形态】

矮小灌木。茎多分枝。叶近对生,长椭圆状披针形,两面无毛。穗状花序顶生或腋生,花被筒状,被灰黄色绒毛。核果椭圆形。内有种子1粒。花果期6～9月。我国西北、华北地区有野生分布。

【化学成分】

花蕾含河朔荛花素(simplexin)、黄芫花酮及成分不明的油状物质。

【医疗活性】

1. 杀虫。2. 镇痛。3. 泻下。4. 抗心律失常。5. 镇静,抑制躁狂,对抗精神分裂。

【毒性备考】

河朔荛花素及油状物质具有强烈黏膜刺激性,使用不当可引起胃肠道急性炎症。值得注意的是,从致癌毒性试验观察到花蕾提取物能促使疱疹病毒诱发小鼠宫颈上皮出现癌性改变[1]。

【传统功效】

花蕾入药。泻下逐水,消肿涤痰。主治胸腔积液、腹水、浮肿胀满、痰饮积聚、二便不利、痈疽、癫狂。内服:1.5～3克,入煎剂或入丸散。外用:适量研末,调敷患处。

了哥王

Wikstroemia indica（L.）C.A. Mey.

【本草名称】

了哥王《岭南采药录》，九信菜《生草药性备要》，金腰带《福建中草药》，山络麻《浙江民间草药》，南岭荛花《中国树木分类学》。

【植物形态】

常绿小灌木。

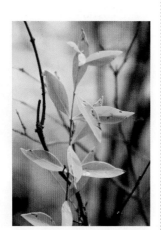

小枝红褐色，光滑无毛。叶对生，倒卵形，全缘，无柄。花黄绿色，数朵组成短总状花序；花萼管状，裂片 4。核果卵形，熟时暗红色。花果期 5～9 月。我国西南及长江流域有野生分布。

【化学成分】

根含南荛素（wikstroemin）、南荛酚、了哥王素、芫花素、多糖及树脂类物质。

【医疗活性】

1. 泻下。2. 镇痛。3. 抗炎，消肿。4. 祛痰，镇咳。5. 抑制流感病毒和乙肝病毒。

【毒性备考】

《生草药性备要》："有毒，能杀人，不可乱服。"所含树脂类成分对人体有强烈刺激性和细胞突变毒性。用量过大，炮制失宜，煎煮时间太短均易引起中毒，出现恶心呕吐，腹痛腹泻，心律失常和局部及全身的过敏反应。

【传统功用】

根入药。祛风拔毒，消肿止痛。主治跌打损伤、风湿痹痛、关节红肿、症瘕瘰疬、痈疽毒疮。内服：3～6 克，入煎剂（久煎 4 小时）。外用：适量研末，调敷患处。

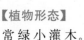

石榴科
Punicaceae

石　榴

Punica granatum L.

【本草名称】

安石榴《博物志》，石榴皮、石榴壳《雷公炮炙论》，石榴根皮《摘元方》，酸石榴皮《肘后方》。

【植物形态】

落叶灌木或小乔木。幼枝四棱，顶端刺状。叶簇

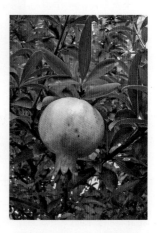

生，倒卵形。花生于叶腋或枝端，花萼钟状，6 裂。花瓣 6，多为红色。浆果球形，顶端有宿存花萼。花果期 5～9 月。原产伊朗。我国大部分地区有栽培。

【化学成分】

根皮和果皮含石榴皮碱（pelletierine）、异石榴皮碱及石榴叶素等。果皮尚含大量鞣酸。

【医疗活性】

1. 杀虫。2. 止泻。3. 抑制大肠杆菌。4. 止血，促进创面愈合。5. 石榴叶素能抑制透明质酸酶、拓扑异构酶及蛋白激酶 C 的活性[3]。

【毒性备考】

根皮和果皮有毒。石榴皮碱对呼吸中枢有抑制作用；对神经肌肉有箭毒样作用；对自主神经节又有烟碱样作用。过量摄入致人中毒，产生剧烈头痛、呕吐腹泻、瞳孔散大、视觉障碍、呼吸困难、全身虚脱[10]。

【传统功用】

根皮或果皮入药。为五味清浊散的主要成分。驱虫固涩，止泻止血。主治虫积腹痛、久泻脱肛、肠炎痢疾、痔漏便血、溃疡不敛。内服：3～9 克，入煎剂或入丸散。草医经验：驱虫以

根皮为主,止泻以果皮为胜。外用:适量研末,调敷患处。

胱癌、白血病、皮肤赘疣、银屑病。内服:6～12克,入煎剂或糖浆。外用:20％喜树果软膏涂抹患处。提取物制剂,按产品说明使用。

蓝果树科
Nyssaceae

八角枫科
Alangiaceae

喜　树

Camptotheca acuminata Decne.

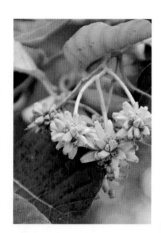

【本草名称】

旱莲《植物名实图考》,喜树《中国植物志》,野芭蕉《天津医学通讯》,水桐树《本草药名汇考》,南京梧桐《云南经济植物》。

【植物形态】

落叶乔木。树皮浅灰色。叶互生,纸质,椭圆状卵形,全缘或呈微波状。花单性,绿白色;排成球形头状花序。瘦果窄矩圆形,两边有窄翅。花果期 7～12 月。我国华东、华南及西南地区有野生分布。

【化学成分】

全株含喜树碱(camptothecine)、喜树次碱、羟基喜树碱、去氧喜树碱、喜果苷等。

【医疗活性】

1. 抗早孕。2. 抑制疱疹病毒。3. 抑制多种肿瘤细胞的有丝分裂。

【毒性备考】

喜树碱具有细胞毒性。在抑制肿瘤的同时,对人体消化系统、泌尿系统、造血系统及生殖系统的正常细胞也造成损害。出现恶心呕吐、食欲缺乏、白细胞减少、血色素下降、尿道灼痛、血尿、头发脱落等不良反应[5]。

【传统功用】

树皮及果实入药。为提取喜树碱的主要原料。消肿解毒,抑瘤抗癌。主治胃癌、肠癌、膀

八角枫

Alangium chinense（Lour.）Harms.

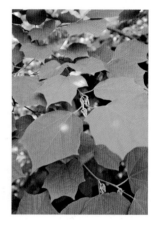

【本草名称】

八角枫、白龙须《简易草药》,木八角《本草纲目拾遗》,白金条《分类草药性》,华瓜木《中国有毒植物》。

【植物形态】

落叶灌木或小乔木。树皮平滑。叶互生,形状不一;通常卵形至圆形,全缘或有浅裂,基部偏斜。聚伞花序腋生,花萼钟状,花冠白色,线形,反卷。花果期 6～10 月。我国大部分地区有野生分布。

【化学成分】

根含毒藜碱(anabasine)、八角枫碱、喜树次碱等异喹啉类和酚类生物碱。

【医疗活性】

1. 镇痛。2. 抗炎消肿。3. 轻微强心。4. 松弛神经肌肉。5. 对安定类药物有协同作用。

【毒性备考】

全株有毒,须根毒性更大。过量摄入能麻痹心肌和呼吸肌。须根一次煎服 15 克以上即可能中毒,轻者四肢无力、面色苍白;重者全身瘫软、心律失常、呼吸麻痹、循环衰竭。临床上有多起误用误服导致死亡的案例[4]。

【传统功用】

须根入药。祛风除湿,活络止痛。主治风

湿痹痛、筋脉拘挛、肢体麻木、关节红肿、坐骨神经痛。内服：1.5～3克，入煎剂或丸散。注射：八角枫注射液曾用于术前麻醉不全及肌肉紧张。但存在毒性大，可控性差的缺点。外用：适量煎水，浸洗患处。

使君子科
Combretaceae

使君子

Quisqualis indica L.

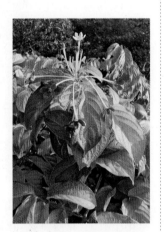

【本草名称】

使君子《开宝本草》，留求子《南方草木状》，五棱子《药材资料汇编》，山羊屎《台湾药用植物志》，病疳子《中药材手册》。

【植物形态】

攀缘灌木。叶椭圆形。穗状花序下垂，萼筒管状，先端5裂；花瓣5，淡红色。果实黑褐色，外有5条纵棱，故又称五棱子。种仁纺锤状。花果期7～10月。我国西南地区及东南沿海有野生分布。

【化学成分】

种仁含使君子酸钾（potassium quisqualate）、使君子氨酸、胡芦巴碱、脂肪及蛋白质等。

【医疗活性】

1. 驱肠虫。2. 抗滴虫。3. 抑制癣菌。4. 促进消化腺分泌。5. 改善大脑学习和记忆功能。

【毒性备考】

《岭南采药录》："生食太多，令人呃逆。"除呃逆反应外，还可引起头痛眩晕、恶心呕吐、四肢厥冷、抽搐惊厥等不良反应。近年发现长期摄入尚有一定神经毒性和肾脏毒性[7]。

【传统功用】

种仁入药。为疳积散和肥儿丸的主要成分。健脾消积，化湿驱虫。主治小儿疳积、食滞腹胀、蛔虫腹痛、滴虫感染、奶癣湿疹。内服：6～9克，捣碎入煎剂或炒香嚼服。小儿每岁1粒至1粒半，一日总量一般不超过20粒。

诃子

Terminalia chebula Retz.

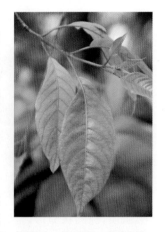

【本草名称】

诃子《本草图经》，诃黎勒《金匮要略》，随风子《传信方》，藏青果、西青果《中药材手册》，西藏青果《饮片新参》。

【植物形态】

乔木。叶卵状椭圆形，全缘或微波状。穗状花序腋生或顶生，花两性，萼杯状，黄绿色，花瓣缺。核果倒卵形或椭圆形，幼时青绿色，故有西青果之称。花果期6～10月。我国西南地区有野生分布或栽培。

【化学成分】

果实含诃子鞣质（terchebulin）、诃子酸、没食子酸、诃子素及番泻苷等。

【医疗活性】

1. 抑菌。2. 抗炎。3. 解痉。4. 止血，止泻。5. 抗氧化，清除体内自由基。

【毒性备考】

诃子鞣质有毒。长期或大量服用可造成肝小叶坏死、肝脂肪变性、肝纤维化等损害[7]。唐代僧人熬制一种叫"诃子汤"的饮料，据说能延年益寿。于是"士大夫争相饮之"。今天，"诃子汤"的神话虽早已破灭。但由"诃子汤"掀起的滥用药物之风，却绵延千年而不绝，甚至到了药食不分的地步。

【传统功用】

果实入药。为真人养脏汤的主要成分。涩肠止泻,利肺开音。主治久泻脱肛、痔漏便血、咽喉肿痛、声带失声、肺虚喘咳。内服:3～9克,入煎剂或泡茶饮。注意:泻痢初起者不宜使用。

桃金娘科
Myrtaceae

蓝 桉

Eucalyptus globulus Labill.

【本草名称】

桉叶《生药学》,玉树《本草药名汇考》,蓝桉叶《广西中药志》,油加利、黄金树《本草推陈续编》。

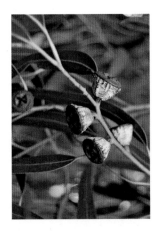

【植物形态】

常绿乔木。树皮片状脱落。叶蓝绿色,常被白粉,故名。正常叶互生,镰状披针形;异常叶对生,卵形。花白色,萼片与花瓣合生的帽状体扁平并具瘤状突起。蒴果杯状。花果期夏季。我国西南地区有野生分布。

【化学成分】

叶含桉叶素(cineole)、蒎烯、香橙烯、香芹醇等挥发性物质。尚含槲皮素等黄酮化合物。

【医疗活性】

1. 抑菌。2. 抗炎。3. 祛痰。4. 镇痛和局部麻醉。5. 对 TPA 诱导的 EB 病毒早期抗原有较强抑制作用[3]。

【毒性备考】

桉叶无毒,其提取之精油有毒。临床报道桉叶油中毒29例,其中7例死亡。口服致死者最小剂量仅3.5毫升,但也有服至30毫升经及时抢救而康复者[10]。

【传统功用】

树叶入药。为提取桉叶油的主要原料。清热消炎,祛风止痛。主治咽喉肿痛、扁桃腺炎、肠炎菌痢、水火烫伤、创面感染。内服:9～15克,入煎剂。外用:适量煎水,浸洗患处。

丁 香

Syzygium aromaticum（L.）
Merr. et Perry.

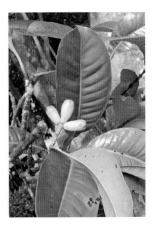

【本草名称】

丁香《药性论》,支解香《药谱》,丁子香《齐民要术》,公丁香、母丁香《本草药名汇考》。

【植物形态】

常绿乔木。叶对生,长方状倒卵形,先端渐尖,基部渐狭下延至柄。聚伞圆锥花序顶生,花蕾管状,先端4裂;因形状似钉,故名丁香。果实椭圆形。花果期9月至翌年3月。我国广东、广西及海南有栽培。

【化学成分】

花蕾及果实含丁香油酚(eugenol)、乙酰丁香油酚、丁香酮、石竹烯、胡椒酚等。

【医疗活性】

1. 抗炎。2. 健胃。3. 局部麻醉止痛。4. 抑制疱疹病毒。5. 抑制多种致病菌和真菌。

【毒性备考】

丁香无毒,丁香精油有毒。实验犬口服丁香油溶液 5 g/kg,出现呕吐、抽搐并死亡。尸检可见幽门溃疡出血、心肌浊肿、肾脏瘀血、部分肝组织坏死[10]。

【传统功用】

花蕾(公丁香)和果实(母丁香)入药。为苏合香丸,紫雪丹和丁香柿蒂散的主要成分。温中止痛,顺气降逆。主治恶心反胃、呃逆不止、心腹冷痛、疝气坠胀、牙疼口臭。内服:1～3克,入煎剂或入丸散。外用:适量研末,调敷患处。

柳叶菜科
Onagraceae

柳叶菜

Epilobium hirsutum L.

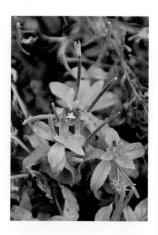

【本草名称】

水丁香、水兰花、通经草《云南中草药选》,水接骨丹、九牛造接骨丹《陕西中草药》。

【植物形态】

多年生草本。茎多分枝,密生柔毛。叶卵状披针形,因似柳叶,故名。花单生于上部叶腋,淡红或紫红色,花瓣先端凹缺。蒴果圆柱形。种子具长毛。花果期8～10月。我国大部分地区有野生分布。

【化学成分】

全草含槲皮素、杨梅树皮苷、金丝桃苷、没食子酸及儿茶酸等。

【医疗活性】

1. 镇痛。2. 止血。3. 抗炎,消肿。4. 抑制葡萄球菌。5. 抗氧化,清除自由基。

【毒性备考】

国外医学杂志曾有食此草后引起癫痫样惊厥并出现昏迷的报道。但由于病例资料不全,对其毒性尚难以判断。特记于此,供使用者参考。

【传统功用】

全草入药。活血化瘀,消肿止痛。主治跌打损伤、关节肿痛、闭经痛经、疮疖痈疽、水火烫

伤。内服:9～15克,入煎剂。外用:鲜草一握,捣敷患处。

月见草

Oenothera biennis L.

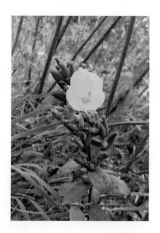

【本草名称】

月见草《贵州草药》,待霄草、月下香《生草药原色图谱》,夜来香、香待霄草《中国经济植物志》。

【植物形态】

多年生草本。根茎木质。茎生叶互生,披针形,边缘有疏齿,两面具柔毛。花单生,花瓣4,鲜黄色;因多在夜间开放,故有月见之名。蒴果圆柱状。种子三角形。花果期7～10月。我国大部分地区有野生分布。

【化学成分】

种子含亚油酸、亚麻酸等人体必需脂肪酸及不饱和脂肪酸。

【医疗活性】

1. 降血脂,降胆固醇。2. 抗动脉硬化,软化心脑血管。3. 抑制血小板聚集,延缓血栓形成。

【毒性备考】

常规使用未见严重不良反应。仅有少数患者恶心呕吐、大便稀溏、胃部不适、肝区隐痛。1994年第5期《中成药》杂志曾有服用月见草胶囊后性功能减退停药后恢复正常的病例报道。

【传统功用】

种子油入药。为月见草胶囊的主要成分。疏通脉络,软化血管。主治高胆固醇、高甘油三酯、心脑血管硬化、经前紧张、更年期综合征。内服:每次0.5～1克,每日2～3次。

粉花月见草

Oenothera rosea L. Her. ex Ait.

【本草名称】

月见草、红月见草《药用植物花谱》，粉花月见草《云南植物志》，红花月见草、美丽月见草《花卉品鉴金典》。

【植物形态】

多年生草本。茎柔弱。叶对生，

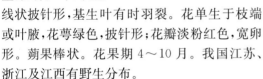

线状披针形，基生叶有时羽裂。花单生于枝端或叶腋，花萼绿色，披针形；花瓣淡粉红色，宽卵形。蒴果棒状。花果期 4～10 月。我国江苏、浙江及江西有野生分布。

【化学成分】

全草含山奈酚及多种黄酮类化合物。

【医疗活性】

1. 抗炎。2. 抗氧化。3. 降血压。4. 轻度扩张冠状动脉。5. 改善心脑缺血造成之病理损害。

【毒性备考】

不良反应与同属植物月见草类似，可相互参考。

【传统功用】

全草入药。平肝降压，化瘀通脉。主治肝阳上亢、血压升高、冠状动脉硬化、脑梗后遗症、肢体麻木。内服：12～30 克，入煎剂或入丸散。

五加科
Araliaceae

细柱五加

Acanthopanax gracilistylus W. W. Smith.

【本草名称】

五加《神农本草经》，白刺《本草纲目》，茨五甲《草木便方》，五爪刺《浙江民间常用草药》，南五加皮《科学的民间草药》。

【植物形态】

灌木，有时蔓生状。茎枝无刺或

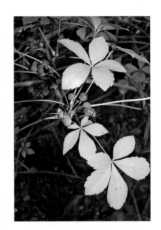

叶柄基部单生扁刺。掌状复叶，小叶 5，卵状披针形。伞形花序腋生或单生枝顶，花多数，黄绿色。核果球形。花果期 5～10 月。我国华东、华南及西南地区有野生分布。

【化学成分】

根皮含刺五加苷（eleutheroside）、丁香苷、芝麻素、贝壳松酸、谷甾醇及挥发油等。

【医疗活性】

1. 镇痛。2. 镇静。3. 抗疲劳。4. 具适应原样作用和双相调节作用。5. 增强免疫，提高巨噬细胞吞噬能力。

【毒性备考】

《药性论》："有小毒。"临床上曾有细柱五加过量（超出常用剂量 10 余倍）引起多发性神经炎和视神经炎的病例报道[7]。

【传统功用】

根皮入药。为五加皮酒的传统原料之一。祛风止痛，强筋益肾。主治风寒湿痹、腰膝酸软、气虚乏力、跌打损伤、肢体麻木。内服：4.5～9 克，入煎剂或浸酒服。外用：适量煎水，浸洗患处。

刺五加

Acanthopanax senticosus（Rupr. et Maxim.）Harms.

【本草名称】

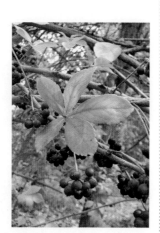

五加《神农本草经》，刺五加《东北药用植物志》，刺拐棒《长白山药用植物志》，一百针、刺木棒《中华本草》。

【植物形态】

灌木。茎枝密生细长倒刺，故名。掌状复叶互生。小叶 5 枚，卵状长圆形，边缘具锯齿。伞形花序顶生。花多数，黄绿色。核果球形，熟时紫黑色。花果期 6～9 月。我国东北、华北有野生分布。

【化学成分】

根茎含刺五加苷（eleutheroside）、丁香苷、金丝桃苷、鹅掌楸苷及刺五加多糖等。

【医疗活性】

1. 镇静。2. 抗疲劳。3. 增强免疫。4. 扩张血管，增加心脑血液供应。5. 具适应原样作用和双相调节作用。

【毒性备考】

刺五加的不良反应多见于注射剂，除引起皮疹外，尚有心前区疼痛、视网膜水肿、非孕产妇女乳房泌乳等现象。注射剂引起的过敏性休克来势凶险，用时应密切关注[2]。

【传统功用】

根皮入药。为刺五加片和刺五加注射液的主要原料。祛风止痛，强筋益肾。主治风湿痹痛、腰膝酸软、气虚乏力、跌打损伤、肢体麻木。内服：9～15 克，入煎剂或浸酒服。外用：适量煎水，浸洗患处。提取物制剂，按产品说明使用。

长白楤木

Aralia continentalis Kitag.

【本草名称】

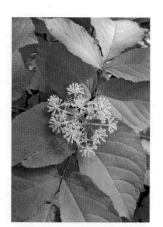

土当归《本草纲目》，长白楤木《有毒中草药图鉴》，牛尾大活《民间生草药图谱》，食用土当归《食用本草》，东北土当归《中国有毒植物》。

【植物形态】

多年生草本。根茎粗大。2～3 回羽状复叶，小叶 3～7，卵形至长圆形。伞形花序排列成圆锥状，长达 50 厘米。浆果球形，熟时紫黑。花果期 7～10 月。我国东北、华北及华中地区有野生分布。

【化学成分】

根含考利烯酸（kaurenoic acid）、海松酸、三萜皂苷、甾醇、挥发油及少量生物碱。

【医疗活性】

1. 抗疲劳。2. 轻度强心。3. 增强免疫。4. 改善心脑缺血。5. 类似人参适应原样作用。

【毒性备考】

小鼠腹腔注射根的氯仿提取物 200 mg/kg，出现肌张力增加、竖尾、眼睑下垂、呼吸加快；注射 500 mg/kg，则共济失调、抽搐死亡[8]。嫩茎叶经沸水淖后做野菜食用，未见有严重中毒的报道。

【传统功用】

根皮入药。祛风化湿，活血止痛。主治风寒湿痹、腰膝无力、跌打损伤、肢体麻木、妇女痛经。内服：9～12 克，入煎剂。外用：捣烂酒炒后热敷患处。

辽东楤木

Aralia elata（Miq.）Seem.

【本草名称】

楤木《本草纲目拾遗》，刺老苞《滇南本草》，刺老鸦《黑龙江中药》，鸟不宿《中国药用植物图鉴》，辽东楤木《食用本草》。

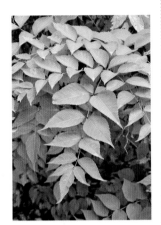

【植物形态】

小乔木。茎上密生多数针状硬刺，故有鸟不宿之称。2～3回羽状复叶，小叶广卵形。花序圆锥状，由多数小伞形花序组成；花瓣5，白色。核果球形。花果期7～10月。我国东北、华北地区有野生分布。

【化学成分】

根茎含楤木皂苷（araloside）、胆碱、鞣质及挥发油等。

【医疗活性】

1. 抗疲劳。2. 轻度强心。3. 增强免疫。4. 改善心脑缺血。5. 类似人参适应原样作用。

【毒性备考】

腹腔注射树皮水提物 2 g/kg，可引起实验大鼠中毒死亡。其急性毒性较人参、刺五加大10倍左右。摄入过多可致强直性痉挛、呼吸困难、心律失常、严重者引起心搏骤停而危及生命[18]。

【传统功用】

树皮入药。祛风化湿，消肿止痛。主治风湿痹痛、寒凝经脉、关节不利、跌打损伤、痛风发作。内服：9～12克，入煎剂。外用：适量煎水，浸洗患处。

洋常春藤

Hedera helix L.

【本草名称】

常春藤《本草纲目拾遗》，三角尖《本草纲目》，钻天风《四川中药志》，尖角枫《中国树木分类学》，洋常春藤《中国有毒植物》。

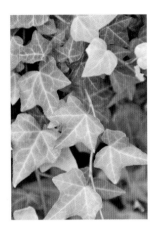

【植物形态】

常绿攀缘藤本。茎有气生根。叶革质，二型，营素枝上叶三角状卵形；花枝上叶椭圆状卵形。伞形花序排列成圆锥状，花黄绿色。果实球形。花果期8～12月。我国大部分地区有野生分布和栽培。

【化学成分】

茎叶及果实含常春藤皂苷（hederasaponin）、常春藤素、多种皂苷元及齐墩果酸等。

【医疗活性】

1. 抗炎，镇痛。2. 抑制癣菌。3. 杀灭利什曼原虫。4. 增加毛发色素和光泽度。5. 常春藤素具细胞毒，可抑制恶性肿瘤的有丝分裂。

【毒性备考】

浆果及茎叶有毒。主要有毒成分为三萜皂苷类化合物。儿童误食浆果或临床使用过量可引起中毒，症状有腹痛、腹泻、呕吐、醉酒状，甚则呼吸困难。抽搐昏迷[4]。

【传统功用】

茎叶入药。祛风止痛，消炎杀虫。主治风湿骨痛、关节红肿、蜂窝织炎、疥疮痈疽、神经性疼痛。内服：6～9克，入煎剂或酊剂。外用：鲜草一握，捣敷患处。

人 参

Panax ginseng C. A. Mey.

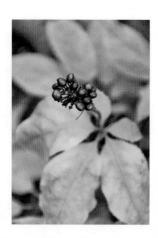

【本草名称】

人衔、鬼盖《神农本草经》，神草《吴普本草》，辽参《本草纲目》，棒槌《辽宁主要药材》。

【植物形态】

多年生草本。主根圆柱形，常作人形分枝，故有人参之名。5出掌状复叶，三年生者有2枚，以后每年增加1枚。伞形花序顶生，小花绿色。果实红色。花果期6～9月。我国东北地区有栽培。野生者已濒临灭绝。

【化学成分】

根含多种人参皂苷（panaxosides），水解后生成人参二醇、人参三醇等。具特异香气的成分为萜烯类挥发油。

【医疗活性】

1. 强心。2. 增强免疫。3. 抗疲劳。抗氧化。4. 具适应原样作用。5. 对中枢神经兴奋或抑制，具双相调节作用。

【毒性备考】

人参皂苷能增加皮质激素释放。不良反应亦类似皮质类固醇中毒，表现为神经和心血管出现异常。如果每天口服人参3克，连续1至24个月，多数患者出现"滥用人参综合征"。如神衰失眠、血压偏高、心情抑郁、月经失调、甚至精神错乱等。剂量过大则危害更大，临床上曾有一次煎服红参80克导致中毒死亡的案例[1]。

【传统功用】

根入药。为生脉饮和独参汤的主要成分。大补元气，扶正祛邪。主治气虚乏力、心力衰竭、免疫低下、大汗亡阳、脉微欲脱。内服：3～9克，入煎剂或入丸散。亦可泡茶或浸酒饮。

三 七

Panax notoginseng（Burk.）
F. H. Chen ex. C. Chow.

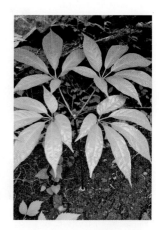

【本草名称】

三七、金不换《本草纲目》，田三七《增订伪药条辨》，参三七《外科证治》，人参三七《本草纲目拾遗》。

【植物形态】

多年生草本。根圆锥形，常有疣状突起状的分枝。茎直立，不分枝。掌状复叶轮生，小叶通常3～7枚，故有三七之名。伞形花序，花密集，黄绿色。核果红色。花果期6～10月。我国广西、云南有栽培。

【化学成分】

根含三七皂苷（notoginsenoside）、人参皂苷、三七素、人参炔三醇及挥发油等。

【医疗活性】

1. 消肿，镇痛。2. 促进干细胞生成。3. 增加心脑血液流量。4. 止血与活血，促凝与抗凝双相调节。5. 抑制钙通道，与维拉帕米相似，降低外周循环阻力[6]。

【毒性备考】

三七所含皂苷具有溶血性和过敏性。过敏反应与特异体质有关；心血管不良反应多与剂量过大有关。有报道每次服三七粉5克以上，患者出现心律失常、房室传导阻滞。亦有报道服用三七片引起球结膜出血、鼻出血、肾炎尿血加重[2]。

【传统功用】

根入药。为云南白药和多种伤药的主要成分。化瘀止血，消肿定痛。主治内外出血、瘀血肿痛、跌打损伤、胸痹心痛、闭经痛经。内服：3～9克，入煎剂或1～3克研末冲服。外用：适量研末，调敷患处。

鹅掌柴

Schefflera arboricola Hayata.

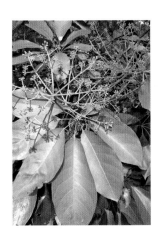

【本草名称】

汉桃叶《广西中草药》，七叶莲、鹅掌藤《中药大辞典》，七加皮、七叶藤《广西实用中草药新选》。

【植物形态】

灌木，有时攀缘状。茎枝具纵纹。掌状复叶，小叶通常 7 片，故名七叶莲。伞形花序圆锥状，花小，白色，花瓣 5，卵形。浆果球形，熟时橙红色。花果期 4～6 月。我国云南、贵州及广西有野生分布。

【化学成分】

嫩叶含挥发油 0.1%～0.2%，尚含黏液酸、反丁烯二酸、琥珀酸等酸性物质。

【医疗活性】

1. 镇痛。2. 抗炎。3. 消肿。4. 抗惊厥。5. 对抗乙酰胆碱诱导的豚鼠支气管痉挛。

【毒性备考】

小鼠腹腔注射同属植物密脉鹅掌柴（S. venulosa）水煎液 10～20 g/kg，出现后肢无力、腹部挛缩、呼吸困难，最终抽搐死亡[4]。

【传统功用】

茎叶入药。为七叶莲片和汉桃叶注射液的主要原料。祛风活络，化瘀止痛。主治跌打损伤、腰腿酸麻、风湿痹痛、关节红肿、各种神经性疼痛。内服：9～15 克，入煎剂。外用：鲜草一握，捣敷患处。提取物制剂，按产品说明使用。

通脱木

Tetrapanax papyriferus
（Hook.）K. Koch.

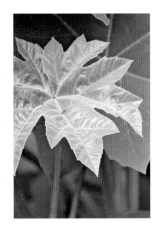

【本草名称】

通草、通脱木《本草纲目拾遗》，白通草《药性切用》，大通草《四川中药志》，通花五加《湖南药物志》。

【植物形态】

灌木。茎轻软，中有白色髓心。叶大型，掌状分裂，裂片 5～7，先端锐尖，边有细齿；叶柄抱茎。花小，白色，伞形花序排列成圆锥状。浆果球形。花果期 8～11 月。我国西南及东南沿海有野生分布。

【化学成分】

茎髓含多聚戊糖、阿拉伯糖、乳糖醛酸、肌醇及纤维素等。

【医疗活性】

1. 轻度利尿。2. 促进乳腺发育和乳汁分泌。

【毒性备考】

亚急性和慢性毒性试验观察到长期或大量喂饲通草，可使幼年大鼠发生白内障。临床上虽未见眼部病变的案例，但曾有血脂异常升高和引起恶心呕吐、腹痛腹泻的报道[7]。

【传统功用】

茎髓入药。清热通淋，利水消肿。主治下焦湿热、小便不利、血淋石淋、肢体浮肿、乳汁不下。内服：3～6 克，入煎剂或入丸散。

伞形科
Umbelliferae

重齿当归

Angelica biserrata Shan. et Yuan.

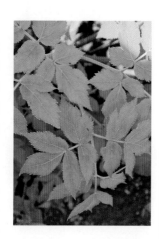

【本草名称】

独活《神农本草经》,大活《中华本草》,长生草《本草纲目》,资丘独活《中药志》,巴东独活《中药大辞典》。

【植物形态】

多年生草本。根粗壮。茎直立,带紫色,具纵纹。2回3出羽状复叶,叶柄长达30~50厘米,基部鞘状抱茎。复伞形花序顶生或侧生,小花白色。双悬果长圆形。花果期8~10月。我国长江中上游地区有野生分布和栽培。

【化学成分】

根茎含当归醇(angelol)、香豆精、香柑内酯、欧芹酚甲醚及花椒毒素等。

【医疗活性】

1. 镇痛。2. 解痉。3. 抗炎,消肿。4. 抗心律失常。5. 抑制血小板聚集,延缓血栓形成。

【毒性备考】

独活煎剂用于慢性支气管炎治疗中,部分患者有头痛、晕眩、恶心、舌头发麻等不良反应[7]。有报道独活长期摄入可造成肾损害;也有报道通过90天动物实验观察并未见到肾功能异常。考独活来源极为复杂,品种如果有异,结论自然不同。

【传统功用】

根茎入药。为独活寄生汤的主要成分。祛风化湿,散寒止痛。主治风寒湿痹、肢体麻木、关节肿痛、支气管炎、痈疽脓疡。内服:3~9

克,入煎剂或入丸散。外用:适量煎水,浸洗患处。

白 芷

Angelica dahurica（Fisch. ex Hoffm.）Benth et Hook. f.

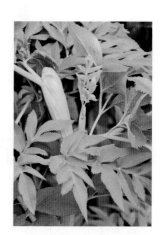

【本草名称】

白芷《神农本草经》,泽芬《吴普本草》,香白芷《夷坚志》,走马芹《中药大辞典》,杭白芷《实用中草药图本》。

【植物形态】

多年生草本。根圆锥形,具四棱。茎直立,带紫色。叶互生,基部抱茎,2~3回羽状深裂或全裂,上部叶鞘呈囊状。复伞形花序顶生,花黄绿色。双悬果。花果期7~9月。我国大部分地区有栽培。

【化学成分】

根含呋喃香豆精(furocoumarin)、白芷素、氧化前胡素、白芷毒素及挥发油等。

【医疗活性】

1. 镇痛。2. 解痉。3. 抑制绿脓杆菌。4. 抑制芽孢癣菌。5. 少量兴奋呼吸,血管运动中枢和迷走神经,大量则呈麻痹作用。

【毒性备考】

根有小毒,主要有毒成分为白芷毒素。大量摄入可引起恶心、头晕、心悸、惊厥,严重者可因呼吸衰竭而危及生命。此外,所含香豆精亦存在光敏毒性。在280名采挖白芷的工人中,有182人出现红肿痒痛等皮肤过敏症状,发生率高达65%[1]。

【传统功用】

根入药。为辛夷散和都梁丸的主要成分。祛风止痛,消肿排脓。主治偏正头痛、脑漏鼻渊、痈疽脓疡、毒蛇咬伤、牛皮癣、白癜风。内服：3～9克,入煎剂或入丸散。外用：适量研末,调敷患处。

当　归

Angelica sinensis（Oliv.）Diels.

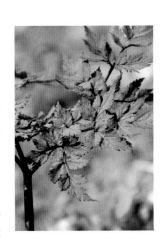

【本草名称】

当归《神农本草经》,山蕲《尔雅》,马尾归《本草纲目》,全当归、西当归《本草药名汇考》。

【植物形态】

多年生草本。茎直立,带紫色,具纵纹。2～3回羽状复叶,叶柄长,叶鞘膨大。复伞形花序,伞梗10余个,长短不一。花多数,花瓣5,白色。双悬果椭圆形。花果期6～9月。我国西北地区有栽培。

【化学成分】

根含香荆芥酚（carvacrol）、当归酮、香草醛、当归内酯、当归多糖等。

【医疗活性】

1. 改善微循环。2. 改善心脑缺血。3. 促进造血功能。4. 抗血栓,抑制血小板聚集。5. 对卵巢和子宫具双相调节作用。

【毒性备考】

当归乙醚提取物0.06 g/kg,可引起实验犬死亡。死前强直性惊厥,呼吸道有大量分泌物,呼吸先于心脏停止。临床上当归煎剂很少有不良反应,但当归注射液曾发生多起过敏性休克[7]。

【传统功用】

根入药。为四物汤的主要成分。补血调经,活血止痛。主治气滞血瘀、血虚眩晕、跌打损伤、月经不调、闭经痛经。内服：6～12克,入煎剂或丸散。注射剂,按产品说明使用。

竹叶柴胡

Bupleurum chinense DC.

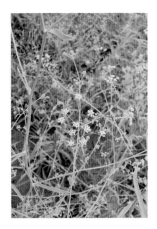

【本草名称】

柴胡《神农本草经》,柴草《本草品汇精要》,山柴胡、硬柴胡《中药大辞典》,竹叶柴胡《植物名实图考》。

【植物形态】

多年生草本。主根圆锥形。茎多分枝,作之字弯曲。叶线状披针形,因形似竹叶,故又名竹叶柴胡。复伞花序,花小,黄色。双悬果椭圆形。花果期8～10月。我国东北、西北及华东地区有野生分布。

【化学成分】

根含柴胡皂苷（saikosaponin）、柴胡醇、黄酮醇、多糖类及挥发油等。

【医疗活性】

1. 解热。2. 镇痛。3. 抑菌,抗炎。4. 降脂,利胆。5. 增强细胞免疫和体液免疫。

【毒性备考】

柴胡皂苷有一定毒性。长期或大量摄入可引起胸腺萎缩,免疫紊乱及肾功能损害。其同属植物大叶柴胡,因导致多人中毒死亡,《中华人民共和国药典》已取消其入药标准。竹叶柴胡和狭叶柴胡相对安全。但注射剂也有引起过敏性休克及急性肾功能衰竭的案例报道。

【传统功用】

根入药。为逍遥丸和柴胡注射液的主要原料。疏肝升阳,解表退热。主治外感风邪、寒热往来、胸胁不舒、肝郁气滞、内脏下垂。内服：3～9克,入煎剂或入丸散。提取物制剂：按产品说明使用。

积雪草

Centella asiatica（L.）Urban.

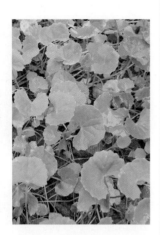

【本草名称】

积雪草《神农本草经》，马蹄草《滇南本草》，崩大碗《广州植物志》，破铜钱《湖南药物志》，雷公根《江苏药用植物志》。

【植物形态】

匍匐草本。茎细有节，节上生根。叶互生，肾状圆形，边有缺刻或钝齿，故又有破铜钱之称。伞形花序，花瓣5，红紫色。双悬果扁圆形，具棱线。花果期7～9月。我国华东、华南地区有野生分布。

【化学成分】

全草含积雪草苷（asiaticoside）、羟基积雪草苷、参枯尼苷、消旋肌醇及积雪草酸等。

【医疗活性】

1. 镇痛。2. 抗炎，消肿。3. 抑制麻风杆菌。4. 抑制疱疹病毒。5. 维护皮肤细胞，抑制瘢痕形成。

【毒性备考】

部分患者使用积雪苷软膏后，出现皮疹、红肿、瘙痒等局部过敏症状。

【传统功用】

全草入药。为积雪白玉霜和伤湿止痛膏的原料之一。清热利湿，化瘀消肿。主治湿热黄疸、菌痢肠炎、疮疡湿疹、跌打损伤。内服：15～30克，入煎剂。外用：鲜草一握，捣敷患处。积雪草苷制剂，治疗硬皮病、下肢溃疡及瘢痕疙瘩，按产品说明使用。

毒　芹

Cicuta virosa L.

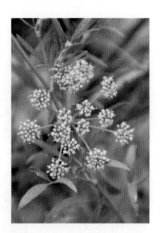

【本草名称】

毒芹《中草药新医疗法资料汇编》，野芹、斑毒芹、毒人参、芹叶钩吻《中草药中毒急救》。

【植物形态】

多年生草本。茎中空。叶互生，2～3回羽状分裂，裂片披针形；因形似芹菜而带剧毒，故名。复伞花序顶生，花小，白色。双悬果球形。花果期7～10月。我国东北、华北及西北地区有野生分布。

【化学成分】

全草及根茎含毒芹碱（cicutine）、毒芹烃碱、毒芹醇、伞形酮及毒芹素等。

【医疗活性】

1. 镇痛。2. 抗炎。3. 消肿。4. 印防己毒样作用。5. 小剂量抑制中枢，呈现镇静作用；大剂量则引起痉挛。

【毒性备考】

全草剧毒。所含毒芹碱属于痉挛性神经毒，主要作用于延髓的呼吸中枢和血管运动中枢。人和动物的中毒症状基本相同，有呕吐、扩瞳、痉挛、昏迷、最后窒息。儿童误食10克以上可能致死[4]。

【传统功用】

根茎及全草入药。清热消炎，祛风止痛。主治疥疮瘙痒、皮癣湿疹、风湿痛、神经痛。仅供外用，禁止内服。辽宁民间用鲜草捣烂外敷治疗骨髓炎，3～5天为一个疗程。但应避免敷布面积过大，时间过久，吸收过多引起中毒。

蛇　床

Cnidium monnieri（L.）Cusson.

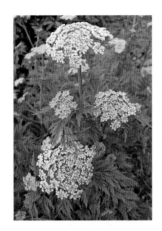

【本草名称】

蛇床《神农本草经》，蛇珠《吴普本草》，蛇床实《千金方》，蛇床仁《药性论》，双肾子《分类草药性》。

【植物形态】

一年生草本。茎直立，有纵棱。根生叶有柄，基部具叶鞘；叶卵形，2～3回羽状分裂；最终裂片线状披针形。复伞花序顶生或侧生，花白色。双悬果果棱翅状。花果期4～8月。我国大部分地区有野生分布。

【化学成分】

果实含蛇床子素（osthole）、异龙脑、佛手柑内酯、花椒毒素及多种挥发性成分。

【医疗活性】

1. 抗滴虫。2. 抑制癣菌。3. 轻度局部麻醉。4. 类似性激素样作用。5. 扩张支气管，祛痰、平喘。

【毒性备考】

《药性论》："有小毒。"电镜扫描观察到蛇床子浸膏对人类精子结构能造成损害，并可杀死精子，故具一定生殖毒性。蛇床子外用，少数患者出现红肿、灼痛、湿痒等皮肤过敏反应[1]。

【传统功用】

果实入药。为蛇床子洗剂和蛇床子软膏的主要原料。温阳燥湿，杀虫止痒。主治男子阳痿、女子阴冷、阴囊湿疹、滴虫性阴道炎、皮癣疥疮。内服：3～9克，入煎剂或入丸散。外用：适量煎水，浸洗患处或用软膏涂抹。

阿　魏

Ferula caspica M. Bieb.

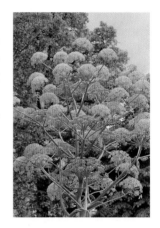

【本草名称】

阿魏《唐本草》，阿虞《酉阳杂俎》，哈昔泥《本草纲目》，五彩魏《中药志》，臭阿魏《新疆中草药手册》。

【植物形态】

多年生草本。全株具强烈蒜臭，故又称臭阿魏。3～4回羽状复叶和羽状深裂，最终裂片披针形。复伞花序，具伞梗数十支，花小，黄色。双悬果扁圆。花果期3～5月。我国新疆地区有野生分布和栽培。

【化学成分】

树脂含阿魏酸（ferulic acid）、阿魏酮、香豆素等。其散发的特异蒜臭味为仲丁基丙烯基二硫化合物所致。

【医疗活性】

1. 抗炎。2. 镇痛，消肿。3. 刺激性祛痰。4. 减轻心脑缺血再灌注造成的损伤。5. 对抗由抗原、组胺及慢反应物质-A引起的支气管哮喘[6]。

【毒性备考】

具有一定生殖毒性，孕妇忌用。山羊每日喂饲阿魏2.5 g/kg，15天后出现厌食、腹泻，血液凝血因子减少等症状。但未见肝肾功能受到损害[1]。

【传统功用】

树脂入药。为阿魏化痞膏的主要成分。化积消肿，去瘀杀虫。主治症瘕肿块、瘀血积聚、疟疾恶瘴、虫积腹痛、食物中毒。内服：1～1.5克，入丸散。外用：掺入膏药，贴敷患处。

茴　香

Foeniculum vulgare Mill.

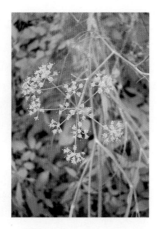

【本草名称】

茴香《本草图经》，怀香《药性论》，小香《四川中药志》，小茴香《千金方》，谷茴香《现代实用中药》。

【植物形态】

多年生草本，全体有特异香气。叶抱茎，3～4回羽状分裂，最终裂片线形。复伞花序，伞梗 10 余支或更多；花小，黄色。双悬果稻谷状，故又称谷茴香。花果期 6～10 月。我国大部分地区有栽培。

【化学成分】

果实含茴香醚（anethole）、茴香醛、小茴香酮及 a-水芹烯等挥发性物质。

【医疗活性】

1. 抑菌。2. 抗炎。3. 解痉。4. 祛风,镇痛。5. 促进胃肠蠕动,缩短排空时间。

【毒性备考】

曾有引发过敏的报道，表现为胸闷、气促、面色苍白、大汗淋漓、血压下降、呼吸困难、意识朦胧[7]。但临床上并不多见。

【传统功用】

果实入药。为疝气内消丸的主要成分。温中散寒，理气止痛。主治胃脘痞满、胁下隐痛、寒疝坠胀、少腹冷痛、腰背酸痛。内服：3～6克，入煎剂。外用：适量炒热,温熨患处。

天胡荽

Hydrocotyle sibthorpioides Lam.

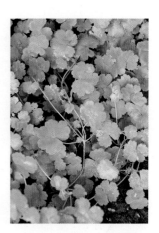

【本草名称】

翳草《医林纂要》，天胡荽《千金方》，满天星《草木便方》，破铜钱《植物名实图考》，假芫荽《广东中药》。

【植物形态】

多年生草本。茎纤细,匍匐,节上生根。叶圆肾形，星点状铺满地面，故又有满天星之称。伞形花序，与叶对生，具花 10 余朵，小花绿白色。双悬果略呈心形。花果期 6～8 月。我国大部分地区有野生分布。

【化学成分】

全草含香豆精（coumarin）、金丝桃苷、挥发油、黄酮类及酚性化合物。

【医疗活性】

1. 利胆。2. 轻度利尿。3. 促进排石。4. 抑制疱疹病毒。5. 抑制金黄色葡萄球菌。

【毒性备考】

极个别患者服用后出现白细胞减少现象，停药后即自行恢复[19]。

【传统功用】

全草入药。清热化湿，利胆排石。主治湿热黄疸、胆道结石、小便不利、尿路结石、带状疱疹。内服：9～15 克，入煎剂。外用：鲜草一握,捣敷患处。

川　芎

Ligusticum chuanxiong Hort.

【本草名称】

芎䓖《神农本草经》，京芎《本草图经》，川芎

《汤液本草》,抚芎《丹溪心法》,西芎《本草纲目》。

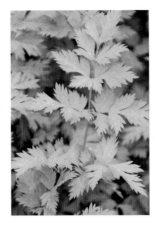

【植物形态】

多年生草本,全株具特异香气。根茎结节团块状。茎中空,直立,具纵纹。叶互生。2～3回羽状全裂,裂片披针形。复伞花序顶生。花小,白色。双悬果卵形。花果期8～10月。我国西南地区有栽培。

【化学成分】

根茎含川芎嗪(chuanxiongzine)、藁本内酯、川芎新内酯、阿魏酸及挥发油等。

【医疗活性】

1. 解痉,镇痛。2. 钙通道阻滞作用。3. 增加心脑血管血液供应。4. 提高肿瘤对化疗的敏感性。5. 抑制血小板聚集,延缓动脉硬化形成。

【毒性备考】

口服大剂量川芎可出现剧烈头痛和肉眼可见的血尿;口服川芎嗪可引起消化道出血及严重胃肠道反应。临床上曾发生过因静脉滴注盐酸川芎嗪导致过敏性休克死亡的案例[2]。

【传统功用】

根茎入药。为川芎搽调散的主要成分。活血化瘀,行气止痛。主治气滞血瘀、胸痹心痛、头风头痛、闭经痛经、疮疡肿痛。内服:3～9克,入煎剂或入丸散。外用:适量研末,调敷患处。

藁　本

Ligusticum sinense Oliv.

【本草名称】

藁本《神农本草经》,山园荽《救荒本草》,野芹菜《简明中医辞典》,野川芎《本草药名汇考》,香藁本《中药鉴别手册》。

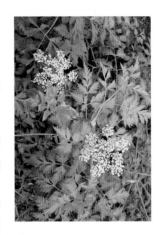

【植物形态】

多年生草本。茎中空,具纵纹。叶互生,2回羽状全裂;小裂片卵形;上部叶鞘状抱茎;因极似川芎,故又称野川芎。复伞花序,小花密集,白色。双悬果。花果期7～10月。我国东北、西北地区有野生分布。

【化学成分】

根茎含蛇床酞内酯(cnidilide)、3-丁基苯酞内酯及甲基丁香酚等挥发性物质。

【医疗活性】

1. 镇静。2. 镇痛。3. 抗炎。4. 解痉。5. 对许氏毛癣真菌有明显抑制作用。

【毒性备考】

藁本挥发油小鼠腹腔注射的 LD_{50} 为0.63 mg/kg。临床上曾有口服煎剂引起过敏性药疹的报道[7]。

【传统功用】

根茎入药。为羌活胜湿汤的主要成分。祛风散寒,化瘀定痛。主治头风头痛、鼻塞流涕、胃脘痉挛、疝气胀痛、疮疡肿毒。内服:3～9克,入煎剂。外用:适量煎水,浸洗患处。

白花前胡

Peucedanum praeruptorum Dunn.

【本草名称】

前胡《雷公炮炙论》,水前胡《植物名实图考》,土当归《中华本草》,棕包前胡《本草药名汇考》,白花前胡《中国高植图鉴》。

【植物形态】

多年生草本。根圆锥形,因残留较多棕毛状叶鞘,故又称棕包前胡。叶柄抱茎,2～3回羽状分裂,末回裂片菱状倒卵形。复伞花序顶生或侧生,花白色。果实卵圆形。花果期7～

11月。我国大部分地区有野生分布。

【化学成分】

根含白花前胡素（praeruptorin）、前胡香豆精、补骨脂素、前胡苷及挥发油等。

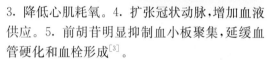

【医疗活性】

1. 祛痰，镇咳。2. 抗心律失常。3. 降低心肌耗氧。4. 扩张冠状动脉，增加血液供应。5. 前胡苷明显抑制血小板聚集，延缓血管硬化和血栓形成[3]。

【毒性备考】

所含香豆精具有光敏毒性，可引起日光性皮炎。早期自觉暴露部位有灼热和蚁行感，继之出现皮肤红肿、烧灼样疼痛、水疱或血疱，伴头昏、乏力、不思饮食[2]。

【传统功用】

根入药。为午时茶的成分之一。宣散风热，降气化痰。主治风热袭肺、咳嗽多痰、气逆哮喘、胸痹心痛、脘腹痞满。内服：3～9克，入煎剂或入丸散。

防　风

Saposhnikovia divaricata (Turcz.) Schischk.

【本草名称】

防风《神农本草经》，屏风《名医别录》，关防风、山防风、西防风《本草药名汇考》。

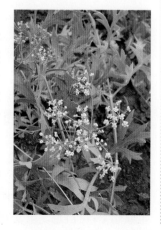

【植物形态】

多年生草本。根圆柱形，头部有明显环纹和纤维。叶丛生，2～3回羽状分裂，末回叶片狭楔形。复伞花序顶生，伞辐5～7。花小，白色。双悬果。花果期8～10月。我国东北、西北及华北地区有野生分布。

【化学成分】

根含防风色酮醇（ledebouriellol）、亥茅酚、升麻素、香豆精及挥发油等。

【医疗活性】

1. 解热。2. 镇痛。3. 抑菌。4. 解痉，镇静。5. 抗炎，消肿。

【毒性备考】

防风毒性小，安全性高，临床上未见严重不良反应。但偶可引发过敏，出现斑丘红疹伴恶心、烦躁等症状[2]。

【传统功用】

根入药。为防风通圣散和玉屏风散的主要成分。祛风散热，解痉止痛。主治外感风邪、发热恶寒、风湿痹痛、麻木拘急、惊风、中风。内服：4.5～9克，入煎剂或入丸散。外用：适量煎水，浸洗患处。

窃　衣

Torilis japonica (Houtt.) DC.

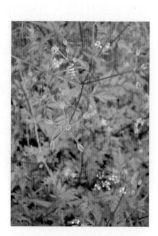

【本草名称】

鹤虱《新修本草》，鬼虱《本草崇原》，窃衣《中药大辞典》，小窃衣《中国毒性民族药志》，华南鹤虱《中药大辞典》。

【植物形态】

二年生草本。茎多分枝。叶狭卵形，1～2回羽状分裂，小叶有条状齿裂或缺刻。复伞花序，花小，白色。双悬果具钩刺，易沾黏衣服上，故有窃衣之名。花果期4～10月。我国大部分地区有野生分布。

【化学成分】

果实含窃衣烯（torilene）、窃衣醇酮、丁香烯及榄香烯等挥发性物质。

【医疗活性】

1. 杀虫。2. 抑菌。3. 抗炎。4. 消肿。5. 对多种实验性肿瘤具有抑制作用。

【毒性备考】

藏医和壮医文献记载果实有小毒。现代急性毒性试验显示：用果实浸液给小鼠灌胃,剂量相当于 20 g/kg 时,除个别小鼠出现行动迟缓外,未见明显毒性反应和其他异常现象。

【传统功用】

果实入药。祛风止痒,抗炎杀虫。主治滴虫瘙痒、虫积腹痛、疟疾痢疾、疮疖痈疽、溃疡不敛。内服:4.5～9 克,入煎剂。外用:适量煎水,浸洗患处。

报春花科
Primulaceae

点地梅

Androsace umbellata (Lour.) Merr.

【本草名称】

喉蛾草《本草推陈》,喉咙草《中国药用植物志》,佛顶珠《草木便方》,天星草《云南中草药》,白花珍珠草《上海常用中草药》。

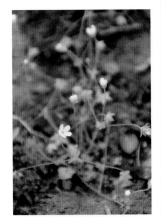

【植物形态】

一年生矮小草本。叶莲座状铺地,近圆形,绿色,有时带紫红色。花茎从叶丛抽出,顶部有小伞梗 5～7,排列成伞形花序;花冠 5 裂,白色。蒴果球形。花果期 4～5 月。我国大部分地区有野生分布。

【化学成分】

全草含皂苷、强心苷、百两金素等。

【医疗活性】

1. 抗炎,消肿。2. 收缩子宫平滑肌。3. 乙醇浸出液对冷血动物和温血动物均具强心活性。4. 所含百两金素对 cAMP 磷酸酯酶具有抑制活性[3]。

【毒性备考】

全草含较多溶血性皂苷类物质。摄入过量对口腔黏膜和胃黏膜有较强刺激,出现咽喉痛痒、胃部嘈杂、恶心呕吐等不良反应。

【传统功用】

全草入药。清热利咽,抗炎消肿。主治咽喉红肿、牙龈肿痛、偏正头风、跌打损伤、关节疼痛。内服:4.5～9 克,入煎剂。外用:研末吹喉或调敷患处。

泽珍珠菜

Lysimachia candida Lindl.

【本草名称】

星宿菜《救荒本草》,单条草《植物名实图考》,小硼砂《贵州药用植物调查》,灵疾草《陕西药用植物调查》,泽珍珠菜《药用植物花谱》。

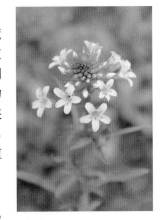

【植物形态】

一年生草本。基生叶匙形或倒披针形;茎生叶互生,先端渐尖,基部狭翅状;全缘或略呈波状。总状花序顶生,花冠 5,白色。蒴果球形。花果期 5～7 月。我国华北、华东及华南地区有野生分布。

【化学成分】

同属植物长蕊珍珠菜含四羟基黄酮(tetrahydroxyflavone)、棕榈酸甲酯等化合物。

【医疗活性】

1. 抗炎。2. 消肿。3. 所含黄酮苷对金黄色葡萄球菌、绿脓杆菌有明显抑制作用。

【毒性备考】

《贵州药用植物调查》:"辛、凉,全草有毒。"

【传统功用】

全草入药。清热解毒,止血消肿。主治无名肿毒、痈疽脓疡、痔疮肿痛、便血尿血、跌打损伤。内服:15～30克,入煎剂。外用:鲜草一握,捣敷患处。

过路黄

Lysimachia christinae Hance.

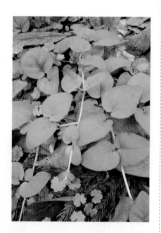

【本草名称】

过路黄《植物名实图考》,黄疸草《本草推陈》,铜钱草《草木便方》,对座草《江苏药用植物志》,神仙对坐草《百草镜》。

【植物形态】

多年生草本。茎柔弱,匍匐状。叶对生,卵状心形,全缘。花腋生,花瓣5,金黄色;因花与叶皆成对而生,故又称神仙对坐草。蒴果近球形。花果期6～9月。我国华东、华中及东南沿海有野生分布。

【化学成分】

全草含甲基杨梅黄酮(larycitrin)、蒲公英赛醇、豆甾醇、槲皮素及鞣质等。

【医疗活性】

1. 抑菌。2. 利胆。3. 退黄。4. 利尿。5. 促使尿液酸化,有利于碱性结石溶解和排出。

【毒性备考】

曾有引起过敏反应的临床报道。患者服用全草后出现皮肤红疹、瘙痒,白细胞减少,停药后自行恢复。

【传统功用】

全草入药。清化湿热,利胆排石。主治急

性肝炎、湿热黄疸、胆道结石、石淋血淋、湿疹疮疡。内服:15～45克,入煎剂或鲜草榨汁饮。外用:鲜草一握,捣敷患处。

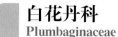

白花丹科
Plumbaginaceae

二色补血草

Limonium bicolor（Bge.）Kuntze.

【本草名称】

苍蝇花《宁夏中草药》,秃子花《陕西中草药》,燎眉蒿《甘肃中草药》,匙叶草、补血草《北方常用中草药》。

【植物形态】

多年生草本。茎丛生、直立或倾斜。叶根生,倒卵

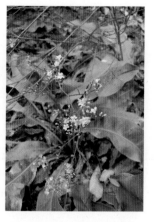

状匙形,故有匙叶草之名。花葶直立,多分枝;花序着生于一侧;花小,花瓣5。蒴果具棱。花果期7～11月。我国西北、华北及华东地区有野生分布。

【化学成分】

全草含北美圣草素(eriodictyol)、槲皮素、木犀草素、杨梅树皮素等黄酮类物质。

【医疗活性】

1. 抑菌。2. 抗炎。3. 消肿。4. 止血。5. 体外抑制多种恶性肿瘤。

【毒性备考】

同属植物中华补血草(L. sinensis),根有小毒。过量服用引起腹部疼痛及全身浮肿[4]。

【传统功用】

带根全草入药。止血消肿,调经补血。主治子宫功能性出血、崩漏不止、月经不调、便血尿血、痔疮出血。内服:15～30克,入煎剂。

蓝花丹

Plumbago auriculata Lam.

【本草名称】

蓝雪花、角柱花《中国有毒植物》，紫金莲、紫金标《中药大辞典》，蓝花丹《中国植物志》。

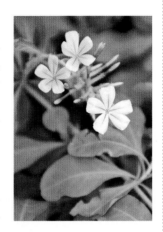

【植物形态】

常绿亚灌木。茎多分枝，上端常呈蔓状。叶卵状椭圆形，基部楔形下延。穗形总状花序，花冠高脚碟状，5裂，淡紫色。蒴果盖裂。花果期12月至次年9月。我国云南、贵州及四川有野生分布和栽培。

【化学成分】

根含蓝雪醌（plumbagin）、蓝雪苷、飞燕草素、矢车菊素及槲皮素等。

【医疗活性】

1. 抑菌。2. 祛痰。3. 杀虫。4. 抑制排卵，抗着床。5. 缓解平滑肌痉挛，其镇痛作用与阿托品近似，唯显效较慢。

【毒性备考】

蓝雪醌对皮肤及胃肠道黏膜有强烈刺激。可引起急性炎症、恶心呕吐及消化道出血；中毒严重者可因呼吸困难、循环衰竭而危及生命[4]。

【传统功用】

根入药。抑菌杀虫，消肿止痛。主治虫积腹痛、跌打肿痛、风湿骨痛、胆囊炎、胃窦炎。内服：3～6克，入煎剂或浸酒饮。如研末冲服：每次0.5～1克，一日3次。

白花丹

Plumbago zeylanica L.

【本草名称】

白花丹、假茉莉《生草药性备要》，白雪花《广州植物志》，白花岩陀《云南中草药》，白花皂药《四川中药志》。

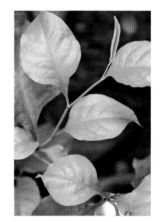

【植物形态】

攀缘状亚灌木。茎细弱，多分枝。叶互生，长圆状卵形，基部扩大抱茎。穗状花序，花白色或略带蓝色，高脚碟状，顶端5裂。蒴果膜质，盖裂。花果期7～12月。我国东南、华南及西南地区有野生分布。

【化学成分】

全草含白花丹酮（zeylanone）、茅膏菜醌、白花丹酸、香荚兰酸及白花丹素等。

【医疗活性】

1. 抑菌。2. 杀虫。3. 抗生育。4. 祛痰，镇咳。5. 对中枢神经小剂量兴奋，大剂量抑制，甚则麻痹。

【毒性备考】

全草有毒，主要有毒成分为白花丹素即蓝雪醌。白花丹素具有刺激性气味，可对皮肤黏膜、消化道及生殖系统造成损害。临床上曾发生用白花丹自行堕胎引起弥散性血管内凝血，经抢救无效而死亡的案例[1]。

【传统功用】

全草入药。祛风散瘀，杀虫解毒。主治瘀血经闭、跌打损伤、关节肿痛、疟疾复发、痈疽瘰疬。内服：4.5～9克，入煎剂（适当延长煎煮时间）。外用：适量捣敷患处或穴位处。

木犀科
Oleaceae

茉 莉

Jasminum sambac（L.）Ait.

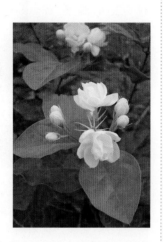

【本草名称】

茉莉、茉莉根《本草纲目》，末利《南方草木状》，奈花《丹铅杂录》，木梨花《中国树木分类学》。

【植物形态】

常绿小灌木。叶对生，卵状椭圆形，有时近倒卵形。聚伞花序顶生，通常有花3朵。花白色，极芳香；花冠管细，单瓣或重瓣。花后通常不结实。花果期6～11月。我国西南、华南及华东地区有栽培。

【化学成分】

根含茉莉木脂素苷（sambacolignoside）、环橄榄树脂素、松脂醇苷及生物碱等。

【医疗活性】

1. 镇痛。2. 镇静。3. 解痉。4. 对抗心律失常。5. 缓解毒品依赖者在戒毒时出现的戒断症状[8]。

【毒性备考】

大剂量煎剂对离体蛙心、兔心有抑制作用；鲜根乙醇提取液可引起小鼠翻正反射消失、自发活动减少。小鼠腹腔注射的半数致死量为8.37 g/kg[4]。

【传统功用】

《本草会编》记载："以酒磨一寸服，则昏迷一日乃醒；二寸二日；三寸三日。"药物麻醉有严格的操作程序，同时伴随着巨大的致命风险。茉莉根近乎神奇的麻醉作用虽至今未能证实，但作为镇痛药仍在民间流传使用。内服：1～1.5克，研末或磨汁冲服。外用：适量研末，调敷疼痛处。

日本女贞

Ligustrum japonicum Thunb.

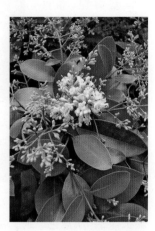

【本草名称】

小白蜡、苦味散《贵州民间草药物》，苦茶叶《贵州民间方药集》，冬青树《中国有毒植物》，日本毛女贞《中药大辞典》。

【植物形态】

常绿灌木。茎枝灰褐色，具白色皮孔。叶对生，卵状椭圆形。全缘，革质，富有光泽。圆锥花序顶生，花小，白色。核果长椭圆形稍弯曲，熟时紫黑色。花果期6～11月。我国东北、华东及西南地区有野生分布。

【化学成分】

茎叶含紫丁香苷（syringin），果实含女贞子苷、齐墩果苷等化合物。

【医疗活性】

1. 抑菌。2. 抗炎。3. 利尿。4. 降血压。5. 醇提物能增强离体蛙心的收缩强度。

【毒性备考】

马食大量树皮中毒，出现后肢无力、瞳孔散大、黏膜瘀血；食入大量果实中毒，则出现呕吐、下痢、烦躁不安[4]。

【传统功用】

嫩叶入药。降火解毒，消炎利尿。主治暴发火眼、口腔溃疡、乳痈肿痛、尿路感染、水火烫伤。内服：6～9克，入煎剂或泡茶饮。外用：鲜叶一握，捣敷患处。

女　贞

Ligustrum lucidum Ait.

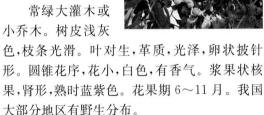

【本草名称】

女贞《神农本草经》，冬青《本草纲目》，水蜡树《植物名实图考》，爆格蚤《分类草药性》，白蜡树《中国植物志》。

【植物形态】

常绿大灌木或小乔木。树皮浅灰色，枝条光滑。叶对生，革质，光泽，卵状披针形。圆锥花序，花小，白色，有香气。浆果状核果，肾形，熟时蓝紫色。花果期 6～11 月。我国大部分地区有野生分布。

【化学成分】

果实含女贞苷（ligustroside）、齐墩果酸、熊果酸、甘露醇及多糖等。

【医疗活性】

1. 抗氧化。2. 抗疲劳。3. 甘露醇有缓泻作用。4. 齐墩果酸有轻微强心、利尿作用。

【毒性备考】

果实无毒，根皮、茎皮有一定毒性。误食后出现频繁呕吐，呕吐物为带有青草味的绿色液体；并伴有腹痛腹泻、口唇发绀[4]。

【传统功用】

果实入药。为二至丸的主要成分。补肝益肾，壮腰健膝。主治肾虚乏力、腰膝酸软、头晕目眩、耳鸣心悸、须发早白。内服：6～12 克，入煎剂或入丸散。

马钱科
Loganiaceae

醉鱼草

Buddleja lindleyana Fort.

【本草名称】

醉鱼草《本草纲目》，毒鱼藤《中国土农药志》，药杆子《江苏药用植物志》，鱼藤草《福建中草药》，闹元宵鱼花《中国有毒植物》。

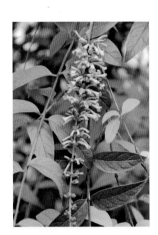

【植物形态】

落叶灌木。树皮茶褐色，小枝具四棱而稍有翅。叶对生，纸质，披针形。总状花序顶生，长 8～40 厘米。萼钟状，花冠紫色。蒴果矩圆形。种子细小。花果期 4～10 月。我国西南及东南沿海有野生分布。

【化学成分】

全草含醉鱼草苷（buddleoside）、筋骨草苷、刺槐素及挥发油等。

【医疗活性】

1. 杀虫。2. 解痉。3. 镇痛。4. 祛痰，平喘。5. 抑制细菌。抑制病毒。

【毒性备考】

有毒成分为刺激性挥发油和醉鱼草苷，可抑制呼吸中枢和血管运动中枢，刺激胃肠黏膜，导致眩晕、呕吐、乏力、麻木；中毒严重者肢体震颤，呼吸困难[5]。

【传统功用】

全草入药。祛风止痛，截疟杀虫。主治咳喘多痰、支气管炎、久疟成癖、瘰疬疔腮、风湿跌打。内服：6～9 克，入煎剂。外用：鲜草一握，捣敷患处。

密蒙花

Buddleja officinalis Maxim.

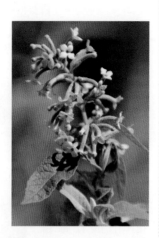

【本草名称】

蒙花《本草求真》，密蒙花《开宝本草》，小锦花《雷公炮炙论》，羊耳朵《滇南本草》，黄饭花《南宁药物志》。

【植物形态】

落叶灌木，全株被毛。小枝灰褐色，略四棱形。叶对生，狭椭圆形。圆锥花序顶生，花冠筒状。筒部紫堇色，口部橘黄色，被柔毛。蒴果，熟时2裂。花果期2～7月。我国华东、华南及西北地区有野生分布。

【化学成分】

花蕾含密蒙花苷（linarin）、密蒙花萜苷、密蒙花黄色素、刺槐素等黄酮类物质及挥发油。

【医疗活性】

1. 利胆。2. 轻度利尿。3. 解痉，镇痛。4. 抗炎，消肿。5. 清除细胞毒素，其活性类似甘草酸。

【毒性备考】

全草有小毒。密蒙花与醉鱼草一样，含有苷类和油类成分，可抑制呼吸及血管运动中枢。临床上虽未见严重中毒的案例，但仍应控制剂量并谨慎使用。

【传统功用】

花蕾入药。为拨云退翳丸的主要成分。祛翳明目，疏风凉血。主治目赤肿痛、流泪羞明、目生翳障、视物模糊、视神经炎。内服：3～9克，入煎剂或泡茶饮。

钩　吻

Gelsemium elegans Benth.

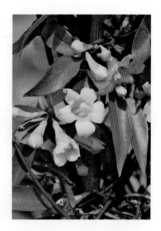

【本草名称】

钩吻、野葛《神农本草经》，断肠草《梦溪笔谈》，烂肠草《本草纲目》，大茶药《岭南采药录》。

【植物形态】

常绿藤本。因全株剧毒，故有断肠草之名。叶对生，卵状披针形。全缘，具柄。聚伞花序顶生或腋生，花淡黄色，花冠漏斗状，内有淡红斑点。蒴果卵形。花果期8～12月。我国华南及东南沿海有野生分布。

【化学成分】

全草含钩吻碱甲（gelsemine A）、钩吻碱丙、钩吻碱子、钩吻碱寅等十余种生物碱。

【医疗活性】

1. 镇静。2. 抗炎。3. 免疫抑制。4. 扩瞳作用类似后马托品。5. 刺激神经细胞甘氨酸受体，抑制癌性疼痛。

【毒性备考】

全草剧毒。钩吻碱属于神经性毒物，肌肉痉挛和呼吸困难是毒性发作的主要症状。曾有多起中毒死亡的案例报道。《本草纲目》有"人误食其叶者致死，而羊食其苗大肥"记载。如果属实，提示羊体内可能存在某种有研究价值的抗毒物质。

【传统功用】

全草入药。祛风除痹，消肿止痛。主治半身不遂、肢体痉挛、腰膝酸痛、疥癣湿疹、杨梅恶疮。民间不作内服，仅供外用。包括熬汤浸洗和捣烂外敷。但外用时亦不可面积过大和时间过长。

马 钱

Strychnos nux-vomica L.

【本草名称】

番木鳖、马钱子《本草纲目》，马前子《外科证治全书》，大方八《中药材手册》，翻白子《本草药名汇考》。

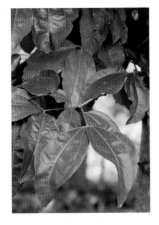

【植物形态】

乔木。叶对生，广卵形，全缘，革质；叶脉5条，明显突起；叶腋具短须。聚伞花序，花白色。浆果球形，熟时橙色。种子扁圆，形如钱币，故有马钱之称。花果期8～11月。我国云南、海南有栽培。

【化学成分】

种子含士的宁（strychnine）、马钱子碱、伪番木鳖碱、番木鳖苷等。

【医疗活性】

1. 镇痛。2. 抑制真菌。3. 拮抗甘氨酸。4. 抑制实验性肿瘤。5. 少量兴奋脊髓、延髓及血管运动中枢。大量引起强直性惊厥。

【毒性备考】

士的宁毒性剧烈，成人一次口服30毫克即可能导致死亡。中毒症状为肌肉强直、四肢震颤、痉挛抽搐、角弓反张、呼吸抑制。临床上曾有多起误用误服而中毒致死的案例[5]。

【传统功用】

种子入药。为九分散和风痛片的主要成分。祛风通络，舒筋止痛。主治风湿痹痛、肢体麻木、半身不遂、面神经瘫痪、重症肌无力。内服：0.3～0.6克，炮制后入丸散。外用：生马钱子切成薄片，贴敷患处。注：1. 所有含马钱子的中成药每次服量以士的宁计应控制在6毫克。2. 生马钱子为国家规定的毒性中药管理品种，使用需凭医师签名的正式处方。

龙胆科
Gentianaceae

秦 艽

Gentiana macrophylla Pall.

【本草名称】

秦艽《神农本草经》，左扭《河北药材》，左秦艽《张聿青医案》，西秦艽《本草药名汇考》，大叶秦艽《中药大辞典》。

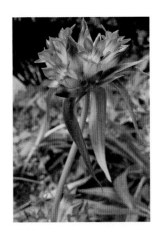

【植物形态】

多年生草本。根粗壮。茎直立，基部有纤维状残叶。叶长圆状披针形，全缘。花轮状丛生于叶腋，花冠筒状，深蓝紫色。蒴果长圆形。花果期7～10月。我国东北、华北及西北地区有野生分布。

【化学成分】

根含秦艽碱甲（gentianine A）、秦艽碱乙、秦艽碱丙等生物碱及挥发油等。

【医疗活性】

1. 抗炎。2. 镇痛。3. 短暂降压。4. 抑制炭疽杆菌、霍乱弧菌。5. 对抗由组胺或蛋清诱导的豚鼠过敏性休克。

【毒性备考】

根茎小毒。秦艽碱甲对小鼠腹腔注射的LD_{50}为350 mg/kg。临床上用秦艽碱甲治疗关节炎，剂量每次100毫克，每天3次，患者服药后全部出现恶心呕吐。另有报道长期使用尚存在一定肾脏毒性[10]。

【传统功用】

根入药。为蠲痹汤和愈风酒的主要原料。祛风止痛，清热化湿。主治风湿痹痛、肢体麻木、关节拘挛、湿热黄疸、骨蒸潮热。内服：3～9克，入煎剂或入丸散。外用：适量研末，调敷患处。

龙胆草

Gentiana scabra Bge.

【本草名称】

龙胆《神农本草经》，胆草《药品化义》，草龙胆《本草图经》，山龙胆《浙江中药手册》，粗糙龙胆《中药大辞典》。

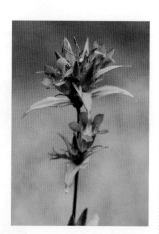

【植物形态】

多年生草本。根茎短，簇生多数细根；黄棕色，味苦如胆汁，故名。茎直立，通常不分枝。叶对生，卵状披针形。花簇生，花冠蓝色，钟形，先端5裂。蒴果开裂。花果期9～10月。我国大部分地区有野生分布。

【化学成分】

根含龙胆苦苷（gentiopicroside）、当药苦苷、龙胆草碱、龙胆黄碱及龙胆多糖等。

【医疗活性】

1. 利胆。2. 抑菌。3. 抗炎。4. 抑制疟原虫。5. 刺激胃液分泌，促进消化。

【毒性备考】

《本草新编》：“过于分利，未免耗气败血。”药理研究和临床观察显示：龙胆小剂量能促进消化；大剂量则抑制胃肠蠕动，产生恶心呕吐，心率减慢。严重者可出现肠麻痹、四肢弛缓性瘫痪、腱反射消失等神经系统不良反应[2]。

【传统功用】

根及根茎入药。为龙胆泻肝丸的主要成分。泻肝胆实火，除下焦湿热。主治肝经热盛、惊痫癫狂、乙型脑炎、黄疸湿热、湿疹疮疡。内服：3～6克，入煎剂或入丸散。外用：适量研末，调敷患处。

睡　菜

Menyanthes trifoliata L.

【本草名称】

瞑菜、绰菜《南方草木状》，睡菜、醉草《本草纲目》，过江龙《贵州民间草药》。

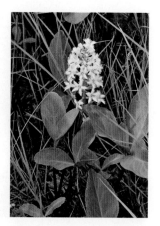

【植物形态】

沼泽草本。根茎细长。3出复叶，具长柄；长椭圆形，先端钝尖，边缘微波状。总状花序，花茎单一；花冠漏斗形，裂片5，白色。蒴果球形。花果期6～9月。我国云南、贵州及四川有野生分布。

【化学成分】

全草含睡菜苦苷（meliatin）、睡菜根苷、龙胆宁碱、龙胆次碱及白桦脂酸等。

【医疗活性】

1. 缓泻。2. 抑菌。3. 抗炎。4. 轻微镇静。5. 苦味健胃，促进胃肠消化腺分泌。

【毒性备考】

《中药大辞典》：“煎剂能泻下，大剂量可引起呕吐。”

【传统功用】

全草入药。宁心安神，健胃消食。主治消化不良、胃脘饱胀、食欲缺乏、心绪不宁、烦躁失眠。内服：6～12克，入煎剂。

夹竹桃科
Apocynaceae

黄 蝉

Allemanda neriifolia Hook.

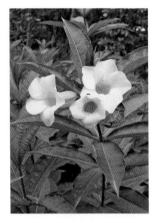

【本草名称】

黄蝉《中国有毒植物》、黄莺、夹竹黄蝉、小花黄蝉《有害花木图鉴》。

【植物形态】

灌木，全株有乳液。叶3～5片轮生，椭圆形至长圆形。聚伞花序顶生，漏斗状，裂片5，花冠基部膨大，花蕾黄色似秋蝉，故名。蒴果球形，具长刺。花果期5～11月。原产巴西。我国东南沿海有栽培。

【化学成分】

全草含黄蝉素（allamcin）、黄蝉花定、鸡蛋花素及熊果酸等。

【医疗活性】

1. 杀虫。2. 强心。3. 抑制毛癣真菌。4. 细胞毒，抑制P388白血病、KB鼻咽癌等实验性肿瘤[3]。

【毒性备考】

全株有毒，乳液毒性较大。皮肤接触可引起过敏皮炎，出现红肿痒痛；误食出现恶心呕吐、腹痛腹泻、心跳加快、心律失常等中毒症状。严重者呼吸困难，循环障碍[13]。

【传统功用】

全草入药。清热解毒，杀虫消肿。主治痈疽疮疡、无名肿毒、疥疮湿疹、头癣足癣。外用：鲜草一握，捣敷患处。

糖胶树

Alstonia scholaris（L.）R. Br.

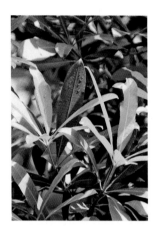

【本草名称】

糖胶树、面条树《中药大辞典》，橡皮木《陆川本草》，英台木《广西药用植物名录》，灯台树《云南中草药》。

【植物形态】

常绿乔木。全株富含白色乳液，可提取口香糖胶质，故名。叶轮生，倒卵状长椭圆形，侧脉细密平行。聚伞花序，花冠白色，高脚杯状，裂片左旋。蓇葖果条状。花果期6月至次年4月。我国云南、广西有野生分布。

【化学成分】

树皮及茎叶含鸡骨常山碱（echitamine）、糖胶树碱、灯台树皮碱及鸭脚树叶碱等。

【医疗活性】

1. 镇咳，平喘。2. 抑制疟原虫。3. 箭毒样作用。4. 拮抗乙酰胆碱和组胺。5. 同属植物（A. venenata）所含生物碱有类似肾上腺素样作用和精神安定作用[10]。

【毒性备考】

树皮及叶小毒。糖胶树中有些成分可导致小鼠肝细胞变性，坏死；脾淋巴细胞数量减少，结构变疏松[8]。

【传统功用】

树皮及茎叶入药。清热消炎，止血消肿。主治支气管炎、咳嗽气喘、疟疾发作、寒热往来、跌打损伤。内服：6～9克，入煎剂或入糖浆、片剂。外用：鲜叶一握，捣敷患处。

罗布麻

Apocynum venetum Linn.

【本草名称】

红麻、茶叶花《中药大辞典》，吉吉麻《江苏药用植物志》，红花草、罗布麻《陕西中草药》。

【植物形态】

多年生草本，全株含乳液。茎多分枝。叶对生，长圆状披针形。聚伞花序，花冠粉红色，钟形，下部筒状，上部5裂。蓇葖果长角状。种子多数。花果期6～9月。我国东北、西北及华北地区有野生分布。

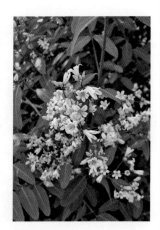

【化学成分】

茎叶含芦丁（rutin）、新异芦丁、加拿大麻苷、槲皮素及毒毛旋花子次苷等。

【医疗活性】

1. 降压。2. 强心。3. 降脂。4. 增加心血管弹性。5. 抑制血小板聚集，延缓血管粥样硬化。

【毒性备考】

茎叶有小毒。口服罗布麻叶及其制剂后，部分患者出现呕吐、流涎、厌食等胃肠道反应；少数患者心动过缓、心律失常、神昏谵语。口服中毒剂量在30～60克[1]。

【传统功用】

茎叶入药。为复方罗布麻片的主要原料。清心降压，强心利尿。主治高血压、心脏病、心力衰竭、水肿、肾炎浮肿、神经衰弱。内服：6～12克，入煎剂或泡茶饮。提取物制剂，按产品说明使用。

长春花

Catharanthus roseus（L.）G. Don.

【本草名称】

长春花《常用中草药手册》，三万花、四时春《常用中草药图谱》，日日草、日日新《中药植物原色图谱》。

【植物形态】

多年生草本。茎多分枝。叶对生，卵状椭圆形。

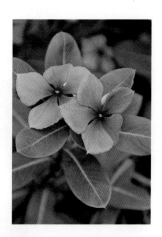

聚伞花序腋生或顶生，有花1～3朵；花冠红色，筒部细长，裂片5，呈高脚杯状。蓇葖果双生。花果期几乎全年。原产非洲。我国大部分地区有栽培。

【化学成分】

全草含长春新碱（vincristine）、长春碱、异长春碱、环氧长春碱等70余种生物碱。

【医疗活性】

1. 抗病毒。2. 降血压。3. 降血糖。4. 轻微利尿。5. 抑制淋巴瘤、白血病等恶性肿瘤细胞的有丝分裂。

【毒性备考】

全草有毒。所含生物碱对胃肠道有较强刺激，引起口腔溃疡、恶心呕吐；对神经和造血系统有抑制作用，造成肢端麻木、肌肉震颤、运动障碍及白细胞减少、血小板下降[5]。

【传统功用】

全草入药。为提取长春碱和长春新碱的主要原料。抑制癌肿，消炎降压。主治淋巴肉瘤、白血病、绒毛膜上皮癌、肾病综合征。内服：全草9～15克，入煎剂。提取物制剂，按产品说明使用。

海杧果

Cerberus manghas L.

【本草名称】

海杧果《中国有毒植物》，黄金茄《南方主要有毒植物》，牛心荔《中草药中毒急救》，猴喜欢《有毒中草药大辞典》，牛心茄子《本草纲目拾遗》。

【植物形态】

乔木，全株有

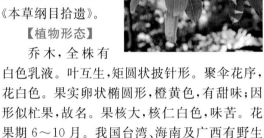

白色乳液。叶互生，矩圆状披针形。聚伞花序，花白色。果实卵状椭圆形，橙黄色，有甜味；因形似杧果，故名。果核大，核仁白色，味苦。花果期 6～10 月。我国台湾、海南及广西有野生分布。

【化学成分】

种仁及茎叶含海杧果苷（cerberin）、黄花夹竹桃苷、异黄花夹竹桃苷等强心苷及少量氢氰酸。

【医疗活性】

1. 催吐。2. 泻下。3. 利尿。4. 镇痛。5. 强心，控制心房颤动较洋地黄更快速。

【毒性备考】

《本草纲目拾遗》有"牛心茄产琼州，核者入口立死"的记载。海杧果苷是一种强心苷，其毒性类似洋地黄。误用误食引起恶心呕吐、腹部剧痛、面色苍白、心率减慢、血压下降、呼吸困难，最终可因心脏衰竭而危及生命。

【传统功用】

种仁入药。清热拔毒，强心利尿。主治痈疽疮疡、无名肿毒。《本草纲目拾遗》有"此药只可外敷，不可内服"的记述。

夹竹桃

Nerium indicum Mill.

【本草名称】

夹竹桃《植物名实图考》，拘那夷、拘拏儿《竹谱详录》，柳叶桃《花历百咏》，白洋桃《云南中草药》。

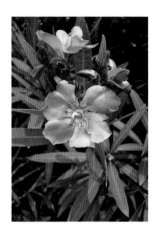

【植物形态】

常绿灌木。叶革质，长披针形，叶脉平行；因形似竹叶，故有夹竹桃之名。聚伞花序顶生，花紫红或白色；花冠漏斗状，5 裂或重瓣，右旋。长蓇葖果 2 枚。花果期几近全年。我国大部分地区有栽培。

【化学成分】

枝叶含夹竹桃苷（odoroside）、欧夹竹桃苷丙、葡萄糖尼哥苷、龙胆二糖夹竹桃苷甲及洋地黄毒苷等。

【医疗活性】

1. 催吐。2. 镇静。3. 利尿。4. 强心，其作用介于洋地黄和毒毛旋花苷之间[10]。

【毒性备考】

全株有毒，茎叶毒性更强。使用不当极易中毒，出现心律失常，严重者甚至心搏骤停。因误用导致死亡的案例已发生多起，尸检报告为心肌纤维断裂、横纹消失、心肌间质瘀血或出血[1]。

【传统功用】

叶或茎皮入药。为提取夹竹桃苷的主要原料。强心利尿，化瘀止痛。主治心力衰竭、肢体浮肿、呼吸喘促、风湿肿痛、跌打损伤。内服：入煎剂 0.3～0.9 克；若研末冲服 0.09～0.15 克。本品有效剂量和中毒剂量十分接近，应在有经验医师指导下使用。提取物制剂，按产品说明使用。

蛇根木

Rauvolfia serpentina（L.）
Benth. ex Kurz.

【本草名称】

蛇根木《中药
大辞典》，蛇根草、
印度蛇根草《中草
药野外识别图鉴》，
印度萝芙木《药用
植物花谱》。

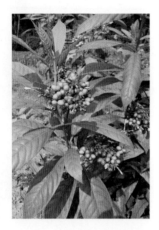

【植物形态】

灌木，高约
60厘米。茎具纵纹
和稀疏皮孔。叶椭
圆状披针形，常轮生或对生。伞房状聚伞花序
顶生，花高脚杯状，花冠筒中部膨大，裂片白色。
核果球形，红色。花果期几近全年。我国云南
南部有野生分布。

【化学成分】

根含蛇根碱（serpentine）、四氢蛇根碱、利
血平、萝芙木碱等20余种生物碱。

【医疗活性】

1. 降压。2. 利尿。3. 减慢心率。4. 镇
静。5. 抗心律失常。

【毒性备考】

根部生物碱含量高，毒性亦较大。蛇根木
与下文叙述的萝芙木为同属亲缘植物，其成分、
活性及毒性有相似之处，可相互参考。蛇根木
及其制剂长期使用会引起血压过低、心动过缓、
肌肉震颤、精神抑郁等不良反应。

【传统功用】

根入药。为寿比南的主要原料。平肝降
压，清心定痛。主治血压偏高、头昏目眩、跌打
损伤、腰背酸疼、烦躁失眠。内服：9～12克，入
煎剂。提取物制剂：按产品说明使用。

萝芙木

Rauvolfia verticillata（Lour.）Baill.

【本草名称】

萝芙木《中国
药用植物志》，红果
木《贵州草药》，鱼
胆木、假辣椒《广西
药用植物图志》，鸡
腿子《中药原色图
谱》。

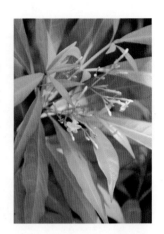

【植物形态】

常绿灌木。根
木质。茎多分枝。
叶通常3～4枚轮生，有时对生，全缘，长椭圆形
至披针形。聚伞花序顶生，花冠高脚杯状，白
色。核果椭圆形，红色。花果期5～10月。我
国华南、西南地区有野生分布。

【化学成分】

根含利血平（reserpine）、毛萝芙木碱、四叶
萝芙木碱、蛇根碱等20余种生物碱。

【医疗活性】

1. 镇静，安定。2. 降压作用持久。3. 促
进胃肠运动。4. 兴奋副交感神经。5. 抑制体
温中枢，解热。

【毒性备考】

全株有毒。根部生物碱含量较高，毒性亦
较大。长期摄入可引起多种不良反应，包括口
干、乏力、视力减退、感觉异常、血压过低、心动
过缓、肌肉震颤等。偶有出现精神抑郁症状[1]。

【传统功用】

根入药。为降压灵的主要原料。平肝降
压，祛风定痛。主治血压偏高、头晕目眩、心烦
失眠、风湿痹痛、跌打损伤。内服：9～12克，入
煎剂。提取物制剂：按产品说明使用。

羊角拗

Strophanthus divaricatus（Lour.）
Hook. et Arn.

【本草名称】

羊角拗《中国药用植物志》，羊角藤《岭南采药录》，沥口花《南方主要有毒植物》，武靴藤《福建中草药》，羊角藕《有毒中草药大辞典》。

【植物形态】

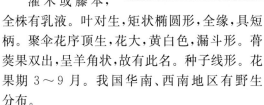

灌木或藤本，全株有乳液。叶对生，矩状椭圆形，全缘，具短柄。聚伞花序顶生，花大，黄白色，漏斗形。蓇葖果双出，呈羊角状，故有此名。种子线形。花果期 3～9 月。我国华南、西南地区有野生分布。

【化学成分】

全草含羊角拗苷（divaricoside）、羊角拗异苷、毒毛旋花苷、夹竹桃糖苷等。以种子中含量最高。

【医疗活性】

1. 强心。2. 利尿。3. 镇静。4. 减慢束枝传导。5. 纠正心律失常。

【毒性备考】

《本草求原》："全草有毒，不可入口，能杀人。"羊角拗苷的有效量与中毒量接近，故极易引起中毒。临床上曾有因注射剂注入速度过快导致严重反应造成患者死亡的案例[5]。

【传统功用】

全草入药。为羊角拗总苷注射液的主要原料。强心利尿，祛风化湿。主治风湿痹痛、筋骨酸疼、跌打损伤、心力衰竭、肢体浮肿。外用：适量煎汤浸洗患处。提取物制剂：按产品说明使用。

狗牙花

Ervatamia divaricata（L.）Burk.

【本草名称】

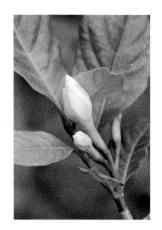

单根木、震天雷《常用中草药手册》，白狗牙、狮子花《中国有毒植物》，单瓣狗牙花《上海辰山植物园栽培植物名录》。

【植物形态】

灌木，全株含白色乳液。根木质，无分枝，故有单根木之称。叶对生，坚纸质，长椭圆形。聚伞花序，花高脚杯状，裂片 5，白色。蓇葖果双出，牛角状。花果期 7～11 月。我国台湾、海南及云南有野生分布。

【化学成分】

根、叶及乳液含狗牙花定（coronaridine）、狗牙花碱、伊博洛碱等，又含皂苷和有机酸。

【医疗活性】

1. 降血压。2. 降血脂。3. 抗动脉硬化。4. 增加肝脏血流量。5. 伊博洛碱对吗啡依赖具有一定戒断作用[3]。

【毒性备考】

全株及乳液有毒。剂量过大可引起呼吸抑制[1]。

【传统功用】

根、叶入药。清热解毒，化瘀止痛。主治乳腺炎、咽喉炎、高血压、风湿痛、无名肿毒、疥疮湿疹、头癣足癣。内服：9～12 克，入煎剂。外用：鲜叶一握，捣敷患处。

黄花夹竹桃

Thevetia peruviana（Pers.）K. Schum.

【本草名称】
番仔桃《福建中草药》，台湾柳、酒杯花《南方主要有毒植物》，黄花状元竹《中国有毒植物》，黄花夹竹桃《广西药用植物图志》。

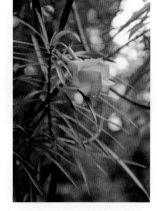

【植物形态】
常绿灌木，全株含乳液。茎枝下垂。叶互生，线形，革质，无柄，中脉明显。聚伞花序顶生，通常数花成簇；花冠黄色，漏斗状，左旋，钟状。核果棱形。花果期6～12月。原产美洲。我国华南地区有栽培。

【化学成分】
种子含黄花夹竹桃苷（thevetin）、黄花夹竹桃次苷、乙酰黄夹桃次苷等多种强心苷。

【医疗活性】
1. 利尿。2. 消肿。3. 抑制成纤维母细胞瘤分裂。4. 强心，具有明显的正性肌收缩力效应，作用强度相当于毒毛旋花苷[4]。

【毒性备考】
全株有毒，种子毒性更强。幼童食入种子1粒；成人食入8～10粒即可严重中毒甚至导致死亡。其毒性毒理与洋地黄相似，先引起心脏高度兴奋；继而产生抑制和麻痹[13]。

【传统功用】
20世纪30年代已在黄花夹竹桃中提得混合强心苷，并用于治疗心力衰竭。由于毒性太大，一直未能推广。目前临床上使用的黄夹苷和次苷A制剂对心力衰竭具有明显疗效。安全性也大大提高，但仍需在医师指导下谨慎使用。

络　石

Trachelospermum jasminoides
（Lindl.）Lem.

【本草名称】
络石《神农本草经》，络石藤《本草纲目拾遗》，白花藤《植物名实图考》，双合藤《闽东本草》，羊角藤《广西中药志》。

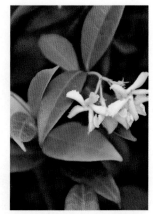

【植物形态】
常绿藤本，全株具乳液。因喜缠绕岩石，故有此名。茎多分枝。叶对生，卵状披针形，近革质。聚伞花序腋生，花白色。花冠5裂。裂片右旋。蓇葖果双生。花果期3～12月。我国大部分地区有野生分布。

【化学成分】
茎叶含络石苷（tracheloside）、去甲络石苷、络石苷元、橡胶肌醇及黄酮类等。

【医疗活性】
1. 抗炎。2. 镇痛。3. 轻度强心。4. 抗血小板聚集。5. 络石苷元在体外有较强抗HIV-1复制活性[3]。

【毒性备考】
全株小毒。所含苷类物质能使实验动物产生惊厥；大剂量则引起呼吸衰竭。人过量中毒的症状与海杧果相似，但程度较轻微[4]。

【传统功用】
茎叶入药。祛风化湿，活络止痛。主治风湿痹痛、筋脉拘挛、肢体麻木、骨节痛风、疮痈肿痛。内服：6～12克，入煎剂。外用：适量煎水，浸洗患处。

小蔓长春花

Vinca minor L.

【本草名称】

蔓长春花、小蔓长春花、攀缘长春花《花卉品鉴金典》。

【植物形态】

常绿蔓生草本。茎纤细，匍匐状。叶对生，长圆形至卵圆形，具柄。聚伞花序顶生，小花蓝色，花萼5裂，

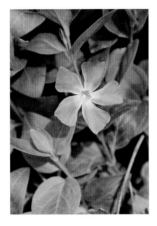

花冠漏斗状，花冠筒比花萼长，斜倒卵形。花果期4～7月。原产南欧，我国大部分地区有栽培。

【化学成分】

全草含长春罗宾碱（vincarubine）、长春胺等多种吲哚类生物碱。

【医疗活性】

1. 抑制疟原虫。2. 扩张脑部血管，改善脑部血液循环。3. 抗血栓，减轻因缺氧导致的脑部损害。4. 干扰P388大鼠淋巴细胞白血病的蛋白质合成。

【毒性备考】

所含长春罗宾碱的细胞毒性强于同科植物长春花所含的长春碱[3]。

【传统功用】

全草入药。为提取生物碱的原料之一。化瘀消肿，抑瘤降压。主治高血压、冠心病、脑栓塞、白血病。内服：9～15克，入煎剂。

倒吊笔

Wrightia pubescens R. Br.

【本草名称】

章表根、雷君木、倒吊笔《原色中草药图集》，神仙蜡烛《广州植物志》，倒吊蜡烛《生草药性备要》。

【植物形态】

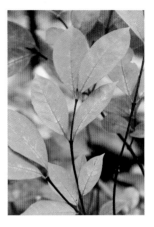

小乔木，全株有白色乳液。叶对生，卵状矩圆形。聚伞花序顶生，花冠粉红色，5裂；因花蕾呈笔头状下垂，故有倒吊笔之名。蓇葖果条状披针形。花果期4月至次年2月。我国广东、广西及云南有野生分布。

【化学成分】

根茎含苷类化合物、有机酸及氨基酸等。

【医疗活性】

1. 镇咳。2. 祛痰。3. 同属植物W. tinctoria的种子煎剂给人工发热大鼠灌胃，其退热作用大于阿司匹林[10]。

【毒性备考】

全株有小毒。过量摄入出现恶心、呕吐、头晕等不良反应[13]。

【传统功用】

根、叶入药。祛风清热，消肿止痛。主治急性炎症、感冒发热、支气管炎、跌打损伤、风湿痹痛。内服：9～12克，入煎剂。外用：鲜叶一握，捣敷患处。

萝藦科
Asclepiadaceae

马利筋

Asclepias curassavica L.

【本草名称】

马利筋《中国有毒植物》，野鹤嘴《广西中药志》，金凤花《广州植物志》，水羊角《广西植物名录》，莲生桂子《植物名实图考》。

【植物形态】

多年生草本，全株有乳液。茎有节。叶对生，椭圆状披针形。伞形花序腋生或顶生，花冠紫红色，副花冠黄色。蓇葖果形如鸟喙状，故有野鹤嘴之称。花果期3～12月。原产美洲。我国大部分地区有栽培。

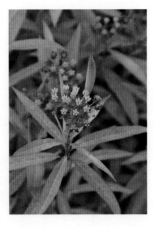

【化学成分】

全草含马利筋苷（asclepin）、牛角瓜苷、异牛角瓜苷、马利筋苷元等。

【医疗活性】

1. 抗炎。2. 催吐。3. 抑制子宫平滑肌。4. 抑制人型鼻咽癌细胞株。5. 类似洋地黄或毒毛旋花苷样的强心作用。

【毒性备考】

全草及乳液有毒。过量摄入初为头晕头痛、恶心呕吐；继而烦躁谵语、心律失常、四肢厥冷、瞳孔扩大、痉挛抽搐，严重者出现心搏骤停[12]。

【传统功用】

全草入药。清热解毒，消肿止痛。主治扁桃体炎、支气管炎、乳腺炎、尿路感染、疮痈溃疡。内服：3～9克，入煎剂。外用：鲜草一握，捣敷患处。

白　薇

Cynanchum atratum Bunge.

【本草名称】

白薇《神农本草经》，白龙须《植物名实图考》，白马薇《全国中草药汇编》，东白薇、龙胆白薇《药材资料汇编》。

【植物形态】

多年生草本，全株具乳液。根茎短，簇生多数须根。茎直立。叶对生，卵状长圆形，两面被

绒毛。花多数，深紫色，花冠5裂。蓇葖果单生。种子多数，具白色种毛。花果期5～10月。我国大部分地区有野生分布。

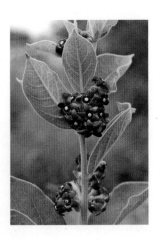

【化学成分】

根含白薇苷（cynatratoside）、白前苷、直立白薇新苷等。

【医疗活性】

1. 解热。2. 止血，消肿。3. 抑制肺炎球菌。4. 强心，减慢心律。5. 白薇苷对小鼠移植性肝癌具抑制作用。

【毒性备考】

全草有小毒。白薇提取物小鼠腹腔注射的LD_{50}为26.7 g/kg。临床上剂量过大，苷类物质摄入过多，可出现类似洋地黄中毒样不良反应[9]。

【传统功用】

根入药。为胎产金丹的成分之一。清热凉血，利水消肿。主治风温发热、骨蒸潮热、肺热咯血、血淋热淋、肾炎水肿。内服：4.5～9克，入煎剂或入丸散。

牛皮消

Cynanchum auriculatum Royle
ex Wight.

【本草名称】

牛皮消《救荒本草》，牛皮冻《常用草药治疗手册》，飞来鹤《植物名实图考》，隔山消《本草纲目》，白首乌《山东中药》。

【植物形态】

多年生草质藤本，全株有白色乳液。根肥厚，呈块状；因形似首乌而色白，故又称白首乌。叶卵状心形，两侧耳状下垂。聚伞花序，花冠白色。蓇葖果刺刀状。花果期6～11月。我国大

部分地区有野生分布。

【化学成分】

块根含白首乌苷（cynauricuoside）、白首乌新苷、萝藦苷、萝藦苷元及萝藦毒素等。

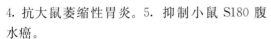

【医疗活性】

1. 强心。2. 降血脂。3. 增强免疫。4. 抗大鼠萎缩性胃炎。5. 抑制小鼠 S180 腹水癌。

【毒性备考】

块根含萝藦毒素。误作何首乌进补或药用剂量过大可引起流涎、恶心、呕吐、心率减慢。严重中毒者出现强烈抽搐、癫痫样痉挛、甚至呼吸也呈现痉挛状[9]。

【传统功用】

块根入药。清热解毒，健腰益肾。主治腰膝酸软、早泄阳痿、神经衰弱、疮痈溃疡、肾炎水肿。内服：6～12 克，入煎剂。外用：鲜根适量，捣敷患处。

豹药藤

Cynanchum decipiens Schneid.

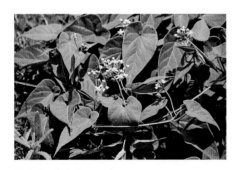

【本草名称】

豹药藤、西川白前、西川鹅绒藤《具生理活性的植物药》，阿么么这《中国毒性民族药志》。

【植物形态】

攀缘灌木。茎灰色，被微毛。叶纸质，卵圆形。叶柄细长，通常有叶状托叶。聚伞花序腋生，花冠白色或水红色。蓇葖果披针形。种子长圆状匙形，具种毛。花果期 5～10 月。我国云南、四川有野生分布。

【化学成分】

根含牛皮消苷元（cynanchogenin）、豹药藤苷等。

【医疗活性】

1. 杀虫。2. 镇静。3. 抗惊厥。4. 抗癫痫。5. 镇痛，明显提高小鼠对热板刺激的痛阈。

【毒性备考】

豹药藤总苷小鼠腹腔注射的 LD_{50} 为 496.2 mg/kg。不良反应有活动减少、步态不稳、阵发性痉挛。持续 10 个多小时后，实验动物进入惊厥持续状态并陆续死亡[8]。

【传统功用】

鲜根入药。清热解毒，解痉止痛。主治瘰疬疔疮、毒蛇咬伤、跌打肿痛、劳伤久咳、癫痫抽搐。内服：6～9 克，入煎剂。外用：鲜根适量，捣敷患处。

华北白前

Cynanchum hancockianum（Maxim.）
Al. Iljinski.

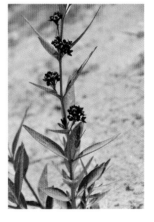

【本草名称】

对叶草《中国沙漠药用植物》，牛心朴《有毒中草药图鉴》，华北白前《中国有毒植物》，侧花徐长卿《中药大辞典》。

【植物形态】

多年生草本，高约 30 厘米。根茎短，须根多数。茎丛生。叶互生，全缘，椭圆状披针形。伞状聚伞花序侧生叶腋，花冠 5 裂，暗紫色。蓇葖果双生，羊角状。花果期夏秋季。我国甘肃、宁夏、内蒙古有野生分布。

【化学成分】

全草含华北白前苷（hancoside）、华北白前新苷、去甲氧基异娃儿藤苷及娃儿藤碱等。

【医疗活性】

1. 镇痛。2. 杀虫。3. 抗炎。4. 解痉。5. 白前苷有较强抗内毒素活性。

【毒性备考】

所含娃儿藤碱具心脏，神经毒性和细胞毒性。误用误食引起的中毒，主要症状为头晕目眩、恶心呕吐、呼吸困难，严重者因心脏停搏导致死亡[1]。

【传统功用】

带根全草入药。祛风镇痛，杀虫止痒。主治风湿痹痛、关节红肿、头癣足癣、疥疮瘙痒、皮炎湿疹。外用：鲜草捣敷或煎水浸洗患处。一般不作内服。

青羊参

Cynanchum otophyllum Schneid.

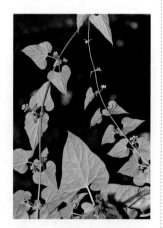

【本草名称】

青羊参《植物名实图考》，闹狗药、牛尾参《昆明民间草药》，白石参《云南中医验方》，千年生《中国有毒植物》。

【植物形态】

草质藤本，全株有白色乳液。根横走，肉质，肥大。叶对生，三角状卵圆形。聚伞花序腋生，花小，白色，副冠杯状。蓇葖果双生，羊角状，故名。花果期 6～11 月。我国华南、西南地区有野生分布。

【化学成分】

根含青羊参苷（qingyangshenglycoside）、青羊参苷元、罗素他敏及洋地黄毒糖等。

【医疗活性】

1. 强心。2. 镇痛。3. 抗惊厥。4. 抗美尼尔氏眩晕病。5. 对听源性癫痫动物模型有很强的对抗作用[4]。

【毒性备考】

根有小毒。其根富含淀粉，曾用于救荒充饥，有食入过多而中毒者。临床上青羊参总苷小剂量未见不良反应；当剂量加大至 103 mg/kg 时出现恶心、呕吐、晕眩；继而昏迷、抽搐[7]。

【传统功用】

根入药。祛风化湿，解痉止痛。主治肾虚头晕、耳鸣心悸、癫痫抽搐、风寒湿痹、跌打肿痛。内服：9～12 克，入煎剂。外用：鲜根一握，捣敷患处。

徐长卿

Cynanchum paniculatum（Bge.）Kitag.

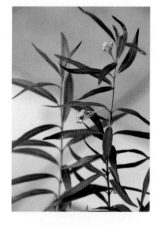

【本草名称】

徐长卿、鬼督邮《神农本草经》，料刁竹《生草药性备要》，一枝香《中国药用植物志》，竹叶细辛《植物名汇》。

【植物形态】

多年生草本。须根多数，形似马尾，具特异香气。叶对生，披针形，近无柄，下面中脉隆起。圆锥花序顶生，花小多数，花冠 5 裂，黄绿色。蓇葖果角状。花果期 6～11 月。我国大部分地区有野生分布。

【化学成分】

根或全草含牡丹皮酚（paeonol）、异牡丹酚、徐长卿苷、新徐长卿苷等。

【医疗活性】

1. 镇痛。2. 镇静。3. 抗炎，消肿。4. 松弛胃肠平滑肌。5. 抗心肌缺血，抗心律失常。

【毒性备考】

所含牡丹皮酚能使黄体素细胞呈退行性改变，故有一定生殖毒性。临床上使用牡丹皮酚注射液时,有的患者出现荨麻疹,局部脱皮甚至发生过敏性休克[1]。

【传统功用】

根或全草入药。为提取丹皮酚的最廉价原料(得率高,蒸馏工艺简单)。祛风化湿,行气止痛。主治风湿痹痛、跌打损伤、腰肌劳损、心胃气痛、毒蛇咬伤。内服:3～12克,入煎剂或入丸散。外用:鲜草一握,捣敷患处。

球　兰

Hoya carnosa (L. f.) R. Br.

【本草名称】

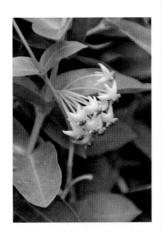

球兰《福建民间草药》,蜡兰、玉绣球《广州植物志》,草鞋板、爬岩板《贵州民间药物》。

【植物形态】

攀缘藤本,全株具乳液。茎肉质,节上生不定根,叶对生,厚肉质,先端短尖,基部圆形;全缘。团伞花序,花 20～30 朵,聚集成半球状,故名球兰。蓇葖果条形。花果期 6～10 月。我国南部地区有野生分布。

【化学成分】

茎叶含球兰苷(hoyin)、牛奶藤苦苷、甾醇、孕烷糖苷及挥发油等。

【医疗活性】

1. 镇咳。2. 祛痰。3. 甾醇具可的松样抗炎活性。4. 煎剂有类似阿司匹林样解热镇痛作用[8]。

【毒性备考】

《有害花木图鉴》:"全草有毒。"

【传统功用】

茎叶入药。清热化痰,消肿止痛。主治肺热咳嗽、关节红肿、风湿骨痛、瘰疬结核、痈疽脓疡。内服:9～12 克,入煎剂或鲜草榨汁饮。外用:鲜草一握,捣敷患处。

萝　藦

Metaplexis japonica (Thunb.) Mak.

【本草名称】

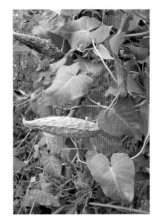

萝藦《本草经集注》,天将壳《中国有毒植物》,奶浆藤《民间常用中草药》,婆婆针线包《本草纲目》,婆婆扎针儿《救荒本草》。

【植物形态】

草质藤本,全株具白色乳液。叶对生。卵状心形。总状花序腋生,花冠绿白色,内带淡紫色。蓇葖果角状。种子针形。因颇似古代针线包,故又有婆婆针线包之称。花果期 7～10 月。我国大部分地区有野生分布。

【化学成分】

全草及根含萝藦苷元(metaplexigenin)、牛皮消苷元、肉珊瑚苷元及少量洋地黄毒糖等。

【医疗活性】

1. 抗炎。2. 消肿。3. 抑制结核杆菌。4. 抑制疱疹病毒。

【毒性备考】

根茎小毒。小鼠腹腔注射萝藦氯仿提取物 1 000 mg/kg,10 小时左右实验动物全部死亡[4]。

【传统功效】

全草及根入药。消肿解毒,通乳益精。主治肺痨骨痨、阳虚痿弱、乳汁不通、乳痈肿痛、丹毒疱疹。内服:9～15 克,入煎剂。外用:鲜草一握,捣敷患处。

通光散

Marsdenia tenacissima（Roxb.）
Wight et Arn.

【本草名称】

通关藤《云南中草药选》，奶浆藤《贵州药用植物目录》，白暗消《红河中草药》，大苦藤《思茅中草药》，乌骨藤《中国有毒植物》。

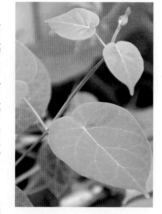

【植物形态】

木质藤本。根粗壮。茎圆柱形，具对生纵沟，折断可见白色乳液。叶对生，心脏形，全缘或波状。伞房花序腋生，花小，红黄色。菁葵果纺锤形，成对生长。花果期夏秋季。我国云南、贵州有野生分布。

【化学成分】

藤茎含通光散苷元（tenacigenin）、锥弗苷元等苷类化合物。

【医疗活性】

1. 短暂降压。2. 松弛气管痉挛。3. 抑制铜绿假单胞菌。4. 抑制实验性肿瘤。5. 对兔耳血管有明显扩张作用。

【毒性备考】

小鼠静脉注射通光散总苷的 LD_{50} 为 274 mg/kg。动物死前惊厥、呼吸困难、心搏骤停于舒张期。民间用藤茎治疗气管炎和肿瘤，剂量过大常引起中毒[4]。

【传统功用】

根、茎、叶入药。清热解毒，平喘止咳。主治支气管炎、扁桃体炎、湿热黄疸、跌打损伤、肿瘤疼痛。内服：9～12克，入煎剂。外用：鲜叶一握，捣敷患处。

杠　柳

Periploca sepium Bge.

【本草名称】

北加皮《常用中药名辨》，香加皮《中药志》，臭五加《山东中药》，杠柳皮、北五加皮《科学的民间草药》。

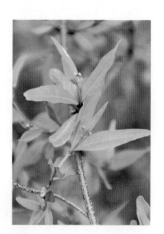

【植物形态】

蔓生灌木。根皮灰棕色，具特异香气。叶对生，长圆状披针形。聚伞花序腋生或顶生，有花一至数朵；外面黄绿色，内面带紫色。菁葵果双生。种子具绢毛。花果期5～9月。我国东北、华北及西北地区有野生分布。

【化学成分】

根皮含杠柳苷（periplocosides）、杠柳毒苷等强心类物质。

【医疗活性】

1. 利尿。2. 镇痛。3. 抗炎，消肿。4. 抗胆碱酯酶。5. 杠柳提取物的强心作用较毒毛旋花苷 G 时间短，蓄积性亦低。

【毒性备考】

根皮有毒。以杠柳皮代替五加科植物五加皮虽有较长历史，但两者科属不同，毒性不一，显然存在较大风险。尤其是用杠柳皮制作的五加皮酒，过量饮用可导致心功能紊乱甚至心力衰竭而危及生命。

【传统功用】

根皮入药。为五加皮酒目前习用的原料。祛风化湿，强心利尿。主治风湿痹痛、关节拘紧、心力衰竭、肢体浮肿、小便不利。内服：3～6克，入煎剂。外用：适量煎水，浸洗患处。

娃儿藤

Tylophora ovata（Lindl.）Hook. ex Steud.

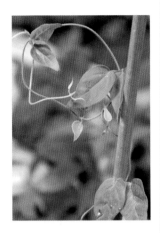

【本草名称】

娃儿藤、七层楼、三十六荡《江西草药》，白龙须《湖南药物志》，双飞蝴蝶《有毒中草药大辞典》。

【植物形态】

缠绕藤本，全株有白色乳液。根密集，胡须状，故有白龙须之名。叶对生，卵状披针形。聚伞花序腋生，花冠5裂，暗紫色。蓇葖果双生。种子有绢毛。花果期7～11月。我国长江流域有野生分布。

【化学成分】

根及全草含娃儿藤碱（tylophorine）、异娃儿藤碱、娃儿藤宁碱、娃儿藤次碱等。

【医疗活性】

1. 镇咳。2. 催吐。3. 抑菌。4. 抗炎，消肿。5. 对L1250白血病、P1798淋巴肉瘤动物模型有抑制作用。

【毒性备考】

全草有毒。所含娃儿藤碱对淋巴癌、白血病虽有一定抑制作用，但对中枢神经也可造成不可逆损害，故难以扩大临床应用[5]。

【传统功用】

根及全草入药。清热解毒，化瘀止痛。主治咽喉肿痛、咳嗽气喘、风寒湿痹、跌打损伤、毒蛇咬伤。内服：3～6克，入煎剂。外用：鲜草一握，捣敷患处。

旋花科
Convolvulaceae

田旋花

Convolvulus arvensis L.

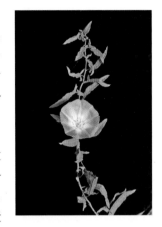

【本草名称】

田旋花、野牵牛、拉拉菀《宁夏中草药手册》，曲节藤、车子蔓《中国沙漠药用植物》。

【植物形态】

多年生缠绕草本。根茎横走。叶互生，卵状长圆形，先端微圆，基部近戟形。花数朵，花冠漏斗状，粉红色，5浅裂。蒴果球形。种子4，黑褐色。花果期6～9月。我国东北、西北及华北地区有野生分布。

【化学成分】

全草含托品碱（tropine）、古豆碱、东莨菪碱及马栗树皮素、槲皮素等；种子含树脂。

【医疗活性】

1. 扩张血管。2. 降低血压。3. 减慢心率。4. 对抗大鼠的电惊厥。5. 增加麻醉猫冠状动脉血流量。

【毒性备考】

全草及种子有毒。所含树脂对肠道有刺激性，能增加肠道蠕动，引起黏膜充血，出现泻下；吸收后又可对肾及中枢神经造成一定损害[8]。

【传统功用】

全草入药。祛风化湿，解痉止痛。主治风寒湿痹、腰肌劳损、类风湿关节炎、神经性皮炎、经期腹痛。内服：4.5～9克，入煎剂。外用：鲜草一握，捣敷患处。

丁公藤

Erycibe obtusifolia Benth.

【本草名称】

勾来《中国毒性民族药志》，丁公藤、包公藤《广州中草药手册》，麻辣子《海南植物志》，斑鱼烈《新华本草纲要》。

【植物形态】

攀缘木质藤本。叶互生，革质，

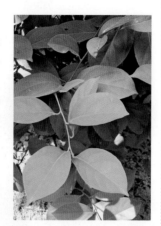

卵状长圆形。圆锥花序腋生或顶生，密被锈色绒毛；花小，花冠钟状，黄白色，5 深裂。浆果卵圆形。种子 1 粒。花果期 6～10 月。我国广西、云南及海南有野生分布。

【化学成分】

藤茎含包公藤甲素（baogongteng A）、包公藤乙素、丙素、东莨菪苷及绿原酸等。

【医疗活性】

1. 发汗。2. 镇痛。3. 缩瞳。4. 降低眼压，改善房水流动。5. 小鼠迷宫试验显示有一定促进大脑记忆作用[8]。

【毒性备考】

藤茎有毒。所含包公藤素具有较强 M 胆碱样活性，过量摄入可出现大汗淋漓、心率减慢、血压下降、呼吸急促。此时应立即停药，对症处置。可用阿托品对抗[5]。

【传统功用】

藤茎入药。为冯了性药酒的主要原料。祛风发汗，消肿止痛。主治风寒湿痹、跌打损伤、四肢拘挛、半身不遂、青光眼、坐骨神经痛。内服：3～6 克，入煎剂或浸酒。外用：适量煎水浸泡或用药酒涂擦患处。

五爪龙

Ipomoea cairica（L.）Sweet.

【本草名称】

五爪龙《南宁市药物志》，五叶茹《泉州本草》，五叶藤《南方药用植物图鉴》，五爪金龙《药用植物花谱》。

【植物形态】

多年生缠绕草本。叶掌状全裂，

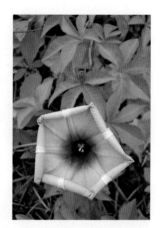

椭圆状披针形；因小叶 5 枚居多，故又称五爪金龙。聚伞花序腋生，花冠漏斗状，紫红或淡红色。蒴果球形。种子 4 粒。花果期 6～9 月。我国华南及东南沿海有野生分布。

【化学成分】

种子含粗茎牵牛素 A（muricatin A）、粗茎牵牛素 B、牵牛糖苷等树脂类化合物。

【医疗活性】

1. 泻下。2. 降压。3. 利尿。4. 抗炎，消肿。5. 肌肉松弛作用。

【毒性备考】

全草小毒。种子所含树脂类化合物对胃肠道黏膜有强烈刺激，可引起肠黏膜充血、肠蠕动增加、腹部剧烈疼痛等不良反应。

【传统功用】

全草及种子入药。清热解毒，利水通淋。主治热淋血淋、小便涩痛、大便秘结、肺热咳喘、痈疽毒疮。内服：4.5～9 克，入煎剂。外用：鲜草一握，捣敷患处。

藤商陆

Ipomoea digitata L.

【本草名称】

藤商陆《中药大辞典》，野牵牛《广西民间常用草药》，百解薯、山苦瓜《广西药用植物名录》，七爪龙《药用植物花谱》。

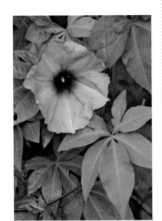

【植物形态】

多年生缠绕草本。地下有块根。叶掌状全裂，小叶披针形；因 7 枚居多，故名七爪龙。聚伞花序腋生，花冠漏斗状，淡红或紫红色。蒴果球形。种子 4 粒。花果期 6～9 月。我国华南及东南沿海有野生分布。

【化学成分】

块根含蒲公英赛醇（taraxerol）、莨菪苷、伞形花内酯、香豆精等。种子及茎叶含树脂类物质。

【医疗活性】

1. 致泻。2. 降血糖。3. 抗过敏。4. 抗炎，消肿。5. 松弛离体豚鼠气管平滑肌痉挛。

【毒性备考】

全草小毒。所含树脂对胃肠道有强烈刺激，能引起胃肠道平滑肌痉挛，发生剧烈腹泻腹痛等反应。

【传统功用】

全草及种子入药。清热解毒，逐水消肿。主治大便秘结、小便涩痛、肢体浮肿、瘰疬痰核、乳痈毒疮。内服：4.5～9 克，入煎剂。外用：鲜草一握，捣敷患处。

牵 牛

Pharbitis nil（L.）Choisy.

【本草名称】

黑丑、白丑《本草纲目》，金铃《本草图经》，草金铃、牵牛子《雷公炮炙论》。

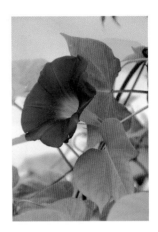

【植物形态】

一年生攀缘草本。茎缠绕，叶心形，3 裂至中部。花冠漏斗状，5 浅裂，紫色或淡红色。蒴果球形，熟时枯黄色；因似铃铛，故有金铃之称。种子卵形，黑褐色或白色。花果期 6～9 月。我国大部分地区有栽培。

【化学成分】

种子含牵牛子苷（pharbitin）、牵牛子酸等树脂类物质。有的尚含裸麦角碱等生物碱。

【医疗活性】

1. 峻泻。2. 促进肠蠕动。3. 驱除猪蛔虫。4. 兴奋大鼠子宫平滑肌。5. 抑制实验性肿瘤。

【毒性备考】

牵牛子摄入过量除刺激胃肠道产生腹泻、腹痛及便血外，还能刺激肾脏引起血尿。严重中毒损及中枢神经，出现语言障碍、幻觉甚至昏迷[10]。

【传统功用】

种子入药。为舟车丸和一捻金的主要成分。逐水泻下，去滞消肿。主治热壅大肠、大便秘结、虫积食滞、全身浮肿、腹水鼓胀。内服：3～6 克，捣碎后入煎剂。研末冲服每次 0.3～0.6 克。

圆叶牵牛

Pharbitis purpurea（L.）Voigt.

【本草名称】

喇叭花、黑白丑《本草纲目》，草金铃《雷公炮炙论》，紫花牵牛《广州植物志》，圆叶牵牛《中国植物志》。

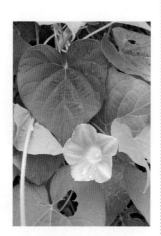

【植物形态】

攀缘草本，全体被硬毛。叶宽卵状心形，通常全缘。花成簇腋生，花冠漏斗状，蓝紫色或红白色。蒴果球形。种子黑色（习称黑丑）或黄白色（习称白丑）。花果期7～10月。我国大部分地区有野生分布。

【化学成分】

种子含牵牛子苷（pharbitin）等树脂类物质，尚含少量麦角酰胺和裸麦角碱。

【医疗活性】

1. 峻泻。2. 促进肠蠕动。3. 驱杀猪蛔虫。4. 促进大鼠子宫平滑肌收缩。5. 抑制实验性肿瘤的生长和转移。

【毒性备考】

牵牛子摄入过量除刺激胃肠道产生腹泻、腹痛及便血外，还能刺激肾脏引起血尿。严重中毒者损及中枢神经，出现语言障碍、幻觉甚至昏迷[10]。

【传统功用】

种子入药。为舟车丸和一捻金的主要成分。泻水通便，消肿杀虫。主治胸腔积液、腹水鼓胀、肢体浮肿、大便秘结、虫积食滞。内服：3～6克，入煎剂。研末冲服，每次0.3～0.6克。

茑萝

Quamoclit pennata（Desr.）Bojer.

【本草名称】

茑萝《中国有毒植物》，茑萝松《药用植物花谱》，金凤毛《有毒中草药图鉴》，五星花、游龙草《有害花木图鉴》。

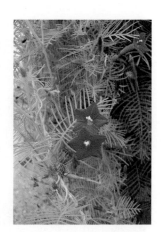

【植物形态】

一年生缠绕草本。茎柔弱。叶羽状全裂，小裂片线形。聚伞花序，花数朵，玫红色，花冠高脚杯状，先端5浅裂，呈五角状，故又称五星花。蒴果椭圆形。种子黑色。花果期7～11月。我国大部分地区有栽培。

【化学成分】

种子含牵牛子苷（pharbitin）、牵牛子酸等树脂类化合物。

【医疗活性】

1. 致泻。2. 杀虫。3. 镇痛。4. 抗炎。5. 消肿。

【毒性备考】

种子有毒。有毒成分与牵牛子相似，均含有刺激性的树脂类物质。过量摄入可出现剧烈腹痛腹泻、恶心呕吐、便血尿血等一系列不良反应[13]。

【传统功用】

全草及种子入药。祛风活络，化瘀止痛。主治大便秘结、虫积食滞、风湿骨痛、颈背酸痛、跌打损伤。内服：全草9～12克或种子3～6克，入煎剂。外用：鲜草一握，捣敷患处。

紫草科
Boraginaceae

琉璃苣

Borago officinalis L.

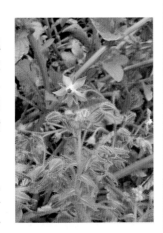

【本草名称】

琉璃苣《景观植物实用图鉴》，玻璃苣《草药生活》，琉璃花《香花图鉴》，星星花、母猪尾《药用植物》。

【植物形态】

一年生草本。全株被粗毛，茎叶具黄瓜样香味。叶片卵状披针形，叶面粗糙。聚伞花序顶生，花淡紫色，花冠5，松散，下垂。花果期5～10月。原产南欧、北非。我国大部分地区有栽培。

【化学成分】

全草含吡咯里西啶类生物碱、鞣酸、草酸及矿物质等。

【医疗活性】

1. 解热。2. 镇痛。3. 抗溃疡。4. 舒缓抑郁。5. 促进性腺、乳腺等腺体分泌。

【毒性备考】

全草小毒。所含吡咯里西啶类生物碱具有细胞毒性及致突变、致癌活性。做野菜食用或大剂量药用存在较大健康风险，可能对肝、肾、肺等重要器官造成不可逆损害。

【传统功用】

全草入药。清心除烦，消炎止痛。主治更年期综合征、心烦多汗、忧郁不寐、胃溃疡、乳腺炎、前列腺炎。内服：6～9克，入煎剂或泡茶饮。外用：鲜草一握，捣敷患处。

倒提壶

Cynoglossum amabile Stapf. et Drumm.

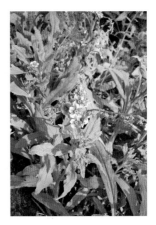

【本草名称】

倒提壶、狗屎花《滇南本草》，蓝布裙《四川通志》，蓝花参《云南中草药》，牛舌头花《植物名实图考》。

【植物形态】

多年生草本，全株密被柔毛。茎紫绿色。根生叶有长柄，匙状椭圆形；茎生叶无柄，披针形。蝎尾状总状花序顶生或腋生，花小，蓝色。小坚果具锚状钩刺。花果期3～10月。我国西北、西南地区有野生分布。

【化学成分】

全草含倒提壶碱（amabilin）、天芥菜碱、天芥菜品碱、刺凌德草碱及千里光碱等。

【医疗活性】

1. 抑菌。2. 抗炎。3. 抑制移植性肿瘤。4. 解痉，松弛平滑肌。5. 神经节阻滞作用。

【毒性备考】

全草有毒。所含吡咯啶类生物碱对心、肺、肝、肾及血管内皮细胞均有明显毒性。其中千里光碱和天芥菜碱对肝肾损害尤为严重。长期摄入尚有致畸、致突变和致癌风险[10]。

【传统功用】

全草入药。清肺祛痰，化瘀止血。主治肺热咳嗽、痰中带血、嘶哑失音、跌打损伤、瘀血肿痛。内服：6～9克，入煎剂。外用：鲜草一握，捣敷患处。

紫　草

Lithospermum erythrorhizon
Sieb. et Zucc.

【本草名称】

紫草、紫丹《神农本草经》，地血《吴普本草》，鸦衔草《本草纲目》，紫草根《现代实用中药》。

【植物形态】

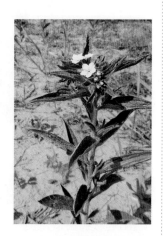

多年生草本。根圆锥形，略弯曲，质疏松，紫红色，故名紫草。茎直立。叶互生，长圆状披针形。聚伞花序顶生，花小，白色。小坚果卵圆形。花果期6～9月。我国东北、华中及西南地区有野生分布。

【化学成分】

根含紫草素（shikonin）、乙酰紫草素、紫草醌、紫草烷及少量吡咯里西啶类生物碱。

【医疗活性】

1. 抗溃疡。2. 镇痛，消肿。3. 抑制细菌，抑制真菌。4. 促进上皮生长，加速创面愈合。5. 试管内对京科68-1病毒有抑制作用。

【毒性备考】

根有小毒。紫草外用可引起过敏性皮炎。乙酰紫草素小鼠腹腔注射的 LD_{50} 为22.7 mg/kg；给药后小鼠不动、拒食、呼吸困难、24小时内死亡。吡咯里西啶类生物碱尚有肝肾毒性[7]。

【传统功用】

根入药。为生肌玉红膏和紫归治裂膏的主要成分。祛风凉血，敛疮解毒。主治麻疹斑疹、过敏紫癜、衄血痔血、褥疮臁疮、湿疹溃疡。内服：3～9克，入煎剂或入丸散。外用：浸入麻油或熬制成膏，涂敷疮面。

聚合草

Symphytum officinale L.

【本草名称】

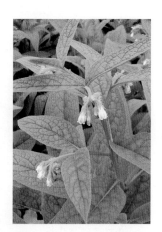

聚合草、肥羊草《药用植物花谱》，接骨草《健康养生花草茶》，神仙草、爱国草《有害花木图鉴》。

【植物形态】

多年生草本，全株密被伏毛。基生叶莲座状，具长柄，卵状披针形。聚伞花序，花多数，淡紫色至黄白色；花冠先端外卷，花柱通常伸出花冠外。竖果歪卵形。花果期5～10月。我国大部分地区有栽培。

【化学成分】

全草含尿囊素、胡萝卜素及吡咯里西啶生物碱等化学物质。

【医疗活性】

1. 止血。2. 止泻。3. 镇痛。4. 抗过敏。5. 抗溃疡，促进创面修复。

【毒性备考】

全草小毒。主要毒性成分为吡咯里西啶生物碱。长期摄入会在人体内蓄积，引发细胞突变、胚胎畸变及促进肿瘤生成等病变。故大剂量药用或做野菜食用均存在较大健康风险[13]。

【传统功用】

全草入药。清热解毒，止血止泻。主治肠炎痢疾、尿血便血、气管炎、胃溃疡、跌打肿痛。内服：6～9克，入煎剂或泡茶饮。外用：鲜草一握，捣敷患处。

马鞭草科
Verbenaceae

兰香草

Caryopteris incana（Thunb. ex Hout.）Miq.

【本草名称】

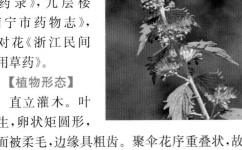

兰香草、婆绒花《植物名实图考》，独脚求《岭南采药录》，九层楼《南宁市药物志》，对对花《浙江民间常用草药》。

【植物形态】

直立灌木。叶对生，卵状矩圆形，两面被柔毛，边缘具粗齿。聚伞花序重叠状，故有九层楼之称；花多数，萼钟形，花冠蓝色，5裂。蒴果球形。花果期6～8月。我国华东、华南及西南地区有野生分布。

【化学成分】

全草含紫苏醇（perillalcohol）、兰香草素、兰香草酮、黄酮苷及酚性化合物等。

【医疗活性】

1. 解热。2. 抗炎。3. 止咳。4. 镇痛。5. 明显抑制金黄色葡萄球菌。

【毒性备考】

全草小毒。小鼠静脉注射兰香素钠后，出现四肢无力、毛发蓬松、呼吸困难等，最后死于呼吸麻痹。小鼠死亡率随剂量增加而上升[10]。

【传统功用】

全草入药。祛风解表，化瘀止痛。主治感冒发热、咳嗽多痰、风湿骨痛、跌打损伤、湿疹瘙痒。内服：9～15克，入煎剂或浸酒饮。外用：适量煎水，浸洗患处。

臭牡丹

Clerodendrum bungei Steud.

【本草名称】

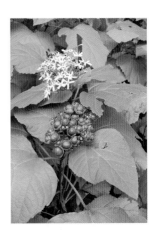

臭牡丹《本草纲目拾遗》，大红袍、臭八宝《植物名实图考》，矮童子《分类草药性》，番茉莉花《泉州本草》。

【植物形态】

落叶小灌木，全株具特异臭味，故名。叶对生，宽卵形，边缘有锯齿。头状聚伞花序顶生，花冠细管状，5裂，淡红或紫色。核果球形，蓝紫色。花果期5～11月。我国华北、西北及西南地区有野生分布。

【化学成分】

全草含赪桐甾醇（clerosterol）、芳樟醇、洋丁香酚苷、樱花苷及少量生物碱等。

【医疗活性】

1. 抗炎。2. 镇痛。3. 降压。4. 对人型宫颈癌细胞有抑制。5. 煎剂对白细胞介素有显著影响，提示有免疫增强作用[8]。

【毒性备考】

《福建民间草药》："辛、温，有小毒。"

【传统功用】

根或茎叶入药。散瘀解毒，消肿止痛。主治关节红肿、风湿骨痛、血压升高、痈疽发背、疔毒湿疹。内服：9～15克，入煎剂。外用：鲜叶一握，捣敷患处。

路边青

Clerodendrum cyrtophyllum Turcz

【本草名称】

大青《名医别录》，淡婆婆《植物名实图考》，牛耳青、路边青《本草药名汇考》，木本大青《全国中草药汇编》。

【植物形态】

落叶小灌木。叶对生，椭圆形，青绿色，呈牛耳状；故又有牛耳青之称。伞房状聚伞花序顶生，花冠管状，白色，顶部 5 裂。浆

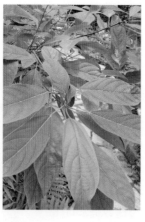

果椭圆形，熟时蓝紫色。花果期 6～9 月。我国华南、西南地区有野生分布。

【化学成分】

茎叶含山大青苷（cyrtophyllin）、蜂花醇、谷甾醇、半乳糖醇及鞣质等。

【医疗活性】

1. 解热。2. 利尿。3. 抗炎，消肿。4. 抑制乙脑病毒。5. 抑制痢疾杆菌。

【毒性备考】

煎剂未见严重不良反应。但针剂肌内注射有多例全身皮肤损害、喉头水肿、呼吸困难及过敏性休克的报道[2]。

【传统功用】

叶和根入药。清热泻火，凉血解毒。主治乙型脑炎、瘀斑紫癜、高热不退、神昏谵语、痢疾肠炎。内服：9～15 克，入煎剂。

臭梧桐

Clerodendrum trichotomum Thunb.

【本草名称】

臭桐《广群芳谱》，臭芙蓉《百草镜》，臭梧桐《中国有毒植物》，八角梧桐《采药书》，海洲常山《本草图经》。

【植物形态】

落叶灌木，全株有特异臭气，故名。叶对生，卵状椭圆形。聚伞花序顶生或腋生，花萼紫红色，花冠淡红色；下部成细管；上端 5 裂。核果球形，蓝色。花果期 8～10 月。我国黄河、长

江流域有野生分布。

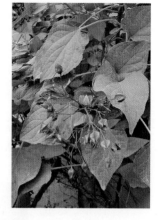

【化学成分】

枝叶含臭梧桐素（clerodendrin）、海洲常山苦素、消旋肌醇、少量生物碱及大量果胶等。

【医疗活性】

1. 抑菌。2. 抗炎。3. 镇痛。4. 抑制疟原虫。5. 缓慢而较持久的降压作用。

【毒性备考】

枝叶小毒。过量摄入出现口唇干燥、咽喉烧灼感、胃部不适、恶心呕吐；个别出现荨麻疹等皮肤过敏。小鼠静脉注射臭梧桐提出物的 LD_{50} 为 980 mg/kg[4]。

【传统功用】

枝叶入药。为豨桐丸和八角梧桐片的主要原料。祛风化湿，平肝降压。主治风湿痹痛、肢体麻木、头晕头痛、血压偏高、更年期综合征。内服：9～15 克，入煎剂或入丸散。外用：适量煎水，浸洗患处。

假连翘

Duranta repens L.

【本草名称】

洋刺、花墙刺、番仔刺《福建中草药》，篱笆树、假连翘《药用植物花谱》。

【植物形态】

常绿灌木。茎枝柔弱，具小刺。叶对生，卵状椭圆形，叶缘中部具疏

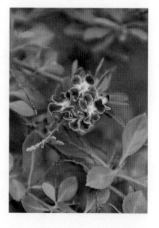

齿。总状花序顶生或腋生，花冠 5 裂，蓝紫色或白色。核果球形，熟时黄色。花果期秋冬二季。原产南美，我国南部地区有栽培。

【化学成分】

果实及茎叶含假连翘苷、野芝麻新苷、柳穿鱼素、猕猴桃碱及熊果酸等。

【医疗活性】

1. 抑菌。2. 抗炎。3. 消肿。4. 抗生育。5. 抑制疟原虫。

【毒性备考】

果实能堕胎,孕妇忌用。茎叶含一种能激活 EB 病毒的化学物质,长期接触有诱发鼻咽部恶性肿瘤的风险[13]。

【传统功用】

果实及茎叶入药。活血化瘀,消肿止痛。主治跌打损伤、瘀血肿痛、疮疡初起、疟疾发作、寒热往来。内服:鲜果 10～15 克捣烂,热酒冲服。外用:鲜叶一握,捣烂外敷。

马缨丹

Lantana camara L.

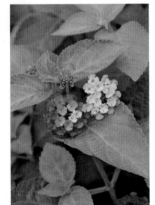

【本草名称】

马缨丹《南越笔记》,如意花《岭南采药录》,五色梅《广西中药志》,五彩花《福建中草药》,小臭茉莉《中国有毒植物》。

【植物形态】

蔓生灌木,全株具特异气味。茎枝有下弯的皮刺。叶对生,矩圆状卵形;边缘有钝齿。头状花序,花有多种颜色集于一身,故又称五色梅。核果球形。花果期全年。我国东南沿海及西南地区有野生分布。

【化学成分】

茎叶含马缨丹烯(lantadene)、马缨丹酸、马缨丹酮、毛蕊花苷及少量生物碱等。

【医疗活性】

1. 解热,抗炎。2. 免疫抑制。3. 抑制真菌。4. 对抗眼镜蛇蛇毒。5. 根部提取物有抑

制 HIV 反转录酶活性[8]。

【毒性备考】

世界十大有毒杂草之一,主要毒性成分为马缨丹烯。大剂量可导致人或动物的肝肾功能损害和胃肠道炎性改变,出现剧烈吐泻、肢体疲弱、黄疸、发热、肌肉震颤等不良反应。

【传统功用】

茎叶入药。解毒消肿,祛风止痒。主治疥疮皮癣、湿疹瘙痒、无名肿毒、毒蛇咬伤、风湿跌打。内服:6～9 克,入煎剂。外用:鲜草一握,捣敷患处。

马鞭草

Verbena officinalis L.

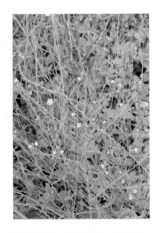

【本草名称】

马鞭《新修本草》,铁马鞭《草木便方》,凤头草《本草纲目》,疟马鞭《常用中草药手册》,紫顶龙芽《本草纲目拾遗》。

【植物形态】

多年生草本。茎四棱。叶对生,卵形至披针形;基生叶具缺刻;茎生叶 3 深裂。穗状花序,长 20 余厘米,因细长似马鞭,故名。花小,蓝紫色。蒴果熟时分裂。花果期 6～9月。我国大部分地区有野生分布。

【化学成分】

全草含马鞭草苷(verbenalin)、马鞭草新苷、腺苷、强心苷及挥发油等。

【医疗活性】

1. 抗炎。2. 抗病毒。3. 抗早孕。4. 促进乳腺分泌。5. 杀虫,抑制疟原虫。

【毒性备考】

全草小毒。动物实验显示有一定生殖毒性。临床上剂量过大出现恶心呕吐、腹痛腹泻、头痛眩晕、胸闷心悸等不良反应。注射液曾有

发生过敏的病例报道[1]。

【传统功用】

全草入药。清热化湿,解毒杀虫。主治疟疾发作、丝虫感染、肠炎痢疾、感冒发热、黄疸肝炎。内服:6～12 克(鲜用加倍),入煎剂或榨汁饮。

牡 荆

Vitex negundo L. var
cannabifolia Hand. Mazz.

【本草名称】

牡荆《广雅》,黄荆《救生苦海》,荆条《药材学》,蚊香草、五指柑《中华本草》。

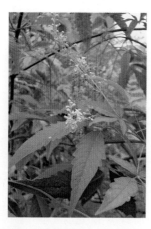

【植物形态】

落叶灌木,全株具香味。小枝四棱形。掌状复叶,小叶通常 5 枚,故又称五指柑。叶披针形,边缘有锯齿。圆锥花序顶生,花唇形,淡紫色。果实球形。花果期9～10 月。我国大部分地区有野生分布。

【化学成分】

叶含丁香烯(caryophyllene)、香桧烯、侧柏烯、松油烯等挥发性物质。

【医疗活性】

1. 祛痰。2. 镇咳。3. 平喘。4. 增强免疫。5. 抑制细菌,抑制真菌。

【毒性备考】

用牡荆油胶丸治疗慢性支气管炎,部分患者出现口唇干燥、胃部不适等不良反应。少数患者发生荨麻疹等过敏反应[2]。

【传统功用】

茎叶入药。为提取挥发油和制作荆沥的主要原料。理气化痰,平喘止咳。主治支气管炎、咳喘多痰、胃脘胀痛、暑湿久泻、皮癣湿疹。内服:9～12 克,入煎剂或鲜叶榨汁饮。外用:鲜草一握,捣敷患处。提取物制剂,按产品说明使用。

唇形科
Labiatae

筋骨草

Ajuga decumbens Thunb.

【本草名称】

筋骨草《江苏植物名录》,石灰菜《植物名实图考》,地龙胆《四川中药志》,金疮小草《本草纲目拾遗》,白毛夏枯草《本草纲目拾遗》。

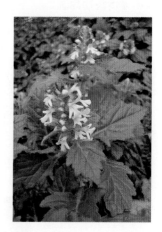

【植物形态】

多年生草本,因全株密被柔毛,故又称白毛夏枯草。茎方形。叶互生,卵状椭圆形,边缘具粗齿。穗状花序顶生,花唇形,白色或淡紫色。小坚果具网纹。花果期 3～6 月。我国大部分地区有野生分布。

【化学成分】

全草含筋骨草内酯(ajugalactone)、蜕皮甾酮、黄酮、酚类及苦味质等。

【医疗活性】

1. 解热。2. 抗炎。3. 祛痰。4. 广谱抑菌。5. 对鸡胚 68-1 流感病毒有抑制作用[6]。

【毒性备考】

《本草再新》:"全草小毒。"临床上虽未见严重不良反应,但其性寒味苦,剂量过大或服药时间过长,可出现恶心呕吐、胃部不适、口唇干燥、腹胀腹痛等"苦寒败胃"的症状。

【传统功用】

全草入药。清热解毒,消肿抗炎。主治急性炎症、红肿热痛、感冒发热、疮痈脓疡、慢支咳喘。内服:9～15 克,入煎剂或鲜草加量榨汁饮。外用：鲜草一握，捣敷患处。

活血丹

Glechoma longituba（Nakai.）Kupr.

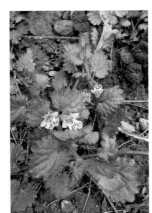

【本草名称】

连钱草《质问本草》，铜钱草《慈航活人书》，金钱草《本草纲目拾遗》，遍地香《祝穆试效方》，活血丹《植物名实图考》。

【植物形态】

多年生草本。茎四棱，直立或匍匐。叶对生，肾圆形；因大小像钱币，故有连钱草之称。花数朵腋生；花冠淡紫色，漏斗形；上唇平坦，下唇3裂。小坚果长圆形。花果期5～6月。我国大部分地区有野生分布。

【化学成分】

全草含胡椒薄荷酮（pulegone）、松樟酮、松油醇、芳樟醇、柠檬烯等挥发性成分。

【医疗活性】

1. 抑菌。2. 抗病毒。3. 抗炎，消肿。4. 利尿，促进排石。5. 利胆，促进胆汁分泌。

【毒性备考】

动物实验显示，全草煎剂毒性甚低，大量长期给药未见任何病理改变。临床上偶有白细胞减少现象，但停药可自行恢复[7]。

【传统功用】

全草入药。为三金汤和排石颗粒的主要成分。清热利胆，排石通淋。主治黄疸肝炎、胆道结石、石淋血淋、尿路感染、丹毒疮疡。内服：15～30克，入煎剂或鲜草加量榨汁饮。外用：鲜草一握，捣敷患处。

神香草

Hyssopus officinalis L.

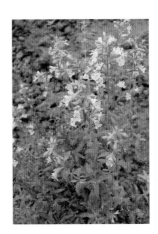

【本草名称】

海索草《功效植物完全指南》，神香草《药用植物》，牛膝草《健康养生花草茶》，柳叶薄荷《香花图鉴》。

【植物形态】

多年生草本，全株有芳香。叶对生，线状披针形，略肉质；因形似柳叶，故又有柳叶薄荷之称。轮伞花序，小花3～7，唇形，淡紫色。小坚果卵形。花果期6～9月。原产南欧。我国大部分地区有栽培。

【化学成分】

全草含海索草素、松莰酮、黄酮类及神香草内酯等化合物。

【医疗活性】

1. 祛痰。2. 镇痛。3. 抑制细菌。4. 抑制流感病毒。5. 促进创面愈合和创伤修复。

【毒性备考】

全草小毒。所含挥发油具有刺激性，幼儿、孕妇及高血压患者慎用。松莰酮可刺激大脑引起癫痫发作，故有癫痫病史者也应慎用[20]。

【传统功用】

全草入药。抑菌抗炎，祛风化痰。主治支气管炎、病毒感冒、眼结膜炎、创口不敛、痈疽溃疡。内服：3～9克，入煎剂或泡茶饮。外用：鲜草一握，捣敷患处。

独一味

Lamiophlomis rotata（Benth.）Kudo.

【本草名称】

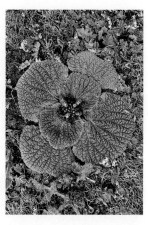

大巴、打布巴、吉布孜、野秦艽、独一味《四川中药志》。

【植物形态】

矮小草本。根茎粗壮。叶基生，通常 4 个，两两相对；菱状圆肾形，平展，被绒毛。轮伞花序，花萼漏斗状，花冠唇形，淡紫红色。小坚果卵圆形。花果期 5～9 月。我国西藏、四川等高原地区有野生分布。

【化学成分】

全草及根茎含独一味素（lamiophlomiol）、槲皮素、木犀草素、山栀苷甲酯等。

【医疗活性】

1. 镇痛。2. 解痉。3. 止血。4. 抗炎，消肿。5. 增强人体免疫功能。

【毒性备考】

苦，微寒，有小毒。过量摄入引起恶心、呕吐、腹泻等不良反应。临床上曾有服用独一味片剂后出现过敏性皮疹伴呼吸困难的报道[1]。

【传统功用】

全草及根茎入药。为独一味胶丸的主要原料。活血化瘀，消肿定痛。主治风寒湿痹、瘀血肿痛、跌打损伤、闭经痛经、月经过多。内服：3～6 克，入煎剂或入丸散。提取物制剂，按产品说明使用。

益母草

Leonurus artemisia（Laur.）S. Y. Hu.

【本草名称】

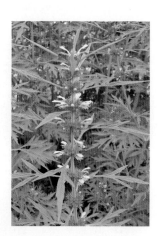

益母、茺蔚《神农本草经》，坤草《青海药材》，郁臭苗《救荒本草》，月母草《四川中药志》。

【植物形态】

二年生草本。茎四棱。幼叶圆形，边缘 5～9 浅裂，俗称童子益母草；茎下叶 3 全裂；茎上叶不分裂，线形。轮伞花序，花唇形，淡红色。小坚果三棱形。花果期 6～9 月。我国大部分地区有野生分布。

【化学成分】

全草及种子含益母草碱（leonurine）、益母草宁、益母草定、益母草二萜及亚麻酸。

【医疗活性】

1. 改善微循环。2. 抑制血小板聚集。3. 增加心脑血液供应。4. 兴奋子宫，增强平滑肌收缩。5. 轻微抗肾上腺素活性和箭毒样作用。

【毒性备考】

《神农本草经》列入“上品”，谓上品药“无毒，多服久服不伤人”。现代研究表明，益母草及其果实具有一定肾毒性，多服久服可伤及肾脏，引起肾间质损害。将益母草熬膏或茺蔚子研粉作女性滋补品长期服用，存在较大风险。临床上已有多起急慢性中毒的案例[4]。

【传统功用】

全草及果实入药。为宁坤至宝丹和益母草膏的主要原料。活血调经，去瘀生新。主治胞衣不下、恶露不净、闭经痛经、胸闷心痛、跌打肿痛。内服：全草 9～15 克或果实 4.5～9 克，入煎剂或入丸散。

薄　荷

Mentha canadaensis L.

【本草名称】

薄荷《雷公炮炙论》，番荷《千金·食治》，鸡苏《和汉药考》，南薄荷《本草衍义》，仁丹草《本草药名汇考》。

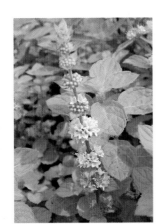

【植物形态】

多年生草本，全株具清凉气味。茎方形。叶对生，椭圆状披针形，边缘有锯齿。轮伞花序腋生，花萼钟状，花冠唇形，淡紫色或白色。小坚果藏于宿萼。花果期8～11月。我国大部分地区有栽培。

【化学成分】

全草含薄荷醇（menthol）、薄荷酮、薄荷烯酮、乙酸薄荷酯等挥发性物质。

【医疗活性】

1. 解热。2. 发汗。3. 解痉。4. 抗炎，消肿。5. 刺激神经末梢，产生清凉感觉。

【毒性备考】

全草无毒，但薄荷油有刺激性和毒性。过量摄入可引起头晕目眩、恶心呕吐、腹痛腹泻、手足麻木、心率减慢、血压下降、神志昏迷等症状。对心肺初起呈兴奋，稍后则麻痹[9]。

【传统功用】

全草及薄荷油入药。为清凉油和薄荷锭的主要成分。解表发汗，疏风散热。主治风热感冒、咽红肿痛、鼻塞鼻渊、咳嗽多痰、皮肤瘙痒。内服：3～6克，入煎剂（后下）或泡茶饮。外用：适量含漱、浸洗患处。

紫　苏

Perilla frutescens（L.）Britt var *acuta*（Thunb.）Kudo.

【本草名称】

苏叶《本草经集注》，赤苏《肘后方》，紫苏叶《药性论》，香苏叶、臭苏叶《本草药名汇考》。

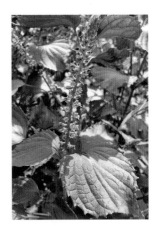

【植物形态】

一年生草本，全株有特异气味而颜色暗紫，故名。茎四棱。叶对生，紫红色，椭圆形，边缘具锯齿。轮伞花序，花萼钟状，花冠唇形，紫红色。小坚果球形。花果期6～9月。我国大部分地区有野生和栽培。

【化学成分】

叶含紫苏醛（perillaldehyde）、紫苏酮、紫苏烯、紫苏醇等。种子含不饱和脂肪酸。

【医疗活性】

1. 抑制细菌。2. 抑制孤儿病毒。3. 祛痰，镇咳。4. 解痉，松弛支气管。5. 促进胃肠蠕动和消化腺分泌。

【毒性备考】

全草无毒，但挥发油有一定毒性。所含烯酮类物质可引起实验动物肺水肿和产生大量腹腔渗出物，与霉变甘薯有毒成分甘薯苦醇的中毒症状极其相似。严重者甚至引起呼吸、循环衰竭[6]。

【传统功用】

茎叶及种子入药。叶为香苏散的主要成分，子为三子养亲汤成分之一。散寒解表，理气化痰。主治外感风寒、发热无汗、咳嗽气喘、妊娠恶阻、食物中毒。内服：苏叶4.5～9克或苏子3～9克，入煎剂。

广藿香

Pogostemon cablin（Blanco.）Bent.

【本草名称】

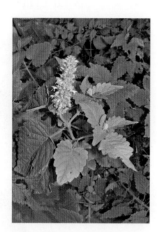

藿香《名医别录》，薰草《南方草木状》，广藿香《广州植物志》，百秋李《中国药用植物志》，南藿香《上海中药炮制规范》。

【植物形态】

一年生草本，因茎叶具特异芳香，故名。茎四棱。叶对生，卵状椭圆形，两面被茸毛；边缘有锯齿。穗状花序；花冠二唇形，上唇3裂；下唇全缘。花期4～6月。我国广东、广西有栽培和野生分布。

【化学成分】

茎叶含广藿香醇（patchouli alcohol）、广藿香酮、愈创木烯及藿香黄酮等。

【医疗活性】

1. 抗炎。2. 钙离子拮抗。3. 抑制钩端螺旋体。4. 抑制金黄色葡萄球菌。5. 抑制黑根霉菌和白色念珠菌[6]。

【毒性备考】

古人对某些非产自广东的藿香品种有"味苦气劣，伐胃耗气"评述。我们对"伐胃耗气"所指内容了解不多。但国外有研究者发现，有的藿香品种含爱草脑成分，进入人体代谢生成羟基爱草脑，并在肝内形成DNA加成物。若给小鼠皮下注射爱草脑4.43微克分子，肝细胞癌变的发生率为23%；剂量增加，癌变发生率亦会同步增加。

【传统功用】

全草入药。为藿香正气水的主要原料。清热解暑，芳香化浊。主治外感暑湿、内伤饮食、胃脘痞满、呕吐泄泻、头痛身重。内服：6～12克（鲜用加倍），入煎剂或入丸散。提取物制

剂，按产品说明使用。

夏枯草

Prunella vulgaris L.

【本草名称】

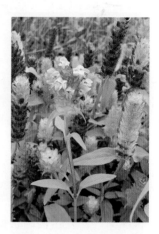

夏枯草《神农本草经》，铁色草《本草纲目》，棒槌草《中药志》，九重花《本草药名汇考》，麦穗夏枯《滇南本草》。

【植物形态】

多年生草本，全株被细毛。根茎匍匐。叶对生，卵状长圆形。轮伞花序穗状，花唇形，淡紫色。小坚果褐色。夏天果穗枯萎，变为棕红色，故又称铁色草。花果期5～7月。我国大部分地区有野生分布。

【化学成分】

果穗及全草含飞燕草素（delphinidin）、矢车菊素、齐墩果酸、黄酮及皂素等。

【医疗活性】

1. 抗炎。2. 降压。3. 免疫抑制。4. 抑制疱疹病毒。5. 抑制大肠杆菌[5]。

【毒性备考】

《神农本草经》列入下品，谓"下品多毒，不可久服"。现代药理研究显示夏枯草能使实验动物的胸腺萎缩，肾上腺增大，免疫受到抑制；又观察到血清丙氨酸转化酶有明显升高，提示对肝可能造成损害。此外，临床上已有多例药物性皮疹，甚至过敏性休克的病例报道[7]。

【传统功用】

果穗入药。为内消瘰疬丸和夏枯草膏的主要原料。清肝明目，解毒散结。主治眩晕头痛、目赤畏光、血压偏高、瘿瘤瘰疬、小叶增生。内服：9～15克，入煎剂或泡茶饮。外用：鲜草一握，捣敷患处。

迷迭香

Rosmarinus officinalis L.

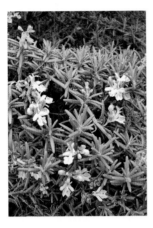

【本草名称】

迷迭香《本草纲目拾遗》，玛利亚香草《花草茶养生图鉴》。

【植物形态】

常绿小灌木，具特异香气。茎多分枝。叶线形，无柄，上面光滑；下面毛茸；叶缘反转，主脉明显。花轮生，淡紫红色，唇形。小坚果球形。花果期4～8月。原产南欧，我国大部分地区有栽培。

【化学成分】

全草含龙脑（borneol）、樟脑、松油烯、马鞭草烯醇等挥发性物质及黄酮类成分。

【医疗活性】

1. 发汗。2. 催经。3. 解痉。4. 镇痛。5. 抑制真菌，抑制细菌。

【毒性备考】

全草无毒，但精油有毒。《植物学大辞典》："将其枝叶蒸馏取油供外用，间有内用者。此油有毒，剂量过多足以致死。"

【传统功用】

全草入药。健脾和胃，祛风止痛。主治感冒发热、头痛身痛、风湿骨痛、焦虑紧张、更年期综合症。内服：4.5～9克，入煎剂或泡茶饮。外用：精油少许，涂抹太阳穴或肿痛处。

丹　参

Salvia miltiorrhiza Bge.

【本草名称】

丹参《神农本草经》，赤参《吴普本草》，红根

《中国药用植物志》，血参根《山东中药》，紫丹参《现代实用中药》。

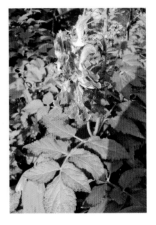

【植物形态】

多年生草本。茎四棱形。叶对生，单数羽状复叶，小叶宽卵形，被柔毛。轮伞花序组成顶生或腋生的总状花序，花冠唇形，蓝紫色。小坚果长圆形。花果期5～10月。我国大部分地区有野生分布。

【化学成分】

根含丹参酮（tanshinone）、丹参新酮、丹参酚酸、丹参内酯、鼠尾草酚酮等。

【医疗活性】

1. 抗血栓。2. 改善微循环。3. 抑制血小板聚集。4. 扩张心脑血管，增加血液流量。5. 对大鼠心肌缺血再灌注损伤有保护作用[3]。

【毒性备考】

本草文献虽未见毒性记载。但在临床使用中，丹参及其多种制剂对消化、神经、泌尿及心血管系统均出现过不良反应，其中以注射液引起的过敏反应最为多见[1]。

【传统功用】

历代中医有"丹参一味，功同四物"的美誉。根入药。为复方丹参片和丹参注射液的主要原料。活血化瘀，通脉调经。主治胸痹心痛、心肌梗死、脑梗塞、月经不调、闭经痛经、闭塞性脉管炎。内服：9～15克，入煎剂。提取物制剂：按产品说明使用。

撒尔维亚鼠尾草

Salvia officinalis L.

【本草名称】

鼠尾草《花草茶养生图鉴》，救命草《草药生活》，庭园鼠尾草《药用植物》，撒尔维亚鼠尾草

《中国植物志》。

【植物形态】

多年生草本，全株有特异香气。茎四棱。叶对生，卵状长椭圆形；边缘有圆齿；两面具细皱纹和网织纹。轮伞花序呈穗状，花冠唇形，淡蓝紫色。小坚果球形。

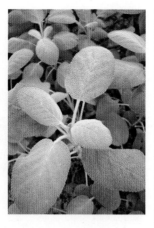

花果期4～8月。我国大部分地区有栽培。

【化学成分】

全草含鼠尾草酮（sageone）、鼠尾草醇及侧柏酮等挥发性成分。

【医疗活性】

1. 抑菌。2. 抗炎。3. 镇痛。4. 雌激素样作用。5. 抑制疱疹病毒，使其失去活性[3]。

【毒性备考】

全草小毒，挥发油毒性较大。所含侧柏酮对大脑具致幻剂样作用，过量摄入引起癫痫样抽搐、惊厥、呼吸困难、幻觉幻听；或兴奋躁动；或神经麻痹。同属植物墨西哥鼠尾草（S. divinorum）侧柏酮含量更高，毒性也更大。

【传统功用】

全草入药。祛风消炎，调经活血。主治外感发热、咽红肿痛、心情忧郁或烦躁不安、更年期月经紊乱、潮热多汗。内服：3～6克，入煎剂或泡茶饮。但连续服用不宜超过2周。

多裂叶荆芥

Schizonepeta multifida（L.）Briq.

【本草名称】

假苏《神农本草经》，荆芥《吴普本草》，稳齿菜《滇南本草》，樟脑草《药用植物花谱》，四棱杆蒿《中药志》。

【植物形态】

一年生草本。茎直立，四棱形。叶对生，羽状深裂，小裂片线形或披针形，被柔毛。穗状轮伞花序密集茎顶，花冠2唇形，淡紫色。小坚果椭圆形。花果期6～9月。我国大部分地区有野生分布。

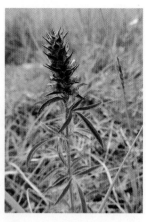

【化学成分】

花序及全草含胡薄荷酮（pulegone）、荆芥醇、柠檬烯、马鞭草烯酮等挥发性物质。

【医疗活性】

1. 解热。2. 镇痛。3. 抗炎。4. 抑制流感病毒。5. 拮抗肝素，促进凝血，缩短凝血酶原作用时间[6]。

【毒性备考】

荆芥煎剂毒性小，安全性高。仅个别出现局部过敏性皮炎；也有伴眼睑浮肿、恶心呕吐、胸闷、腹痛等全身症状者。

【传统功用】

花序或全草入药。为荆防败毒散的主要成分。祛风解表，退热止血。主治感冒发热、头痛身重、面瘫㖞斜、鼻衄痔血、癣湿痒疮。内服：4.5～9克，入煎剂或入丸散（用于止血先炒炭存性）。外用：适量煎水，浸洗患处。

黄　芩

Scutellaria baicalensis Georgi.

【本草名称】

腐肠《神农本草经》，空肠《名医别录》，鼠尾芩《本草纲目》，条黄芩《本草药名汇考》，黄金茶《中药大辞典》。

【植物形态】

多年生草本。主根圆锥形，干燥后中心呈腐朽状，故有腐肠之称。叶对生，披针形。总状花序腋生，花偏向一侧，花冠唇形，淡紫色。小坚果近圆形。花果期7～9月。我国大部分地区有野生分布。

【化学成分】

根含黄芩苷（baicalin）、黄芩苷元、汉黄芩苷、黄芩新素及黄芩素等。

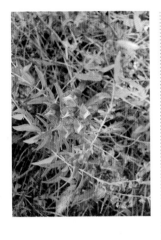

【医疗活性】

1. 解热。2. 利胆。3. 解痉。4. 广谱抗菌。5. 抑制流感病毒。

【毒性备考】

临床上有多起口服黄芩煎剂或黄芩苷制剂后出现过敏性药疹，伴畏寒、发热，眼结膜充血的病例[2]。

【传统功用】

根入药。为三黄泻心汤和双黄连口服液的主要成分。清热泻火，止血安胎。主治肝胆湿热、菌痢肠炎、血淋热淋、疔毒疮痈、胎动不安。内服：3～9克，入煎剂或入丸散。外用：适量研末，调敷患处。

百里香

Thymus serpyllum L.

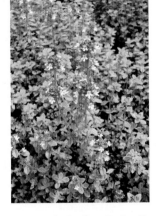

【本草名称】

地椒《嘉祐本草》，地花椒《海上名方》，山胡椒《辽宁经济植物志》，铺地香《健康养生花草茶》，百里香《植物学大辞典》。

【植物形态】

多年生草本，全株有香气。茎匍匐。叶对生，细小，长椭圆形或卵形。花小，紫红色；簇集枝端，形成轮伞花穗；花冠唇形，下唇3裂。小坚果椭圆形。花果期6～8月。我国西北、东北地区有野生分布。

【化学成分】

全草含香荆芥酚（carvacrol）、百里香酚、松油烯、对聚伞花素及木犀草素等。

【医疗活性】

1. 抗炎。2. 祛痰。3. 杀虫。4. 局部麻醉及镇痛。5. 抑制真菌，抑制病毒。

【毒性备考】

全草小毒。所含百里香酚和香荆芥酚为异构体，都有较强刺激性。对实验动物的致死量为0.1～1 g/kg；由于肝受损变性，动物可在数周内死亡。人口服全草超过60克会出现眩晕、头痛、腹痛、恶心呕吐、流涎、发绀、呼吸变慢等中毒症状[1]。

【传统功用】

全草入药。祛风散寒，解郁止痛。主治鼻塞咽痛、支气管炎、胃脘胀满、情志抑郁、风湿疼痛。内服：6～9克，入煎剂或泡茶饮。外用：鲜草一握，捣敷患处。

茄科
Solanaceae

三分三

Anisodus acutangulus C. Y. Wu. et C. Chen.

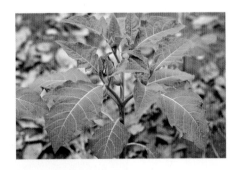

【本草名称】

藏茄《西藏植物志》，野旱烟《昆明常用民间草药》，山野烟、山茄子《云南中草药》，三分三《中药形性经验鉴别法》。

【植物形态】

多年生草本。主根粗大，断面黄色，有臭

气。叶互生,卵状椭圆形,全缘或微波状。花单生叶腋,花梗细长下垂,花冠钟形,5裂,黄绿色。蒴果近球形。种子棕色。花果期6～11月。我国西南地区有野生分布。

【化学成分】

根含莨菪碱(hyoscyamine)、东莨菪碱、红古豆碱、樟柳碱及7-羟基莨菪碱等生物碱。

【医疗活性】

1.镇痛。2.扩瞳。3.抑制腺体分泌。4.解除平滑肌痉挛。5.胆碱受体阻滞剂,拮抗乙酰胆碱M样作用。

【毒性备考】

全株有大毒。依摄入剂量不同,不良反应依次出现口干、心悸、脉搏加快、瞳孔散大、视物模糊、小便困难、谵妄、幻觉、惊厥、昏迷、呼吸麻痹,最终死亡[5]。

【传统功用】

根入药。祛风除湿,解痉止痛。主治风寒湿痹、酸疼麻木、胃肠绞痛、震颤麻痹、跌打肿痛。内服:0.3～0.9克,入煎剂或研粉冲服。外用:适量研末,调敷患处。

辣　椒

Capsicum frutescens L.

【本草名称】

辣椒《植物名实图考》,秦椒《群芳谱》,辣茄《花镜》,小米辣、野辣椒《中国有毒植物》。

【植物形态】

一年生草本。叶互生,卵状披针形,全缘,叶柄长。花簇生叶腋,花冠

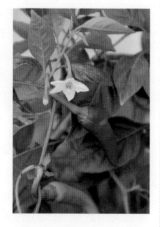

轮状,5裂。浆果熟时红色或橙黄色;形态变化较大,以圆锥形多见;因味道辛辣而得名。花果期6～10月。我国大部分地区有栽培。

【化学成分】

果皮含辣椒碱(capsaicin)、辣椒苷、高辣椒碱及辣椒红素等。种子尚含龙葵碱。

【医疗活性】

1.健胃。2.镇痛。3.促进局部血液循环。4.提高体内皮质酮水平。5.辣椒苷对血管紧张素转换酶ACE有抑制作用[3]。

【毒性备考】

辣椒素对黏膜有较强刺激,过量摄入造成消化道损伤、口腔灼热、胃脘疼痛、恶心呕吐,也会引起溃疡加重、痔疮复发。

【传统功用】

果实入药。为冻疮未溃膏的主要成分。健脾消食,散寒止痛。主治胃寒冷痛、食欲不振、积滞不化、风寒湿痹、冻疮未溃。内服:1～3克,入丸散。外用:适量煎水,浸洗患处。

毛曼陀罗

Datura innoxia Mill.

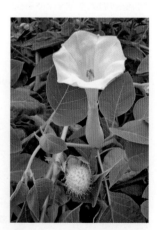

【本草名称】

风茄花《本草求原》,山茄花《扁鹊心书》,洋金《药物图考》,醉仙桃《上海常用中草药》,白花曼陀罗《中华人民共和国药典》。

【植物形态】

一年生草本。叶广卵形,全缘或微波状。花单生,漏斗状,裂片5,白色或带蓝紫色,边缘反折。蒴果密生软刺,大小似毛桃,故有醉仙桃之称。花果期3～10月。我国大部分地区有野生分布和栽培。

【化学成分】

花果及种子含东莨菪碱(scopolamine)、莨菪碱、阿托品等生物碱。

【医疗活性】

1.平喘。2.抗休克。3.对抗吗啡依赖。

4．催眠及中枢性麻醉。5．阻断 M-胆碱受体，抑制腺体分泌。

【毒性备考】

花果及种子有毒。毒性为东莨菪碱阻断胆碱受体引起的反应和对中枢神经产生的抑制。症状包括口唇干燥、心动过速、瞳孔散大、幻听幻视等；严重者产生谵妄、惊厥、昏迷，最终可因呼吸、循环衰竭而死亡。

【传统功用】

花（洋金花）果（醉仙桃）入药。是古代所谓"蒙汗药"的成分之一。现为中药麻醉 2 号注射剂的主要原料。祛风定喘，麻醉止痛。主治哮喘发作、惊痫抽搐、精神分裂、风湿痹痛、术前麻醉。内服：0.3～0.6 克，入煎剂、丸散或酒剂。亦可制成卷烟状燃吸。提取物制剂，按产品说明使用。注：洋金花为国家规定的毒性中药管理品种，使用需凭医师签名的正式处方。

红花曼陀罗

Datura sanguinea Linn.

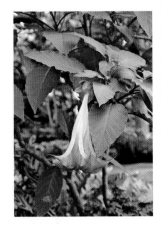

【本草名称】

红花曼陀罗、大花曼陀罗《景观植物实用图鉴》，树状曼陀罗、木本曼陀罗《药用植物花谱》。

【植物形态】

小乔木。茎粗壮，上部分枝。叶互生，卵状披针形或矩圆形。花单生，下垂；花萼筒状，中部稍膨胀；花冠漏斗形。浆果状茄果，表面无刺。花果期全年。原产南美，我国南部省区有引种栽培。

【化学成分】

花、果、种子及全草含莨菪碱（hyoseyamine）、东莨菪碱、阿托品等生物碱。

【医疗活性】

1．镇痛。2．麻醉。3．解痉、平喘。4．抗休克。5．对利什曼原虫有显著抑制作用。

【毒性备考】

全株有毒，花果种子生物碱含量高，毒性大。中毒机制为东莨菪碱阻断 M-胆碱受体引起的系列反应，表现为口干、散瞳、烦躁、心悸、共济失调；严重者嗜睡、惊厥、昏迷；致死原因多为呼吸麻痹和循环衰竭。

【传统功用】

花果、种子生物碱含量较高，可作为提取东莨菪碱和阿托品的原料。民间一般不作内服；用其制作平喘卷烟，点燃吸入后可使支气管痉挛得到缓解。

莨　菪

Hyoscyamus niger L.

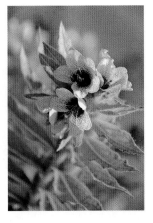

【本草名称】

莨菪子《神农本草经》，天仙子《本草图经》，牙痛子《本草原始》，熏牙子《陕西中药志》，小颠茄子《岭南采药录》。

【植物形态】

二年生草本，全株被黏毛和特异臭气。根粗壮。基生叶长卵形，羽状浅裂。花冠钟状，5 浅裂，淡黄色带紫色网纹。蒴果椭圆形。种子细小，肾形。花果期 5～6 月。我国东北、华北及西北地区有野生分布。

【化学成分】

种子及茎叶含莨菪碱（hyoscyamine）、东莨菪碱及其消旋体阿托品等。

【医疗活性】

1．解痉，镇痛。2．中枢性麻醉。3．扩瞳，升高眼压。4．抗休克，改善微循环。5．抗胆碱，抑制腺体分泌。

【毒性备考】

种子大毒。中毒后表现为口舌干燥、吞咽

困难、瞳孔散大、视物模糊、心动过速、排尿困难；严重者神昏谵语、共济失调、血压下降；最终可因呼吸衰竭死亡[5]。

【传统功用】

种子（天仙子）入药。解痉平喘，止痛定痫。主治脘腹疼痛、胆道绞痛、哮喘气促、癫痫抽搐、疮痈肿痛。内服：0.1～0.6克，入煎剂或入散剂。外用：适量研末，调敷患处。注：生天仙子为国家规定的毒性中药管理品种，使用需凭医师签名的正式处方。

枸　杞

Lycium chinense Mill.

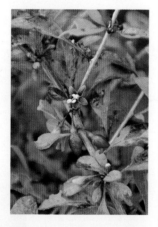

【本草名称】

枸杞、枸忌《神农本草经》，苟起子《本草经集注》，甜菜子《救荒本草》，红耳坠《中药材手册》。

【植物形态】

蔓生灌木。根皮疏松，茎枝有棘。叶卵状披针形，无毛，全缘。花腋生，花冠漏斗状，先端5裂，淡紫色。浆果长圆形，鲜红色，故有红耳坠之称。花果期6～10月。我国大部分地区有野生分布和栽培。

【化学成分】

果实含甜菜碱（betaine）、玉蜀黍黄素、酸浆果红素、烟酸及多糖等。

【医疗活性】

1. 抗疲劳。2. 抗氧化。3. 抗脂肪肝。4. 增强机体免疫。5. 抑制 W256 大鼠肉瘤的细胞分裂。

【毒性备考】

枸杞子毒性小，安全系数高。甜菜碱进入人体代谢后多以原形排出。临床上偶有过敏性皮炎伴轻度恶心、乏力、尿频的病例

报道[2]。

【传统功用】

果实入药。为五子衍宗丸的成分之一。补肝养血，明目益肾。主治肝肾虚亏、头晕目眩、视力减退、消渴多尿、火旺少津。内服：6～12克，入煎剂或泡茶饮。

假酸浆

Nicandra physaloides（L.）Gaertn.

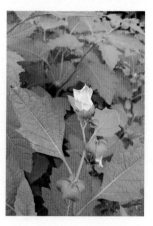

【本草名称】

苦莪《广西药用植物名录》，冰粉、大千生《云南中草药》，假酸浆、水晶凉粉《贵州草药》。

【植物形态】

一年生直立草本。叶互生，卵形或椭圆形，先端渐尖，基部楔形；缘有锯齿。花单生叶腋，花萼5深裂，结果时膨大，呈灯笼状，故有假酸浆之称。浆果黄色。花果期5～9月。我国大部分地区有野生分布。

【化学成分】

全草含假酸浆烯酮（nicandrenone）、假酸浆苷、托品酮、古豆碱及苦味素等。

【医疗活性】

1. 杀虫。2. 抗炎，消肿。3. 假酸浆烯酮在体外试验中对 P388 淋巴细胞白血病有抑制活性[6]。

【毒性备考】

《云南中草药》："酸涩，平，有小毒。"

【传统功用】

全草入药。清热解毒，祛风镇惊。主治癫痫抽搐、情志异常、风湿肿痛、疮疖痈疽、感冒发热。内服：15～30克，入煎剂。外用：鲜草一握，捣敷患处。

烟 草

Nicotiana tabacum L.

【本草名称】

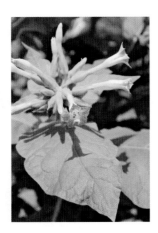

烟草《滇南本草》，相思草《食物本草》，金丝醺《本草纲目拾遗》，穿墙草、土烟草《福建民间草药》。

【植物形态】

一年生草本。叶互生，椭圆状披针形，先端渐尖，基部下延成短翅状。总状花序顶生，花冠漏斗形，筒部粉红色，先端更红。蒴果椭圆形。种子细小。花果期 8～11 月。原产南美，我国大部分地区有栽培。

【化学成分】

全草含烟碱（nicotine）、毒藜碱、去氢毒藜碱等多种生物碱。其中烟碱占总生物碱含量的 90％以上。

【医疗活性】

1. 杀虫。2. 免疫抑制。3. 抑制真菌。4. N-胆碱受体激动剂。5. 对自主神经和运动神经先兴奋后抑制，具一定毒理研究价值。

【毒性备考】

全草有毒。烟碱对人和动物的毒性剧烈，其毒性强度和发作速度与氰化物相仿。成人的致死量为 50～60 毫克。长期吸食烟草可造成呼吸道、心血管、内分泌及生殖系统的严重损伤，并有成瘾、致畸、致癌等多种危害。

【传统功用】

茎叶入药。行气止痛，解毒杀虫。民间多用以配制土农药杀灭害虫；亦作为外用药治疗毒蛇咬伤、疥癣湿疹等。不可内服。

酸 浆

Physalis alkekengi L. var *franchetii*（Mast.）Mak.

【本草名称】

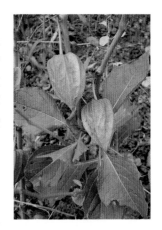

酸浆《神农本草经》，灯笼草《唐本草》，挂金灯《救荒本草》，天泡草《本草纲目》，红姑娘《厄言》。

【植物形态】

多年生草本。茎直立，具棱纹。叶互生，宽卵形。花单生，花冠钟形，5 裂，白色。浆果圆球形，宿存花萼在结果时增大，膨胀成灯笼状，故有挂金灯之称。花果期 5～10 月。我国大部分地区有野生分布。

【化学成分】

全草及果实含酸浆苦素（physalin）、酸浆果红素、异酸浆素；根含托品碱、红古豆碱等生物碱。

【医疗活性】

1. 利尿。2. 轻微强心。3. 抑制大肠杆菌。4. 兴奋子宫平滑肌。5. 异酸浆素对白血病细胞有分化诱导作用。

【毒性备考】

果实无毒。根含生物碱，有一定毒性。有报道用酸浆根制剂进行腹腔注射，实验动物出现明显中枢抑制症状；若剂量加大，则引起呼吸麻痹并陆续死亡[10]。

【传统功用】

全草入药。清热解毒，化湿利水。主治湿热黄疸、痢疾肠炎、咽红肿痛、小便不利、疮疡痈疽。内服：9～15 克，入煎剂。外用：鲜草一握，捣敷患处。

华山参

Physochlaina infundibularis Kuang.

【本草名称】

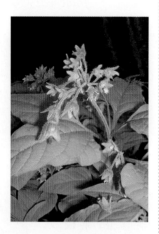

热参、山烟《有毒中草药大辞典》，华山参《陕西中草药》，华参、漏斗泡囊草《中国有毒植物》。

【植物形态】

多年生草本。根粗壮，圆锥形。茎直立，被柔毛。叶互生，三角状宽卵形，有时心形或戟形。伞房花序顶生或腋生，花冠漏斗状，黄绿色。蒴果近球形。花果期3～6月。我国陕西、山西及河南有野生分布。

【化学成分】

根含莨菪碱（hyoscyamine）、东莨菪碱、山莨菪碱、阿托品等生物碱。

【医疗活性】

1. 止咳，平喘。2. 镇静，镇痛。3. 抑制腺体分泌。4. 松弛平滑肌痉挛。5. 扩瞳，对抗毛果芸香碱。

【毒性备考】

根有毒。若误作红参进补极易引起中毒。所含莨菪类生物碱主要抑制副交感神经，症状表现为腺体分泌减少、面红口干、瞳孔扩大、视物模糊、定向困难、恐惧不安[4]。

【传统功用】

根入药。平喘止咳，定惊安神。主治慢性支气管炎、支气管哮喘、咳嗽多痰、心悸惊痛、神疲乏力、盗汗自汗。内服：0.3～0.9克，入煎剂。

红颠茄

Solanum aculeatissimum Jacq.

【本草名称】

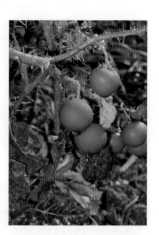

刺茄、丁茄、野颠茄《中国有毒植物》，假茄子、红颠茄《原色中草药图集》。

【植物形态】

多年生亚灌木。茎枝有劲直长刺，幼嫩部混生刺毛。叶阔卵形，具5～7浅裂或中裂。聚伞花序腋外生，萼有刺，5裂；花冠白色。浆果球形，成熟后橙红色。花果期夏秋季。我国南部地区有野生分布。

【化学成分】

全草和浆果含茄碱（solanine）、边茄碱、澳洲茄碱及澳洲茄新碱等生物碱。

【医疗活性】

1. 镇痛。2. 止咳。3. 平喘。4. 抗炎。5. 消肿。

【毒性备考】

全草有毒，未成熟果实毒性更大。不良反应与曼陀罗相似。小鼠腹腔注射全草氯仿提取物1 000 mg/kg，出现活动减少、共济失调、全身瘫痪。牛食大量果实出现严重腹胀，并导致迅速死亡[4]。

【传统功用】

果实或全草入药。镇咳平喘，散瘀止痛。主治支气管炎、哮喘发作、风湿痹痛、跌打损伤、疮疡肿痛。内服：1～3克，入煎剂；如研末冲服，每次0.3～0.6克。外用：全草适量煅炒后研细，加麻油调敷患处。

白英

Solanum lyratum Thunb.

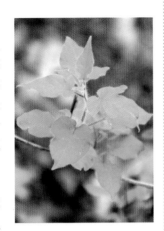

【本草名称】

蜀羊泉《神农本草经》，白毛藤《百草镜》，排风藤《分类草药性》，天灯笼《本草纲目拾遗》，毛和尚《浙江民间常用草药》。

【植物形态】

蔓生藤状草本，全株密被白色柔毛，故又称白毛藤。叶互生，卵状长圆形，有时做戟状3裂。聚伞花序顶生或与叶对生，花冠白色，5裂，向下反折。浆果黑色。花果期9～11月。我国大部分地区有野生分布。

【化学成分】

全草含蜀羊泉碱（soladulcidine）、龙葵碱、苦茄碱、番茄烯胺、甾体及糖苷等。

【医疗活性】

1. 抗炎。2. 镇痛。3. 免疫调节。4. 抑制细菌，抑制真菌。5. 抑制肿瘤细胞增殖并促使其凋亡[16]。

【毒性备考】

全草小毒，未熟果实毒性较大。大剂量摄入引起喉头烧灼感、恶心呕吐、眩晕心悸、瞳孔扩大、肌肉痉挛。所含龙葵碱尚有引起骨髓抑制的报道[10]。

【传统功用】

全草入药。为风湿药酒的主要成分。清热利湿，解毒消肿。主治黄疸肝炎、胆道结石、疱疹湿疹、风湿痹痛、宫颈肿瘤。内服：9～15克，入煎剂。外用：适量煎水，浸洗患处。

乳茄

Solanum mammosum Linn.

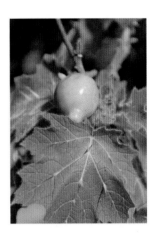

【本草名称】

乳茄、五指茄、五指登科《药用植物花谱》，五乳奶牛《中国毒性民族药志》。

【植物形态】

直立草本。叶卵形，多皮刺。蝎尾状花序，花萼浅杯状，花冠紫色，5深裂，裂片线形。浆果倒梨形，橘黄色；因表面具乳头状突起，故有乳茄之名。花果期6～9月。我国广东、广西及云南有栽培。

【化学成分】

果实含澳洲茄碱（solasaonine）、澳洲茄边碱、澳洲茄胺等生物碱。

【医疗活性】

1. 止咳。2. 平喘。3. 抗炎。4. 消肿。5. 镇痛。

【毒性备考】

全草有毒，果实和种子毒性较大。所含生物碱能刺激胃肠道和抑制中枢神经，引起恶心呕吐、腹痛腹泻、心跳变慢；中毒严重者昏迷、抽搐、呼吸困难，甚至导致死亡[8]。

【传统功用】

果实或全草入药。解痉止痛，镇咳平喘。主治风湿痹痛、肢体麻木、乳痈肿痛、支气管炎、咳嗽气喘。内服：1～3克，入煎剂。外用：鲜果切开烤热，贴敷患处。

龙　葵

Solanum nigrum L.

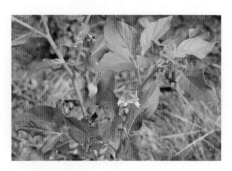

【本草名称】

龙葵《药性论》，苦葵《本草图经》，天泡草《本草纲目》，天茄儿《救荒本草》，七粒扣《福建民间草药》。

【植物形态】

一年生草本。叶互生，长卵形；全缘或波状。聚伞花序侧生，花冠5裂，白色。浆果球形，熟时乌黑发亮。数枚簇生，悬垂如纽扣状，故又有七粒扣之称。花果期6～10月。我国大部分地区有野生分布。

【化学成分】

全草含龙葵碱（solanine）、澳洲茄碱、边茄碱等生物碱；尚含少量皂苷。

【医疗活性】

1. 抗炎。2. 镇痛。3. 抗胆碱酯酶。4. 抑制多种真菌和细菌。5. 能有效提高实验性结肠癌细胞内半胱天冬胺的活性及聚合酶的分解，诱导癌细胞自行凋亡[8]。

【毒性备考】

全草小毒。未熟果实毒性较大。其不良反应与发芽马铃薯相似，有恶心呕吐、腹痛腹泻、烦躁不安；严重者意识丧失、脑水肿、溶血性黄疸和骨髓抑制。曾有儿童误食大量鲜果导致中毒死亡的案例[4]。

【传统功用】

全草入药。清热解毒，化瘀消肿。主治支气管炎、瘰疬肿瘤、疔疮痈疽、疥癣湿疹、毒蛇咬伤。内服：9～15克，入煎剂。外用：鲜草一握，捣敷患处。

珊瑚樱

Solanum pseudo-capsicum L.

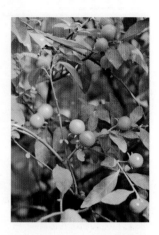

【本草名称】

冬珊瑚、玉珊瑚《贵州民间药物》，珊瑚樱《中药大辞典》，野海椒、野辣茄《中国有毒植物》。

【植物形态】

灌木状草本。茎多分枝。叶互生，长圆状披针形。花单生或数朵簇生，花冠5裂，白色。果实樱桃状球形，多数呈珊瑚样光亮鲜红，故有珊瑚樱之名。花果期5～12月。我国大部分地区有栽培。

【化学成分】

全草含毛叶冬珊瑚碱（solanocapsine）、冬珊瑚次碱、茄碱等生物碱及黄酮类化合物。

【医疗活性】

1. 催吐。2. 镇痛。3. 抗炎。4. 抑制肺炎球菌。5. 阻滞房室传导，减慢心率。

【毒性备考】

全株有毒。冬珊瑚碱可直接作用于心脏，造成心肌损害和心功能不全。其毒性弱于烟碱而强于阿托品。临床上曾有过小儿误食珊瑚樱果实4枚导致中毒死亡的案例[10]。

【传统功用】

根入药。清热解毒，祛风止痛。主治风湿痹痛、腰肌劳损、痈疽毒疮、皮肤溃烂。内服：1.5～4.5克，入煎剂或浸酒饮。外用：鲜草一握，捣敷患处。

水　茄

Solanum torvum Swartz.

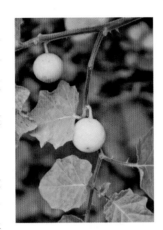

【本草名称】

水茄《广西药用植物名录》,一面针、丁茄根《药用植物花谱》,天茄子、刺番茄《中药大辞典》。

【植物形态】

亚灌木状草本。茎枝疏生宽扁的皮刺。叶卵状长圆形,边缘波状或稍有分裂。伞房花序,花白色,花萼5裂,裂片披针形。浆果球形,熟时黄色。花果期夏秋。我国云南及东南沿海有野生分布。

【化学成分】

根茎含圆锥茄碱(jurubine)及皂苷类化合物,果实含澳洲茄碱。

【医疗活性】

1. 镇痛。2. 兴奋心肌。3. 提升血糖。4. 对小鼠肉瘤 S180 有抑制作用。5. 小剂量呈现兴奋;大剂量抑制中枢神经。

【毒性备考】

全株小毒。所含生物碱可使神经中枢过度兴奋,引起躁狂、谵妄甚至惊厥。也可引起眼压升高,致使视觉障碍、视物不清[1]。

【传统功用】

根茎入药。活血化瘀,消肿止痛。主治闭经痛经、牙龈肿痛、跌打损伤、肢体麻木、痈疽毒疮。内服:6～9克,入煎剂。外用:鲜草一握,捣敷患处。

玄参科
Scrophulariaceae

洋地黄

Digitalis purpurea L.

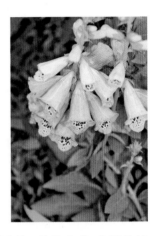

【本草名称】

洋地黄、毛地黄《花卉品鉴金典》,毛花洋地黄、紫花洋地黄《中国有毒植物》。

【植物形态】

一年生或多年生草本,全体被灰白色柔毛,故又有毛地黄之称。基生叶莲座状,叶片长椭圆形。总状花序,花筒状钟形,紫红色,内有斑点。蒴果卵形。花果期5～9月。原产欧洲。我国大部分地区有栽培。

【化学成分】

叶和种子含洋地黄毒苷(digitoxin)、吉妥辛等;毛花洋地黄含地高辛和毛花苷 C。

【医疗活性】

1. 利尿,消肿。2. 增强心肌收缩力。3. 降低心肌耗氧量。

【毒性备考】

全草有毒。叶和种子的强心苷含量较高,毒性亦大。口服干叶粉剂 1 克左右可能中毒;2～3 克可能致死。其中毒症状复杂多样,出现黄视、复视、幻视往往是中毒的先兆。心脏中毒表现为传导阻滞、心律失常、纤维颤动,可因心功能衰竭而死亡[4]。

【传统功用】

洋地黄类强心苷作用显著,是治疗心力衰竭的首选药物。但其有效剂量与中毒剂量接近,安全度小。不但毒性大,个体差异也大,故应根据患者具体情况做到剂量"个体化"。既能减少不良反应,又可取得最佳疗效。

毛泡桐

Paulownia tomentosa（Thunb.）Steud.

【本草名称】

冈桐《本草纲目》，紫花桐《桐谱》，毛泡桐、泡桐果、日本泡桐《中药大辞典》。

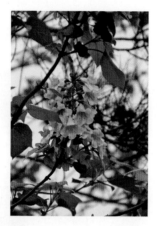

【植物形态】

落叶乔木。树皮灰褐色，茎枝粗壮。叶卵状长圆形，全缘或3～5浅裂，被星状毛。花序圆锥状，花大，花冠淡紫色，内有紫色斑纹。蒴果木质，先端锐尖。花果期3～9月。我国大部分地区有野生分布。

【化学成分】

茎叶含泡桐素（paulownin）、多酚类等；果实尚含桐酸、黄酮及少量生物碱。

【医疗活性】

1. 抑菌。2. 抗炎。3. 降压。4. 镇咳，祛痰。5. 解痉，平喘。

【毒性备考】

20世纪70年代曾用泡桐果治疗慢性支气管炎1 341例，有效率约81%。不良反应有恶心呕吐、头晕头痛、腹痛腹泻、口鼻干燥等，肝肾功能未见异常[10]。

【传统功用】

果实入药。清热消炎，止咳平喘。主治急性支气管炎、支气管哮喘、老年性慢性支气管炎。内服：15～30克，入煎剂或入糖浆。日服一剂，10日为一个疗程。

马先蒿

Pedicularis resupinanta L.

【本草名称】

马屎蒿《神农本草经》，烂石草《肘后方》，马尿泡《山西中草药》，马尿烧、返顾马先蒿《常见有毒致敏植物》。

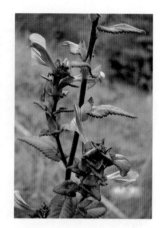

【植物形态】

多年生草本。茎方形。叶卵状披针形，边缘有钝齿。总状花序，苞片叶状；花冠淡紫红色，冠管向右扭旋，上唇盔状。蒴果长圆状披针形。花果期6～9月。我国东北、华北及西北地区有野生分布。

【化学成分】

全草含环烯醚萜苷、苯丙素苷、黄酮类及少量生物碱。

【医疗活性】

1. 抑菌。2. 抗凝血。3. 抗肌肉疲劳。4. 抗细胞突变。5. 抑制移植性癌细胞的有丝分裂。

【毒性备考】

全草小毒。鲜草带有恶臭和刺激性气味，家畜一般不食。人误食误用后引起恶心呕吐、腹痛腹泻等消化道不良反应[4]。

【传统功用】

全草入药。祛风化湿，利水通淋。主治风湿骨痛、尿路积石、小便不利、肢体浮肿、癣湿疥疮。内服：6～9克，入煎剂。外用：鲜草一握，捣敷患处。

地　黄

Rehmannia glutinosa（Gaertn.）Libosch.

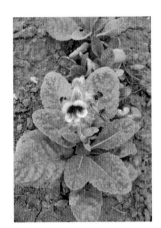

【本草名称】

地髓《神农本草经》，婆婆奶《救荒本草》，生地黄《本草纲目》，酒壶花、山白菜《中国有毒植物》。

【植物形态】

多年生草本，全株被柔毛。块根肥大，肉质，橙黄色，故名地黄。基生叶卵状披针形；叶面粗糙多皱。总状花序，花冠筒形，紫红色，具紫纹。蒴果椭圆形。花果期4～6月。我国华中、华北地区有栽培。

【化学成分】

根含地黄苷（rehmannioside）、地黄苦苷、桃叶珊瑚苷、地黄多糖及甘露醇等。

【医疗活性】

1.抗炎。2.降血糖。3.轻微强心。4.增强免疫。5.增强肾上腺皮质功能。

【毒性备考】

常用剂量未见不良反应。剂量大于90克可出现便溏、腹痛、眩晕、心悸等症状。故王旻《山居录》中"摘其旁叶作菜，甚益人"的说法，并不靠谱。

【传统功用】

块根入药。为四物汤和六味地黄丸的主要成分。滋阴养血，补肾填精。主治肾阴亏损、骨蒸潮热、消渴三多、血虚乏力、关节肿痛。内服：12～30克，入煎剂或入丸散。

玄　参

Scrophularia ningpoensis Hemsl.

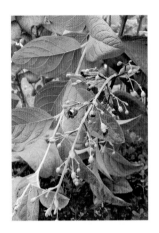

【本草名称】

玄参《神农本草经》，元参《本草通玄》，野脂麻《本草纲目》，羊角参、黑元参《本草药名汇考》。

【植物形态】

多年生草本。根肉质，经闷晒后断面变成黑色，故又称黑玄参。叶对生，卵状椭圆形，边缘具锯齿。聚伞花序，花冠5裂，暗紫色。蒴果卵球形。花果期7～11月。我国华中、华东及西南地区有栽培。

【化学成分】

根含玄参素（scrophularin）、玄参波利苷、草萜苷、天门冬酰胺及少量生物碱。

【医疗活性】

1.抗炎。2.降血糖。3.降血压。4.延长小鼠巴比妥钠之睡眠时间。5.玄参波利苷A可对抗硫乙酰胺诱导的大鼠肝脏中毒[3]。

【毒性备考】

急性毒性试验显示：小剂量组动物无明显病理变化；大剂量组半数动物的肝、肾有轻度炎症性改变[7]。

【传统功用】

根入药。为增液汤和普济消毒饮的主要成分。清热降火，滋阴润燥。主治阴虚火旺、热病伤津、消渴三多、骨蒸潮热、舌燥便秘。内服：9～15克，入煎剂或入丸散。

毛蕊花

Verbascum thapsus L.

【本草名称】

毛蕊花、大毛叶《云南中草药》，牛耳草《新疆中草药》，虎尾鞭、霸王鞭《昆明常用草药》。

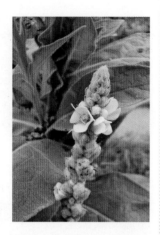

【植物形态】

多年生草本，全株被绵毛。茎直立。基生叶大，具短柄；茎生叶小，有时无柄。穗状花序，数朵簇生，花冠5，金黄色，外被星状毛，故名。蒴果椭圆形。花果期6～10月。我国新疆、四川及云南有野生分布。

【化学成分】

全草含桃叶珊瑚苷（aucubin）、棉子糖、黄酮类、香豆素等；尚含少量鱼藤酮。

【医疗活性】

1. 抗炎。2. 抗病毒。3. 增强免疫。4. 抗氧化，清除自由基。5. 抑制 W256、MCF7 等实验性肿瘤[8]。

【毒性备考】

《新疆中草药》：“全草有小毒。”所含鱼藤酮给犬静脉注射的致死量为 0.5 mg/kg，中毒引起呕吐、惊厥，最后死于呼吸麻痹。鱼藤酮还存在致癌活性，故长期使用应当谨慎[8]。

【传统功用】

全草入药。清热解毒，散瘀止血。主治跌打损伤、金疮出血、疥癣湿气、带状疱疹、痔血便血。内服：9～15 克，入煎剂。外用：鲜草一握，捣敷患处。

轮叶婆婆纳

Veronicastrum sibiricum（L.）Pennell.

【本草名称】

斩龙剑《沈阳药学院学报》，九轮草《全国中草药汇编》，狼尾巴花《辽宁经济植物》，草本威灵仙《药用植物学》，轮叶婆婆纳《中国有毒植物》。

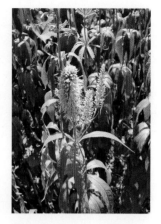

【植物形态】

多年生草本。根茎横走。叶椭圆状披针形，常3～9枚轮生，故又有九轮草之称。穗状总状花序顶生，呈狗尾状，花小，淡紫色。蒴果圆锥形。花果期7～10月。我国东北、西北及华北地区有野生分布。

【化学成分】

全草含轮叶婆婆纳对醌、木犀草素、阿魏酸、甘露醇等。

【医疗活性】

1. 抑菌。2. 抗炎。3. 镇痛。4. 抑制免疫。5. 细胞毒，抑制移植性肿瘤。

【毒性备考】

全草有小毒。小鼠腹腔注射全草氯仿提取物 1 000 mg/kg，出现呼吸抑制并惊厥死亡[4]。

【传统功用】

全草入药。清热解毒，祛风止痛。主治风湿痹痛、关节肿痛、神经肌肉酸麻疼痛、跌打损伤、毒疮痈疽。内服：9～15 克，入煎剂。外用：鲜草一握，捣敷患处。

腹水草

Veronicastrum villosulum（Miq.）Yamazaki.

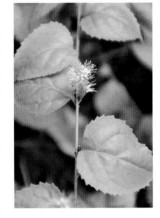

【本草名称】

腹水草《浙江中药手册》,仙桥草《李氏草秘》,双头粘《闽东本草》,毛叶仙桥《本草纲目拾遗》,仙人搭桥《浙江民间常用草药》。

【植物形态】

多年生草本,全株具柔毛。茎匍匐,因能着地生根长出桥状新株,又称仙人搭桥。叶卵状椭圆形,边缘有锯齿。穗状花序集成球形,花多数,淡紫色。蒴果开裂。花果期6～10月。我国长江流域有野生分布。

【化学成分】

全草含木犀草素(luteolin)、树脂、甾醇、甘露醇及鞣酸等化合物。

【医疗活性】

1. 抑菌。2. 消肿。3. 泻下。4. 催吐。5. 杀灭血吸虫。

【毒性备考】

全草有毒。用量过大可导致中毒:服药后1小时出现恶心呕吐,头晕眼花;4小时后剧烈吐泻,腹部绞痛;严重者四肢厥冷,周身冷汗,脉微欲绝,昏迷休克[1]。

【传统功用】

全草入药。行瘀逐水,消肿解毒。主治胸腔积液、腹水鼓胀、痰饮停聚、痈疽瘰疬、跌打损伤。内服:9～15克,入煎剂。外用:鲜草一握,捣敷患处。

紫葳科
Bignoniaceae

厚萼凌霄

Campsis radicans（L.）Seem.

【本草名称】

紫葳《神农本草经》,凌霄《唐本草》,堕胎花《植物名实图考》,倒挂金钟《岭南采药录》,美洲凌霄《药用植物花谱》。

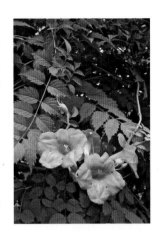

【植物形态】

落叶木质藤本。单数羽状复叶,小叶7～9,卵状披针形,边缘有锯齿。聚伞花序顶生,花黄赤色;花大下垂,钟状漏斗形,故又名倒挂金钟。蒴果豆荚状。花果期7～11月。我国大部分地区有栽培。

【化学成分】

花及茎叶含凌霄苷(cachineside)、紫葳苷、芹菜素、谷甾醇及挥发油等。

【医疗活性】

1. 抗炎。2. 解痉。3. 抗溃疡。4. 抑制血栓形成。5. 抑制溶血性链球菌。

【毒性备考】

小鼠对煎剂的最大耐受量达50 g/kg,显示毒性很低。凌霄花能抑制未孕子宫的收缩;对已孕子宫则增强收缩强度和频率,并呈节律性兴奋。故孕妇应当慎用[1]。

【传统功用】

花入药。活血化瘀,祛风散结。主治瘀血凝滞、症瘕积聚、闭经痛经、崩漏带下、风疹湿痒。内服:4.5～9克,入煎剂。外用:适量煎水,浸洗患处。

梓　树

Catalpa ovata G. Don.

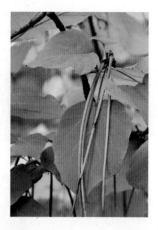

【本草名称】

梓《神农本草经》，花楸、木角豆《中国有毒植物》，雷电木、梓白皮《中药大辞典》。

【植物形态】

落叶乔木。树皮纵裂，幼枝带紫色。叶宽卵形，不裂或3浅裂。圆锥花序顶生，花黄白色，具紫色斑点。蒴果豆荚状下垂，长达数十厘米，故又称木豆角。花果期5～8月。我国大部分地区有野生分布。

【化学成分】

树皮含梓木内酯（catalpalactone）、阿魏酸、对羟基苯甲酸、对香豆酸及梓木苷等。

【医疗活性】

1. 利尿。2. 杀虫。3. 抗痛风。4. 抗炎，消肿。5. 抑制大肠杆菌和产气杆菌。

【毒性备考】

全株有小毒。大剂量摄入可麻痹中枢神经、抑制呼吸、抑制心脏功能，最终呼吸循环衰竭并导致死亡[4]。

【传统功用】

根皮、茎皮入药。清热化湿，利水消肿。主治湿热黄疸、肾炎水肿、时疫热病、呕吐泄泻、疥疮足癣。内服：6～9克，入煎剂。外用：适量煎水，浸洗患处。

木蝴蝶

Oroxylum indicum（L.）Vent.

【本草名称】

千张纸《滇南本草》，玉蝴蝶《张聿青医案》，

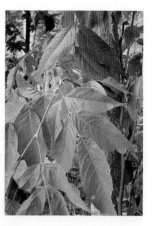

木蝴蝶《本草纲目拾遗》，破故纸、海船果心《本草药名汇考》。

【植物形态】

小乔木。2～4回羽状复叶，小叶三角状卵形。总状聚伞花序顶生，花冠钟形，肉质，橙红色。蒴果线形，木质。种子全被薄膜包围，呈半透明蝶翅状，故名玉蝴蝶。花果期7～12月。我国西南、华南地区有野生分布。

【化学成分】

种子含木蝴蝶苷（oroxin）、木蝴蝶定、白杨素、黄芩苷元及脂肪油等。

【医疗活性】

1. 抗炎。2. 镇咳。3. 降低胆固醇。4. 抑制脂类过氧化。5. 抑制大鼠半乳糖性白内障。

【毒性备考】

历代文献并无毒性方面记载，现代临床亦少有不良反应报道。《中药通报》曾记录一患者煎服木蝴蝶后出现恶心呕吐、头痛欲裂、天旋地转等症状。但与木蝴蝶有否存在因果关系，仅此一例尚难定论。

【传统功用】

种子入药。利咽润肺，敛疮生肌。主治急慢性咽炎、梅核哽喉感、声音嘶哑、肺燥久咳、疮疡不敛。内服：1.5～3克，入煎剂或泡茶饮。

爵床科
Acanthaceae

鸭嘴花

Adhatoda vasica Nees.

【本草名称】

鸭嘴花《药用植物花谱》，大驳骨《广西中药

志》，大还魂《广州植物志》，大接骨《广西中草药》，龙头草《广西药用植物名录》。

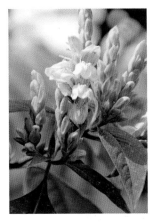

【植物形态】

灌木。茎枝具皮孔。叶对生，卵状披针形，叶揉碎后有特异气味。穗状花序，花白色，带紫纹；二唇形，上唇 2 微裂；下唇 3 深裂。蒴果近木质。花果期夏秋季节。我国广东、广西及云南有野生分布。

【化学成分】

茎叶含鸭嘴花碱（vasicine）、去氧鸭嘴花碱、鸭嘴花酮碱、鸭嘴花定碱等生物碱。

【医疗活性】

1. 抗炎。2. 抗结核杆菌。3. 松弛支气管痉挛。4. 促进纤毛运动，稀释黏稠痰液。5. 去氧鸭嘴花碱能对抗精神抑郁状态[3]。

【毒性备考】

鸭嘴花碱可引起妊娠动物子宫节律性收缩而导致流产，提示孕妇应当慎用。

【传统功用】

茎叶入药。活血化瘀，消肿止痛。主治风湿痹痛、肢体麻木、腰肌劳损、跌打损伤、骨折瘀肿。内服：9～15 克，入煎剂。外用：鲜草一握，捣敷患处。

穿心莲

Andrographis paniculata（Burm. f）Nees.

【本草名称】

苦草《福建中草药》，穿心莲、榄核莲《常用中草药手册》，一见喜《泉州本草》，四方莲《广东中草药》。

【植物形态】

一年生草本。茎四棱，多分枝。茎叶味极苦，故又名苦草。叶对生，纸质，叶片卵状披针

形。圆锥花序，花 2 唇形，淡紫色，带紫条纹。蒴果长圆形。花果期 9～11 月。原产东南亚，我国南部地区多有栽培。

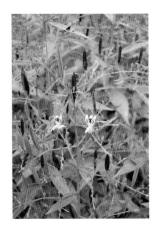

【化学成分】

全草含穿心莲内酯（andrographolide）、新穿心莲内酯、去氧穿心莲内酯等二萜酯类化合物。

【医疗活性】

1. 抗炎。2. 解热。3. 抗蛇毒。4. 增强肾上腺皮质功能。5. 广谱抗菌，抑制革兰氏阴性菌和革兰氏阳性菌。

【毒性备考】

煎剂味极苦，常引起胃部不适，恶心呕吐。注射剂可引起过敏性皮疹，有时伴肢麻、气促、心率加快；严重者出现过敏性休克[7]。

【传统功用】

全草入药。为抗炎灵片和上海蛇药 2 号注射液的主要原料。清热解毒，消炎抑菌。主治感冒发热、菌痢肠炎、蜂窝织炎、外科感染、毒蛇咬伤。内服：6～9 克，入煎剂。外用：鲜草一握，捣敷患处。提取物制剂，按产品说明使用。

马 蓝

Baphicacanthus cusia（Nees.）Brem.

【本草名称】

马蓝《本草图经》，大蓝《传信方》，青蓝《履巉岩本草》，大青叶、南板蓝根《有害花木图鉴》。

【植物形态】

灌木状草本。茎直立，节明显。叶对生，卵状长圆形至椭圆状披针形，边缘有浅齿。圆锥状聚伞花序顶生，花冠漏斗状，淡紫色。蒴果含种子 4 枚。花果期 8～11 月。我国华东、华南及西南地区有野生分布。

【化学成分】

根叶含吲哚苷、芥子苷、腺苷、靛玉红及蒽醌类化合物。

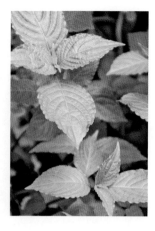

【医疗活性】

1. 抗炎。2. 退热。3. 抑制大肠杆菌。4. 抑制流感病毒。5. 杀灭钩端螺旋体。

【毒性备考】

部分人群对马蓝过敏。使用后出现头晕目眩、胸闷气短、四肢麻木、皮肤瘙痒等不良反应[13]。

【传统功用】

根叶入药。为制作青黛的原料之一。清热解毒，凉血止血。主治高热神昏、热毒发斑、乙脑流感、痈疽疮疡、病毒及细菌感染。内服：9～15克，入煎剂或入丸散。外用：鲜草一握，捣敷患处。

裹篱樵

Justicia gendarussa Burm f.

【本草名称】

驳骨丹《生草药性备要》，接骨草《群芳谱》，细骨风《有害花木图鉴》，小还魂《岭南采药录》，裹篱樵《中药大辞典》。

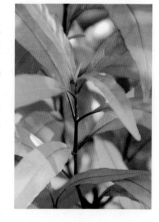

【植物形态】

常绿小灌木。因栽作绿篱，故此得名。茎节膨大，略带紫色。叶对生，披针形。聚伞花序顶生或生于上部叶腋，花冠白色至粉红色；2唇形，带紫斑。蒴果棒状。花果期5～8月。我国广东、海南及台湾有野生分布。

【化学成分】

全草含裹篱樵碱（justicin）等生物碱，又含多种挥发性物质。

【医疗活性】

1. 杀虫。2. 抗炎。3. 消肿。4. 镇痛。5. 调节体温。

【毒性备考】

全草有毒，农村常用茎叶作杀虫剂。误食误用或剂量过大可引起剧烈呕吐和腹痛腹泻[13]。

【传统功用】

全草入药。祛瘀生新，消肿止痛。主治跌打肿痛、断骨伤筋、瘀血不化、风湿痹痛、无名肿毒。内服：9～12克，入煎剂或浸酒饮。外用：鲜草一握，捣敷患处。

糯米香

Semnostachya menglaensis Tsui.

【本草名称】

香草，糯米香，糯米茶，糯米草《西双版纳植物园植物名录》。

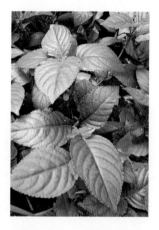

【植物形态】

草本植物，因全草有糯米饭般特异清香，故名。茎四棱。叶对生，卵状长椭圆形，先端急尖，基部楔形下延，边缘具锯齿。穗状花序顶生或腋生，花冠白色。蒴果开裂时反卷。我国云南西双版纳地区有野生分布。

【化学成分】

全草含糯米香草醇等多种挥发油及叶绿素、粗纤维、矿物质等。

【医疗活性】

1. 抗炎。2. 抗疲劳。3. 抗氧化。4. 助消化，促进消化液分泌和胃肠道蠕动。

【毒性备考】

据2007年《云南兽医杂志》记载：13头黄

牛误入种植园采食糯米香,结果全部中毒。其中8头死亡;病牛死前大量流涎,步态不稳,四肢划水样颤动。提示该草存在毒性;泡茶入药均须谨慎。大量摄入或长期饮用并不合适。

【传统功用】

全草入药。疏肝理气,消积调经。主治胃脘胀满、消化不良、疳积虫积、肝气郁结、月经不调。内服:3~6克,入煎剂或泡茶饮。

车前科
Plantaginaceae

车前草

Plantago asiatica L.

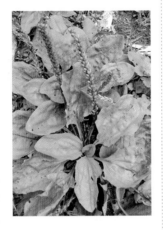

【本草名称】

苤苢《诗经》,车前草、车前子《神农本草经》,蛤蟆衣《尔雅》,车轮菜《救荒本草》。

【植物形态】

多年生草本。多须根。叶具长柄,卵状椭圆形,全缘或不规则波状浅齿。穗状花序长度约为花茎的二分之一;花淡绿色。蒴果圆锥形。种子细小,黑褐色。花果期6~10月。我国大部分地区有野生分布。

【化学成分】

全草含海力可苷(helicoside)、高车前苷、桃叶珊瑚苷等;种子含大量车前黏多糖。

【医疗活性】

1. 利尿,消肿。2. 降低胆固醇。3. 容积性缓泻。4. 修复关节腔病理性改变。5. 海力可苷明显抑制cAMP磷酸二酯酶、5-酯氧化酶及醛糖还原酶活性[3]。

【毒性备考】

有患者每天煎服鲜草200克,5天后心电

图QT间期延长、ST段低平与U波融合。显示存在低血钾改变[2]。

【传统功用】

种子或全草入药。为八正散的成分之一。清热利水,抗炎止血。主治肾炎水肿、尿道涩痛、小便不利、尿血便血、痢疾肠炎。内服:全草9~30克或种子9~15克,入煎剂。外用:鲜草煎水,浸洗患处。

茜草科
Rubiaceae

金鸡纳树

Cinchona ledgeriana Moens. ex Trim.

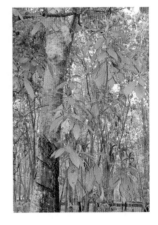

【本草名称】

金鸡勒《本草纲目拾遗》,金鸡纳《药用植物学》,莱氏金鸡纳、红色金鸡纳、黄色金鸡纳《中药大辞典》。

【植物形态】

灌木或小乔木。叶对生,椭圆状披针形。聚伞花序,花黄白色,有浓烈臭气;花冠筒状,五角形。蒴果长椭圆形。种子有翅。花果期5~9月。原产南美。我国云南、广西及海南曾有引种栽培。

【化学成分】

树皮及种子含多种生物碱,总称金鸡纳碱。其中含量最多活性最强的是奎宁(quinine),其次为奎尼丁、辛可尼丁及其衍生物。

【医疗活性】

1. 抑制疟原虫。2. 抗心房颤动,延长不应期。3. 增强子宫节律性收缩。

【毒性备考】

树皮有毒,所含奎宁类生物碱具细胞毒性。

其引起的不良反应统称"金鸡纳反应"。包括头痛、恶心、呕吐、视听力减退甚至短暂聋盲。特异体质者尚可发生"黑尿热",即急性溶血性血红蛋白尿伴高热不退[10]。

【传统功用】

根皮入药。为提取奎宁的主要原料。抗疟杀虫,解热镇痛。主治间日疟疾、寒热往来、反复发作、饮酒过量、酒精中毒。内服:3～6克,入煎剂或研末冲服。提取物制剂,按产品说明使用。

咖　啡

Coffea canephora Pierre. ex Froehn.

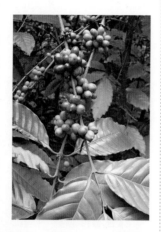

【本草名称】

咖啡豆、咖啡树、小粒咖啡、中粒咖啡、大粒咖啡《花卉品鉴金典》。

【植物形态】

灌木或小乔木。叶对生,厚纸质,卵状长圆形或披针形,全缘或浅波状。聚伞花序,花簇生叶腋,花冠白色,少有淡红色。浆果球形,熟时红色。花果期3～11月。原产非洲。我国云南、海南有栽培。

【化学成分】

果实含咖啡因(caffeine)、可可豆碱、鞣酸及芳香性挥发油等。

【医疗活性】

1. 咖啡因小剂量即能兴奋大脑,减少疲劳,提高效率。2. 较大剂量则兴奋呼吸及血管运动中枢。3. 对抗催眠药或酒精中毒所致中枢抑制。4. 对抗中枢性呼吸循环功能不全和呼吸暂停。

【毒性备考】

咖啡因属中枢兴奋剂。剂量过大引起呼吸加快、心动过速、肌肉震颤,甚至出现惊厥。此外,咖啡因还能干扰人体对钙镁吸收;引发胃酸过多,胃部不适;长期使用尚能轻度成瘾。

【传统功用】

种子及其咖啡因入药。提神醒脑,强心利尿。主治嗜睡萎靡、神疲乏力、安眠药或酒精中毒、肺源性心脏病、呼吸暂停症。内服:咖啡豆3～9克,研细,煎汁,过滤后饮用。提取物制剂:按产品说明使用。

栀　子

Gardenia jasminoides Ellis.

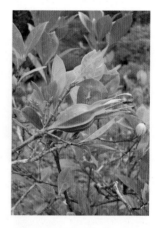

【本草名称】

栀子《神农本草经》,枝子《唐本草》,山枝子《药性论》,黄枝子《江苏药材志》,红栀子《药材学》。

【植物形态】

常绿灌木。叶对生或轮生,卵状披针形,革质,全缘。花单生,花冠重叠,高脚杯状,白色。蒴果壶状倒卵形,红黄色。因形似古代酒卮,故有栀子之名。花果期5～11月。我国东南沿海有野生分布。

【化学成分】

果实含栀子素(gardenia)、栀子苷、藏红花素、藏红花酸、果胶及鞣质等。

【医疗活性】

1. 利胆。2. 镇痛,消肿。3. 抑制毛癣真菌。4. 促进创面愈合。5. 延长巴比妥钠睡眠时间。

【毒性备考】

曾有一次煎服250克造成急性中毒,出现头晕、心悸、恶心、呕吐、全身乏力、冷汗淋漓,继而昏迷的案例。此属个案,临床上以过敏性药疹较为多见[2]。

【传统功用】

果实入药。为吊筋药和茵栀黄注射液的主

要原料。化湿消肿,利胆退黄。主治肝胆湿热、阴黄阳黄、跌打损伤、瘀滞肿痛、便血尿血。内服:6～9克,入煎剂或丸散。外用:适量研末加入蛋清,调敷肿痛处。提取物制剂,按产品说明使用。

白花蛇舌草

Hedyotis diffusa Willd.

【本草名称】

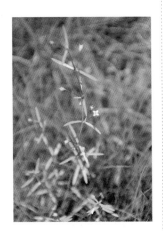

蛇舌草《广西中药志》,二叶律《种子植物名录》,珠仔草《台湾草药》,细叶柳《福建中草药》,白花蛇舌草《海南植物志》。

【植物形态】

一年生草本。茎柔弱。叶对生,线状披针形,中脉下陷,近无柄;叶片形似蛇吐信,故有蛇舌草之名。花白色,花冠漏斗形,先端4裂。蒴果背裂。种子细小。花果期7～10月。我国南部地区有野生分布。

【化学成分】

全草含车叶草苷(asperuloside)、谷甾醇、廿一烷及齐墩果酸等。

【医疗活性】

1. 抑菌。2. 抗炎。3. 利胆。4. 抑制大鼠吉田肉瘤。5. 促进网状内皮系统增生,增强巨噬细胞活性。

【毒性备考】

小鼠腹腔注射全草浸膏的 LD_{50} 为 104 g/kg,显示毒性轻微。临床上部分患者出现皮肤过敏,反应较重者伴发热畏寒,全身乏力[10]。

【传统功用】

全草入药。清热解毒,化瘀消肿。主治气管炎、咽喉炎、阑尾炎、盆腔炎、肿瘤疼痛、毒蛇咬伤。内服:15～30克,入煎剂或加量榨汁饮。外用:鲜草一握,捣敷患处。

红大戟

Knoxia valerianoides Thorel. ex Pitard.

【本草名称】

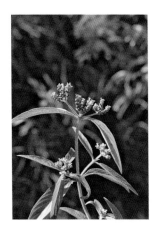

南大戟《药材学》,红大戟、红芽大戟《全国中草药汇编》,红毛大戟《中药大辞典》。

【植物形态】

多年生草本。块根纺锤形,红褐色,因形似京大戟根,故名。叶对生,长椭圆形或线状披针形。聚伞花序顶生,花冠漏斗形,淡紫红色或白色。果实有棱。花果期8～11月。我国福建、广西及贵州有野生分布。

【化学成分】

块根含红大戟素(knoxiadin)、甲基异茜草素、虎刺醛及槲皮素等。

【医疗活性】

1. 利尿。2. 泻下。3. 抑菌。4. 抗炎。5. 消肿。

【毒性备考】

红大戟与京大戟习惯上通用。由于科属不同,化学成分各异。虽红大戟的毒性较京大戟小,但使用不当仍会引起中毒,出现咽喉刺痛、剧烈吐泻、头晕心悸等;严重者呼吸困难、体温下降、痉挛抽搐、全身衰竭[8]。

【传统功用】

块根入药。为紫金锭的主要成分。泻水逐饮,解毒散结。主治肢体水肿、胸腔积液、腹水、痰饮喘满、瘰疬肿块、疮毒痈疽。内服:1.5～3克,入煎剂。若研末吞服,每次不超过1克。外用:适量研末,调敷患处。

海滨木巴戟

Morinda citrifolia L.

【本草名称】

诺丽、海巴戟、木巴戟、桔叶巴戟、印度桑葚《观赏树木200种》。

【植物形态】

灌木或小乔木。茎多分枝。叶对生,卵状长圆形。头状花序,花冠白色,漏斗形,5裂。

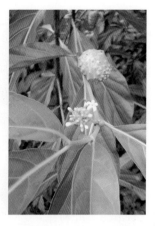

聚合果球形,幼时绿色,熟时黄白色,具特异气味。花果期全年。我国海南、台湾及西沙群岛有野生分布。

【化学成分】

果实含诺丽糖苷、呋喃糖苷、黄酮苷及大量钾盐。根含蒽醌类化合物。

【医疗活性】

1. 抑菌。2. 镇痛。3. 抗疲劳。4. 抗氧化。5. 免疫调节。

【毒性备考】

果实中钾含量较高,大量饮用果汁会导致血钾过高,产生心律失常。长期使用诺丽果保健品人群中,部分出现皮肤瘙痒、咽喉不适、声音嘶哑、大便稀溏、妇女月经紊乱。有传销者把不良反应说成是"正常的排毒"。此为忽悠,不值一驳。

【传统功用】

果实入药。扶正祛邪,清热解毒。主治高血压、冠心病、胃溃疡、免疫低下、神疲乏力、消化不良。内服:15～30克,入煎剂或鲜果榨汁饮。

鸡矢藤

Paederia scandens（Lour.）Merr.

【本草名称】

臭藤《天宝本草》,主屎藤《质问本草》,鸡屎藤《生草药性备要》,牛皮冻《植物名实图考》,鸡矢藤《上海常用中草药》。

【植物形态】

蔓生草质藤本。茎叶有特异鸡

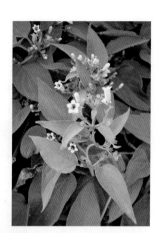

屎样恶臭,故有鸡屎藤之名。叶对生,叶片卵状椭圆形。圆锥花序,花冠钟状,顶部5裂,白紫色。浆果球形,熟时黄色。花果期7～10月。我国大部分地区有野生分布。

【化学成分】

全草含鸡矢藤苷（paederoside）、鸡矢藤次苷、车叶草苷、熊果苷及挥发油等。

【医疗活性】

1. 抗炎。2. 消肿。3. 降血压。4. 松弛肌肉痉挛。5. 镇痛,明显提高小鼠热板试验之痛阈。

【毒性备考】

全草小毒。过量摄入可出现呕吐、腹泻等胃肠刺激症状。小鼠腹腔注射乙醇提取物500 mg/kg,出现共济失调、呼吸困难、阵发痉挛、后肢瘫痪、呼吸抑制并陆续死亡[4]。

【传统功用】

全草入药。为鸡矢藤注射液的主要原料。祛风化湿,消肿止痛。主治风湿骨痛、跌打肿痛、食滞疳积、癣湿皮炎、无名肿毒。内服:12～15克(大剂量可用至30～60克),入煎剂。外用:鲜草一握,捣敷患处。提取物制剂,按产品说明使用。

茜 草

Rubia cordifolia L.

【本草名称】

茜草《神农本草经》,染绯草《蜀本草》,地苏木《本草纲目拾遗》,满江红《江苏药用植物志》,红茜根《江苏药材志》。

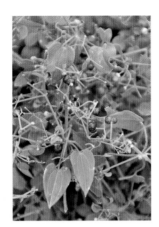

【植物形态】

多年生攀缘草本。根细长,其色素古人用作染料,故有染绯草之称。茎四棱,具倒刺。叶四枚轮生,狭卵状心形。聚伞花序圆锥状,花小,淡黄色。浆果球形。花果期7～10月。我国大部分地区有野生分布。

【化学成分】

根含茜素(alizarin)、紫茜素、羟基茜草素、茜草色素等蒽醌类化合物。

【医疗活性】

1. 止血。2. 抗炎。3. 抗病毒。4. 提升白细胞。5. 增加冠状动脉血流量,修复心肌梗死造成之损伤。

【毒性备考】

根有小毒。所含蒽醌衍生物光泽定对伤寒杆菌有致细胞突变作用。茜草根煎服可引起口干、纳呆、血压轻度升高和持久的恶心[1]。

【传统功用】

根入药。为十灰丸的成分之一。凉血止血,化瘀消肿。主治吐血咯血、便血尿血、妇女崩漏、产后瘀阻、跌打损伤、风湿肿痛。内服:6～9克,入煎剂或入丸散。外用:适量研末,调敷患处。

钩 藤

Uncaria rhynchophylla Miq. ex Havil.

【本草名称】

钩藤《本草原始》,钓藤《神农本草经集注》,钓藤钩《婴童百问》,双钩藤《全国中草药汇编》,倒挂金钩《湖南药物志》。

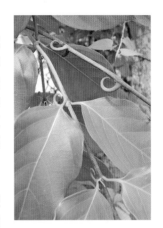

【植物形态】

木质藤本。变态枝弯曲成倒钩状,成对或单生于叶腋,故有钩藤之名。叶对生,卵状长圆形。头状花序单生,花小、黄色。蒴果椭圆形。种子具翅。花果期6～11月。我国华东、华南及西南地区有野生分布。

【化学成分】

茎枝含钩藤碱(rhynchophylline)、异去氧钩藤碱等多种生物碱。又含大量儿茶酚。

【医疗活性】

1. 镇静。2. 抗惊厥。3. 抗血栓形成。4. 抗心律失常。5. 扩张血管,降低血压。

【毒性备考】

茎枝及叶有毒。家兔和小鼠中毒后活动减少、全身无力、呼吸急促、肢体麻痹,最终因呼吸抑制死亡。尸检显示心、肝、肾等脏器均有明显病理改变[4]。

【传统功用】

茎枝(钩状变态枝)入药。为天麻钩藤饮的主要成分。平肝清热,熄风止痉。主治肝风内动、惊痫抽搐、血压升高、头晕目眩、中风瘫痪。内服:3～12克,入煎剂或入丸散。外用:适量煎水,浸洗患部。

忍冬科
Caprifoliaceae

金银花

Lonicera japonica Thunb.

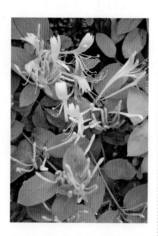

【本草名称】

银花《温病条辨》，双花《中药材手册》，忍冬花《唐本草》，鹭鸶花《植物名实图考》，金银花《中药大辞典》。

【植物形态】

常绿藤本。叶纸质，矩圆状卵形。花成对腋生于小枝，初时银白色，数日后变成金黄色；盛开时黄白相间，故有金银花之称。果实圆形，熟时蓝黑色。花果期4～11月。我国大部分地区有野生分布。

【化学成分】

花蕾含木犀草素（luteolin）、绿原酸、肌醇、皂苷、鞣酸及多种挥发性物质。

【医疗活性】

1. 抗炎。2. 消肿。3. 广谱抗菌。4. 轻度抑制对胆固醇的吸收。5. 对大鼠幽门结扎之胃溃疡有轻度抑制作用。

【毒性备考】

笔者临床使用金银花的口服剂量有时在30克以上，并未发现任何不良反应。但金银花注射液可引起过敏，严重的过敏反应可造成患者休克甚至死亡[7]。

【传统功用】

花蕾入药。为银黄片和双黄连口服液的主要原料。清热解毒，抑菌抗炎。主治感冒发热、细菌感染、红肿热痛、菌痢肠炎、脓疡疮痈。内服：9～15克，入煎剂或泡茶饮。外用：适量煎水，浸洗患处。

蒴藋

Sambucus chinensis Lindl.

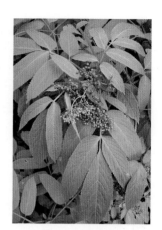

【本草名称】

蒴藋《名医别录》，陆英《神农本草经》，接骨木《东医宝鉴》，珊瑚花《植物名实图考》，马鞭三七《浙江民间草药》。

【植物形态】

小灌木。茎多斑点。羽状复叶，小叶5～9，椭圆状披针形。复伞花序顶生，花小，白色，花冠5裂。浆果球形，成熟时呈红珊瑚色，故有珊瑚花之称。花果期8～10月。我国华东及华南地区有野生分布。

【化学成分】

茎叶含黄酮、酚类、鞣质、绿原酸等；根尚含少量生物碱。

【医疗活性】

1. 镇痛。2. 消肿。3. 发汗。4. 加速骨折愈合。5. 促进磷钙在骨骼中沉积。

【毒性备考】

《药性论》："有小毒。"全草水煎液小鼠腹腔注射的 LD_{50} 为 119 g/kg；动物死亡前烦躁不安、抽搐痉挛、肌肉震颤[1]。

【传统功用】

茎叶入药。祛风除湿，化瘀止痛。主治风湿疼痛、跌打损伤、伤筋折骨、支气管炎、肢体浮肿。内服：6～12克，入煎剂。外用：适量煎水，浸洗患处。

川续断科
Dipsacaceae

败酱科
Valerianaceae

续　断

Dipsacus japonicus Miq.

【本草名称】

续断《神农本草经》，川断《临证指南医案》，鼓锤草《滇南本草》，山萝卜《中华本草》，滋油菜《药用植物花谱》。

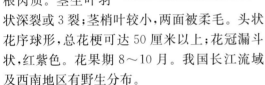

【植物形态】

多年生草本。根肉质。茎生叶羽状深裂或 3 裂；茎梢叶较小，两面被柔毛。头状花序球形，总花梗可达 50 厘米以上；花冠漏斗状，红紫色。花果期 8～10 月。我国长江流域及西南地区有野生分布。

【化学成分】

根含当药苷（sweroside）、木通皂苷、马钱子苷及续断碱等。

【医疗活性】

1. 抗炎。2. 消肿。3. 抗氧化。4. 降低动脉压。解除肌紧张。5. 消减维生素 E 缺乏引起的病理改变[6]。

【毒性备考】

历代本草未见毒性记载。1989 年的《黑龙江中医药杂志》曾报道续断引起过敏性皮炎 1 例。患者服用煎剂后全身出现红色斑块和丘疹，奇痒难耐并伴有皮肤灼热感。

【传统功用】

根入药。为千金保胎膏的主要成分。补肝益肾，强筋健骨。主治跌打肿痛、伤筋断骨、腰肌劳损、手麻足软、胎动不安。内服：9～15 克，入煎剂或入丸散。外用：适量煎水，浸洗患处。

黄花败酱

Patrinia scabiosaefolia Fisch. ex Trev.

【本草名称】

败酱《神农本草经》，豆豉草、豆渣草《重庆草药》，黄花龙芽《植物名实图考》，黄花败酱《药用植物花谱》。

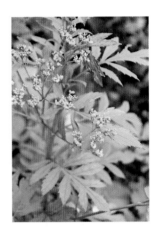

【植物形态】

多年生草本。茎枝被粗毛。因具特异陈腐豆酱气，故有败酱之名。叶羽状深裂，椭圆状披针形，顶端裂片较大。伞房花序，花冠 5 裂，黄色。瘦果椭圆形。花果期 7～9 月。我国大部分地区有野生分布。

【化学成分】

全草含败酱皂苷（patrinoside）、硫败酱苷及败酱烯异戊酸等挥发性物质。

【医疗活性】

1. 镇静。2. 解痉。3. 抗炎。4. 消肿。5. 硫败酱苷对 HIV 人类免疫缺陷病毒具抑制活性[3]。

【毒性备考】

全草浸膏以 30 g/kg 较大剂量对小鼠灌胃，实验动物有轻度呼吸抑制和轻度泻下。临床上口服煎剂后个别患者口干、胃部不适。同属植物白花败酱注射液可引发皮肤瘙痒，白细胞下降，停药后恢复正常[7]。

【传统功用】

根及全草入药。清热解毒，化瘀排脓。主治乳痈肠痈、疮疖脓肿、瘀血积聚、产后腹痛、妇科炎症。内服：9～15 克，入煎剂。外用：鲜草一握，捣敷患处。

缬 草

Valeriana officinalis L.

【本草名称】

缬草《科学的民间草药》，臭草《全国中草药汇编》，猫食菜《新疆药材》，欧缬草《药材学》，穿心排草《物理小识》。

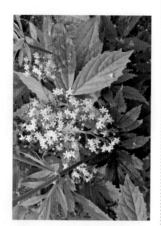

【植物形态】

多年生草本。根茎粗壮，须根细长。茎生叶抱茎，单数羽状全裂，裂片披针形。伞房花序顶生，花白色或带紫红色；花冠管状，5裂。蒴果光滑。花果期6～8月。我国华东、华北及西北地区有野生分布。

【化学成分】

根及根茎含缬草碱（valerine）、缬草宁碱及缬草醇、松油醇、龙脑酯等挥发性成分。

【医疗活性】

1. 解痉。2. 镇静。3. 轻度催眠。4. 抑制革兰阳性菌。5. 缬草醇乙酸酯能明显对抗精神抑郁状态[3]。

【毒性备考】

少数患者有头痛、心悸、血压上升等不良反应，应避免长期或者大剂量服用[20]。

【传统功用】

根和根茎入药。为缬草酊的主要原料。镇惊解郁，宁心安神。主治神经衰弱、失眠健忘、心神不安、情绪抑郁、神经官能症。内服：4.5～9克，入煎剂或泡茶、浸酒饮。

葫芦科
Cucurbitaceae

甜 瓜

Cucumis melo L.

【本草名称】

瓜蒂《神农本草经》，瓜丁《千金翼方》，甜瓜蒂《本经集注》，苦丁香《宝庆本草折衷》，香瓜蒂《本草药名汇考》。

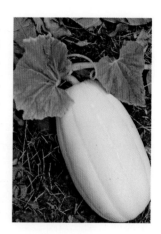

【植物形态】

一年生葡匐草本，全株有粗毛。叶互生，具长柄；叶片近圆形，掌状3～5浅裂。花单生，花冠5，黄色。瓠果肉质，有时具条纹；果蒂圆柱状，具纵槽。花果期6～8月。我国大部分地区有栽培。

【化学成分】

瓜蒂含葫芦素（cucurbitacin）、葫芦素苷等。其中葫芦素B含量最高，葫芦素苷次之。

【医疗活性】

1. 催吐。2. 轻度降压。3. 细胞毒，抑制肿瘤。4. 提高淋巴细胞转化率。5. 修复四氯化碳诱导之肝损伤。

【毒性备考】

果肉无毒，果蒂大毒。所含葫芦素具有细胞毒性，可对胃肠、心肾及视神经造成损害。中毒剂量出现剧烈呕吐、频繁腹泻、胸闷心悸、心律失常、传导阻滞、蛋白尿、血清转氨酶升高、视神经萎缩等。临床上曾有多起误服瓜蒂或误用瓜蒂散导致死亡的案例[2]。

【传统功用】

瓜蒂入药。为瓜蒂散和提取葫芦素的主要原料。涌吐风痰，清化湿热。主治痰涎积聚、胸腹痞满、黄疸湿热、急、慢性或中毒性肝炎。内服：1.5～3克，入煎剂或入丸散。外用：适量研末，搐入鼻腔。提取物制剂，按产品说明使用。

喷　瓜

Ecballium elaterium（L.）Rich.

【本草名称】

喷瓜、炸瓜、炸弹瓜、铁炮瓜《北京植物园名录》。

【植物形态】

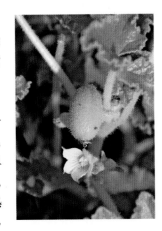

匍匐草本。叶长圆形，边缘波状。雄花总状，雌花单生，花 5 裂，黄色。瓠果密生硬毛；熟后果皮自动破裂，种子连同黏液喷射而出，故有喷瓜之名。花果期 8～11 月。原产北非，我国北部地区有少量栽培。

【化学成分】

果实含喷瓜苦素（elaterin），即葫芦素 B 和葫芦素 E。

【医疗活性】

1. 免疫增强。2. 解热镇痛。3. 抑制肿瘤。4. 对抗四氯化碳诱导的肝损害。5. 抑制肝脂肪变性和纤维增生。

【毒性备考】

喷瓜苦素有大毒。过量摄入可出现剧烈呕吐等消化道刺激症状。临床上有引起悬雍垂水肿造成呼吸困难的病例报道。

【传统功用】

喷瓜苦素入药。用于治疗病毒性肝炎、化学性肝损伤、脂肪肝及早期肝硬化等。也曾用于肝癌的辅助治疗。提取物制剂，按产品说明使用。孕妇及严重消化道溃疡者慎用。

绞股蓝

Gynostemma pentaphyllum
（Thunb.）Mak.

【本草名称】

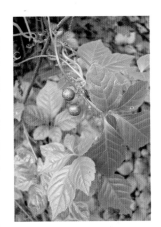

绞股蓝《救荒本草》，七叶胆《中草药通讯》，甘茶蔓《药材资料汇编》，遍地生根《中药大辞典》，软梗五爪金龙《本草药名汇考》。

【植物形态】

多年生草本。茎有棱。鸟趾状复叶，小叶 5～7，披针形或卵状长圆形，边缘具浅齿。圆锥花序腋生，花冠黄绿色，5 裂。浆果球形，熟时黑色。花果期 6～10 月。我国长江流域及东南沿海有野生分布。

【化学成分】

全草含绞股蓝皂苷（gypenoside）、人参皂苷、黄酮类及多种氨基酸。

【医疗活性】

1. 降血脂。2. 抗氧化。3. 抗疲劳。4. 增强免疫。5. 人参样双相调节作用。

【毒性备考】

绞股蓝皂苷具有一定溶血毒性。全草研粉制成片剂和胶囊治疗慢性支气管炎，部分患者有恶心呕吐、腹痛腹泻、头晕目眩、耳鸣心悸等不良反应。但均能坚持继续治疗[10]。

【传统功用】

全草入药。益气固本，生津止咳。主治气虚乏力、慢支咳喘、失眠健忘、神经衰弱。内服：9～15克，入煎剂或泡茶饮。

雪　胆

Hemsleya omeiensis L. T. Shen. et W.J. Chang.

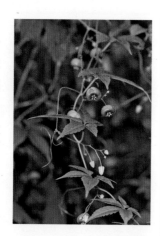

【本草名称】

雪胆《中国有毒植物》，曲莲《草木便方》，罗锅底《云南中草药选》，金龟莲《修订增补开宝本草》，峨眉雪胆《中国植物志》。

【植物形态】

多年生草本。块根巨大，有的重达数十公斤；因顶部有凹陷，形状如锅底，俗称罗锅底。掌状复叶，小叶卵状披针形。聚伞花序腋生，花肉红色。蒴果卵形。花果期6～10月。我国西南地区有野生分布。

【化学成分】

块根含雪胆素（hemsleyadin）、雪胆皂苷、雪胆酮、苦味素等化合物。

【医疗活性】

1. 抗炎，消肿。2. 增强免疫。3. 抑制实验性肿瘤。4. 修复化学性肝损伤。5. 对溶血性链球菌、沙门菌、结核杆菌均有抑制作用。

【毒性备考】

块根有小毒。有毒成分为雪胆素及皂苷类化合物。摄入过多引起恶心、呕吐、腹泻、多汗等不良反应。小鼠腹腔注射块根的氯仿提取物1 000 mg/kg，出现共济失调、心率减慢、呼吸抑制、抽搐惊厥，最终死亡[4]。

【传统功用】

块根入药。清热解毒，消肿止痛。主治痢疾、肠炎、肺结核、气管炎、风火牙疼、痈疽烂疮。内服：6～9克，入煎剂。外用：适量研末，调敷患处。

丝　瓜

Luffa cylindrica（L.）Roem.

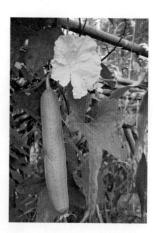

【本草名称】

天罗、蛮瓜《本事方》，丝瓜《本草纲目》，丝瓜子《食物本草》，乌牛子《本草纲目拾遗》。

【植物形态】

一年生攀缘草本。卷须3岐。叶心形，掌状3～7裂。裂片三角形。花单性，雄花为总状花序，花冠黄色，深5裂。胯果条形圆柱状，下垂。种子扁圆形，黑色。花果期5～9月。我国南北各地有栽培。

【化学成分】

种子含葫芦素（cucurbitacin）、三萜皂苷、泻根醇酸等。粤丝瓜（L. acutangula）含较多喷瓜素。

【医疗活性】

1. 泻下。2. 杀虫。3. 对离体蛙心呈洋地黄样作用。4. 泻根醇酸具细胞毒性，体外试验引起多种癌细胞凋亡[3]。

【毒性备考】

种子小毒。同属植物粤丝瓜种子有峻泻作用，剂量过大可致中毒。一般口服15～20粒引起呕吐及腹痛；30～40粒则出现流涎，剧烈腹泻或胃肠道出血[18]。

【传统功用】

种子入药。利水消肿，去热通便。主治肢体浮肿、小便不利、石淋热淋、虫积腹痛、便秘腹胀。内服：3～4.5克，打碎后入煎剂或捣烂后装入胶囊内吞服。

苦　瓜

Momordica charantia L.

【本草名称】

苦瓜《滇南本草》,凉瓜《广州植物志》,癞瓜《民间常用中草药汇编》,红姑娘《群芳谱》,癞葡萄《救荒本草》。

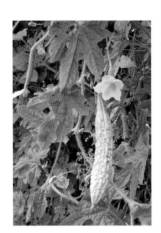

【植物形态】

一年生攀缘草本。叶肾圆形,通常5～7深裂。花冠5裂,黄色。果实卵形,表面有不整齐瘤状突起,故又有癞葡萄之称。熟后开裂,露出红色假种皮。花果期6～10月。我国大部分地区有栽培。

【化学成分】

果实含苦瓜苷(charantin)、5-羟色氨、瓜氨酸、果胶及苦味质等。

【医疗活性】

1. 激活单磷酸腺苷活化蛋白酶。2. 调节糖代谢。用四氧嘧啶诱导的糖尿病家兔在灌服苦瓜浆汁后血糖均有所降低[10]。

【毒性备考】

妊娠大鼠每日灌服苦瓜汁6 ml/kg,最终引起子宫出血和死亡[10]。但笔者在临床上并未发现有生殖毒性或其他不良反应。

【传统功用】

果实入药。清肝明目、去火解毒。主治肝阳上亢、暴发火眼、消渴三多、痈疽丹毒、湿疹疮疡。内服:15～30克,入煎剂或鲜榨饮汁。外用:鲜果适量,捣敷患处。

木鳖子

Momordica cochinchinensis（Lour.）Spr.

【本草名称】

木鳖子《开宝本草》,壳木鳖《药材资料汇编》,漏苓子《中药志》,藤桐子《中药材手册》,木鳖瓜《常用中草药手册》。

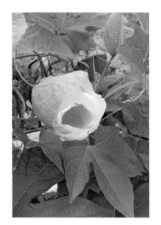

【植物形态】

草质藤本。叶阔卵形,通常3裂。花单生,花瓣5,淡黄色。瓠果椭圆形,外被软刺,熟时红色。种子扁圆,四周有不规则突起,似鳖甲,故名木鳖。花果期6～11月。我国华东、华南及西南地区有栽培。

【化学成分】

种子含木鳖子酸(momordic acid)、木鳖子素、木鳖糖蛋白及多种皂苷类化合物。

【医疗活性】

1. 抗炎。2. 消肿。3. 抑制肝炎病毒。4. 抑制癣类真菌。5. 抑制金黄色葡萄球菌。

【毒性备考】

关于木鳖子毒性,历代颇有争议。《开宝本草》言其"甘温无毒",《本草正》予以反驳:"谬也。今见毒狗者,能毙命于顷刻,使非大毒而有如是乎? 人若食之,则中寒发噤,不可解救。"前者显然忽视了木鳖子的毒性,与事实不符;后者则把木鳖子误当成剧毒的番木鳖,犯了张冠李戴的错误。李时珍的《本草纲目》定为"小毒",比较符合现代药理和临床实际。

【传统功用】

种子入药。为小金丹的主要成分。消肿散结,拔毒化痔。主治瘰疬症瘕、痔疮肿痛、无名肿毒、筋脉拘挛、头癣疥疮。内服:0.9～1.2克,入煎剂或入丸散。外用:适量研末,调敷患处。

栝　楼

Trichosanthes kirilowii Maxim.

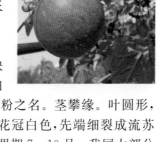

【本草名称】

白药《本草图经》，瑞雪《本草纲目》，花粉《增订伪药条辨》，栝楼根《神农本草经》，天花粉《雷公炮炙论》。

【植物形态】

草质藤本。块根圆柱状，断面白色，粉质，故有天花粉之名。茎攀缘。叶圆形，5～7裂。花单性，花冠白色，先端细裂成流苏状。瓠果卵形。花果期7～10月。我国大部分地区有野生分布或栽培。

【化学成分】

根含天花粉蛋白（trichosanthin）、栝楼多糖、氨基酸、皂苷等化合物。

【医疗活性】

1. 降血糖。2. 免疫调节。3. 抑制实验性肿瘤。4. 抗早孕，抑制胚胎发育。5. 抑制HIV人类免疫缺陷病毒在被感染的免疫细胞内进行复制[6]。

【毒性备考】

天花粉蛋白有较强的抗原性，极易引起过敏，甚至出现休克。使用不当还会造成心、肝、肾等脏器损害。临床上曾发生用天花粉进行中期妊娠引产，导致弥散性血管内凝血最终死亡的案例[1]。

【传统功用】

块根入药。为如意金黄散的主要成分。润肺生津，消肿排脓。主治热病伤津、唇焦口燥、消渴三多、痈疽疮毒、脓疡不敛。内服：9～15克，入煎剂或入丸散。外用：适量研末，调敷患处。

桔梗科
Campanulaceae

党　参

Codonopsis pilosula（Fra.）Nannf.

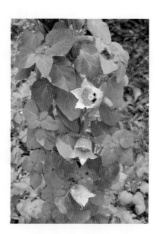

【本草名称】

党参《本草从新》，狮头参《本草纲目拾遗》，潞党参《本草害利》，白皮党《本草药名汇考》，上党人参《本草逢原》。

【植物形态】

多年生草本。根圆柱形，顶端有瘤状茎痕；形似狮头，故又有狮头参之称。叶互生、对生或假轮生，广卵形。花单生，花冠钟形，淡黄绿色。蒴果圆锥形。花果期8～10月。我国中西部地区有野生分布。

【化学成分】

根含党参苷（tangshenoside）、甘露糖、多糖、皂苷及微量生物碱等。

【医疗活性】

1. 抗疲劳。2. 增强免疫机能。3. 提高小鼠抗高温能力。4. 改善贫血，使实验家兔红细胞和血色素明显增加。

【毒性备考】

常规使用并无不良反应，但用量过大（60～120克以上）可引起胃脘饱胀、心前区不适、甚至出现心律失常。停药后自行缓解[7]。

【传统功用】

根入药。为四君子汤和十全大补膏的主要成分。扶正固本、益气养血。主治气血亏虚、体倦乏力、气短心悸、贫血萎黄、内脏下垂。内服：9～30克，入煎剂或入丸散。

半边莲

Lobelia chinensis Lour.

【本草名称】

半边莲、急解索《本草纲目》，半边花《浙江民间常用草药》，蛇利草《岭南采药录》，蛇啄草《上海常用中草药》。

【植物形态】

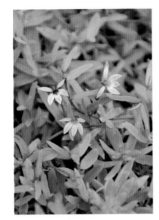

多年生蔓性草本。茎匍匐，折断有白色乳液流出。叶无柄；披针形，具疏齿。花单生，淡紫色；上端5裂，偏向一侧，形似半朵莲花，故此命名。种子细小。花果期5～10月。我国华东、华南地区有野生分布。

【化学成分】

全草含山梗菜碱(lobeline)、山梗菜酮碱、半边莲果聚糖、黄酮及皂苷等。

【医疗活性】

1. 强心。2. 利尿。3. 抗蝮蛇蛇毒。4. 兴奋呼吸中枢。5. 抑制乙肝病毒表面抗原[1]。

【毒性备考】

全草小毒。大剂量摄入可引起流涎、头痛、恶心、腹泻、血压升高、脉搏先缓后速；严重中毒者血压下降、瞳孔散大、痉挛抽搐甚至呼吸麻痹[12]。

【传统功用】

全草入药，传为南通季德胜蛇药的主要成分。清热解毒，利尿消肿。主治蝮蛇咬伤、神昏谵语、呼吸困难、酱色血尿、晚期血吸虫病、肝硬化腹水。内服：9～15克(鲜用加倍)，入煎剂、片剂或榨汁饮。外用：鲜草一握，捣敷毒蛇牙痕四周并留出伤口以利排毒。

山梗菜

Lobelia sessilifolia Lamb.

【本草名称】

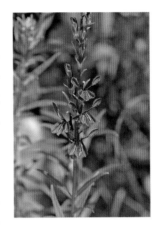

山梗菜《救荒本草》，水苋菜、节节花《湖南药物志》，水白菜《中草药手册》，大种半边莲《中国植物图志》。

【植物形态】

多年生草本。茎直立，少分枝。叶互生，披针形；有微齿，无叶柄。总状花序顶生，花冠淡紫色；上唇2裂，下唇3裂。蒴果近球形。种子有光泽。花果期8～9月。我国华东、华南及西南地区有野生分布。

【化学成分】

全草含山梗菜碱(lobeline)、山梗菜聚糖、蜂花酸、熊果酸等。

【医疗活性】

1. 强心。2. 利尿。3. 兴奋呼吸中枢。4. 促进肾上腺分泌。5. 对横纹肌有类似箭毒样作用[8]。

【毒性备考】

全草有毒。所含山梗菜碱既是有效成分又是有毒成分。过量中毒引起恶心呕吐、头晕目眩；严重者肌肉震颤、血压下降、传导阻滞、心动过缓甚至呼吸抑制。因大量摄入会出现强烈呕吐，故中毒致死者少见。

【传统功用】

全草入药。为提取呼吸中枢兴奋药"洛贝林"的天然原料。宣肺化痰，解毒利尿。主治呼吸衰竭、毒蛇咬伤、全身肿胀、小便闭塞、支气管炎、咳喘多痰。内服：3～9克，入煎剂。外用：鲜草一握，捣敷患处。提取物制剂，按产品说明使用。

桔 梗

Platycodon grandiflorum (Jacq.) A. DC.

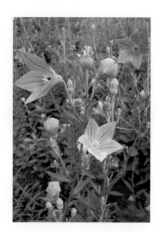

【本草名称】

桔梗《神农本草经》,苦桔梗《本草纲目》,铃铛花《东北药用植物志》,包袱花、和尚帽花《本草药名汇考》。

【植物形态】

多年生草本。根肉质,圆柱形。茎下部叶对生或轮生;上部叶互生;卵状披针形。总状花序,花冠钟状,蓝紫色。因形似僧帽,故又称和尚帽花。蒴果卵形。花果期7～10月。我国大部分地区有野生分布。

【化学成分】

根含桔梗皂苷(platycodin)、桔梗酸、远志酸及桔梗聚糖等。

【医疗活性】

1. 祛痰。2. 抗炎。3. 消肿。4. 降血糖。5. 调节胆固醇代谢。

【毒性备考】

桔梗皂苷有溶血毒性,不可用于注射;口服虽无溶血之弊,但过量服用对口腔黏膜及胃肠道黏膜有一定刺激,会引起咽喉不适、流涎、恶心呕吐、腹痛腹泻;严重者喉头痉挛、呼吸困难。

【传统功用】

根入药。为痰喘宁片的主要成分。宣肺止咳,化痰排脓。主治感冒咳嗽、慢性咽炎、支气管炎、肺痈脓疡、排脓不畅。内服:3～9克,入煎剂或泡茶饮。

菊 科
Compositae

蓍 草

Achillea alpina L.

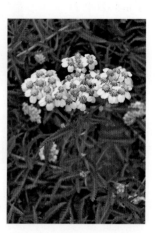

【本草名称】

蓍《尚书》,一枝蒿《本草纲目拾遗》,高山蓍《中国植物志》,飞天蜈蚣《贵阳民间草药》,千条蜈蚣《江西草药手册》。

【植物形态】

多年生草本。茎多分枝。叶栉齿样深裂,裂片线形;因形似多足爬虫,故又称飞天蜈蚣。头状花序,中央管状花,边缘舌状花,白色。瘦果扁平。花果期7～10月。我国东北、西北及华北地区有野生分布。

【化学成分】

全草含兰香油薁(chamazulene)、蓍草苦素、母菊素、香豆素及酚性化合物。

【医疗活性】

1. 抗炎。2. 消肿。3. 健胃。4. 加速创面愈合。5. 抑制铜绿假单胞菌和痢疾杆菌。

【毒性备考】

小鼠腹腔注射蓍草后活动减少,共济失调、呼吸深慢;继续加大剂量则阵发痉挛、呼吸抑制。全草对胃肠道有较大刺激。临床上剂量过大可引起恶心、呕吐、腹痛、腹泻及短暂听觉障碍[4]。

【传统功用】

全草入药。清热解毒,消肿止痛。主治跌打损伤、瘀血肿痛、风寒湿痹、肢体麻木、疮痈溃疡。内服:3～6克,入煎剂。外用:鲜草一握,捣敷患处。

千叶蓍

Achillea millefolium L.

【本草名称】

锯草《中国药用植物图鉴》，千叶蓍《中药大辞典》，洋蓍草、多叶蓍《中国有毒植物》，蜈蚣蒿《陕西中草药》。

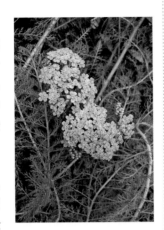

【植物形态】

多年生草本。茎多单一。叶长圆状，2～3回羽状全裂；小裂片细密，故有千叶蓍之名。头状花序，管状花黄色；舌状花粉红色，稀有白色。瘦果扁平。花果期6～10月。我国东北、西北及华北地区有野生分布。

【化学成分】

全草含千叶蓍内酯（millefolide）、兰香油薁、水苏碱、蓍草苦素及母菊素等。

【医疗活性】

1. 抗炎。2. 消肿。3. 解热。4. 止血，促进血液凝固。5. 抑制溃疡，加速创面愈合。

【毒性备考】

全草有毒。少量引起消化不良；大量则刺激胃肠道，引起恶心呕吐、腹痛腹泻；个别可能出现短暂听觉障碍[4]。

【传统功用】

全草入药。清热消肿，凉血止痛。主治血热妄行、尿血便血、痔疮出血、疮毒痈疽、跌打肿痛。内服：3～6克，入煎剂。外用：鲜草一握，捣敷患处。

牛　蒡

Arctium lappa L.

【本草名称】

恶实、鼠粘《名医别录》，牛蒡子《本草图经》，大力子《卫生简易方》，蝙蝠刺《本草纲目》。

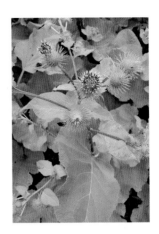

【植物形态】

二年生草本。根肉质。叶片大，具长柄，广卵形。头状花序顶生，排列成伞房状；总苞球形，苞片针状，先端有倒钩；着生多数筒状花。种子长卵形，灰褐色。花果期6～8月。我国大部分地区有栽培。

【化学成分】

种子含牛蒡苷（arctiin）、牛蒡酚、牛蒡醛等，并含较多不饱和脂肪酸。

【医疗活性】

1. 抑菌。2. 抗病毒。3. 降血糖。4. 抑制肾病尿蛋白。5. 种子中分离得到一种抗诱变因子，能够抑制肿瘤生成[6]。

【毒性备考】

牛蒡子引起过敏反应已有多篇报道。主要症状为皮肤丘疹、红肿痒痛、全身乏力；较严重者胸闷气急，咽喉阻塞感，伴头晕，呕吐，血压下降[2]。

【传统功用】

种子入药。为普济消毒饮的主要成分。祛风透疹，消毒利咽。主治麻疹不透、咽喉肿痛、疱疹痄腮、丹毒流火、病毒感冒。内服：6～12克，入煎剂或入丸散。外用：适量煎水，含漱或浸洗患处。

青　蒿

Artemisia annua L.

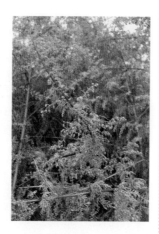

【本草名称】

青蒿《中药植物原色图鉴》，草蒿《日华子本草》，秋蒿、野苦草《上海常用中草药》，黄花蒿《本草纲目》。

【植物形态】

一年生草本，全体有特异气味。茎多分枝。叶互生，3回羽状细裂，茎上部裂片更细。头状花序，下垂，呈金字塔样圆锥状；全部管状花，黄色，故名。花果期8～11月。我国大部分地区有野生分布。

【化学成分】

全草含青蒿素（artemisinin）。中国中医科学院中药研究所屠呦呦团队在1972年用乙醚低温提取法首次得到单体结晶，并因此荣获2015年的诺贝尔生理学或医学奖。

【医疗活性】

1. 免疫调节。2. 抑制流感病毒。3. 抗疟，对间日疟，恶性疟的疗效和原虫转阴率均胜过氯喹。其衍生物双氢青蒿素的抗疟活性比青蒿素大10倍左右。

【毒性备考】

急性和亚急性毒性试验显示，青蒿素及其衍生物可造成实验动物神经和脏器一定损伤，包括粒细胞减少、视网膜损害、内脏瘀血等。但与同类抗疟药相比，其高效低毒，安全可靠的特点在临床上独占鳌头，优势十分明显。

【传统功用】

全草入药。清热解毒，截疟杀虫。主治疟疾复发、寒热往来、迁延不愈。晋代葛洪《肘后备急方》有"青蒿一握，以水二升渍，绞取汁，尽服之"的记载。经现代研究证实，用鲜草取汁来避免高温煎煮，使有效成分的损失降到最低，确是一种充满智慧的用药方法。

奇　蒿

Artemisia anomala S. Moore.

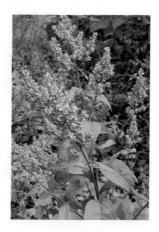

【本草名称】

刘寄奴《唐本草》，金寄奴《日华子本草》，六月霜《本草纲目拾遗》，千粒米、细白花草《湖南药物志》。

【植物形态】

多年生草本。叶互生，卵状披针形，边缘具锯齿。头状花序密集组成长达25厘米的穗状复总状花序；花蕾白色似米粒，故又有千粒米之称。瘦果倒卵形。花果期6～11月。我国华东、华南地区有野生分布。

【化学成分】

全草含奇蒿黄酮（arteanoflavone）、奇蒿内酯、香豆精、刘寄奴酰胺及挥发油等。

【医疗活性】

1. 抑菌。2. 抗炎。3. 抗缺氧。4. 增加冠状动脉血流量。5. 显著减少血液循环阻力。

【毒性备考】

《新修本草》谓奇蒿"多食令人痢"。今以奇蒿水煎液给予小鼠腹腔注射1克/只；灌胃2克/只；一次给药后72小时观察。结果除小鼠蜷缩、竖毛外，并未见到"下痢"，也无出现死亡。

【传统功用】

带花全草入药。消积化滞，破瘀通经。主治气滞血瘀、宿食不化、胃脘饱胀、闭经痛经、疮痈肿毒。内服：9～15克，入煎剂。外用：鲜草一握，捣敷患处。

艾

Artemisia argyi Levl. et Van.

【本草名称】

艾蒿《尔雅》，医草《名医别录》，灸草《埤雅》，蕲艾《蕲艾传》，阿及艾《中药大辞典》。

【植物形态】

多年生草本，全株具特异香气。叶卵状椭圆形，羽状深裂；边缘具粗

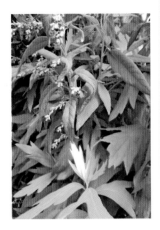

齿，表面被绒毛；顶部叶披针形，不分裂。头状花序顶生，花冠稍带红色。瘦果长圆形。花果期7～10月。我国大部分地区有野生分布。

【化学成分】

茎叶含多种挥发性成分，包括侧柏酮（thujone）、侧柏烯、香茅醇、松油萜、桉油脑等。

【医疗活性】

1. 止血。2. 解痉。3. 镇痛，镇静。4. 增强细胞免疫。5. 抑制细菌、真菌和病毒。

【毒性备考】

全草有毒。大剂量摄入可引起类似胃肠道急性炎症症状，出现全身无力、痉挛、震颤及肝功能损害。临床上有自行煎服100克茎叶后严重中毒最终死亡的案例[1]。

【传统功用】

艾叶入药。为艾附暖宫丸的主要成分。温经散寒，止血镇痛。主治寒凝经络、心腹冷痛、支气管炎、崩漏不止、风湿痹痛。内服：3～9克，入煎剂或入丸散。外用：捣成艾绒，熏灸穴位或患处。

茵陈蒿

Artemisia capillaris Thunb.

【本草名称】

茵陈《神农本草经集注》，绒蒿《本草药名汇考》，茵陈蒿《神农本草经》，绵茵陈《本草逢原》，羊毛茵陈《中药材品种论述》。

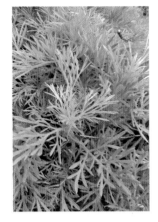

【植物形态】

多年生草本。茎直立，多分枝。叶2～3回羽状分裂或掌状分裂，小裂片线形，密被白色柔软羊毛般的绒毛，故又称绒蒿或绵茵陈。瘦果无毛。花果期9～11月。我国大部分地区有野生分布。

【化学成分】

幼嫩茎叶含蒿属香豆精（scoparone）、绿原酸等。又含茵陈烯酮、茵陈炔酮等挥发性物质。

【医疗活性】

1. 利胆。2. 利尿。3. 解毒，护肝。4. 抑制病原微生物。5. 提高巨噬细胞吞噬功能。

【毒性备考】

曾有2例女性患者分别服用茵陈大枣煎剂（茵陈60克加大枣18枚，早晚各一剂），在用药后第1日和第4日均出现心律失常及阿斯综合征，后经停药治疗得以康复[2]。

【传统功用】

中医历来有"三月茵陈四月蒿，五月只能当柴烧"之说，对茵陈的采收季节相当重视。嫩茎叶才可入药。为茵陈蒿汤和茵栀黄注射液的主要原料。清热化湿，利胆退黄。主治黄疸肝炎、胆道结石、胆汁淤积、阴黄阳黄、湿热不化。内服：6～15克，入煎剂。提取物制剂，按产品说明使用。

紫　菀

Aster tataricus L. f.

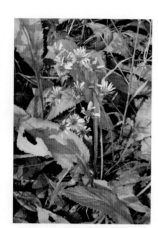

【本草名称】

紫菀《神农本草经》，紫倩《名医别录》、小辫儿、白羊须草《和汉药考》，驴耳朵草《全国中草药汇编》。

【植物形态】

多年生草本。根茎粗短，须根紫色，故有紫菀之称。叶丛生，披针形，基部下延成翼柄。头状花序多数，管状花黄色；舌状花淡蓝色。瘦果扁平。花果期夏秋。我国东北、华北及华东地区有野生分布。

【化学成分】

根及根茎含紫菀皂苷（astersaponin）、紫菀酮、无羁萜、槲皮素及挥发性物质。

【医疗活性】

1. 抑菌。2. 祛痰。3. 镇咳。4. 对鸡胚流感病毒有抑制。5. 对 S180 小鼠肉瘤和 HL60 人型白血病有抑制活性[3]。

【毒性备考】

紫菀皂苷具有强烈的溶血作用，不可用于注射给药。

【传统功用】

根及根茎入药。为止嗽丸的主要成分。润肺降气，止咳化痰。主治肺燥咳嗽、支气管炎、黏痰黄稠、气逆而喘、肺痈脓胸。内服：4.5～9克，入煎剂或入丸散。

苍　术

Atractylodes japonica Koidz. ex Kitam.

【本草名称】

苍术《证类本草》，仙术《本草纲目》，东苍术、关苍术、枪头菜《中国有毒植物》。

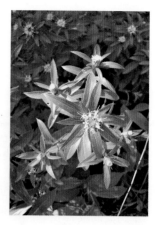

【植物形态】

多年生草本。根茎横生，结节状，具香气。叶3出羽状分裂，边缘有毛齿。头状花序顶生，叶状苞2列，羽裂成刺状，花管状，白色。瘦果具灰褐色冠毛。花果期7～9月。我国东北地区有野生分布。

【化学成分】

根茎含挥发油。油中主要为苍术酮（atractylone）、苍术醇、苍术炔等。

【医疗活性】

1. 抑菌。2. 抗炎。3. 镇静。4. 调节胃肠功能。5. 显著抑制两步致癌剂对小鼠癌瘤的促生作用[3]。

【毒性备考】

全草小毒，根茎毒性稍大。家畜误食少量后显得乏力少动；大量则抑制中枢神经；最终可因呼吸麻痹死亡[4]。

【传统功用】

根茎入药。为平胃散的主要成分。健脾燥湿，化浊解郁。主治湿困脾胃、舌苔厚腻、食欲下降、中暑吐泻、风湿痹痛。内服：3～9克，入煎剂或入丸散。外用：适量煎水，浸洗患处。

白　术

Atractylodes macrocephala Koidz.

【本草名称】

术《神农本草经》，白术《本草经集注》，云头术《本草蒙筌》，乞力伽《南方草木状》，冬白术《得配本草》。

【植物形态】

多年生草本。根茎肥大，略呈拳状，故又名云头术。茎下叶有长柄，3深裂；茎上叶叶柄短,不分裂。头状花序顶生,苞片叠瓦状;花冠管状,紫色。瘦果长圆形。花果期 9～11 月。我国长江流域有栽培。

【化学成分】

根茎含苍术醇(atractylol)、苍术酮等挥发性物质;尚含白术内酯和白术多糖等。

【医疗活性】

1. 抗炎。2. 抗疲劳。3. 降血糖。4. 抑制细菌和表皮真菌。5. 抑制化学致癌物对小鼠肿瘤的促生作用。

【毒性备考】

大鼠每日灌服白术煎剂,14 天后出现中度白细胞减少;60 天后有轻度贫血;心肌、肝、脑组织无病理变化,仅个别肾小管上皮细胞有轻微颗粒变性[10]。

【传统功用】

根茎入药。为四君子汤和参苓白术散的主要成分。健脾燥湿,益胃和中。主治脾胃虚弱、面色萎黄、消化不良、倦怠无力、胎动不安。内服:6～12 克,入煎剂或入丸散。

云木香

Aucklandia lappa Decne.

【本草名称】

木香《神农本草经》,蜜香《名医别录》,南木香《本草纲目》,广木香《普济方》,云木香《药材学》。

【植物形态】

多年生草本。主根粗壮,圆柱形,有香气。根生叶三角状卵形,基部下延呈不规则分裂的翅状。头状花序顶生,花管状,暗紫色。瘦果具冠毛。花果期 7～10 月。我国云南、四川及湖北等地有栽培。

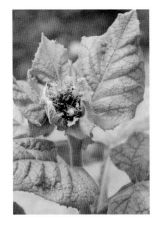

【化学成分】

根含木香内酯(costuslactone)、木香萜醛、云木香胺、β-紫罗兰酮及木香碱等。

【医疗活性】

1. 解痉。2. 镇痛。3. 抑制真菌。4. 抑制毛滴虫。5. 云木香胺能明显对抗盐酸诱导的大鼠胃溃疡。

【毒性备考】

煎剂可引起实验犬呕吐。临床上用量过大会出现腹部不适、恶心呕吐、头痛眩晕、神昏嗜睡等不良反应[7]。

【传统功用】

根入药。为木香槟榔丸的主要成分。温中和胃,理气止痛。主治脘腹胀满、心胃气痛、肠鸣泄泻、里急后重、疝气坠胀。内服:3～6 克,入煎剂或入丸散。外用:适量磨汁,涂敷患处。

艾纳香

Blumea balsamifera（L.）D C.

【本草名称】

艾片《增订伪药条辨》,艾纳香《开宝本草》,牛耳艾《生草药性备要》,冰片艾《常用中草药手册》,梅花冰片《药材学》。

【植物形态】

多年生木质草本。全株被黄毛,

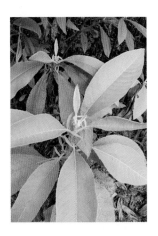

揉碎有冰片气味,故又名冰片艾。叶片矩圆状披针形;先端尖,基部下延成叶柄状。头状花序,管状花黄色。瘦果具冠毛。花果期 3～10 月。我国华南地区有野生分布和栽培。

【化学成分】

茎叶含左旋龙脑（l-borneol）、黄酮苷、香豆精及其他萜烯类挥发性物质。

【医疗活性】

1. 镇静。2. 镇痛。3. 抑菌。4. 抗炎。5. 易透过血脑屏障并能保持一定浓度和较长时间。

【毒性备考】

龙脑对皮肤黏膜有刺激。外用可致过敏性皮炎；内服过多引起幻觉及醉酒状态；严重者惊厥抽搐、喉头水肿、呼吸困难。个别出现肝脾肿大、肾功能损害及血尿[7]。

【传统功用】

茎叶入药。为制取艾片的主要原料。祛风除湿，消肿止痛。主治风湿痹痛、关节红肿、跌打损伤、暑湿吐泻。内服：9～12 克，入煎剂。外用：适量煎水，浸洗患处。艾片：醒神开窍，清热止痛。主治神昏谵语、痰迷心窍、胸痹心痛、中暑中恶。内服：0.15～0.3 克，入丸散。外用：研末调入药膏。

飞　廉

Carduus crispus L.

【本草名称】

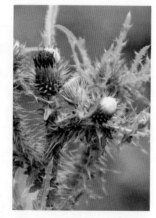

飞轻、飞廉《神农本草经》，飞廉蒿《千金翼方》，老牛错《黑龙江中药》，雷公菜《湖南药物志》。

【植物形态】

二年生草本。茎有纵棱和羽翼。下部叶披针形，羽状深裂，边缘有刺；上部叶渐小。头状花序顶生，总苞钟形，苞片叠瓦状排列并向外反曲；管状花，紫红色。花果期4～8月。我国大部分地区有野生分布。

【化学成分】

全草含飞廉碱（acanthoidine）、去氢飞廉碱

及多种黄酮类化合物。

【医疗活性】

1. 抑菌。2. 抗炎。3. 止血。4. 降压。5. 总黄酮对四氯化碳诱导的大鼠肝损伤有明显保护和降酶作用。

【毒性备考】

《药性论》："味苦咸，有毒。"藏医曾用作催吐剂。

【传统功用】

全草入药。清热化瘀，凉血止血。主治风热痹痛、头风眩晕、便血尿血、尿路感染、毒疮痈疽。内服：15～30 克，入煎剂。外用：鲜草一握，捣敷患处。

天名精

Carpesium abrotanoides L.

【本草名称】

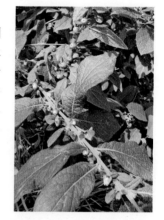

地菘《名医别录》，鹤虱《唐本草》，臭草《上海常用中草药》，天名精《神农本草经》，金挖耳草《中药植物原色图鉴》。

【植物形态】

多年生草本。全株有特异臭气，故有臭草之称。茎直立，多分枝。茎下部叶互生，长椭圆形；茎上部叶渐小。头状花序腋生，全部管状花，黄色。瘦果具纵沟。花果期6～10月。我国大部分地区有野生分布。

【化学成分】

果实含天名精内酯（carpesialactone）、天名精酮、天名精素等化合物。

【医疗活性】

1. 解热。2. 解痉。3. 抑制痢疾杆菌。4. 驱杀肠道寄生虫。5. 与巴比妥等中枢抑制剂有协同作用。

【毒性备考】

天名精内酯对实验动物的中枢神经有麻痹

作用。人过量摄入导致阵发痉挛、恶心呕吐、全身乏力、四肢抽搐等不良反应。鲜草外敷可能引起过敏性皮炎[4]。

【传统功用】

全草及果实入药。为安虫散的主要成分。清热解毒，杀虫截疟。主治虫积腹痛、疟疾复发、寒热往来、痈疽肿毒、下肢溃疡。内服：9～15克，入煎剂。外用：鲜草一握，捣敷患处。

红 花

Carthamus tinctorius L.

【本草名称】

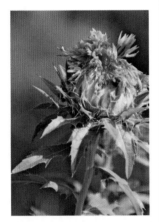

红花《本草图经》，红蓝花《金匮要略》，草红花《陕西中药志》，刺红花《四川中药志》，杜红花《上海中药饮片炮制规范》。

【植物形态】

一年生草本。叶互生，卵状披针形，边缘具刺齿。上部叶渐小，呈苞片状围绕顶生的头状花序。总苞片多列，管状花多数，橘黄色至橘红色。瘦果白色。花果期6～9月。我国大部分地区有栽培。

【化学成分】

花含红花苷（carthamin）、新红花苷、红花醌苷、红花黄色素及挥发油等。

【医疗活性】

1. 降血脂。2. 兴奋子宫。3. 延长血凝时间。4. 扩张心脑血管，改善缺血缺氧。5. 抑制血小板聚集，延缓动脉粥样硬化。

【毒性备考】

常用剂量（3～9克）内服，部分患者胃脘不适、食欲不振、大便溏薄或腹痛腹泻；超剂量内服，易引起消化道出血。此外，红花注射液有发生过敏和房室传导阻滞的病例报道[21]。

【传统功用】

管状花入药。为通经甘露丸和红花注射液的主要原料。活血化瘀，通经止痛。主治气滞血瘀、跌打损伤、恶露不下、闭经痛经、心脑血管梗死。内服：3～9克，入煎剂或泡酒饮。外用：适量煎水，浸泡患处。

矢车菊

Centaurea cyanus L.

【本草名称】

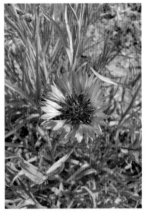

矢车菊《有毒中草药彩色图鉴》，蓝芙蓉《中国有毒植物》，车轮花，荔枝菊。

【植物形态】

一年生草本。基生叶披针形，全缘或提琴状羽裂；茎上部叶条状，无柄。头状花序，花冠舌状，先端齿裂；花以蓝色居多，故又称蓝芙蓉。瘦果椭圆形。花果期4～8月。原产欧洲。我国西北地区有野生分布。

【化学成分】

花含矢车菊素（cyanidin）、天竺葵素、甲基牡荆素等；根含矢车菊属烃类化合物。

【医疗活性】

1. 抗氧化。2. 降血脂。3. 轻度镇静，松弛情绪紧张。4. 调节维生素A在大鼠糖尿病模型上的表达。5. 对TPA诱导的小鼠皮肤肿瘤有中等抑制作用[3]。

【毒性备考】

全草小毒。牛羊大量采食后可引起后肢麻痹[4]。人过量摄入会出现食欲不振、腹痛腹泻等消化道刺激症状。

【传统功用】

花蕾入药。消炎明目，祛风止痛。主治眼睛疲劳、视力减退、结膜发炎、发肤干涩、情绪抑郁。内服：3～9 克，入煎剂或泡茶饮。

石胡荽

Centipeda minima（L.）A. Br. et Aschers.

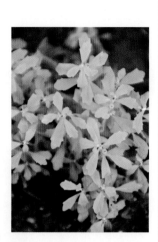

【本草名称】

石胡荽《四声本草》，球子草《植物名实图考》，三牙戟《全国中草药汇编》，二郎剑、鹅不食草《本草药名汇考》。

【植物形态】

一年生草本。茎匍匐。叶楔状倒披针形。先端齿裂，形似古代剑戟，故有二郎剑、三牙戟之别名。头状花序无柄，腋生；花管状，黄绿色。瘦果四棱形。花果期 8～11 月。我国大部分地区有野生分布。

【化学成分】

全草含山金车烯二醇（amidiol）、蒲公英赛醇、蒲公英甾醇、黄酮类及刺激性挥发油等。

【医疗活性】

1. 止咳。2. 化痰。3. 平喘。4. 抑制结核杆菌。5. 抑制流感病毒。

【毒性备考】

全草小毒，对呼吸道和消化道有较强刺激。口服过量引起咽喉灼痛、恶心呕吐、胃部烧灼。肌内注射少数患者出现过敏反应；个别患者心电图 ST－T 段改变，提示可能心肌受损[2]。

【传统功用】

全草入药。为碧云散和通关散的主要成分。通鼻窍、去目翳、散风寒。主治流感发热、鼻塞流涕、喘咳痰多、眩晕头痛、目生云翳。内服：4.5～9 克，入煎剂。外用：鲜草一握，捣烂塞鼻。

野　菊

Chrysanthemum indicum L.

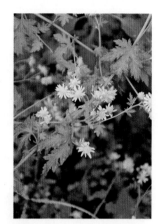

【本草名称】

苦薏《神农本草经集注》，野菊《日华子本草》，路边菊《岭南采药录》，野山菊《植物名实图考》，野黄菊《江苏药用植物志》。

【植物形态】

多年生草本。叶长圆形，羽状深裂，被柔毛。头状花序顶生，组成伞房状；外围舌状花，淡黄色；中央管状花，深黄色。因喜生林边路旁，故有路边菊之称。花果期 9～11 月。我国大部分地区有野生分布。

【化学成分】

花序含野菊花内酯（yeijuhua lactone）、刺槐素糖苷、侧柏酮、苦味素及挥发油等。

【医疗活性】

1. 抑菌。2. 抗炎。3. 抗病毒。4. 抗心肌缺血。5. 抑制血小板聚集，延缓动脉粥样硬化。

【毒性备考】

野菊提取物给实验犬灌胃 3 周，除其中一只呕吐外，未见其他不良反应。停药后做病理检查，显示间质性肾炎；肾曲管颗粒状变性。临床上使用野菊煎剂或注射剂后部分患者胃部不适，食欲缺乏，便溏或泄泻[1]。

【传统功用】

花蕾入药。为五味消毒饮的主要成分。解毒消肿，疏风清热。主治疮疖痈疽、流火丹毒、咽喉肿痛、肝阳上亢、血压升高。内服：6～12 克，入煎剂或泡茶饮。外用：适量煎水，浸洗患处。

大蓟

Cirsium japonicum Fisch. ex DC.

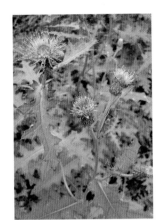

【本草名称】

虎蓟《本草经集注》，牛触嘴《医林纂要》，野红花《本草纲目》，牛口刺《浙江中药手册》，大恶鸡婆《全国中草药汇编》。

【植物形态】

多年生草本。根簇生，肉质。茎无齿刺。叶长椭圆形，羽状分裂，裂片边缘具浅裂和针刺；因触之疼痛，故又称牛触嘴。头状花序，管状花，紫红色。瘦果。花果期5～9月。我国大部分地区有野生分布。

【化学成分】

根含大蓟苷（pectolinarin）、香树脂醇、蒲公英甾醇、柳穿鱼素及挥发油等。

【医疗活性】

1. 止血。2. 降压。3. 根煎剂对人型结核杆菌、白喉杆菌及脑炎球菌有抑制作用。

【毒性备考】

大蓟根有一股特异的腥臭气味，其散剂和煎剂可引起胃部不适、恶心呕吐。根据民间草医经验，加入少许生姜后不良反应明显消减。

【传统功用】

根入药。为血见宁的主要原料。凉血止血，清热平肝。主治咳吐鲜血、便血尿血、金疮出血、崩漏不止、血压偏高。内服：9～15克，入煎剂或研末冲服。外用：适量研末，撒敷出血处。

菊三七

Cynura japonica（Thunb.）Juel.

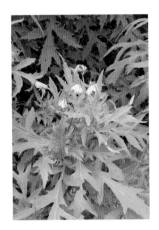

【本草名称】

血牡丹《天宝本草》，土三七《滇南本草》，菊三七《上海常用中草药》，破血丹《分类草药性》，狗头三七《中草药手册》。

【植物形态】

多年生草本。宿根块状，表面具瘤状突起；因形似三七，故称菊三七。茎生叶羽状分裂，裂片卵状披针形。头状花序，花管状，黄色。瘦果具白色冠毛。花果期9～10月。我国华北、华东及西南地区有野生分布。

【化学成分】

块根及茎叶含菊三七碱（seneciphyllinine）、菊三七酮及千里光碱等化合物。

【医疗活性】

1. 抑菌。2. 止血。3. 消肿，止痛。4. 细胞毒，抑制实验性肿瘤。5. 明显抑制小鼠肠道碳末推进运动[8]。

【毒性备考】

块根及茎叶有毒。所含菊三七碱为双稠吡咯烷类生物碱，对肝脏有较强毒性。误将菊三七当作参三七疗伤或进补，会造成肝功能严重损害、肝小静脉闭塞、肝细胞坏死。因误用误服导致中毒死亡的案例各地屡有发生。

【传统功用】

块根入药。活血化瘀，止血消肿。主治跌打损伤、内外出血、瘀血肿痛、腰肌劳损、麻木酸疼。内服：6～9克，入煎剂。外用：鲜根适量，捣敷患处。

松果菊

Echinacea purpurea（Linn.）Monech.

【本草名称】

松果菊、紫锥花、紫松果菊《花卉品鉴金典》，紫锥菊、印第安草《花草茶养生图鉴》。

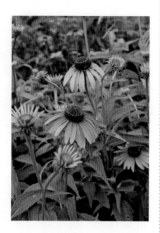

【植物形态】

多年生草本。茎直立。叶卵形，基部稍抱茎。头状花序顶生，管状花，橙黄色；舌状花，红紫色；因锥刺样苞片密集成松球状，故名松果菊。花果期6～9月。原产北美，我国大部分地区有引种栽培。

【化学成分】

带根全草含松果菊苷（echinacoside）、菊苣酸、烷基酰胺、多糖及黄酮类物质。

【医疗活性】

1. 抗炎。2. 广谱抗菌。3. 增强免疫。4. 对实验动物性行为有提升作用。5. 对实验性肝癌、肺癌和胃癌有抑制作用。

【毒性备考】

连续服用松果菊及其制剂一般不超过2周。剂量过大或服用时间过长可引起头晕、恶心、呕吐等消化道不良反应[20]。

【传统功用】

带根全草入药。作为天然抗菌剂和免疫增强剂在欧美地区被广泛应用，常见剂型有胶囊和片剂。提取物制剂：按产品说明使用。

地胆草

Elephantopus scaber L.

【本草名称】

天芥菜、鸡疴草《本草纲目》，苦地胆《生草药性备要》，草鞋底《岭南采药录》，地胆头《广州植物志》。

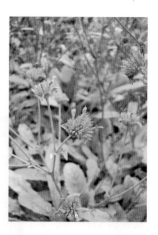

【植物形态】

多年生草本，全体被粗毛。基生叶平展，长圆状倒披针形；因形似鞋底，故又称草鞋底。头状花序顶生，小花全部管状，紫白色。瘦果有棱。花果期8月至次年2月。我国福建、广西及云南有野生分布。

【化学成分】

全草含表无羁萜醇（epifriedelinol）、蛇麻酯醇、苦味素及去氧地胆草素等。

【医疗活性】

1. 抗炎。2. 消肿。3. 抑制铜绿假单胞菌、痢疾杆菌。4. 抑制KB人型鼻咽癌细胞株。

【毒性备考】

《云南中草药》："全草小毒。"其同属植物提得之白花地胆草素A和B，均具一定细胞毒性[3]。

【传统功用】

全草入药。为妇炎净的主要成分。清热凉血，化湿消肿。主治湿热黄疸、小便黄赤、咽喉肿痛、热淋血淋、痈疽毒疮。内服：9～15克，入煎剂。外用：鲜草一握，捣敷患处。

一点红

Emilia sonchifolia（L.）DC.

【本草名称】

羊蹄草、炮仗草《岭南采药录》，紫背草《植物名实图考》，红背叶《广州植物志》，一点红《中药大辞典》。

【植物形态】

一年生草本。基生叶提琴状分裂；上部叶小，基部抱茎；叶背常呈紫红色，故有紫背草之称。头状花序顶生，全部管状花，花冠紫红色。

瘦果有冠毛。花果期7～12月。我国华东、华南及西南地区有野生分布。

【化学成分】

全草含黄酮类、生物碱、酚性化合物及微量氰苷。

【医疗活性】

1. 抑菌。2. 抗炎。3. 利尿。4. 消肿。5. 止血。

【毒性备考】

全草小毒，所含氰苷进入人体可分解出剧毒物质氰氢酸。所幸氰苷含量低微，尚不足对人体造成危害。但作为野菜或草药大量摄入，仍可能引起恶心、呕吐、腹痛、腹泻等胃肠道不良反应。

【传统功用】

全草入药。清热解毒，化湿消肿。主治痢疾肠炎、喉蛾乳痈、疔疮肿毒、小便淋沥、肾炎浮肿。内服：15～30克，入煎剂。外用：鲜草一握，捣敷患处。

短葶飞蓬

Erigeron breviscapus（Vant.）Hand. Mazz.

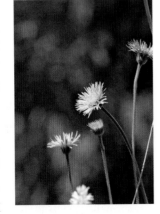

【本草名称】

东菊、地朝阳、双葵花《云南中草药选》，灯盏花、灯盏细辛《云南中草药》。

【植物形态】

多年生草本。根茎粗壮，须根纤细。基生叶匙形，两面具毛，边缘波状，基部下延成柄。头状花序单生，舌状花紫

色，管状花黄色。瘦果扁平，具冠毛。花果期6～9月。我国华南、西南地区有野生分布。

【化学成分】

全草含灯盏花黄酮、植物甾醇、山柰酚、糖苷型树脂及挥发油等。

【医疗活性】

1. 抗血栓。2. 抗心肌缺氧。3. 抑制肝纤维化。4. 降低血液黏稠度。5. 扩张心脑血管，增加血液供应。

【毒性备考】

灯盏花注射液有引起过敏性药疹和过敏性休克的报道，患者伴有高热、寒战、喘息、全身青紫、呼吸窘迫等症状[2]。

【传统功用】

全草入药。为灯盏花注射液的主要原料。活血化瘀，通络止痛。主治心脑血管栓塞、中风瘫痪、小儿麻痹后遗症、风湿痹痛、血管性头痛。内服：9～15克，入煎剂。提取物制剂：按产品说明使用。

华泽兰

Eupatorium chinense L.

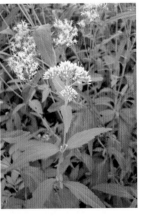

【本草名称】

华泽兰《中药大辞典》，白须公《本草求原》，六月霜《生草药性备要》，大泽兰《南方主要有毒植物》，广东土牛膝《常用中草药手册》。

【植物形态】

多年生草本。

叶对生，宽卵形，边缘有粗齿。头状花序顶生，总苞片叠瓦状，全部管状花，花冠白色。冠毛白色，故有白须公和六月霜之称。瘦果圆柱形。花果期7～10月。我国长江以南地区有野生分布。

【化学成分】

全草含华泽兰内酯（eupachifolin）、百里香

醌、飞机草醛、香豆素、蒲公英甾醇等。

【医疗活性】

1. 镇痛。2. 消肿。3. 抗炎。4. 抑制肉芽形成。5. 抑制移植性肿瘤。

【毒性备考】

鲜草有毒,干燥后毒性消减。家畜中毒后出现肢体痉挛、呼吸困难和肝肾功能异常,尿样检出尿糖和尿蛋白。尸检报告肝脏部分坏死[4]。

【传统功用】

根入药。祛风解毒,利咽消炎。主治白喉、慢性咽炎、扁桃体炎、疔疮肿痛、毒蛇咬伤。内服:9～12 克,入煎剂。外用:鲜草一握,捣敷患处。

飞机草

Eupatorium odoratum L.

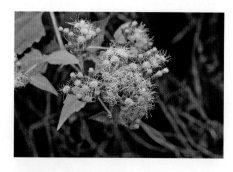

【本草名称】

飞机草《中国有毒植物》,菊叶草《中草药中毒急救》,香泽兰、紫茎泽兰《常用中草药手册》。

【植物形态】

多年生草本。茎具纵纹,被茸毛,揉碎后有香气。叶对生,三角状卵形;离基 3 出脉,边缘有疏齿。头状花序,全部管状花,粉红色。瘦果具冠毛。花果期 4～11 月。我国华南、西南地区有野生分布。

【化学成分】

全草含飞机草素(odoratin)、泽兰烯、香豆精及挥发油等。

【医疗活性】

1. 杀虫。2. 止血。3. 抑制钩端螺旋体。

4. 对豚鼠回肠有兴奋作用。5. 对家兔十二指肠痉挛有抑制作用。

【毒性备考】

全草有毒,主要有毒成分为香豆精。鲜叶外敷过久引起皮肤红肿,出现水疱;内服过量出现头晕、恶心、呕吐等不良反应[9]。

【传统功用】

全草入药。清热解毒,止血杀虫。主治蚂蟥叮咬后流血不止,马蜂蜇伤后红肿剧痛。外用:鲜草一握,捣敷患处。

大吴风草

Farfugium japonicum (L.f.) Kitam.

【本草名称】

蓁吾、独脚莲《质问本草》,莲蓬草《福建民间草药》,活血莲《药用植物花谱》,荷叶三七《浙江民间常用草药》。

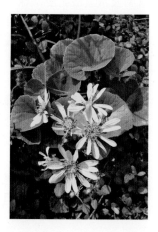

【植物形态】

多年生草本。根茎粗短。基生叶莲座状,肾圆形;革质,光泽,边缘锯齿或波状。头状花序疏生成伞房状;管状花 5 裂;舌状花黄色。瘦果圆筒形。花果期 10～12 月。我国东南沿海有野生分布。

【化学成分】

全草含克氏千里光碱(senkirkine)、大吴风草素、石竹烯及香树脂醇等。

【医疗活性】

1. 除螨。2. 杀虫。3. 抗炎。4. 消肿。5. 细胞毒,抑制多种移植性肿瘤。

【毒性备考】

全草有毒。所含克氏千里光碱系双稠吡咯啶类化合物,对肝、肺等脏器具有明显毒性。长期或大量摄入可引起严重肝功能损害,肝细胞坏死,并可能诱发恶性肿瘤[10]。

【传统功用】

根茎或全草入药。清热解毒,消肿止痛。主治风热感冒、咽喉红肿、乳痈脓疡、疔疮肿痛、跌打损伤。内服:6～9克,入煎剂。外用:鲜草一握,捣敷患处。

牛膝菊

Galinsoga parviflora Cav.

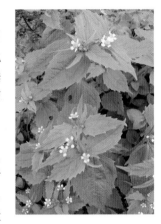

【本草名称】

向阳花《昆明民间常用草药》,兔儿草、辣子草、铜锤草《云南中草药选》。

【植物形态】

一年生草本。茎节膨大。叶对生,披针状椭圆形,边缘具浅齿。头状花序顶生或腋生,有长柄;舌状花白色,3齿裂;管状花黄色。瘦果有鳞。花果期7～10月。我国华东、华南及西南地区有野生分布。

【化学成分】

全草含木犀草素、芹菜素等黄酮类物质;又含贝壳杉烯酸及甾醇类化合物。

【医疗活性】

1. 抑菌。2. 抗炎。3. 利尿。4. 轻度强心。5. 细胞毒,抑制肿瘤。

【毒性备考】

全草小毒。茎叶浸膏能使离体蛙心的房室传导和节律发生紊乱。增大剂量给豚鼠做皮下注射,实验动物在24小时内死亡[10]。

【传统功用】

全草入药。清热解毒,抗炎止血。主治黄疸肝炎、慢性咽炎、口腔溃疡、创伤出血、目赤肿痛。内服:9～15克,入煎剂。外用:鲜草一握,捣敷患处。

土木香

Inula helenium L.

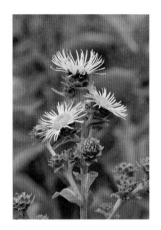

【本草名称】

玛奴、黄花菜《中药大辞典》,土木香《本草图经》,青木香《本草衍义》,祁木香《河北药材》。

【植物形态】

多年生草本,全株被柔毛。基生叶有柄,茎生叶半抱茎,长椭圆形。头状花序腋生;总苞半球形;苞片叠瓦状,稍带紫色。舌状花黄色。瘦果有棱。花果期6～9月。我国华北、西北及华东地区有野生分布。

【化学成分】

根含菊糖和挥发油。油中主要有土木香内酯(helenine)、土木香醇等。茎叶含土木香苦素。

【医疗活性】

1. 杀虫。2. 镇痛。3. 降血糖。4. 抑制结核杆菌。5. 抑制癣类真菌。

【毒性备考】

全株小毒。所含土木香内酯的毒性与山道年类似;所含土木香苦素对实验动物有印防己毒样作用。人摄入过量可引起皮疹、呕吐、腹泻、眩晕及肢体疼痛等不良反应[10]。

【传统功用】

根入药。和胃理气,杀虫止痛。主治胃肠功能紊乱、十二指肠溃疡、胃窦炎、结肠炎、虫积腹痛。内服:3～9克,入煎剂或入丸散。注:2004年8月国家食品药品监督管理总局发文,用本品之根替代马兜铃之根青木香入药。

旋覆花

Inula japonica Thunb.

【本草名称】

旋覆花《神农本草经》,金钱花《本草图经》,滴滴金《本草纲目》,金沸花、全福花《上海常用中草药》。

【植物形态】

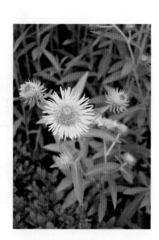

多年生草本。茎直立,具纵棱。叶互生,椭圆状披针形,半抱茎。头状花序顶生,管状花5裂;舌状花3裂,黄色。瘦果具棱,冠毛白色。花果期6～10月。我国东北、华北及华东地区有野生分布。

【化学成分】

花蕾含旋覆花素(inulicin)、旋覆花酸、山柰酚、杜鹃黄素及绿原酸等。

【医疗活性】

1. 镇咳。2. 平喘。3. 抑菌。4. 抗炎。5. 杀灭阿米巴原虫和阴道滴虫。

【毒性备考】

旋覆花水提液小鼠腹腔注射的 LD_{50} 为22.5 g/kg,死前呼吸急促,震颤抽搐。人过量服用,可出现恶心呕吐、发热畏寒、胃中嘈杂、感觉异常。特异体质者可引发过敏[1]。

【传统功用】

花序入药。为气管炎片和旋覆代赭汤的主要成分。消痰行水,降逆止呕。主治支气管炎、痰饮停聚、呃逆不止、恶呕反胃、肢体浮肿。内服:3～9克,入煎剂(包煎或过滤去毛)。

洋甘菊

Matricaria chamomilla L.

【本草名称】

母菊《中药大辞典》,洋甘菊、欧药菊《湖南药物志》,德国甘菊、罗马甘菊《花草茶养生图鉴》。

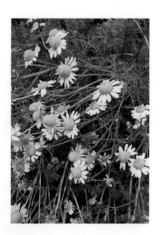

【植物形态】

多年生草本,全株有苹果样香气,故又有大地苹果之称。茎多分枝。头状花序,总苞半球形;外围舌状花白色;中央管状花黄色。瘦果具细棱,无冠毛。花果期5～8月。原产南欧。我国新疆、内蒙古及河北有野生分布。

【化学成分】

花蕾及全草含兰香油奥(chamazulene)、母菊素、母菊酮、愈创木内酯及万寿菊苷等。

【医疗活性】

1. 抑菌。2. 抗炎。3. 镇痛。4. 利胆。5. 促进溃疡愈合。

【毒性备考】

花蕾及全草对胃黏膜有轻度刺激。摄入过量可引起恶心、呕吐等不良反应。另外,其浸出液能轻度收缩子宫,提示孕妇不宜大量服用[20]。

【传统功用】

花蕾或全草入药。抗炎消肿,祛风止痛。主治感冒发热、头痛身痛、咽喉肿痛、疮毒痈疽、溃疡不收。内服:3～9克,入煎剂或泡茶饮。外用:适量煎水,浸洗患处。

蜂斗菜

Petasites japonicus（Sieb. et Zucc.）Maxim.

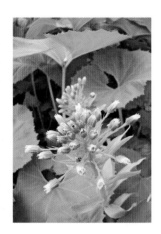

【本草名称】

蜂斗菜、蛇头草《江西草药》，野饭瓜、野金瓜头、南瓜三七《浙江民间常用草药》。

【植物形态】

多年生草本。根茎粗短。叶肾形或心形。花雌雄异株；花茎从根茎抽出，茎上互生鳞片状苞片；头状花序成伞房状；雌花白色，雄花黄白色。瘦果具冠毛。花果期4～8月。我国长江流域有野生分布。

【化学成分】

根茎含蜂斗菜内酯（bakkenolide）、蜂斗菜酮、蜂斗菜素及多种吡咯烷类生物碱。

【医疗活性】

1. 祛痰。2. 抗炎。3. 消肿。4. 修复大鼠脑细胞坏死及海马神经元损伤。5. 蜂斗菜内酯明显抑制 Hela 人型宫颈癌细胞株[3]。

【毒性备考】

所含吡咯烷类生物碱对肝脏有明显毒性，可引起肝小静脉闭塞、肝细胞坏死、肝纤维样变性、肝功能严重受损；并有诱发恶性肿瘤的风险。故不宜大剂量摄入或作野菜长期食用。

【传统功用】

根茎入药。清热解毒，消肿止痛。主治支气管炎、扁桃体炎、疮痈肿毒、毒蛇咬伤、跌打损伤。内服：9～12 克，入煎剂。外用：适量鲜根，捣敷患处。

除虫菊

Pyrethrum cinerariifolium Trev.

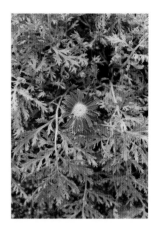

【本草名称】

除虫菊《贵州草药》，白花除虫菊《中国有毒植物》，红花除虫菊《上海辰山植物园植物名录》。

【植物形态】

多年生草本，全株被灰白色细毛。茎直立，多分枝。叶1～2回羽状深裂，基生叶有长柄。头状花序顶生，管状花黄色，舌状花白色或红色。瘦果具4棱。花果期5～8月。原产欧洲。我国大部分地区有栽培。

【化学成分】

花及茎叶含除虫菊素（pyrethrin）、除虫菊内酯、瓜叶菊素及茉酮菊素等。

【医疗活性】

除虫菊所含酯类成分对节足动物、爬虫类、两栖类、鱼虾类均有强大麻痹和灭杀作用，现已通过人工合成制取。

【毒性备考】

全草有毒。花蕾酯类含量较高，毒性更大。敏感人群接触除虫菊及其制剂后可引发皮疹、鼻炎、哮喘等过敏反应；误服中毒则出现恶心呕吐、胃肠绞痛、头晕头痛、耳鸣心悸、惊厥抽搐等症状。

【传统功用】

天然杀虫剂，全草及干花用于制作蚊香。民间曾作外敷药治疗疥疮头癣，现已少用。

雪莲花

Saussurea involucrata（Kar. et Kin.）Sch. Bip.

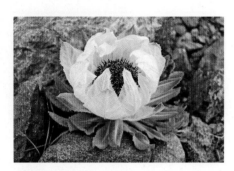

【本草名称】

雪莲花、雪荷花《本草纲目拾遗》，雪兔子《西藏植物志》，天山雪莲花、大苞雪莲花《中药毒性手册》。

【植物形态】

多年生草本。茎基有褐色叶片残存。叶倒披针形，先端渐尖，基部抱茎。头状花序顶生，总苞片叶状，多层，淡黄绿色。因形似荷花，故有雪莲之名。花果期 7～11 月。我国新疆、西藏及青海有野生分布。

【化学成分】

花蕾及全草含金合欢素（jaceosidin）、雪莲内酯、雪莲碱、秋水仙碱等化合物。

【医疗活性】

1. 镇痛。2. 抗氧化。3. 抗早孕。4. 解痉，平喘。5. 抑制心房颤动，减慢心率。

【毒性备考】

雪莲花有终止妊娠的生殖毒性，对心脏亦有抑制作用。过量中毒表现为恶心呕吐、胸闷心悸、大汗淋漓、手足发麻、血压下降、心律失常等[8]。

【传统功用】

花蕾入药。祛风活血，强筋壮阳。主治风湿痹痛、关节红肿、寒凝筋脉、阳痿早泄、闭经痛经。内服：0.6～1.5 克，入煎剂或浸酒饮。

千里光

Senecio scandens Buch. Ham. ex D. Don.

【本草名称】

千里光、千里急《本草图经》，千里及《本草纲目拾遗》，九里明《生草药性备要》，黄花草《本草纲目拾遗》。

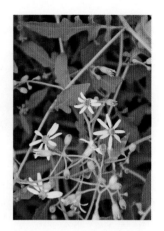

【植物形态】

多年生草本。茎细长。叶互生，椭圆状三角形，边缘具齿牙或波状。头状花序，舌状花和管状花皆黄色，故又称黄花草。瘦果圆筒形，冠毛白色。花果期 10 月至翌年 3 月。我国大部分地区有野生分布。

【化学成分】

全草含千里光宁（senecionine）、千里光菲灵、倒千里光碱等双稠吡咯啶类生物碱。

【医疗活性】

1. 抗炎。2. 消肿。3. 杀灭滴虫。4. 抑制痢疾杆菌。5. 抑制钩端螺旋体。

【毒性备考】

千里光碱属双稠吡咯啶类化合物，具强烈肝毒性和致细胞突变、致癌活性。过量摄入可引起肝小叶静脉阻塞，肝细胞坏死。此外，千里光注射剂尚有引起过敏的临床报道[7]。

【传统功用】

全草入药。为千柏鼻炎片和千里光眼药水的主要原料。清热明目，抗炎杀虫。主治菌痢肠炎、痈疽疮疡、滴虫性阴道炎、慢性鼻炎、眼结膜炎。内服：9～12 克，入煎剂。外用：鲜草一握，捣敷患处。提取物制剂：按产品说明使用。

腺梗豨莶

Siegesbeckia pubescens Makino.

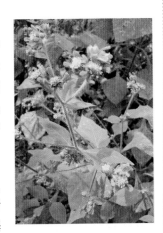

【本草名称】

豨莶、火莶《唐本草》，猪膏草《本草纲目拾遗》，黏糊菜《救荒本草》，风湿草《上海常用中草药》。

【植物形态】

一年生草本。茎枝被柔毛。叶对生，卵状三角形，基部下延成柄。头状花序顶生或腋生，总花梗密被腺毛，分泌黏液，故有黏糊菜之称，花黄色。瘦果倒卵形。花果期8～12月。我国大部分地区有野生分布。

【化学成分】

全草含腺梗豨莶苷（siegesbeckioside）、豨莶醇、豨莶酸、豨莶苦味质等化合物。

【医疗活性】

1. 免疫抑制。2. 抗炎，镇痛。3. 抑制血栓形成。4. 抑制疱疹病毒。5. 抗生育，抗早孕。

【毒性备考】

豨莶草可引起小鼠胸腺萎缩、脾脏减轻、巨噬细胞吞噬功能下降、淋巴细胞绝对值减少，提示存在免疫抑制。此外，全草提取物还能抑制小鼠胚胎发育，有潜在生殖毒性[1]。

【传统功用】

全草入药。为豨桐丸的主要原料。祛风通络，抗炎解毒。主治风湿痹痛、关节红肿、半身不遂、腰膝无力、痈疽疮疡。内服：9～12克，入煎剂或入丸散。外用：鲜草一握，捣敷患处。

水飞蓟

Silybum marianum（L.）Gaertn.

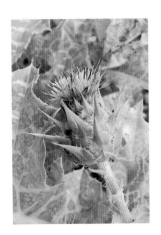

【本草名称】

奶蓟、水飞蓟《全国中草药汇编》，水飞雉《华北经济植物志要》，紫花水飞蓟《药学学报》。

【植物形态】

一年生草本。茎具棱，多分枝。基生叶披针形，羽状深裂；叶面具乳白色斑纹；叶缘有刺齿。头状花序顶生或腋生，小花管状，淡紫色。瘦果具冠毛。花果期5～10月。原产南欧，我国大部分地区有栽培。

【化学成分】

果实含水飞蓟宾（silibinin）、水飞蓟宁及水飞蓟亭等。

【医疗活性】

1. 抗炎。2. 利胆。3. 调节血脂。4. 护肝，显著对抗四氯化碳诱导的大鼠肝细胞损伤，且呈剂量依赖关系[3]。

【毒性备考】

水飞蓟宾摄入过量可引起心悸胸闷及恶心呕吐、腹痛腹泻等不良反应[7]。

【传统功用】

果实入药。为水飞蓟素片（益肝灵）的主要原料。疏肝利胆，清热化湿。主治黄疸肝炎、中毒性肝损伤、胆管炎、胆结石、高血脂、脂肪肝。内服：水飞蓟素制剂：每次70～140 mg，每日3次。症状改善后减量维持。

蒲儿根

Sinosenecio oldhamianus
（maxim.）B. Nord.

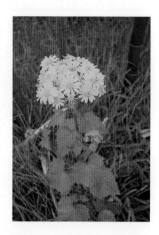

【本草名称】
肥猪苗《贵州民间药物》，黄菊莲《广西药用植物名录》，猫耳朵、蒲儿根《全国中草药汇编》。

【植物形态】
一年或多年生草本。茎直立。基生叶肾圆形，边缘有不整齐锯齿；茎上叶渐小。头状花序伞房状，管状花多数；舌状花黄色。瘦果圆筒形，冠毛白色。花果期4～6月。我国大部分地区地区有野生分布。

【化学成分】
其同属植物千里光和狗舌草含千里光宁、千里光菲灵等双稠吡咯烷类生物碱。

【医疗活性】
1. 抑菌。2. 抗炎。3. 消肿。4. 止血。5. 抑制肿瘤细胞有丝分裂。

【毒性备考】
《贵州民间药物》"性温，味辛，有小毒。"多数千里光属植物含双稠吡咯烷生物碱，具有肝毒性，过量摄入引起肝细胞纤维样变性、坏死。蒲儿根中此类物质的含量多寡尚待进一步测定。

【传统功用】
全草入药。清热解毒，化瘀消肿。主治疔疮发背、痈疽脓疡、外伤出血、无名肿毒、蛇虫咬伤。外用：鲜草一握，捣敷患处。

一枝黄花

Solidago decurrens Lour.

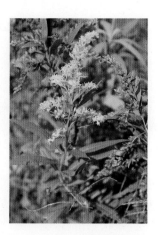

【本草名称】
一枝香《广东中药》，洒金花《江西民间草药》，金锁匙、满山黄《浙江民间常用草药》，黄花仔《闽东本草》。

【植物形态】
多年生草本。叶互生，卵状长椭圆形。茎下部叶有柄，具锯齿；上部叶狭小，近全缘。圆锥状小花聚生于花序，色鲜黄，故有一枝黄花之称。瘦果圆柱形。花果期10～11月。我国大部分地区有野生分布。

【化学成分】
全草含一枝黄花酚苷（leiocarposide）、山柰酚、槲皮素、芸香苷及鞣质等。

【医疗活性】
1. 抗炎。2. 祛痰，平喘。3. 轻微降血压。4. 抑制白色念珠菌。5. 抑制铜绿假单胞菌、伤寒杆菌和肺炎球菌。

【毒性备考】
全草有小毒。家畜误食后出现精神萎靡、运动障碍、肢体麻痹等不良反应。临床上用煎剂治疗慢性支气管炎，部分患者有咽喉不适、恶心呕吐、头晕口干、尿道灼痛及腹痛腹泻等反应，停药后症状消失[10]。

【传统功用】
全草入药。清热解毒，抗炎消肿。主治上呼吸道感染、支气管炎、痈疽发背、头癣疥疮、毒蛇咬伤。内服：9～15克，入煎剂。外用：鲜草一握，捣敷患处。

苦苣菜

Sonchus oleraceus L.

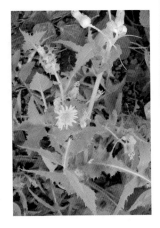

【本草名称】

荼草《神农本草经》,苦苣《本草纲目》,野苦马《普济方》,滇苦菜、苦马菜《植物名实图考》。

【植物形态】

二年生草本,全株具白色乳液。基生叶披针形,提琴状羽裂,有不整齐刺齿;茎生叶无柄,耳状抱茎。头状花序顶生,全部舌状花,黄色。瘦果扁平。花果期4~8月。我国大部分地区有野生分布。

【化学成分】

全草含木犀草素(luteolin)、槲皮素、芹菜素及苦味素等。

【医疗活性】

1. 抑菌。2. 抗炎。3. 对 S-37 吉田肉瘤有抑制作用。4. 对大鼠化学性肝损伤有一定保护作用。

【毒性备考】

《本草纲目拾遗》:"全草有小毒。"过量服用会有咽喉干燥、恶心呕吐、腹痛腹泻等不良反应;此外,临床上曾有食用苦苣菜后引发日光性皮炎的报道[1]。

【传统功用】

全草入药。清热降火,凉血消炎。主治咽喉肿痛、口舌生疮、肠炎痢疾、无名肿毒、痈疽发背。内服:30~60 克,入煎剂。外用:鲜草一握,捣敷患处。

金纽扣

Spilanthes paniculata Wall. ex DC.

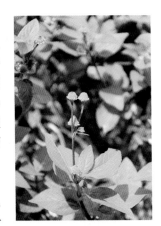

【本草名称】

天文草、散血草《常用中草药手册》,小铜锤《中国毒性民族药志》,小麻药《中国有毒植物》,金纽扣《中药大辞典》。

【植物形态】

一年生草本。茎直立或斜升。叶对生,卵状披针形,先端锐尖,基部楔形。头状花序,花小,色黄;常单生于细长花梗的顶端,形似小锤,故又称小铜锤。花果期4~11 月。我国广东、广西有野生分布。

【化学成分】

全草含谷甾醇(sitosterol)、豆甾醇、棕榈酸、硬脂酸及三十四烷酸等。

【医疗活性】

1. 抗炎。2. 抗溃疡。3. 广谱抗菌。4. 抑制血小板聚集。5. 轻微麻醉和镇痛作用。

【毒性备考】

苦麻,性平,有小毒。过量服用出现口舌干燥、视物模糊、恶心呕吐、全身发麻等不良反应。孕妇及青光眼患者慎用[8]。

【传统功用】

全草入药。祛风清热,消肿止痛。主治支气管炎、风湿骨痛、跌打瘀肿、痈疽疮疡、毒蛇咬伤。内服:3~9 克,入煎剂或浸酒饮。外用:鲜草一握,捣敷患处。

兔儿伞

Syneilesis aconitifolia（Bunge.）Maxim.

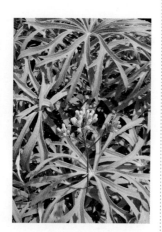

【本草名称】

兔儿伞《救荒本草》，一把伞《贵州民间药物》，破阳伞《浙江民间常用草药》，七里麻《南京民间草药》，龙头七《陕西中草药》。

【植物形态】

多年生草本。茎生叶圆盾形，掌状分裂直达中心，裂片再做羽状分裂，最终形似一把破伞，故名。头状花序，花冠管状，先端5裂。瘦果具冠毛。花果期7～10月。我国东北、华北及华东地区有野生分布。

【化学成分】

全草含牻牛儿烯（glurmaceren）、松油醇、芳樟醇等挥发油及黄酮类化合物。

【医疗活性】

1. 镇痛。2. 抗炎。3. 抑制结核杆菌。4. 抗氧化，清除自由基。5. 抑制 S-180 小鼠肉瘤。

【毒性备考】

《陕西中草药》："全草有小毒。"

【传统功用】

全草或根入药。祛风活络，消肿止痛。主治风寒湿痹、肢体麻木、关节疼痛、瘰疬结核、毒蛇咬伤。内服：6～12 克，入煎剂或浸酒饮。外用：鲜草一握，捣敷患处。

菊　蒿

Tanacetum vulgare Linn.

【本草名称】

菊蒿、菊艾《中国有毒植物》，艾菊、金纽扣、黄纽扣《药用植物花谱》。

【植物形态】

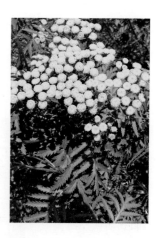

多年生草本。茎多分枝。叶2回羽状分裂，裂片卵状披针形。头状花序多数，盘花和边花全部管状，金黄色，聚集成纽扣状，故亦有金纽扣之称。瘦果5棱。花果期6～8月。我国西北、东北地区有野生分布。

【化学成分】

花及茎叶含菊蒿素（tamirin）、菊蒿内酯、绿原酸等；尚含少量侧柏酮。

【医疗活性】

1. 利胆。2. 杀虫。3. 抑制疱疹病毒。4. 抑制实验性肺癌和结肠癌。5. 抑制巨大芽孢杆菌和枯草杆菌。

【毒性备考】

全草有毒，主要毒性成分为侧柏酮。过量摄入可致人中毒，出现强烈痉挛、肌肉震颤、口吐白沫、瞳孔扩大；严重者呼吸困难、心脏停搏甚至死亡[4]。

【传统功用】

花序及全草入药。利胆退黄，解毒杀虫。主治湿热黄疸、胆汁瘀积、虫积腹痛、带状疱疹、疥疮癣湿。内服：6～9 克，入煎剂。外用：鲜草一握，捣敷患处。

蒲公英

Taraxacum mongolicum Hand. Mazz.

【本草名称】

蒲公英《本草图经》，白鼓丁《野菜谱》，婆婆丁《滇南本草》，奶汁草《本经逢原》，黄花地丁《本草纲目》。

【植物形态】

多年生草本，全株含白色乳液，又名奶汁草。根粗壮。根生叶莲座状平展，披针形，不规则羽状分裂。头状花序顶生,舌状花,黄色。瘦果披针形,冠毛伞状。花果期4~7月。我国大部分地区有野生分布。

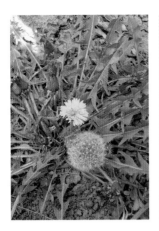

【化学成分】

全草含蒲公英甾醇(taraxasterol)、蒲公英赛醇、香树脂醇、菊糖及果胶等。

【医疗活性】

1.解热。2.利胆。3.利尿。4.消肿。5.广谱抗菌,抑制革兰氏阳性菌和革兰氏阴性菌。

【毒性备考】

急性毒性试验显示:蒲公英水提液小鼠静脉注射的LD_{50}为58.8 g/kg,毒性轻微。病理切片检查,唯小鼠肾小管上皮细胞浊肿。其他脏器未见任何改变[10]。

【传统功用】

带根全草入药。为清热消炎片的主要原料。清热解毒,散结消肿。主治感冒发热、乳痈肿痛、扁桃体炎、胆管炎、尿路感染、疮疖脓疡。内服:15~30克,入煎剂。外用:鲜草一握,捣敷患处。

狗舌草

Tephroseris kirilowii(Turcz. ex DC.)Holub.

【本草名称】

狗舌草《唐本草》,白火丹、铜交杯、糯米青、铜盘一枝香《浙江民间常用草药》。

【植物形态】

多年生草本。根多数。茎单一。基生叶莲座状,两面密被白色绒毛,长圆形如犬舌状,故有狗舌之名。头状花序顶生,舌状花黄色。瘦果具白色冠毛。花果期4~6月。我国大部分

地区有野生分布。

【化学成分】

全草含全缘千里光碱(integerrimine)、千里光宁、千里光菲灵、天芥菜定等生物碱。

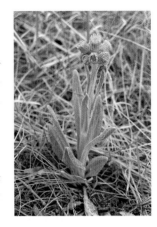

【医疗活性】

1.抗炎。2.降压。3.阿托品样作用,但程度较弱。4.抑制白血病及皮肤癌的细胞分裂。5.协同硫酸镁对中枢神经产生的抑制作用。

【毒性备考】

所含双稠吡咯啶类生物碱对动物和人类均具强烈毒性。用10%的狗舌草拌入饲料喂猪,144天后的病理变化为:肝出现巨肝细胞;肾近曲小管肿胀;心肌纤维变性;肺泡上皮细胞核膜破裂;大脑神经细胞有卫星化现象[8]。

【传统功用】

全草入药。清热解毒,抑瘤消肿。主治骨髓瘤、白血病、皮肤癌、痈疽毒疮、久溃不敛。内服:9~12克,入煎剂。外用:鲜草一握,捣敷患处。

款　冬

Tussilago farfara L.

【本草名称】

款冬《楚辞》,橐吾《神农本草经》,冬花《万氏家抄方》,钻冻《本草衍义》,八角乌《植物名实图考》。

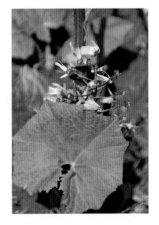

【植物形态】

多年生草本。基生叶广心形,边缘有锯齿,基部红色。鳞片状苞片10余枚;外围一轮舌状花,鲜黄色。因在冰雪中抽葶开放,故又名钻冻。瘦

果具冠毛。花果期 2～4 月。我国华北、西北地区有野生分布。

【化学成分】

花蕾含款冬花碱（tussilagine）、克氏千里光碱、款冬花酮、款冬花内酯及三萜皂苷等。

【医疗活性】

1. 祛痰，止咳。2. 解痉，平喘。3. 抑菌，抗炎。4. 阻滞钙通道受体。5. 抑制血小板聚集。

【毒性备考】

花蕾有毒。所含生物碱属双稠吡咯啶类化合物，对肝具较强毒性。长期或过量摄入可引起肝细胞坏死，肝小静脉闭塞及肝纤维变性。故不宜大剂量摄入，更不可做野菜长期食用。

【传统功用】

花蕾入药。为止咳九仙散的成分之一。润肺下气，止咳化痰。主治支气管炎、咳吐黄痰、哮喘气逆、肺部脓疡、久咳不愈。内服：4.5～9 克，入煎剂、丸散或做成卷烟吸入。

毒根斑鸠菊

Vernonia cumingiana Benth.

【本草名称】

发痧藤《常用中草药手册》，过山龙《南方主要有毒植物》，夜牵牛、毒根斑鸠菊《广西药用植物名录》，细脉斑鸠菊《中药大辞典》。

【植物形态】

木质藤本。分

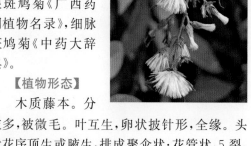

枝多，被微毛。叶互生，卵状披针形，全缘。头状花序顶生或腋生，排成聚伞状；花管状，5 裂，淡紫色。瘦果具白色冠毛。花果期 11 月至次年2 月。我国西南、华南及东南沿海有野生分布。

【化学成分】

根茎含斑鸠菊碱（vernonine）、毒根斑鸠菊

苷、斑鸠菊苦素及斑鸠菊醇等。

【医疗活性】

1. 驱虫。2. 免疫调节。3. 改善局部血液循环。4. 促进皮肤色素形成。5. 抑制 P388 鼠淋巴细胞白血病及 KB 人鼻咽癌的细胞分裂[3]。

【毒性备考】

根茎有毒。误服或剂量过大可致中毒，出现腹痛腹泻、头晕目眩、神昏谵语、精神异常。广东曾发生过误服大量根茎严重中毒，并在30 分钟后不治身亡的案例[12]。

【传统功用】

根茎入药。舒筋活络，祛风止痛。主治风湿痹痛、跌打损伤、腰肌劳损、皮炎湿疹、白癜风、牛皮癣。内服：6～9 克，入煎剂。外用：鲜草一握，捣敷患处。

螃蜞菊

Wedelia chinensis（Osb.）Merr.

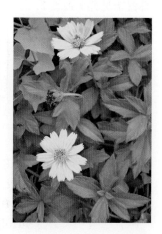

【本草名称】

螃蜞菊《本草求原》，螃蜞花、路边菊《生草药性备要》，卤地菊、杨戬三尖刀《福建民间草药》。

【植物形态】

多年生草本，全株被糙毛。叶披针形；先端有缺刻和短尖，故又有杨戬三尖刀之称。头状花序腋生或顶生，中央花管状；边缘花舌状，黄色。瘦果扁平。花果期 5～9 月。我国广东、广西及福建有野生分布。

【化学成分】

全草含螃蜞菊内酯（wedelolactone）、二甲基槲皮素等多种黄酮类化合物。

【医疗活性】

1. 抑制真菌。2. 抑制白喉杆菌。3. 解银

环蛇蛇毒。4．抑制脊髓灰质炎病毒和哥萨克病毒。5．对 P388 小鼠淋巴细胞白血病有明显抑制作用[3]。

【毒性备考】

同属植物山蟛蜞菊（W. wallichii）有毒。牛、羊、猪、兔等家畜误食后引起急性中毒造成部分死亡[8]。

【传统功用】

全草入药。清热解毒，抗炎消肿。主治喉痹咽炎、菌痢肠炎、百日咳、白喉的预防和治疗。内服：15～30 克，入煎剂。外用：鲜草一握，榨汁后加米醋涂抹咽喉及伪膜处。

苍　耳

Xanthium sibiricum Patr. ex Widd.

【本草名称】

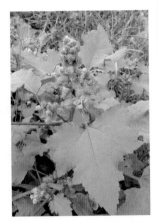

苍耳《千金方》，枲耳《楚辞》，羊负来《神农本草经集注》，道人头《本草图经》，疔疮草《浙江民间常用草药》。

【植物形态】

一年生草本。叶互生，卵状三角形，边缘有锯齿。头状花序聚生，雄花球形；雌花卵形。果实纺锤形，表面密生钩刺，极易黏附在衣服毛发上，故有羊负来之称。花果期 5～10 月。我国大部分地区有野生分布。

【化学成分】

果实含苍耳子苷（xanthostrumarin）、苍耳醇、苍耳酯、苍耳亭及少量毒蛋白等。

【医疗活性】

1．杀虫。2．抗炎，消肿。3．缓解鼻炎症状。4．抑制葡萄球菌。5．抑制粉红单端孢和刺盘孢等真菌感染[3]。

【毒性备考】

全草有毒。果实毒性最大，茎叶次之。所

含苍耳苷是一种细胞原浆毒，可引起肝、肾及心脑血管等多脏器病变。临床上曾发生多起严重中毒导致肝细胞坏死，肾功能异常，最终循环呼吸衰竭死亡的案例[1]。

【传统功用】

果实入药。为鼻炎片的主要成分。祛风止痛，抗炎杀虫。主治风寒湿痹、肢体拘挛、麻风癫疾、脑漏鼻炎、疥疮癣湿。内服：3～9 克，入煎剂或入丸散。外用：适量研末，调敷患处。

香蒲科
Typhaceae

水烛香蒲

Typha angustifolia L.

【本草名称】

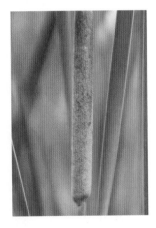

香蒲、蒲黄《神农本草经》，水蜡烛《广东新语》，蒲草黄《药材学》，蒲棒花粉《新疆药材》。

【植物形态】

多年生草本。根茎匍匐，须根多。叶剑状狭线形。穗状花序长圆柱形，棕褐色，蜡烛样直立于浅水，故有水蜡烛之称。花小，花粉鲜黄色。坚果细小。花果期 6～8 月。我国大部分地区有野生分布。

【化学成分】

花粉含香蒲新苷（typhaneoside）、山奈酚、槲皮苷、异鼠李素等黄酮类物质。

【医疗活性】

1．止血。2．抑菌。3．增加心脑供血。4．延缓动脉粥样硬化。5．对 M 胆碱能受体及神经节有阻滞作用[11]。

【毒性备考】

本草文献未见毒性记载，常规使用亦未见

不良反应。但蒲黄注射液有引起过敏的报道。蒲黄内含花粉蛋白，属一种变应原，特异体质及花粉敏感人群应慎用。蒲黄还能明显收缩子宫，孕妇也应慎用。

【传统功用】

花粉入药。为少腹逐瘀汤和失笑散的主要成分。活血止血，化瘀止痛。主治咳吐鲜血、妇女崩漏、闭经痛经、胸痹心痛、跌打损伤。内服：4.5～9克，入煎剂或入丸散。外用：适量调敷或浸洗患处。

黑三棱科
Sparganiaceae

黑三棱

Sparganium stoloniferum Buch. Ham.

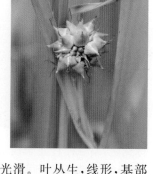

【本草名称】

三棱《本草纲目拾遗》，三棱草《千金翼方》，京三棱《开宝本草》，光三棱《药材资料汇编》，黑三棱《中华本草》。

【植物形态】

多年生草本。块茎圆锥状，须根环状密生。茎直立，光滑。叶丛生，线形，基部抱茎。花茎从叶丛抽出，雌雄同株集成头状花序。聚花果圆锥形。花果期6～8月。我国大部分地区有野生分布。

【化学成分】

块茎含三棱酸（sanleng acid）、琥珀酸、苯甲酸、对苯二酚及谷甾醇等。

【医疗活性】

1. 抑制肿瘤。2. 延长凝血时间。3. 改善缺血缺氧。4. 抑制血栓形成。5. 降低血液黏度，促进斑块吸收。

【毒性备考】

小鼠腹腔注射黑三棱煎剂的 LD_{50} 为233.3 g/kg；死亡时惊跳、抽搐和呼吸抑制。临床上曾有引发过敏的报道，主要症状为打喷嚏、流鼻涕和不停流泪[1]。

【传统功用】

块茎入药。为磨积散的主要成分。化瘀破血，消积止痛。主治瘀血积聚、症瘕瘰疬、胁下痞块、痛经闭经、跌打损伤。内服：4.5～9克，入煎剂或入丸散。外用：适量捣敷或浸洗患处。

泽泻科
Alismataceae

泽 泻

Alisma plantago-aquatica
L. var. *orientale* Sam.

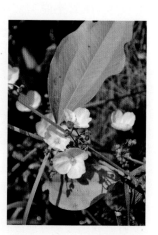

【本草名称】

泽泻《神农本草经》，禹孙《本草纲目》，福泽泻《寿世保元》，如意菜《本草药名汇考》，天鹅蛋《药材资料汇编》。

【植物形态】

多年生草本。因喜生沼泽，故有此名。块根球形，表面密生须根。叶卵状椭圆形，叶柄长。花茎具数轮分枝，组成复伞花序；花瓣3，白色。瘦果倒卵形。花果期6～9月。我国大部分地区有野生分布。

【化学成分】

块茎含泽泻醇（alisol）、表泽泻醇、植物甾醇、挥发油及少量生物碱。

【医疗活性】

1. 利尿。2. 消积石。3. 降血糖。4. 抑制脂肪肝。5. 降血脂,延缓动脉硬化。

【毒性备考】

新鲜块茎含刺激性物质,可引起胃肠道炎性改变。动物试验显示,泽泻提取物给药3个月后,大鼠肝细胞和肾近曲小管均出现不同程度混浊、肿胀及变性。但临床上并未见到肝肾损害的病例报道。

【传统功用】

块茎入药。为五苓散和六味地黄丸的成分之一。泄热渗湿,利水通淋。主治热淋涩痛、水肿胀满、下焦湿热、小便不利、血脂偏高。内服:6～9克,入煎剂或入丸散。

禾本科
Gramineae

芦竹

Arundo donax L.

【本草名称】

绿竹《分类草药性》,芦荻《岭南采药录》,荻芦竹《本草汇言》,芦竹根、楼梯杆《四川中药志》。

【植物形态】

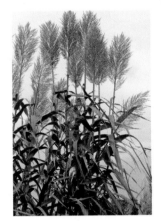

多年生草本。根茎横走,节距紧密。茎直立,具竹节,故有芦竹之名。叶革质,狭长披针形。圆锥花序顶生,小穗有花2～4。外稃密生白色柔毛。花果期10～12月。我国华东、华南及西南地区有野生分布。

【化学成分】

根茎含蟾毒色胺(bufotenine)、去氧蟾毒色胺、甲氧基色胺、禾草碱及其氧化物。

【医疗活性】

1. 短暂降压。2. 调节中枢神经。3. 收缩子宫平滑肌。4. 轻度对抗肾上腺素。5. 拮抗组胺、5-羟色胺和乙酰胆碱引起的痉挛[10]。

【毒性备考】

禾草碱对哺乳动物有兴奋作用,使呼吸加深,加快,甚至阵发痉挛。其对大鼠静脉注射的LD_{50}为63 mg/kg。临床上芦竹根内服虽未见严重不良反应,但其性大苦大寒,过量使用会伤脾败胃。

【传统功用】

根茎入药。清热泻火,定惊安神。主治高热神昏、惊痫躁狂、心火炽盛、精神错乱、热病伤津。内服:15～30克,入煎剂或鲜根茎榨汁加糖饮。

薏苡

Coix lachryma-jobi L.

【本草名称】

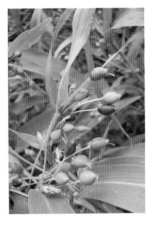

薏米《药品化义》,米仁《本草崇原》,菩提子《救荒本草》,薏珠子《本草图经》,薏苡仁《神农本草经》。

【植物形态】

一年生草本。茎直立,约10节。叶线状披针形,中脉凸起,边缘粗糙。总状花序腋生,雌小穗生于下部。颖果骨质,表面坚硬,可串成念珠,故又称菩提子。花果期7～10月。我国大部分地区有栽培。

【化学成分】

种子含薏苡仁酯(coixenolide)、薏苡内酯、薏苡多糖、蛋白质、脂肪油及大量淀粉。

【医疗活性】

1. 抗炎。2. 消肿。3. 免疫调节。4. 降低血糖异常升高。5. 抑制肿瘤细胞有丝分裂。

【毒性备考】

种仁所含油脂类物质有一定毒性。大剂量

可使实验动物中枢麻痹、呼吸停止,其对家兔静脉注射的致死量为 $1\sim1.5$ g/kg[10]。此外有研究指出,长期大量食用薏苡仁或薏苡油可使胸腺功能减退并导致胸腺萎缩。

【传统功用】

种仁入药。为苇茎汤和三仁汤的主要成分。清热利水,健脾化湿。主治肺痈脓疡、脾虚泄泻、肢体浮肿、皮肤赘疣、恶性肿瘤。内服:9～30克,入煎剂或煮粥饮。外用:薏仁油适量,涂擦赘疣处。

牛筋草

Eleusine indica(L.）Gaertn.

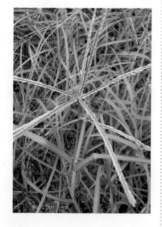

【本草名称】

牛筋草、千金草《本草纲目拾遗》,千人拔《福建民间草药》,蟋蟀草、油葫芦草《上海常用中草药》。

【植物形态】

一年生草本。须根发达。茎秆丛生。叶线形,扁平,长达 15 厘米以上。穗状花序做指状排列。颖果披针形。全株坚韧,不易拔出和折断,故称牛筋草。花果期 6～10 月。我国大部分地区有野生分布。

【化学成分】

全草含黄酮类、叶绿素、亚硝酸盐及微量氰苷等。

【医疗活性】

1. 解热。2. 抑菌。3. 抗炎。4. 利尿。5. 抑制乙脑病毒和流感病毒。

【毒性备考】

所含氰苷和亚硝酸盐均具一定毒性,过量摄入引起腹痛腹泻、恶心呕吐、组织缺氧、口唇青紫、眩晕头痛等。肝肾功能及血液系统未见明显影响[10]。

【传统功用】

全草入药。清热解毒,利水化湿。主治病毒感冒、乙型脑炎、湿热黄疸、惊风抽搐、小便不利。内服:15～30 克,入煎剂或鲜草榨汁饮。

白 茅

Imperata cylindrica（L.）Beauv.

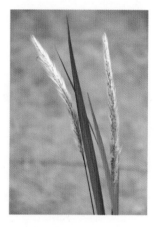

【本草名称】

茅根、茹根《神农本草经》,白茅根《神农本草经集注》,甜草根《河北药材》,丝毛草根《中药志》。

【植物形态】

多年生草本。根茎横走,白色,有节,味甜;故又名甜草根。叶线状披针形。圆锥花序顶生,长 5～20 厘米,小穗密生白色丝状柔毛。颖果细小。花果期 8～10 月。我国大部分地区有野生分布。

【化学成分】

根茎含印白茅素(cylindrin)、芦竹素、薏苡素、多糖、果糖及葡萄糖等。

【医疗活性】

1. 止血。2. 抗炎。3. 利尿。4. 增强细胞免疫和体液免疫。5. 对抗离体兔动脉因肾上腺素引起的收缩[3]。

【毒性备考】

临床上未见严重不良反应,偶有大便次数增多、头晕、头痛、恶心等,不影响继续用药[7]。《本草品汇精要》虽有"妊娠不可服"的记载,但其是否存在生殖毒性尚待毒理研究证实。

【传统功用】

根茎入药。为十灰丸的成分之一。清热通淋,凉血止血。主治血热妄行、咳吐鲜血、便血尿血、肾炎水肿、小便不利。内服:9～30 克,入煎剂或鲜根茎加量榨汁饮。

莎草科
Cyperaceae

香　附

Cyperus rotundus L.

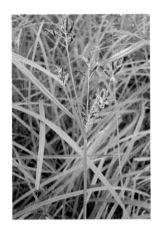

【本草名称】

香附、雷公头《本草纲目》，香附子《唐本草》，香附米《本草求真》，三棱草根《中药志》。

【植物形态】

多年生草本。块茎纺锤形，有时数个相连，表面有棕毛。茎三棱形，故又称三棱草根。叶丛生，狭条形；主脉隆起。复穗状花序，两侧紫红色。小坚果卵形。花果期 6～11 月。我国大部分地区有野生分布。

【化学成分】

块茎含香附烯（cyperene）、柠檬烯、广藿香酮、香附萘酮等挥发性物质。

【医疗活性】

1. 镇痛。2. 促进胃肠道蠕动。3. 松弛子宫平滑肌。4. 轻微雌激素样作用。5. 香附萘酮对恶性疟原虫有明显抑制作用[3]。

【毒性备考】

小鼠腹腔注射香附挥发油的 LD_{50} 为 297 mg/kg。如果饲料中掺入香附的含量在 25％时大鼠尚能耐受；含量在 30％～50％时生长发育明显受到抑制。

【传统功用】

块茎入药。为越鞠丸和良附丸的主要成分。调经解郁，理气止痛。主治肝气郁结、胸胁胀满、食积不化、月经不调、经来腹痛。内服：6～9 克，入煎剂或入丸散。

棕榈科
Palmae

槟　榔

Areca catechu L.

【本草名称】

槟榔《药录》，槟榔子《本草纲目》，槟榔玉《中药志》，大腹子《岭表录异》，橄榄子《食疗本草》。

【植物形态】

乔木。茎直立，高大，具环纹，不分枝。羽状复叶

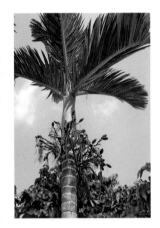

丛生于茎顶，小叶披针状线形。花序着生叶下部，花雌雄同株。坚果长圆橄榄状，故又称橄榄子。花果期 3 月至次年 2 月。我国海南、广西及云南有野生和栽培。

【化学成分】

种子含槟榔碱（arecoline）、槟榔次碱等生物碱；又含缩合鞣质及槟榔红色素等。

【医疗活性】

1. 驱杀肠虫。2. 抑制癣类真菌。3. 抑制流感病毒。4. 拟胆碱样作用，促进腺体分泌。5. 抑制血管紧张肽，轻度降低眼压和血压[10]。

【毒性备考】

近年有研究显示，槟榔种子所含生物碱及缩合鞣质有致畸致癌活性和生殖毒性，并有一定成瘾性。长期咀嚼槟榔可诱发癌症；孕妇可能造成畸胎、死胎或流产。

【传统功用】

种子入药。为开胸顺气丸的主要成分。驱虫截疟，化滞消积。主治虫积腹痛、疟疾复发、消化不良、食滞胃胀、奶痨消瘦。内服：3～9 克，入煎剂或入丸散。单味驱虫，剂量加倍。

桄　榔

Arenga pinnata（Wurmb.）Merr.

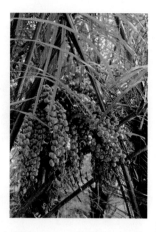

【本草名称】

桄榔《开宝本草》,铁木《本草纲目》,面木《洛阳伽蓝记》,山椰子、砂糖椰子《南方主要有毒植物》。

【植物形态】

乔木。树干挺直,有环纹。叶簇生茎顶,羽状全裂,裂片线形,小叶极多,每侧可达100枚以上。圆锥花序腋生。果实卵状球形。种子扁平。花果期4～11月。我国广东、广西及海南有野生分布。

【化学成分】

果实及种子含植物蛋白酶(protease)、粗蛋白、淀粉及糖类等。

【医疗活性】

1. 抗炎。2. 镇痛。3. 促进消化。4. 抗氧化,清除自由基。

【毒性备考】

果实及种子有毒。广东民间采用草木灰煮沸、浸泡等方法消除毒性;但处理不当或摄入过多,仍可能中毒。主要症状有头晕、呕吐、醉酒样及感觉异常[12]。

【传统功用】

果实入药。消食化积。主治宿食积滞、胃脘胀满、嗳气吞酸、消化不良。内服:9～15克,入煎剂。

鱼尾葵

Caryota ochlandra Hance.

【本草名称】

鸡椰、董棕《南方主要有毒植物》,鱼尾葵《中国有毒植物》,假桄榔、孔雀椰子《有害花木图鉴》。

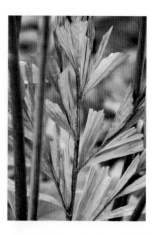

【植物形态】

常绿乔木。茎秆具明显环纹。叶互生,2回羽状全裂,先端下垂;小羽片菱形,先端齿裂成鱼尾状,故名。肉穗花序腋生,花黄色。果球形,红色。花果期7～11月。我国西南及东南沿海有野生分布。

【化学成分】

果实含原花青素、鞣质及刺激性草酸钙结晶等。

【医疗活性】

1. 抑菌。2. 抗炎。3. 抗氧化,清除自由基。4. 促进血液凝固,止血。

【毒性备考】

果实及液汁有毒,接触后引起皮肤红肿、瘙痒过敏。海南曾有多起误食未经减毒处理的果实而中毒的病例,其共同症状为恶心、呕吐、眩晕、全身无力等[12]。

【传统功用】

叶鞘入药。收敛止血。主治咳吐鲜血、便血尿血、痔疮出血、月经过多、崩漏不止。内服:9～15克,炒炭存性入煎剂或入丸散。

蒲　葵

Livistona chinensis（Tacq.）R. Br.

【本草名称】

蒲葵《岭南采药录》,葵扇木《陆川本草》,扇叶葵《广州植物志》,蓬扇树《广西中兽医药用植物》。

【植物形态】

乔木。茎秆具密集环纹。叶大型,直径可达1米以上;叶柄长,肾圆形,因可以制作蒲扇,故又称扇叶葵。圆锥花序腋生,佛焰苞筒状;花小，淡绿色。核果橄榄状。花果期6～10月。我国南方地区有野生分布。

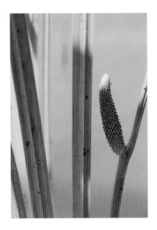

【化学成分】

种子含鞣质、酚类、脂肪油及还原糖等。

【医疗活性】

1. 抑菌。2. 抗炎。3. 镇痛。4. 止血，促进血液凝固。5. 对B22小鼠脑瘤有一定抑制作用。

【毒性备考】

种子有毒。中毒症状有头痛、眩晕、神疲、恶心呕吐、不思饮食；严重者出现黄疸和肝功能异常[2]。

【传统功用】

种子入药。化瘀消肿，凉血止血。主治脑瘤、鼻咽癌、食管癌、白血病、崩漏不止、创伤出血。内服：9～15克，入煎剂。外用：适量研末，调敷患处。

天南星科
Araceae

水菖蒲

Acorus calamus L.

【本草名称】

溪荪《神农本草经集注》，水菖蒲、白菖蒲《名医别录》，泥菖蒲《本草纲目》，大叶菖蒲《四川中药志》。

【植物形态】

多年生草本。因生于浅水沼泽，故名。根茎横卧，肉质肥厚，具特异芳香。叶剑状线形，基部抱茎。花茎一般短于叶片，肉穗花序锥状圆柱形。浆果红色。花果期6～8月。我国大部分地区有野生分布。

【化学成分】

根茎含水菖蒲酮（shyobunone）、白菖烯、细辛脑、芳樟醇等挥发性物质。

【医疗活性】

1. 镇静。2. 抗惊厥。3. 抗心律失常。4. 抑制毛癣真菌。5. 平喘，松弛支气管痉挛。对氨雾诱导的小鼠咳嗽具有显著镇咳作用。

【毒性备考】

根茎有毒。人摄入过量可出现幻觉幻视[4]。所含细辛脑可使人类淋巴细胞染色体发生畸变，故存在一定诱发癌变的风险[1]。

【传统功用】

根茎入药。清心豁痰，定惊开窍。主治痰厥气喘、癫痫抽搐、耳鸣心悸、失眠健忘、痈疽毒疮。内服：3～6克（鲜用加倍），入煎剂或入丸散。外用：鲜草一握，捣敷患处。

石菖蒲

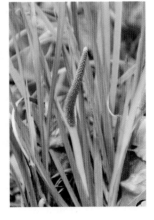

Acorus tatarinowii Schott.

【本草名称】

昌阳、菖蒲《神农本草经》，石菖蒲《本草图经》，水剑草《本草纲目》，剑叶菖蒲《四川中药志》。

【植物形态】

多年生草本，喜生山石湿地，故名。根茎横卧，肉质，具特异芳香。叶线形，上部伸展，基部对折；平行脉多条。佛焰苞较肉穗花序长数倍，花白色。果黄绿色。花果期2～6月。我国黄河以南有野生分布。

【化学成分】

根茎含细辛脑(asarone)、细辛醛、甲基异丁香酚、百里香酚及黄樟醚等挥发性物质。

【医疗活性】

1. 镇静。2. 抗惊厥。3. 抗心律失常。4. 抑制肠道异常发酵。5. 改善小鼠记忆障碍，提高大鼠脑细胞辅酶I浓度[6]。

【毒性备考】

石菖蒲挥发油可引起实验动物强直性痉挛；所含的细辛脑和黄樟醚可引起大鼠骨髓细胞染色体畸变；亦能使人类淋巴细胞突变或诱发癌变[13]。

【传统功用】

根茎入药。为安神补心丸的主要成分。清心豁痰，定惊开窍。主治痰厥气喘、癫痫抽搐、耳鸣心悸、失眠健忘、痛疽毒疮。内服：3～9克(鲜用加倍)，入煎剂或入丸散。外用：适量煎水，浸洗患处。

广东万年青

Aglaonema modestum Schott. ex Engl.

【本草名称】

亮丝草《有害花木图鉴》，粤万年青、大叶万年青《常用中草药手册》，广东万年青《中药大辞典》。

【植物形态】

多年生草本。茎有明显的节。叶卵状长圆形，先端

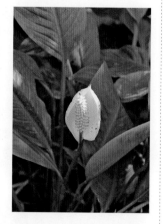

渐尖，基部宽楔形，全缘或略呈波状；叶柄较长，基部鞘状。肉穗花序，佛焰苞黄绿色。浆果熟时红色。花果期5～10月。我国广东、广西及海南有野生分布。

【化学成分】

全草含高野尻霉素(homonojirimycin)、广

东万年青苷、草酸钙结晶及生物碱等。

【医疗活性】

1. 抗炎。2. 消肿。3. 镇痛。4. 抑菌。5. 高野尻霉素对某些葡萄糖苷酶有很强的抑制活性[3]。

【毒性备考】

全草有毒。误食或药用过量引起消化道急性炎症、口舌麻木、腹部疼痛等症状；并可能损伤声带，出现声音嘶哑[13]。

【传统功用】

全草入药。清热拔毒，消肿止痛。主治疔毒痈疽、疥疮癣湿、毒蛇咬伤、水火烫伤、喉蛾肿痛。内服：6～9克，入煎剂。外用：鲜草一握，捣敷患处。

卜 芥

Alocasia cucullata(Lour.) Schott.

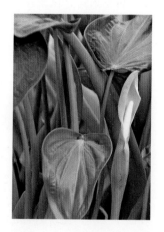

【本草名称】

卜芥《广西实用中草药新选》，尖尾芋《南方主要有毒植物》，假海芋、大麻芋《中国有毒植物》，老虎芋《广西药用植物名录》。

【植物形态】

多年生常绿草本。根茎粗壮，外皮茶褐色，形似芋头，故名。叶互生，阔卵形；先端渐尖，基部微凹，叶脉突起。肉穗花序，佛焰苞肉质。浆果淡红色。花果期5～8月。我国华南、西南地区有野生分布。

【化学成分】

根茎含卜芥毒皂苷(sapotoxin)、草酸钙结晶及有机酸等。

【医疗活性】

1. 抗炎，消肿。2. 抑制流感病毒。3. 抑制钩端螺旋体。4. 抗眼镜蛇、银环蛇蛇毒。5. 增加大鼠尿17-酮类固醇排泄[5]。

【毒性备考】

根茎有毒。新鲜汁液对黏膜有腐蚀作用。误入眼内可导致失明；过量口服对胃肠道产生强烈刺激；对呼吸中枢和心脏亦有麻痹作用；严重者可因窒息或心脏停搏而死亡[9]。

【传统功用】

根茎入药。清热解毒，消肿止痛。主治毒蛇咬伤、淋巴结核、乳痈疔疮、蜂窝织炎、无名肿毒。内服：3～6克，入煎剂（先煎2小时以上）。外用：适量煎水，浸洗患处。

海　芋

Alocasia macrorrhiza（L.）Schott.

【本草名称】

天荷《本草纲目拾遗》，观音莲《本草纲目》，独脚莲《分类草药性》，大根芋《有毒中草药彩色图鉴》，滴水观音《本草药名汇考》。

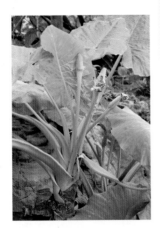

【植物形态】

多年生草本。根茎粗壮，茶褐色。叶大型，箭状卵圆形；叶面光滑，常有水珠滴落，故有滴水观音之称。佛焰苞上部舟形，肉穗花序短于佛焰苞。浆果红色。花果期4～8月。我国华南、西南地区有野生分布。

【化学成分】

根茎含海芋素（alocasin）、海韭菜苷、草酸盐、毒皂苷及氰苷等。

【医疗活性】

1. 抗炎。2. 消肿。3. 抑制结核杆菌。4. 抑制移植性肿瘤。5. 抗眼镜蛇、银环蛇蛇毒。

【毒性备考】

根茎有毒。新鲜汁液接触皮肤可引起瘙痒；误入眼睛可致严重结膜损伤；误食茎叶可引起喉舌麻木、恶心呕吐、冷汗、惊厥；严重中毒可因心脏停搏和呼吸麻痹导致死亡[5]。

【传统功用】

根茎入药。清热解毒，消肿止痛。主治毒蛇咬伤、无名肿痛、瘰疬结核、疥疮头癣、痈疽溃疡。内服：3～9克，入煎剂（先煎2小时以上）。外用：适量捣敷或浸洗患处。

魔　芋

Amorphophallus rivieri Durieu.

【本草名称】

蒟蒻《开宝本草》，魔芋《四川中药志》，鬼头《本草纲目》，蛇六谷《浙江民间常用草药》，鬼蜡烛《本草药名汇考》。

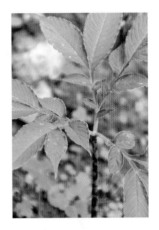

【植物形态】

多年生草本。块茎扁球形，因形状似芋头，故有魔芋之名。茎直立，上有暗紫色斑点。掌状复叶，又作羽状全裂，裂片披针形。肉穗花序伸出佛焰苞外。浆果球形。花果期5～8月。我国华东、华南地区有野生分布。

【化学成分】

块茎含葡配甘露聚糖（glucomannan）、蛋白质、淀粉等；尚含少量毒芹碱、氰苷及二甲胺。

【医疗活性】

1. 降血脂。2. 降血糖。3. 抗炎，消肿。4. 亚甲蓝法试验显示抑制白血病等肿瘤细胞。5. 所含甘露聚糖膨胀系数巨大，食后产生饱胀感，可用于节食减肥。

【毒性备考】

生鲜块茎对人体黏膜有强烈刺激，误食引起咽喉刺痛、口舌麻木、恶心呕吐、流涎、心悸、冷汗、呼吸困难。久煎久煮可使毒性消减；经石灰水处理制作的魔芋豆腐无毒，可供食用，但残渣仍有毒性[4]。

【传统功用】

块茎入药。脑瘤镇痛丸的主要成分。化痰

散结,祛瘀消肿。主治脑瘤疼痛、症瘕积聚、瘰疬结核、疮疡痈疽、痄腮丹毒。内服:6~12克,入煎剂(先煎2时以上)。外用:适量捣敷或浸洗患处。

东北天南星

Arisaema amurense Maxim.

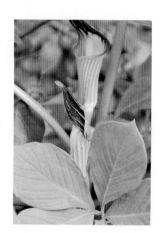

【本草名称】

天南星《本草纲目拾遗》,天光星《中国药用植物图鉴》,大头参《北方常用中草药》,阔叶南星《青岛中草药》,东北天南星《中国植物志》。

【植物形态】

多年生草本。块茎肥大,扁球形。叶片趾状分裂,小裂片卵状椭圆形,全缘。佛焰苞圆筒状,绿色略带紫褐色,具白色纵纹。浆果熟时红色。花果期6~8月。我国东北、西北及华北地区有野生分布。

【化学成分】

块茎含脑苷脂(cerebrosides)、糖苷、黄酮、草酸钙及植物凝集素等。

【医疗活性】

1. 祛痰。2. 镇痛。3. 抗惊厥。4. 抑制人类宫颈癌细胞株。5. 对抗大鼠四氯化碳诱导的肝损伤[3]。

【毒性备考】

块茎有毒,未经炮制的生鲜块茎对人体黏膜有强烈刺激。初时口唇麻木、咽喉灼痛、声音嘶哑、大量流涎;严重时出现昏迷、抽搐、惊厥,甚至呼吸抑制。

【传统功用】

块茎入药。为五虎追风散和宫颈癌栓剂的主要原料。熄风镇惊,化痰消肿。主治风痰壅阻、口眼歪斜、半身不遂、痈疽瘰疬、宫颈肿瘤。内服:3~9克(经炮制),入煎剂或入丸散。外

用:生药研末调敷患处。提取物制剂:按产品说明外用。注:生南星为国家规定的毒性中药管理品种,使用需凭医师签名的正式处方。

一把伞南星

Arisaema erubescens(Wall.)Schott.

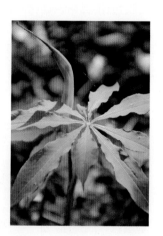

【本草名称】

虎掌《神农本草经》,南星《本草纲目》,蛇芋《植物名实图考》,蛇苞谷《全国中草药汇编》,一把伞南星《中国有毒植物》。

【植物形态】

多年生草本。块根球形。叶柄长,叶片放射状分裂并作伞状排列,故有一把伞南星之名。肉穗花序从叶柄中部抽出;佛焰苞淡绿色或淡紫色。浆果红色。花果期5~9月。我国大部分地区有野生分布。

【化学成分】

块茎含掌叶半夏碱(pedatisectine)、三萜皂苷、谷甾醇、甘露醇及甘露聚糖等。

【医疗活性】

1. 祛痰。2. 抗惊厥。3. 抗炎,消肿。4. 镇痛,镇静。5. 抑制人类宫颈癌细胞有丝分裂。

【毒性备考】

生鲜块茎口服25克即可引起中毒,出现咽喉灼痛、唇舌麻木、味觉减退、张口困难、口腔黏膜糜烂甚至坏死、脱落。全身症状有头晕心慌、呼吸困难;严重者昏迷、抽搐,可因呼吸麻痹导致死亡。

【传统功用】

块茎入药。为牛黄抱龙丸和宫颈抗癌栓的主要原料。祛风痰,定惊痫,消肿散结。主治风痰阻络、中风瘫痪、口眼歪斜、癫痫惊厥、宫颈肿瘤。内服:制南星或胆南星3~9克,入煎剂。

外用：生药研末外敷患处。提取物制剂，按产品说明使用。注：生南星为国家规定的毒性中药管理品种，使用需凭医师签名的正式处方。

龟背竹

Epipremnum pinnatum（L.）Engl.

【本草名称】

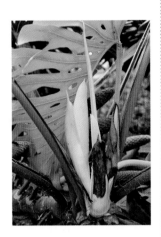

龟背竹《广州植物志》，龟背芋、龟背蕉《有害花木图鉴》，麒麟尾、狮尾草《岭南采药录》。

【植物形态】

常绿攀缘灌木。叶大型，叶柄可达 1 米；边缘有不规则羽状深裂；叶面有空洞数个，呈龟甲状散布，故有龟背竹之称。肉穗花序圆柱形，花黄绿色。浆果橙红色。花果期 8～11 月。我国华南、西南地区有野生分布。

【化学成分】

茎叶含聚醇酸碱（polyhydroxy alkaloids），未熟果实含大量草酸钙结晶。

【医疗活性】

1. 抑菌。2. 抗炎。3. 止血。4. 消肿，止痛。5. 正己烷提取物对 T-47D 乳腺癌细胞有明显抑制作用[8]。

【毒性备考】

生鲜汁液有毒。对人体有强烈刺激和腐蚀作用，可引起皮肤及口腔黏膜红肿灼痛、坏死发炎。未成熟果实虽然毒性较大，但是一旦成熟，毒性和刺激性迅即消失，还散发出诱人香味，可供食用。

【传统功用】

全草入药。清热解毒，消肿止痛。主治瘰疬结核、痈疽疮疡、无名肿毒、目赤肿痛、鼻血痔血。内服：9～12 克，入煎剂。外用：适量捣敷或浸洗患处。

千年健

Homalomena occulta（Lour.）Schott.

【本草名称】

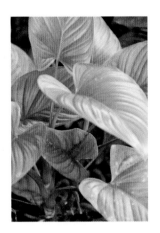

千年健《本草纲目拾遗》，千年见《药材资料汇编》，一包针《中药志》，千颗针、美人姜《本草药名汇考》。

【植物形态】

多年生草本。根茎肉质，断面有多根针状纤维束，故有一包针之称。叶互生，箭状卵圆形；叶柄长，基部鞘状。肉穗花序，佛焰苞管部宿存，片部脱落。浆果。花果期 3～6 月。我国华南、西南地区有野生分布。

【化学成分】

根茎含芳樟醇（linalool）、松油醇、崖柏烯、月桂烯、杜松烯等挥发性物质。

【医疗活性】

1. 镇痛。2. 抗炎。3. 抑制疱疹病毒。4. 抑制布氏菌。5. 抑制血管紧张素受体和钙通道阻滞剂受体[1]。

【毒性备考】

大剂量摄入可引起急性中毒，出现恶心呕吐、眩晕头痛、痉挛抽搐、角弓反张、二便失禁、呼吸困难等症状[7]。

【传统功用】

根茎入药。为舒筋片的主要原料。祛风湿，壮筋骨，消肿止痛。主治风寒湿痹、酸麻疼痛、关节红肿、骨质疏松、四肢无力。内服：4.5～9 克，入煎剂或浸酒饮。外用：适量煎水，浸洗患处。

掌叶半夏

Pinellia pedatisecta Schott.

【本草名称】

由跋《名医别录》，虎掌《中国植物志》，天南星《本草纲目拾遗》，虎掌南星《本草纲目》，掌叶半夏《南京民间草药》。

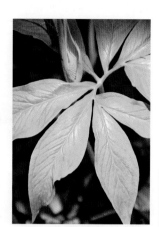

【植物形态】

多年生草本。块茎圆球形，四周若干小球茎，呈脚掌状，故有虎掌之称。叶鸟趾状分裂，裂片披针形，中间较大，两侧渐小。佛焰苞绿色。浆果黄色。花果期6～8月。我国大部分地区有野生分布。

【化学成分】

块茎含掌叶半夏碱（pedatisectine）、腺苷、植物凝集素、谷甾醇及尿嘧啶等。

【医疗活性】

1. 祛痰。2. 镇静。3. 镇痛。4. 抗惊厥。5. 抑制S180小鼠肉瘤及Hela人型宫颈癌细胞。

【毒性备考】

块茎有毒，生鲜时刺激性更强。误服可引起口腔糜烂、黏膜坏死、咽喉水肿、舌体麻木、大量流涎、声音嘶哑，严重者可因呼吸困难而窒息死亡。

【传统功用】

块茎入药。为宫颈抗癌栓和玉真散的主要原料。熄风定惊，化痰消肿。主治风痰壅阻、口眼歪斜、半身不遂、痈疽瘰疬、症瘕肿瘤。内服：3～9克（经炮制），入煎剂或入丸散。外用：生药研末调敷患处。提取物栓剂：按产品说明使用。注：生天南星为国家规定的毒性中药管理品种，使用需凭医师签名的正式处方。

半　夏

Pinellia ternata（Thunb.）Breit.

【本草名称】

半夏《神农本草经》，守田《名医别录》，羊眼半夏《唐本草》，地珠半夏《昆明药用植物报告》，三叶半夏《全国中草药汇编》。

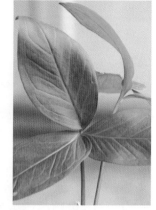

【生态形态】

多年生草本。块茎球形。叶柄细长，二年生叶多为3出，故有三叶半夏之称。叶卵圆形至披针形，光滑，全缘。肉穗花序顶生，佛焰苞黄绿色。浆果椭圆形。花果期5～8月。我国大部分地区有野生分布。

【化学成分】

块茎含半夏蛋白（pinellin）、凝集素、二羟基苯甲醛以及苷元为尿黑酸的一种刺激性苷。

【医疗活性】

1. 抗早孕。2. 镇咳，祛痰。3. 抗心律失常。4. 抑制恶心呕吐（制半夏）。5. 保护胃黏膜，抑制胃溃疡。

【毒性备考】

生半夏有毒。炮制时采用水漂、姜泡、蒸制、久煎、矾浸诸法使毒性依次减弱，故制半夏内服相对安全。但用于妊娠呕吐仍应慎重。动物试验显示生半夏和制半夏均具一定生殖毒性，对胎鼠尚有致畸作用[6]。

【传统功用】

块茎入药。为二陈丸和青州白丸子的主要成分。燥湿化痰，降逆止呕。主治寒湿壅阻、咳喘多痰、胸中痞满、恶心呕吐、头昏晕眩。内服：制半夏3～9克，入煎剂或入丸散。注：生半夏为国家规定的毒性中药管理品种，使用需凭医师签名的正式处方。

藤　橘

Pothos chinensis（Raf.）Merr.

【本草名称】

石柑《四川中药志》，石气柑《分类草药性》，石葫芦、巴岩香、青蒲芦茶《广西中药志》。

【植物形态】

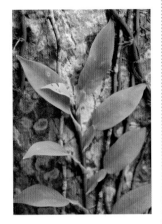

草质藤本。茎多分枝。叶革质，矩圆形或披针形；先端渐尖，基部钝；网脉凸起；叶柄有宽翅。肉穗花序近球形，花下弯。浆果红色。花果期几乎全年。我国广东、广西及台湾地区有野生分布。

【化学成分】

全草含琥珀酸（succinic acid）、香草酸、谷甾醇及蒽醌类化合物。

【医疗活性】

1. 抗炎。2. 消肿。3. 止痛。4. 抗氧化。5. 显著对抗眼镜蛇蛇毒对大鼠造成的损伤[8]。

【毒性备考】

《中国毒性民族药志》："全草有小毒。"

【传统功用】

全草入药。清热解毒，理气止痛。主治气滞胀满、疝气腹痛、风湿骨痛、肢体麻木、毒蛇咬伤。内服：6～15克，入煎剂。外用：鲜草一握，捣敷患处。

犁头尖

Typhonium divaricatum（L.）Decne.

【本草名称】

犁头草、犁头尖《本草求原》，犁头七《陆川本草》，芋头草《生草药性备要》，土半夏《闽南民间草药》。

【植物形态】

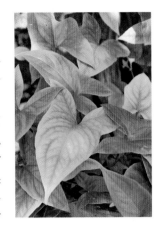

多年生草本。块茎近球形。叶具长柄，叶片戟状，酷似耕犁，故名。肉穗花序从根茎抽出，佛焰苞具紫色苞片，先端扭曲，附属体鼠尾状。浆果卵形。花果期5～7月。我国华南、西南地区有野生分布。

【化学成分】

根茎含生物碱、甾醇、甘露糖、植物凝集素及草酸盐等。

【医疗活性】

1. 镇痛。2. 消肿。3. 局部麻醉。4. 对HIV病毒有抑制活性。5. 对多种实验性肿瘤有抑制作用。

【毒性备考】

全株有毒，以根茎毒性最大。中毒症状：喉舌麻木、恶心呕吐、头晕目眩、腹部剧痛、严重者抽搐惊厥[12]。

【传统功用】

块茎或全草入药。清热解毒，消肿止痛。主治跌打瘀肿、外伤出血、疔疮乳痈、疥癣湿疹、毒蛇咬伤。外用：鲜草或块茎适量，捣敷患处。一般不作内服。

独角莲

Typhonium giganteum Engl.

【本草名称】

禹白附《中药志》，白附子《中华人民共和国药典》，麻芋子《中药植物原色图谱》，独角莲《中国有毒植物》，鸡心白附《全国中草药汇编》。

【植物形态】

多年生草本。块茎芋芳状，外被褐色鳞片。叶三角状卵形或戟状箭形，幼叶向内卷曲。肉穗花序位于佛焰苞内。浆果熟时红色。花果期 6 ～ 10 月。我国黄河流域有野生和栽培。以河南禹县量多质优,故又称禹白附。

【化学成分】

块茎含内消旋肌醇(meso-inositol)、白附子皂苷、白附子凝集素、胆碱及草酸盐等。

【医疗活性】

1. 杀虫。2. 镇静。3. 抗炎,消肿。4. 抑制结核杆菌。5. 抑制惊厥,解除痉挛。

【毒性备考】

块茎有毒。曾有一次煎服生白附 7 枚(约 37 克)严重中毒不治身亡的案例。病者死前口舌麻木、心悸烦躁、神昏谵语,最后出现呼吸困难[7]。

【传统功用】

块茎入药。为玉真散的成分之一。豁痰定惊,祛风止痛。主治风痰阻络、半身不遂、口眼喝斜、头风头痛、瘰疬结核、无名肿毒。内服:制白附子 3～6 克,入煎剂或入丸散。外用:适量研末,调敷患处。注:生白附子为国家规定的毒性中药管理品种,使用需凭医师签名的正式处方。

鸭跖草科
Commelinaceae

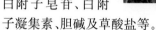

紫露草

Tradescantia virginiana L.

【本草名称】

紫露草《中药大辞典》,鸭舌黄、鸭舌草《泉州本草》,血见愁《广西中药志》,紫鸭跖草《有毒中草药彩色图鉴》。

【植物形态】

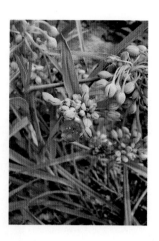

一年生草本。茎匍匐,多分枝。叶互生,披针形,基部抱茎;因形似鸭跖草而色紫,故又有紫鸭跖草之名。花密生于二叉状花序柄上,花瓣 3。蒴果具棱线。花果期夏秋。我国大部分地区有野生分布。

【化学成分】

同科植物鸭跖草含鸭跖草苷、飞燕草苷等黄酮类化合物。

【医疗活性】

1. 止血。2. 抗炎。3. 消肿。4. 轻微利尿。5. 抑制结核杆菌。

【毒性备考】

《广西中药志》:“味甘淡、性凉,有毒。”该书虽记载有毒,但笔者在临床上常常用至 30 克以上,并未发现任何不良反应。

【传统功用】

全草入药。清热解毒,利水消肿。主治痈疽疮疡、淋巴结核、尿路感染、热淋石淋、外伤出血。内服:15～30 克,入煎剂或鲜草榨汁饮。外用:鲜草一握,捣敷患处。

雨久花科
Pontederiaceae

凤眼蓝

Eichhornia crassipes(Mart.)Solms.

【本草名称】

水葫芦《广西植物名录》,水浮莲、洋水仙、凤眼莲《广州植物志》,凤眼蓝《药用植物花谱》。

【植物形态】

水生草本。叶丛生,椭圆形,叶柄中部膨大

成囊状,内有气室;因形似葫芦,故又称水葫芦。花茎从叶丛抽出,穗状花序顶生,花蓝紫色。蒴果卵形。花果期7～11月。我国大部分水域有野生分布。

【化学成分】

带花全草含飞燕草素、葡萄糖苷、胡萝卜素及锌、铜、铁等金属元素。

【医疗活性】

1. 抗炎。2. 消肿。3. 轻度利尿。4. 对白喉杆菌、伤寒杆菌、肺炎球菌和葡萄球菌均有抑制作用。

【毒性备考】

全草无毒,但该植物能大量富集水中的重金属和污染物而沾染毒性。故采集此草必须选择未被污染的水域,以避免有害物质超标而造成人体损害。

【传统功用】

全草入药。清热通淋,解毒消肿。主治感冒发热、咽喉红肿、小便不利、石淋血淋、疮疖热毒。内服:15～30克,入煎剂或鲜草加量榨汁饮。外用:鲜草一握,捣敷患处。

百部科
Stemonaceae

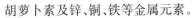

对叶百部

Stemona tuberosa Lour.

【本草名称】

百部《神农本草经集注》,一窝虎《江苏植物药材志》,九丛根《草木便方》,百条根《杨氏经验方》,山百根《中药志》。

【植物形态】

多年生攀缘草本。块根纺锤状,常十数个

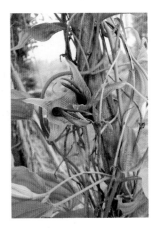

丛生,故有九丛根之称。叶对生,广卵形,全缘或微波状。花腋生,花被4,黄绿色,带紫色脉纹。蒴果倒卵形。花果期5～8月。我国西南及东南沿海有野生分布。

【化学成分】

块根含对叶百部碱(tuberostemonine)、次对叶百部碱、氧化对叶百部碱及百部碱等。

【医疗活性】

1. 镇咳。2. 杀虫,灭虱。3. 平喘,松弛支气管平滑肌。4. 抑制亚洲甲型流感病毒。5. 抑制结核杆菌。抑制毛癣真菌。

【毒性备考】

块根有毒,主要毒性成分为生物碱。摄入过多引起恶心呕吐、头痛眩晕、腹痛腹泻;严重者呼吸困难、昏迷抽搐。此外,尚有出现过敏反应的报道[1]。

【传统功用】

块根入药。为苏菲咳糖浆和疗肺宁片的主要原料。平喘止咳,杀虫灭虱。主治气管炎、肺结核、百日咳、虫积腹痛、头虱阴虱、滴虫感染。内服:3～9克,入煎剂。外用:适量煎水,浸洗患处。

百合科
Liliaceae

大　蒜

Allium sativum L.

【本草名称】

葫《名医别录》,独蒜《普济本事方》,大蒜《神农本草经集注》,紫皮蒜、独头蒜《补缺肘后方》。

【植物形态】

多年生草本，全株具特异气味。鳞茎扁球形，分成6～10瓣，外被白紫色薄膜。叶线状披针形，扁平。花茎直立，佛焰苞有长喙；花被6，粉红色。蒴果开裂。花果期5～6月。我国各地有栽培。

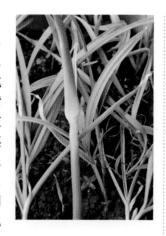

【化学成分】

鳞茎含大蒜辣素（allicin）、大蒜素、大蒜硫胺素等硫醚类化合物。

【医疗活性】

1. 抑制细菌。2. 抑制真菌。3. 抑制病毒。4. 抗滴虫和阿米巴原虫。5. 降血脂，抑制血小板聚集。

【毒性备考】

高浓度蒜汁可使红细胞溶解，故长期大量食用生大蒜可能引起贫血。大蒜注射液使用不当引起冠状动脉收缩导致心肌缺血。此外，过敏体质者食用大蒜及其制剂会引发皮疹瘙痒，视力减退[1]。

【传统功用】

鳞茎入药。为青蛾丸的成分之一。温中化滞，解毒杀虫。主治胃脘冷痛、虫积腹痛、肠炎菌痢、滴虫湿痒、疮疖肿毒。内服：6～12克，入煎剂或捣泥装入胶丸。外用：适量捣敷穴位或患处。

库拉索芦荟

Aloe vera L.

【本草名称】

象胆《本草纲目拾遗》，芦荟《本草蒙筌》，油葱、龙角《中华药学》，老芦荟《中药大辞典》。

【植物形态】

肉质草本。叶簇生，狭披针形，肥厚多汁；先端尖，基部抱茎，边缘具刺齿。形象角状，故有龙角之称。总状花序，花黄色带紫色斑点。蒴果三角形。花果期2～4月。原产北非。我国南部地区有少量栽培。

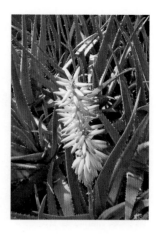

【化学成分】

叶含芦荟苦素（aloesin）、芦荟大黄素、芦荟宁、树脂及大量多糖类凝胶。

【医疗活性】

1. 泻下。2. 抗炎。3. 抑制细菌，抑制真菌。4. 抑制小鼠黑色素瘤。5. 刺激表皮生长，促进创面愈合，清除色素沉着[3]。

【毒性备考】

所含蒽醌及树脂类物质属刺激性泻药。其引起泻下时常伴有剧烈腹痛、盆腔充血；严重者出现血尿及蛋白尿。孕妇可能导致流产[1]。

【传统功用】

新鲜胶汁或浓缩之块状物入药。为更衣丸和当归龙荟丸的主要成分。通便杀虫，清火消炎。主治肝火上炎、目赤头痛、烦热失眠、肠躁便秘、水火烫伤。内服：取块状物2～5克，入丸散。一般不入煎剂。外用：取块状物研末调敷或新鲜凝胶涂敷患处。

知　母

Anemarrhena asphodeloides Bge.

【本草名称】

知母、氏母《神农本草经》，昌支《唐本草》，穿地龙《山东中药》，羊胡子草《全国中草药汇编》。

【植物形态】

多年生草本。根茎横卧，上具黄褐色纤维；下有多数须根，故又称羊胡子草。叶基生，线形，长可达60厘米。穗状花序稀疏，花数朵簇生。蒴果长卵形。花果期5～9月。我国华北、西北地区有野生分布。

【化学成分】

根茎含知母皂苷（timosaponin）、知母多糖、氧杂蒽酮、胆碱及黏液质等。

【医疗活性】

1. 解热。2. 抑菌。3. 降血糖。4. 抗氧化，清除自由基。5. 抑制由 PAF 诱导的血小板聚集。

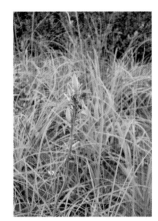

【毒性备考】

知母浸膏中性液给家兔静脉注射，当剂量在 0.5 ml 时对呼吸、血压均无影响；在 1～3 ml 时呼吸受到抑制、血压轻微下降；在 7 ml 时血压急剧下降、呼吸暂停、实验动物死亡[7]。

【传统功用】

根茎入药。为大补阴丸和知柏八味丸丸的主要成分。滋阴降火，润燥生津。主治消渴三多、阴虚内热、肝阳上亢、大便秘结、小便黄赤。内服：6～12 克，入煎剂或入丸散。

铃　兰

Convallaria majalis L.

【本草名称】

铃兰《东北药用植物志》，君影草《中国药用植物图鉴》，铃铛花《东北常用中草药手册》，草寸香《陕西中草药》，芦藜花《中国有毒植物》。

【植物形态】

多年生草本。根茎匍匐。叶 2 枚，椭圆形；先端急尖，基部稍狭。花梗由鳞片腋中伸出，花序偏向一侧；花钟

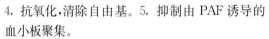

形，乳白色。浆果球形，熟时红色。花果期 5～7 月。我国东北、华北及西北地区有野生分布。

【化学成分】

带根全草含铃兰毒苷（convallatoxin）、铃兰毒醇苷、铃兰皂苷及黄酮类化合物。

【医疗活性】

1. 利尿。2. 消肿。3. 镇静。4. 降低兔血浆中 V 因子浓度。5. 强心效应与毒毛花苷相似。

【毒性备考】

全草有毒，毒性成分和有效成分均为铃兰毒苷。铃兰毒苷制剂可引起厌食、流涎、恶心、头晕、心悸等不良反应；长期应用饱和量还会造成体内蓄积，导致房室传导阻滞[1]。

【传统功用】

带根全草入药。为铃兰片和铃兰注射液的主要原料。祛风通络，强心利尿。主治心力衰竭、心动过速、肢体浮肿、风湿性心脏病、克山病。内服：全草 3～9 克，入煎剂。如研末冲服，每次 0.6 克左右。提取物制剂：按产品说明使用，同时密切监控心律变化。

山菅兰

Dianella ensifolia（L.）DC.

【本草名称】

碟碟草《质问本草》，铰剪草《岭南草药志》，山猫儿《生草药性备要》，毒鼠草《福建民间草药》，老鼠砒《中国有毒植物》。

【植物形态】

多年生草本。根茎横走，有节。

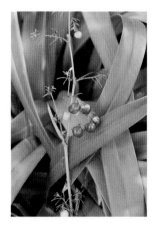

叶线状披针形，边有疏齿，叶鞘极长。圆锥花序顶生，花被 6，绿白色。浆果卵圆形，蓝紫色。种子黑色。花果期 3～8 月。我国华南、西南及东南沿海有野生分布。

【化学成分】

全草及根茎含山菅兰素（dianellidin）、甲基色酮、苯甲酸甲酯等化合物。

【医疗活性】

1. 镇痛。2. 抗炎，消肿。3. 杀虫，灭鼠。4. 抑制结核杆菌，抑制毛癣真菌。5. 抑制自由基以及 UV－C 导致的脂质氧化作用[8]。

【毒性备考】

全草有大毒，民间用作毒鼠杀虫。人误食全草或果实后出现膈肌痉挛、呃逆不断、恶心反胃、胸闷心悸；中毒严重者可因呼吸困难，心力衰竭而死亡[12]。

【传统功用】

全草或根茎入药。拔毒消肿，杀虫止痛。主治淋巴结核、骨结核、瘰疬脓肿、痈疽溃疡、疔疮疥癣。外用：鲜草适量，捣敷患处。一般不作内服。

长蕊万寿竹

Disporum bodinieri（Levl. et Vant.）Wang. et Y.C. Tang.

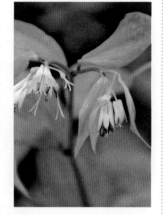

【本草名称】

石竹根《草木便方》，百尾笋《贵州民间方药集》，竹林霄《四川中药志》，宝铎草、长蕊万寿竹《全国中草药汇编》。

【植物形态】

多年生草本。根茎粗短，须根多数。茎直立。叶卵状披针形。伞形花序，花下垂，淡黄绿色；雄蕊 6，略伸出花被。浆果球形，黑色。花果期 3～6 月。我国华东、华南及西南地区有野生分布。

【化学成分】

根及根茎含强心苷、槲皮素、木犀草素、大黄素及水杨醛等化合物。

【医疗活性】

1. 抗炎。2. 消肿。3. 镇痛。4. 镇咳。5. 强心，使心音增强、心率减慢。

【毒性备考】

若大剂量一次性给药，实验动物出现心脏期前收缩、呕吐泄泻；若小剂量长时间给药，7～10 天后实验动物食欲下降、反应迟钝、共济失调[10]。

【传统功用】

根茎及根入药。活络止痛，清肺解毒。主治风湿疼痛、筋骨酸麻、跌打损伤、肺虚劳嗽、疮痈肿疡。内服：6～9 克，入煎剂。外用：鲜根一握，捣敷患处。

剑叶龙血树

Dracaena cochinchinensis（L.）S.C. Chen.

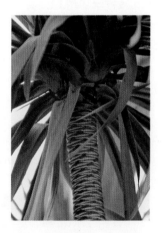

【本草名称】

血竭《雷公炮炙论》，麒麟血《圣惠方》，木血竭《滇南本草》，剑叶龙血树《中华本草》，柬埔寨龙血树《植物学报》。

【植物形态】

常绿乔木。茎枝具环状叶痕；树皮有片状脱落；因伤口有红色树脂流出，故名剑叶龙血树。叶丛生，革质，剑形，抱茎。花白色，花被 6。浆果球形。花果期 3～8 月。我国云南、广西有野生和栽培。

【化学成分】

树脂含血竭红素（dracorubin）、血竭素、去甲基血竭素及查尔酮等化合物。

【医疗活性】

1. 抑菌。2. 抗炎。3. 消肿。4. 抗血栓、提高溶纤蛋白活性。5. 增加实验家兔冠状动脉的血液流量。

【毒性备考】

《新修本草》："有小毒。"个别患者使用后出现全身瘙痒、皮疹水疱、手足血管神经性水肿等不良反应[7]。

【传统功用】

干燥树脂入药。为七厘散的主要成分。止血生肌，化瘀定痛。主治瘀血凝滞、跌打损伤、产后腹痛、外伤出血、疮疡不敛。内服：0.3～0.9克，入丸散或细粉冲服。外用：适量研末，撒敷患处。

浙贝母

Fritillaria thunbergii Miq.

【本草名称】

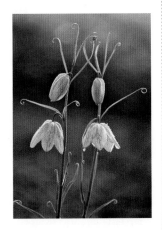

土贝母《本草正》，大贝母《本草正义》，象贝母《百草镜》，元宝贝《中药大辞典》，浙贝母《药材学》。

【植物形态】

多年生草本。鳞茎半球形；因外形似贝壳，故有贝母之名。叶线状披针形，先端呈卷须状。花钟形，下垂，花被6，淡黄色，内有淡紫色斑纹。蒴果有翅。花果期3～5月。我国浙江、江苏地区有大量栽培。

【化学成分】

鳞茎含浙贝母碱（verticine）、去氢浙贝母碱、贝母酚碱、贝母苷及贝母醇等。

【医疗活性】

1. 镇咳。2. 祛痰。3. 镇静。4. 轻微镇痛。5. 对组胺诱导的豚鼠气管痉挛有明显松弛作用。

【毒性备考】

浙贝母碱给豚鼠作皮下注射，当剂量在4 mg/kg时出现四肢颤动；在6 mg/kg时发生惊厥和出现死亡[6]。

【传统功用】

鳞茎入药。为乌贝散的主要成分。化痰止咳，消肿散结。主治热痰黏稠、咳痰不畅、肺痈脓疡、瘰疬瘿瘤、疮疡肿毒。内服：6～9克，入煎剂或入丸散。外用：适量研末，调敷患处。

嘉　兰

Gloriosa superba L.

【本草名称】

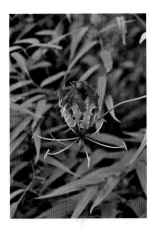

嘉兰《中国有毒植物》，加兰《中草药中毒急救》，何发来《中国毒性民族药志》，舒筋散《药用植物花谱》。

【植物形态】

蔓生草本。根茎块状。叶互生、对生或3叶轮生；卵状披针形，先端尖，卷须状。伞房花序，花被6，上部红色，下部黄色。蒴果开裂。花果期7～9月。我国广东、广西及云南有野生分布和栽培。

【化学成分】

根茎含秋水仙碱（colchicine）、角秋水仙碱、秋水仙酰胺、乙酰秋水仙碱及嘉兰碱等。

【医疗活性】

1. 抑制真菌。2. 抑制肠道粘连。3. 抑制瘢痕形成。4. 抗眼镜蛇蛇毒。5. 抑制多种实验性肿瘤。

【毒性备考】

根茎有毒。所含秋水仙碱进入人体后转化成氧化秋水仙碱，可对神经系统及肝肾造成损害；并能抑制呼吸中枢和骨髓造血功能，出现恶心呕吐、食欲缺乏、头发脱落、白细胞减少及肝肾功能异常[18]。

【传统功用】

根茎入药。祛风解毒，消肿止痛。主治风湿疼痛、跌打损伤、半身不遂、关节红肿、毒蛇咬伤。外用：鲜根适量,捣敷患处。一般不作内服。

黄花菜

Hemerocallis citrina Baroni.

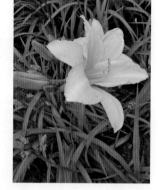

【本草名称】

黄花菜、鹿葱花《本草纲目》,金针菜《滇南本草》,忘忧草《上海市中药炮制规范》,柠檬萱草《全国中草药汇编》。

【植物形态】

多年生草本。根膨大,纺锤形。叶线形。花茎伸出叶丛,有花数朵,疏生成圆锥状;花冠钟状,6裂,鲜黄色,故名黄花菜。蒴果长圆形。花果期6～9月。我国大部分地区有野生分布和人工栽培。

【化学成分】

根含秋水仙碱(colchicine)、天门冬素、萱草根素、大黄酸及无羁萜等。

【医疗活性】

1. 镇静。2. 利尿。3. 抗炎,消肿。4. 抑制结核杆菌。5. 灭杀日本血吸虫。

【毒性备考】

根茎有毒。曾有3例误服鲜根导致严重中毒的案例,其中1例痊愈,2例死亡;毒发后3人均出现剧烈头痛、下肢麻木、视物模糊等症状[1]。

【传统功用】

根入药。凉血止血,利水消肿。主治便血尿血、石淋血淋、小便不利、肢体浮肿、乳痈肿痛。内服：3～6克,入煎剂。外用：鲜根一握,捣敷患处。

萱草

Hemerocallis fulva L.

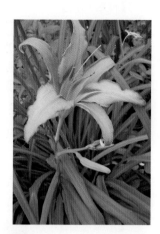

【本草名称】

萱草《本草纲目拾遗》,鹿葱《南方草木状》,忘忧草《古今注》,金针菜、黄花菜《本草药名汇考》。

【植物形态】

多年生草本。块根簇生,纺锤状。叶线形,基部抱茎;主脉明显。伞房花序,有花6～10朵。花大,喇叭形;因颜色橘黄,也称黄花菜。蒴果长圆形。花果期5～10月。我国大部分地区有野生分布。

【化学成分】

根含萱草根素(hemerocallin)、萱草酮、天门冬素、芦荟大黄素及秋水仙碱等化合物。

【医疗活性】

1. 镇静。2. 利尿。3. 抗炎,消肿。4. 抑制结核杆菌。5. 灭杀日本血吸虫。

【毒性备考】

块根有毒,主要有毒成分为秋水仙碱。过多摄入可引起实验动物脊髓白质部、视神经纤维索及肾脏受损。临床上曾有每日煎服鲜根300～500克,连服2周出现下肢麻木,双目失明,抢救无效死亡的案例[1]。

【传统功用】

根入药。清热解毒,利水消肿。主治淋浊水肿、小便不利、瘰疬痈疽、血吸虫病、肺结核、乳腺炎。内服：3～6克,入煎剂。外用：鲜根一握,捣敷患处。

白玉簪

Hosta plantaginea（Lam.）Aschers.

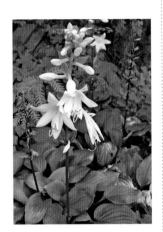

【本草名称】

玉簪《分类草药性》，白鹤仙《本草纲目》，内消花《海上方》，金销草《上海常用中草药》，化骨莲《江西草药手册》。

【植物形态】

多年生草本。根茎粗壮。叶卵状心形；先端急尖，主脉明显；叶柄细长。花茎从叶丛抽出，花白色；花被上部6裂，喉部扩大，形似玉簪，故名。蒴果狭长。花果期7～9月。我国大部分地区有栽培。

【化学成分】

根茎含二十二烷醇（docosanol）、甾体皂苷、香豆精、黄酮类及多糖等。

【医疗活性】

1. 抗炎。2. 消肿。3. 镇痛。4. 抑制乙酰胆碱酯酶。5. 对艾氏腹水瘤有较强抑制活性。

【毒性备考】

《本草正义》记："闻人言玉簪根汁点牙自落，乃捣汁漱口，不一月而全口之齿无一存者。此是实事，可证此物透骨之猛。"张寿颐老先生描述虽详，但颇带妖魔化色彩。此种神奇的去牙蚀骨作用，不仅临床上无法重复，现代药理试验亦无法证实。

【传统功用】

根茎入药。清热解毒，消肿止痛。主治瘰疬痈疽、疔毒发背、鼻衄痔血、鱼刺哽喉、无名肿毒。内服：3～6克，入煎剂或捣汁饮。外用：适量捣敷患处。

丽江山慈姑

Iphigenia indica Kunth.

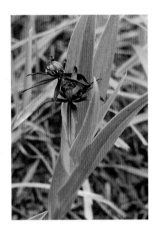

【本草名称】

山慈姑《中国有毒植物》，土贝母《云南中草药选》，草贝母《中药大辞典》，光慈姑、闹狗药《中药植物原色图鉴》。

【植物形态】

多年生草本。球茎呈不规则圆锥形，外皮黑褐色。茎单一。叶线形，先端渐尖，基部鞘状，平行脉。总状花序，花紫黑色；花被6，分离；雄蕊6。蒴果长圆形。花果期6～9月。我国云南、西藏有野生分布。

【化学成分】

球茎含秋水仙碱（colchicine）、光秋水仙碱、角秋水仙碱等多种生物碱。

【医疗活性】

1. 抗炎。2. 消肿。3. 平喘。4. 抗痛风。5. 抑制肿瘤细胞的有丝分裂。

【毒性备考】

球茎有毒，主要有毒成分为秋水仙碱。秋水仙碱在体内转化成氧化秋水仙碱，后者对消化、泌尿、神经及造血系统均可造成严重损害。曾有误将丽江山慈姑当川贝母服用，致6人中毒，其中有2人死亡的案例[5]。

【传统功用】

球茎入药。消肿抑瘤，平喘抗炎。主治支气管炎、哮喘气急、痛风发作、骨节肿痛、恶性肿瘤。内服：0.3～0.9克，研粉冲服。外用：适量研末，调敷患处。

卷丹百合

Lilium lancifolium Thunb.

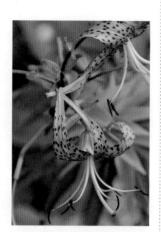

【本草名称】

百合《神农本草经》，卷丹《中华本草》，蒜脑薯《本草纲目》，山百合、宜兴百合《中国食用本草》。

【植物形态】

多年生草本。鳞茎近球形，鳞片密集成莲座状，故有百合之称。叶互生，狭长披针形。花顶生，花被6，橘红色，向外反曲，内面密生紫黑斑点。蒴果长椭圆形。花果期6～10月。我国大部分地区有栽培。

【化学成分】

鳞茎含百合苷（lilioside）、谷甾醇、黏多糖、蛋白质、淀粉等。尚含微量秋水仙碱。

【医疗活性】

1. 镇咳。2. 祛痰。3. 增强免疫。4. 抗氧化。抗疲劳。5. 抑制小鼠迟发性超敏反应。

【毒性备考】

秋水仙碱有毒，可引起恶心呕吐、食欲不振、骨髓抑制等不良反应。所幸百合鳞茎中秋水仙碱含量极低，尚不足以造成人体损害。唯百合注射液有引起脱发和心电图改变的临床报道。

【传统功用】

鳞茎入药。为百合固金丸和百合注射液的主要原料。润肺止咳，清心安神。主治肺虚喘咳、劳伤乏力、肺痿肺痈、烦躁不安、怔忡惊悸。内服：9～15克，入煎剂或煮粥饮。外用：适量研末，外敷止血。提取物制剂，按产品说明使用。

七叶一枝花

Paris polyphylla Smith.

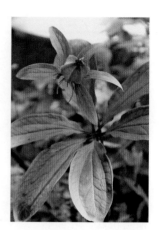

【本草名称】

蚤休《神农本草经》，重楼《唐本草》，三层草《本草纲目》，云南重楼《中华人民共和国药典》，七叶一枝花《本草蒙筌》。

【植物形态】

多年生草本。根茎肥大，结节状。茎单一，带紫色。叶轮生，通常7枚，故称七叶一枝花。花单生茎顶，外被片绿色，内被片黄色。蒴果球形。花果期4～11月。我国华东、华南及西南地区有野生分布。

【化学成分】

根茎含七叶一枝花皂苷（polyphyllin）、蚤休苷、薯蓣皂苷等甾体皂苷类化合物。

【医疗活性】

1. 抑菌。2. 解痉。3. 抗蛇毒。4. 抑制亚洲甲型流感病毒。5. 抑制实验性癌细胞分裂，抑制肿瘤组织微血管生长[16]。

【毒性备考】

根茎有溶血和细胞毒性。过量摄入致人恶心呕吐、腹痛腹泻、头痛眩晕、心律失常、心电图异常、肝细胞坏死、肝功能损害；中毒严重者惊厥抽搐、呼吸困难[2]。

【传统功用】

根茎入药，为南通季德胜蛇药的成分之一。清热解毒，化瘀熄风。主治病毒感冒、乙型脑炎、惊风抽搐、痈疽溃疡、毒蛇咬伤。内服：3～9克，入煎剂。外用：适量捣敷或研末调敷患处。

玉　竹

Polygonatum odoratum（Mill.）Druce.

【本草名称】

葳蕤《吴普本草》，玉术《滇南本草》，萎香《本草纲目》，西竹《广东中药》，铃铛菜《东北药用植物志》。

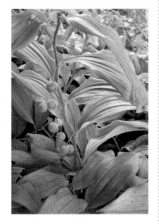

【植物形态】

多年生草本。根茎肥大，肉质。叶互生，呈2列，椭圆形；叶脉隆起，略带革质。花腋生，花被筒状，白色，先端6裂。浆果球形，熟时紫黑色。花果期4～9月。我国大部分地区有野生分布或栽培。

【化学成分】

根茎含铃兰苷（convallarin）、铃兰苦苷、山奈酚苷、吖丁二酸及黏液质等。

【医疗活性】

1. 轻度强心。2. 轻微利尿。3. 抑制血糖。4. 增强免疫。5. 抗氧化，清除自由基。

【毒性备考】

所含铃兰苷有一定心脏毒性。小剂量能使蛙心搏动增强；大剂量则心搏减弱甚至心搏骤停。大鼠腹腔注射的 LD_{50} 为 $3.4\,mg/kg$[4]。所幸玉竹根茎中铃兰苷含量低微，常规使用并无中毒之虞。

【传统功用】

根茎入药。为沙参麦冬汤的成分之一。养阴润燥，补虚强心。主治热病伤阴、口干津少、消渴易饥、血糖偏高、心衰肺燥。内服：6～12克，入煎剂或入丸散。

吉祥草

Reineckea carnea（Andr.）Kunth.

【本草名称】

吉祥草《本草纲目》，解晕草《本草纲目拾遗》，松寿兰《植物名实图考》，九节莲《四川中药志》，紫袍玉带草《峨眉药用植物》。

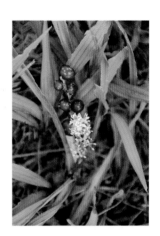

【植物形态】

多年生草本。根茎匍匐，带状，白色，包膜有时紫色，故有紫袍玉带草之名。叶线状披针形，中脉明显。穗状花序，花被6裂，裂片向下反卷。浆果红色。花果期7～11月。我国长江流域有野生分布。

【化学成分】

全草含吉祥草皂苷元（reineckiagenin）、薯蓣皂苷元、铃兰皂苷元及异万年青皂苷元等。

【医疗活性】

1. 祛痰。2. 镇咳。3. 杀虫。4. 抗炎，镇痛。5. 有轻度降血糖作用。

【毒性备考】

《中国有毒植物》："全草有小毒。"

【传统功用】

带根全草入药。润肺凉血，止咳化痰。主治肺热咳嗽、痰多黏稠、咯血吐血、跌打损伤、目生翳障。内服：6～9克，入煎剂或泡酒。外用：鲜根一握，捣敷患处。

万年青

Rohdea japonica（Thunb.）Roth.

【本草名称】

万年青《药性考》，开口剑《植物名实图考》，白河车《江苏药用植物志》，牛尾七《草木便方》，状元红《中药大辞典》。

【植物形态】

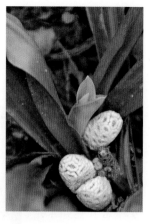

多年生常绿草本。根茎肥厚,肉质,须根细长。叶丛生,带状披针形。花多数,淡绿色,排列成穗状花序。浆果成串,熟时红色,故有状元红之称。花果期 6～11 月。我国大部分地区有野生分布和栽培。

【化学成分】

根茎含万年青苷(rhodexin)、万年青宁、万年青皂苷元及异万年青皂苷元等。

【医疗活性】

1. 利尿。2. 抗蝮蛇蛇毒。3. 抗白喉毒素。4. 大剂量抑制房室传导。5. 强心,活性与毒毛旋花苷相当。

【毒性备考】

全株有毒,所含万年青苷有洋地黄毒苷样作用。临床上用量不当易导致急性中毒,出现胸闷心悸、传导阻滞、心律失常;可因心力衰竭造成死亡[2]。

【传统功用】

根茎入药。为上海蛇药 1 号注射液的主要原料。清热解毒,强心利尿。主治心律失常、心力衰竭、肢体浮肿、白喉梗塞、毒蛇咬伤。内服:3～6 克,入煎剂或鲜根捣汁饮。外用:适量捣敷或煎水浸洗患处。

绵枣儿

Scilla sinensis（Lour.）Merr.

【本草名称】

天蒜《生草药性备要》,地兰《岭南采药录》,绵枣儿、石枣儿《救荒本草》,药狗蒜《东北药用植物志》。

【植物形态】

多年生矮小草本。鳞茎长卵形,外具绵毛,形如枣核,故有绵枣之称。叶基生,狭线形。花茎细长,先叶抽出,花小,淡紫红色。蒴果倒卵形。花果期 7～11 月。我国大部分地区有野生分布。

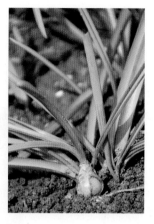

【化学成分】

鳞茎含原海葱苷(proscillaridin)、绵枣儿皂苷、毒性糖苷及多糖等。

【医疗活性】

1. 镇痛。2. 利尿。3. 兴奋小鼠离体子宫。4. 具洋地黄样强心作用。5. 抑制磷酸二酯酶活性[3]。

【毒性备考】

鳞茎有毒,主要有毒成分为海葱苷和毒糖苷。绵枣儿的毒性与夹竹桃相似,表现为恶心呕吐、头痛腹痛、心律失常、呼吸急迫,严重者神志昏迷,可因心搏骤停、呼吸停止导致死亡[1]。

【传统功用】

鳞茎入药。活血化瘀,消肿止痛。主治跌打损伤、腰肌劳损、关节肿痛、疔疮乳痈、无名肿毒。内服:3～6 克,入煎剂。外用:鲜草一握,捣敷患处。

菝葜

Smilax china L.

【本草名称】

金刚藤《履巉岩本草》,金刚刺《医林纂要》,铁菱角《本草纲目》,鲇鱼须、红刺根《本草药名汇考》。

【植物形态】

攀缘状灌木。根茎坚硬,具不规则结节和刺状残茎,故有铁菱角之称。叶互生,卵圆形,叶腋具卷须。伞形花序,花黄绿色。浆果球形,熟时红色。花果期 2～10 月。我国大部分地区有野生分布。

【化学成分】

根茎含菝葜素（smilaxin）、薯蓣皂苷、薯蓣皂苷元及大量鞣质。

【医疗活性】

1；抗炎。2.止泻。3.抑制马疫锥虫。4.抑制大肠杆菌。5.抑制移植性肿瘤。

【毒性备考】

所含皂苷有溶血毒性；所含鞣质对胃肠道黏膜有较大刺激，可引起食欲缺乏、恶心呕吐、胃部疼痛。民间草医在煎煮菝葜时常加入肥肉一片，用以保护胃黏膜和减少刺激性。

【传统功用】

根茎入药。祛风除湿，消肿止痛。主治风湿痹痛、筋骨酸麻、菌痢肠炎、瘰疬肿瘤、顽癣毒疮。内服：9～15克，入煎剂。外用：适量煎水，浸洗患处。

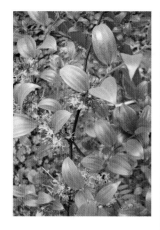

土茯苓

Smilax glabra Roxb.

【本草名称】

土茯苓、仙遗粮《滇南本草》，冷饭团《卫生杂兴》，山猪粪《本草纲目》，草禹余粮《本草纲目拾遗》。

【植物形态】

攀缘状灌木。根茎不规则块状，棕色，结节明显，故有山猪粪之称。叶椭圆状披针形，叶下常被白粉。伞形花序腋生，花小，色白。浆果球形，熟时黑色。花果期5～11月。我国大部分地区有

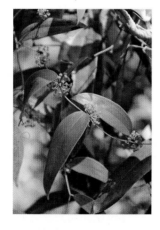

野生分布。

【化学成分】

根茎含落新妇苷（astilbin）、黄杞苷、莽草酸、谷甾醇、皂苷及鞣质等。

【医疗活性】

1.抑菌。2.抗炎，消肿。3.β-受体阻滞样作用。4.对抗棉酚毒素。5.延缓动脉粥样硬化[6]。

【毒性备考】

大剂量土茯苓煎剂给大鼠灌胃，可引起部分大鼠尿素氮异常升高、肝肾变性和坏死。临床上虽未有土茯苓中毒的案例，但出现过敏者并不少见。

【传统功用】

根茎入药。为土茯苓扫毒丸的主要成分。清热解毒，祛风除湿。主治杨梅毒疮、疱疹癣湿、淋病白浊、风湿骨痛、肢体拘挛。内服：15～30克，入煎剂。外用：适量煎水，浸洗患处。

延龄草

Trillium tschonoskii Maxim.

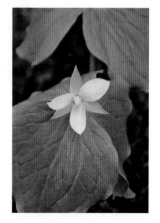

【本草名称】

芋儿七、狮儿七《陕西中草药》，延龄草、白花延龄草《中药大辞典》，头顶一颗珠《全国中草药汇编》。

【植物形态】

多年生草本。根茎粗短，匍匐状，着生多数须根。茎不分枝。3叶轮生，菱状卵形。花单生茎顶，花被6，外轮绿色；内轮白色。浆果球形，黑色。花果期5～8月。我国湖北、陕西及四川有野生分布。

【化学成分】

根茎含延龄草苷（trillin）、薯蓣皂苷、薯蓣

皂苷元、蜕皮甾酮及杯苋甾酮等。

【医疗活性】

1. 降压。2. 镇痛。3. 免疫调节。4. 促进记忆，提高抗氧化酶的表达。5. 抑制多种实验性肿瘤的细胞分裂并诱导其凋亡[8]。

【毒性备考】

根茎有小毒。延龄草醇提取物有较强溶血作用，经过胆固醇处理可使溶血毒性消失，但某些医疗活性也随之减弱[19]。

【传统功用】

根茎入药。平肝熄风，化瘀止痛。主治高血压眩晕、神经性疼痛、风寒湿痹、瘀血肿痛、无名肿毒。内服：6～9 克，入煎剂。外用：鲜草一握，捣敷患处。

老鸦瓣

Tulipa edulis Bak.

【本草名称】

山蛋《山西中药志》、老鸦头、老鸦瓣《植物名实图考》、光慈姑《河南中药手册》、山慈姑《中草药中毒急救》。

【植物形态】

多年生纤弱草本。鳞茎卵圆形，外包褐色鳞片，鳞

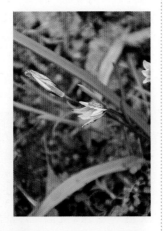

片内具细长绒毛，形似乌鸦头，故名。叶线形，基部鞘状。花单生，钟状；花被 6，白色带紫纹。花果期 3～5 月。我国长江流域有野生分布。

【化学成分】

鳞茎含秋水仙碱（colchicine）、加兰他敏等生物碱。

【医疗活性】

1. 镇痛。2. 抗炎。3. 消肿。4. 抑制痛风。5. 抑制肿瘤细胞有丝分裂。

【毒性备考】

鳞茎有毒。所含秋水仙碱毒性较大且有蓄

积性，过量摄入导致呼吸衰竭、骨髓抑制及肝肾损害；出现恶心呕吐、血尿、转氨酶升高及白细胞减少等中毒症状[1]。

【传统功用】

鳞茎入药。拔毒消肿，化瘀散结。主治瘰疬肿瘤、痈疽恶疮、无名肿毒、痛风发作。内服：3～9 克，入煎剂。外用：鲜草一握，捣敷患处。

郁金香

Tulipa gesneriana L.

【本草名称】

郁香《太平御览》、郁金香《本草纲目拾遗》、紫述香《本草纲目》、洋荷花、草麝香《有害花木图鉴》。

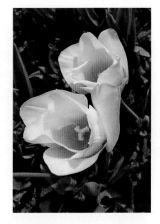

【植物形态】

多年生草本。鳞茎卵圆形，外被褐色皮膜。叶基生，披针形；灰绿色，全缘或略呈波状。花大型，单生茎顶；花瓣 6，有多种颜色。蒴果圆柱形。花果期 4～6 月。原产欧洲，我国大部分地区有引种栽培。

【化学成分】

花和根茎含郁金香苷（tuliposide）、矢车菊苷、赤霉素、水杨酸及挥发油等。

【医疗活性】

1. 镇静。2. 抗炎。3. 消肿。4. 抗抑郁。5. 抑制枯草杆菌和金黄色葡萄球菌。

【毒性备考】

若在郁金香花丛中待上 2 小时左右，部分敏感人群会出现头痛、眩晕等症状；反应严重者甚至引起毛发脱落[13]。

【传统功用】

花蕾入药。芳香化浊，定神解郁。主治脏躁烦热、心情抑郁、失眠健忘、心悸惊厥。内服：1～3 克，入煎剂或研末调服。

开口箭

Tupistra chinensis Bak.

【本草名称】

开口箭、开喉箭《中药大辞典》，心不干《中国毒性民族药志》，扁竹兰《云南中草药》，竹根参《陕西中草药》。

【植物形态】

多年生草本。根茎横走，有节。

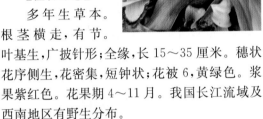

叶基生，广披针形；全缘，长 15～35 厘米。穗状花序侧生，花密集，短钟状；花被 6，黄绿色。浆果紫红色。花果期 4～11 月。我国长江流域及西南地区有野生分布。

【化学成分】

根茎含万年青苷（rhodexin）、开口箭皂苷、开口箭多糖及甾醇等。

【医疗活性】

1. 抑菌。2. 抗炎。3. 祛痰。4；强心，减慢心率。5. 对多种实验性肿瘤具抑制和诱导细胞凋亡作用[8]。

【毒性备考】

根茎有毒。所含强心苷具有洋地黄毒苷样作用，过量摄入对心脏有直接抑制，引起传导阻滞甚至心脏停搏。临床上有用至 10 克出现恶心、呕吐、眩晕等不良反应的病例报道[1]。

【传统功用】

根茎入药。祛风除湿，化瘀止痛。主治白喉梗阻、咽炎红肿、风湿痹痛、跌打损伤、痈疽疮疡。内服：1.5～3 克，入煎剂或入丸散。外用：鲜根适量，捣敷患处。

藜 芦

Veratrum nigrum L.

【本草名称】

葱葵《吴普本草》，鹿葱《本草图经》，山棕榈《农药植物手册》，七厘丹《南方主要有毒植物》，黑藜芦《中药大辞典》。

【植物形态】

多年生草本。根茎粗短，须根细

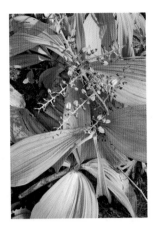

长。叶互生，椭圆形；基部鞘状抱茎；因形似棕榈苗，故又称山棕榈。大型圆锥花序，花小，密集。蒴果卵状三角形。花果期 7～9 月。我国东北、西北及华东地区有野生分布。

【化学成分】

须根及根茎含原藜芦碱（protoveratrine）、红藜芦碱、藜芦酰棋盘花碱等甾体生物碱。

【医疗活性】

1. 催吐。2. 杀虫。3. 抑制毛癣真菌。4. 抑制结核杆菌。5. 调节肿瘤的耐药基因，抑制肿瘤细胞转移[8]。

【毒性备考】

全株有毒，须根毒性更大。其毒性与乌头碱类似，对中枢神经和横纹肌先兴奋后麻痹。中毒后眩晕心悸、心律失常、传导阻滞、呕吐流涎、全身震颤、瞳孔散大、意识错乱；严重者可因心脏停搏而死亡[2]。

【传统功用】

根茎及须根入药。祛痰涌吐，攻毒杀虫。主治痰饮结胸、风痰阻络、中风偏瘫、疥疮顽癣、久疟不愈。内服：0.3～0.6 克，研末冲服或入煎剂。外用：适量研末，搐鼻或调敷患处。

凤尾丝兰

Yucca gloriosa L.

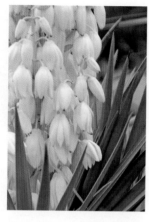

【本草名称】

剑麻、凤尾兰、菠萝花、刺叶王兰《原色中草药图集》。

【植物形态】

常绿木本。茎粗壮。叶坚韧,披针形;顶端尖刺状;边缘幼时具疏齿,老后全缘,有时分离出纤维。圆锥花序顶生,花白色,花被6。果实圆形。花果期8~10月。原产北美,我国大部分地区有栽培。

【化学成分】

叶的麻渣中含芰脱皂苷元、替告皂苷元、海柯皂苷元等皂苷类化合物。

【医疗活性】

1. 镇咳。2. 祛痰。3. 平喘。4. 解痉。5. 抗炎。

【毒性备考】

所含皂苷类化合物具有溶血毒性。大量摄入可对消化道黏膜造成较大刺激,出现胃肠急性炎症甚至胃肠道充血、出血。

【传统功用】

花蕾入药。止咳化痰,纳气平喘。主治慢性支气管炎、支气管哮喘、黄痰黏稠、咳痰不畅。内服:3~9克,入煎剂或泡茶饮。

石蒜科
Amaryllidaceae

龙舌兰

Agave americana L.

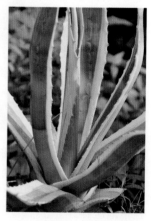

【草药名称】

龙舌兰《成都中草药》,金边莲《民间常用中草药汇编》,金边龙舌兰、金边假菠萝《南宁市药物志》。

【植物形态】

多年生草本。叶肉质,舌状披针形,莲座状排列;因叶缘具黄白色条纹,故有金边龙舌兰之称。圆锥花序顶生,花黄绿色。蒴果熟时开裂。花果期5~10月。原产墨西哥,我国大部分地区有栽培。

【化学成分】

叶含多种甾体皂苷,水解后得到海柯皂苷元(hecogenin)、替告皂苷元、曼诺皂苷元等。

【医疗活性】

1. 轻泻。2. 利尿。3. 抗炎,消肿。4. 祛痰,平喘。5. 同属植物 A. schottii 对256瓦克癌有明显抑制作用[10]。

【毒性备考】

全草小毒。所含皂苷有溶血毒性和黏膜刺激性。山羊饲食金边龙舌兰茎叶后出现发绀和呼吸困难;家兔每日灌服叶汁100毫升,3天后出现厌食、后肢麻痹。死后解剖见胃肠充血和肝缺血性坏死[4]。

【传统功用】

鲜叶入药。润肺清热,止咳平喘。主治肺热咳嗽、哮喘气急、咯血吐血、痈疽毒疮、水火烫伤。内服:9~15克,入煎剂。外用:鲜叶一握,捣敷患处。

君子兰

Clivia miniata Regel.

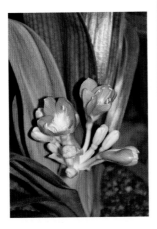

【本草名称】

君子兰、达木兰、剑叶石蒜《原色中草药图集》，大花君子兰《花卉品鉴金典》。

【植物形态】

多年生草本。须根肉质。叶宽带状，先端钝圆，基部稍狭。伞形花序生于茎顶，花被6，漏斗形，橘红色。浆果宽卵形，熟时紫红色。花果期冬季至次年春夏。原产南非，我国大部分地区有栽培。

【化学成分】

全草含君子兰碱（clividine）、君子兰双碱、石蒜碱、高石蒜碱及花色苷等。

【医疗活性】

1. 抗炎。2. 消肿。3. 镇痛。4. 抑制肿瘤细胞有丝分裂。5. 对脊髓灰质病毒和柯萨奇病毒有较强抑制活性[22]。

【毒性备考】

所含生物碱特别是石蒜碱具有细胞毒性。误服误用可引起消化道、泌尿道强烈刺激和肝肾损害。故民间草医多作外用，避免内服。

【传统功用】

全草入药。清热解毒，消肿止痛。主治小儿麻痹后后遗症、肝硬化腹水、恶性肿瘤疼痛、痈疽恶疮。外用：鲜草适量，捣敷肿痛处。

文殊兰

Crinum asiaticum L. var. *sinicum* Bak.

【本草名称】

水蕉《陆川本草》，罗裙带《本草纲目拾遗》，秦琼剑《植物名实图考》，扁担叶《分类草药性》，十八学士《广州植物志》。

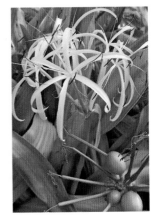

【植物形态】

多年生草本。鳞茎粗壮。叶缘波状，基部抱茎，剑状披针形，故有秦琼剑之称。伞形花序顶生，花白色，高脚杯状，裂片6。蒴果近球形。花果期6～11月。我国华南、西南及东南沿海有野生分布。

【化学成分】

鳞茎含石蒜碱（lycorine）、文殊兰胺、文殊兰定、多花水仙碱等多种生物碱。

【医疗活性】

1. 抗炎。2. 镇痛。3. 抑制病毒。4. 抑制真菌。5. 抑制肿瘤细胞的合成和有丝分裂。

【毒性备考】

全株有毒，鳞茎毒性更大。所含生物碱具有细胞毒性，过量摄入出现剧烈呕吐、心率加快、呼吸急促；严重者可因呼吸抑制、循环衰竭而危及生命[4]。

【传统功用】

鳞茎及全草入药。化瘀解毒，消肿止痛。主治风湿痹痛、关节红肿、跌打损伤、乳痈乳岩、疥癣毒疮。内服：3～6克，入煎剂。外用：鲜草适量，捣敷患处。

西南文殊兰

Crinum latifolium Linn.

【本草名称】

水蕉《陆川本草》，罗裙带《本草纲目拾遗》，秦琼剑《植物名实图考》，扁担叶《分类草药性》，西南文殊兰《药用植物花谱》。

【植物形态】

多年生草本。鳞茎粗壮。叶边波状，基部抱茎，呈带状披针形，故又有罗裙带之称。伞形花序顶生,花白色,带红晕,高脚碟状,花被6,线形。蒴果近球形。花果期6～9月。我国广西、贵州及云南有野生分布。

【化学成分】

鳞茎及全草含文殊兰胺(crinamine)、文殊兰定、水仙碱、石蒜碱等多种生物碱。

【医疗活性】

1.抗炎。2.镇痛。3.抑制病毒。4.抑制真菌。5.抑制肿瘤细胞的合成和有丝分裂。

【毒性备考】

全株有毒,鳞茎毒性更大。所含生物碱具有细胞毒性,用之不当易造成中毒,出现剧烈吐泻、心率加快、呼吸急促,严重者可因呼吸抑制、循环衰竭而危及生命[8]。

【传统功用】

鳞茎或全草入药。化瘀解毒,消肿止痛。主治风湿痹痛、关节红肿、跌打损伤、乳岩乳痈、疥癣毒疮。内服:3～6克,入煎剂。外用:鲜草捣烂,外敷患处。

仙　茅

Curculigo orchioides Gaertn.

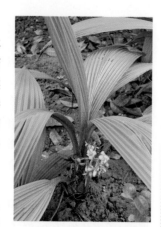

【本草名称】

仙茅《海药本草》,仙茅参《中药志》,地棕根《分类草药性》,婆罗门参《开宝本草》,独脚仙茅《生草药性备要》。

【植物形态】

多年生草本。根茎肉质,外皮褐

色。叶基生,狭披针形;先端渐尖,基部下延成鞘状。花腋生于叶鞘,花被6裂,黄色。浆果近纺锤状。种子黑色。花果期5～10月。我国华东、华南及西南地区有野生分布。

【化学成分】

根茎含仙茅苷(curculigoside)、丝兰皂苷及石蒜碱等。

【医疗活性】

1.抑菌。2.抗炎。3.抗惊厥。4.促进性腺分泌。5.增强免疫,促进巨噬细胞的吞噬活性。

【毒性备考】

根茎小毒,不良反应多由过量所致。李时珍在《本草纲目》中针对"一人中仙茅毒,舌胀出口"的案例,评批道:"此皆火盛性淫之人,过服之害也。"对滥用药物的危害,古人尚有如此认识。作为现代人更应懂得对大自然一草一木的敬畏。滥采滥食者终究会受到自然规律的惩罚。

【传统功用】

根茎入药。为二仙汤的主要成分。温肾壮阳,祛寒化湿。主治阳痿早泄、腰膝酸软、神疲乏力、风湿疼痛、更年期综合征。内服:3～9克,入煎剂或入丸散。

水鬼蕉

Hymenocallis littoralis（Jacq.）Salisb.

【本草名称】

郁蕉、引水蕉、水鬼蕉《福建中草药》,蜘蛛兰《药用植物花谱》,美丽水鬼蕉《花卉品鉴金典》。

【植物形态】

多年生草本。鳞茎肥大。叶剑形,抱茎。花茎扁

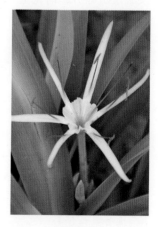

柱状,花白色,花被管纤细,下有佛焰苞状总苞;

基部连合形成杯状体,漏斗形。蒴果肉质。花果期夏末秋初。我国福建、广东有野生分布和栽培。

【化学成分】

鳞茎含水鬼蕉碱(littoraline)、石蒜碱、全能花碱及多花水仙碱等。

【医疗活性】

1. 抗炎。2. 消肿。3. 镇痛。4. 全能花碱对人型黑色素瘤具抑制活性。5. 水鬼蕉碱对HIV-1转录酶有弱的抑制活性[3]。

【毒性备考】

全草对胃肠道有较强刺激。误服或滥用可引起恶心呕吐、腹痛腹泻;严重中毒者血压下降、肌肉痉挛、烦躁不安;最后可因呼吸衰竭而危及生命。

【传统功用】

茎叶入药。化瘀祛风,消肿止痛。主治风寒湿痹、肢体麻木、关节肿痛、无名肿毒、痈疽疮疡。内服:3～6克,入煎剂。外用:鲜草一握,捣敷患处。

忽地笑

Lycoris aurea Herb.

【本草名称】

忽地笑《汝南圃史》,黄龙爪《四川中药志》,铁色箭《本草纲目》,大一枝箭《滇南本草》,黄花石蒜《中药大辞典》。

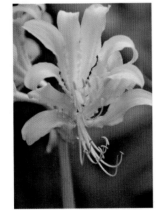

【植物形态】

多年生草本。鳞茎球形,黑褐色。叶丛生,线形;全缘,肉质。花茎先叶抽出,伞形花序有花数朵;花被6裂,向后反卷;鲜黄或橙黄色。蒴果背裂。花果期8～10月。我国华东、华南及西南地区有野生分布。

【化学成分】

鳞茎含石蒜碱(lycorine)、伪石蒜碱、水仙碱、加兰他敏等多种生物碱。

【医疗活性】

1. 催吐。2. 抗炎。3. 恶心性祛痰。4. 抑制胆碱酯酶,对抗肌无力。5. 细胞毒,对S180肉瘤、W256肝癌等实验性肿瘤有抑制作用[8]。

【毒性备考】

鳞茎有毒。石蒜碱和水仙碱均具细胞毒性,过量摄入造成消化和泌尿系统强烈刺激,骨髓造血系统严重抑制,引起全身衰竭。广西山区曾发生误食中毒导致死亡的案例[4]。

【传统功用】

鳞茎入药。催吐祛痰,化瘀消肿。主治疔疮痈疽、瘰疬肿块、胸腔积液、腹水、肢体浮肿、毒蛇咬伤。内服:1～3克,入煎剂。外用:鲜茎适量,捣敷患处。

石　蒜

Lycoris radiata（L. Her.）Herb.

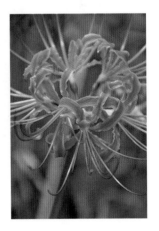

【本草名称】

石蒜《本草图经》,乌蒜《本草纲目》,老鸦蒜《世医得效方》,银锁匙《本草纲目拾遗》,红花石蒜《上海中草药手册》。

【植物形态】

多年生草本。鳞茎球形,黑褐色。叶线形,因形似大蒜,故名。花茎先叶抽出,伞形花序;有花数朵;花被红色,先端6裂,向后反卷。蒴果背裂。花果期9～11月。我国华东、华南及西南地区有野生分布。

【化学成分】

鳞茎含高石蒜碱(homolycorine)、伪石蒜碱、水仙碱、加兰他敏等多种生物碱。

【医疗活性】

1. 催吐。2. 抗炎,消肿。3. 抑制脊髓灰质炎病毒。4. 抑制胆碱酯酶，对抗肌无力。5. 细胞毒，对 S180 肉瘤、W256 肝癌等实验性肿瘤有抑制作用[8]。

【毒性备考】

鳞茎有毒。误用误食引起恶心、呕吐、头晕、水泻，泻出物混杂白色腥臭黏液，舌根僵直、心动过缓、血压下降、四肢厥冷、惊厥烦躁；严重中毒者多死于呼吸衰竭[4]。

【传统功用】

鳞茎入药。为提取加兰他敏的原料之一。催吐祛痰，化瘀消肿。主治疔疮痈疽、瘰疬肿块、胸腔积液、腹水、肢体浮肿、毒蛇咬伤。内服：1～3 克，入煎剂。外用：鲜茎适量，捣敷患处。

水 仙

Narcissus tazetta L. var. *chinensis* Roem.

【本草名称】

水仙《本草会编》，天葱《南阳诗注》，雅蒜《长物志》，女史花《内观日疏》，金盏银台《洛阳花木记》。

【植物形态】

多年生草本。鳞茎球形，外被棕色膜衣。叶线形。

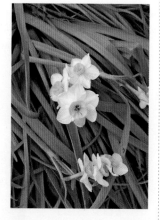

花葶中空，与叶等长；花顶生，高脚杯状，极芳香；花冠白色，副冠淡黄色，故有金盏银台之称。蒴果背裂。花果期 1～4 月。我国大部分地区有栽培。

【化学成分】

鳞茎含多花水仙碱（tazettine）、漳州水仙碱、石蒜碱、伪石蒜碱等生物碱。

【医疗活性】

1. 抗炎。2. 消肿。3. 抑制病毒。4. 兴奋子宫平滑肌。5. 抑制多种肿瘤细胞的有丝分裂。

【毒性备考】

鳞茎有毒。所含水仙碱具有细胞毒性，可对消化系统、泌尿系统和骨髓造血系统造成损害，出现恶心呕吐、食欲缺乏、毛发脱落、血尿、蛋白尿、白细胞减少等不良反应，严重者可因脏器衰竭、呼吸麻痹而死亡[9]。

【传统功用】

鳞茎入药。为提取水仙碱的主要原料。清热解毒，消肿散结。主治乳痈乳岩、瘰疬肿块、疔疮肿毒、疱疹痄腮、毒蛇咬伤。外用：适量鲜茎，捣敷患处。

葱 莲

Zephyranthes candida（Lindl.）Herb.

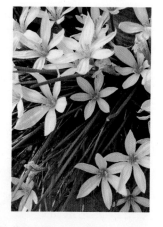

【本草名称】

葱莲、玉帘《药用植物花谱》，肝风草、惊风草《福建中草药手册》，白花独蒜《中草药野外识别》。

【植物形态】

多年生草本。鳞茎卵形，具明显颈部，似葱根状，故名。叶丛生，狭线形，有凹槽。花单生于花茎顶；花被 6，白色。蒴果近球形。种子黑色。花果期 9～11 月。原产南美，我国大部分地区有栽培。

【化学成分】

鳞茎及全草含葱莲碱（zephyranthine）、石蒜碱、网球花定碱及多花水仙碱等。

【医疗活性】

1. 催吐。2. 解痉。3. 抗炎。4. 消肿。5. 抑制实验性肿瘤细胞的有丝分裂。

【毒性备考】

鳞茎有毒，所含生物碱具有细胞毒性。可对人体消化系统、泌尿系统和骨髓造血系统造成损害。误用误食中毒，可出现剧烈呕吐、腹痛腹泻、四肢无力、尿道刺痛、尿频尿血等急性中毒症状[1]。

【传统功用】

鳞茎及全草入药。平肝熄风,解痉定惊。主治癫痫发作、口吐白沫、痉挛抽搐、高热惊风、狂犬咬伤。内服:3~6克,入煎剂。外用:鲜草一握,捣敷患处。

韭 莲

Zephyranthes grandiflora Lindl.

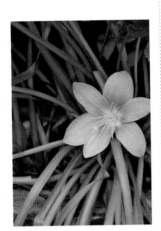

【本草名称】

风雨花、红玉帘《华北习见观赏植物》,空心韭菜、赛番红花《贵州草药》,红花菖蒲莲《有害花木图鉴》。

【植物形态】

多年生草本。鳞茎卵圆形,外具褐色薄膜。叶线形,脉平行,因似韭菜和莲花,故名。花单生,粉红色,漏斗状,花被6,倒卵形。蒴果3裂。花果期5~9月。原产南美,我国大部分地区有栽培。

【化学成分】

鳞茎含多花水仙碱(tazettine)、石蒜碱、伪石蒜碱等多种生物碱。

【医疗活性】

1. 抗炎。2. 消肿。3. 镇痛。4. 止血。5. 抑制实验性肿瘤细胞的有丝分裂。

【毒性备考】

鳞茎有毒,所含生物碱具有细胞毒性。可对人体消化系统、泌尿系统和骨髓造血系统造成损害。误用误食出现的中毒症状与前述葱莲相似,会引起剧烈呕吐、腹痛腹泻、四肢无力、昏昏欲睡等症状[13]。

【传统功用】

鳞茎入药。凉血止血,消肿止痛。主治跌打损伤、关节肿痛、外伤出血、无名肿毒、疮疡乳痈。外用:鲜茎适量,捣敷患处。

薯蓣科
Dioscoreaceae

黄 独

Dioscorea bulbifera L.

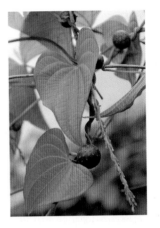

【本草名称】

黄独《唐本草》,黄药子《本草图经》,雷公薯、铁秤砣《中药大辞典》,金线钓蛤蟆《植物名实图考》。

【植物形态】

草质藤本,长达数米。块茎圆球形,表面具多数疣状突起。因形似蟾蜍,故又有金线钓蛤蟆之称。叶互生,卵状心形,叶腋生有珠芽。穗状花序,下垂。花果期8~10月。我国南部地区有野生分布。

【化学成分】

块茎含黄独素(diosbulbin)、薯蓣皂苷、薯蓣毒苷等;来自湖南的样品尚含碘元素。

【医疗活性】

1. 消肿。2. 止血。3. 抑菌。4. 抑制实验性肿瘤。5. 抑制缺碘性甲状腺肿大。

【毒性备考】

块茎有毒,主要有毒成分为薯蓣皂苷和薯蓣毒苷。摄入过多造成肝肾损害、心肌麻痹和呼吸衰竭,出现全身乏力、肝脾肿大、巩膜黄染、转氨酶升高等肝功能异常症状,严重时引起肝昏迷,甚至死亡[8]。

【传统功用】

块茎入药。清热解毒,消瘿散结。主治甲状腺肿大、瘿瘤瘰疬、痈疽癣湿、无名肿毒、鼻血痔血。内服：3～6克，入煎剂。外用：鲜块茎适量，捣敷患处。

薯　莨

Dioscorea cirrhosa Lour.

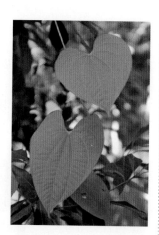

【本草名称】

赭魁《名医别录》，血娃《曲靖医药》，红孩儿《江西草药》，红药子、朱砂莲《中药植物原色图谱》。

【植物形态】

缠绕藤本。块茎肥大，棕黑色；剖开有红色黏液流出，故又有红孩儿之称。叶长圆形或宽卵形。花小，单性；雄花圆锥状，雌花穗状。蒴果3裂。种子有翅。花果期6～10月。我国西南、华南及华东地区有野生分布。

【化学成分】

块茎含儿茶精（catechin）、酚性糖苷、原花青素、矢车菊素及薯蓣碱等。

【医疗活性】

1. 抗炎，消肿。2. 抑制痢疾杆菌。3. 抑制疱疹病毒。4. 兴奋离体子宫。5. 止血，明显缩短血液凝固时间。

【毒性备考】

《新修本草》："有小毒。"块茎醇浸液对离体蟾蜍心脏有抑制作用。临床上少数患者服用后出现头晕目眩、胃部不适、恶心呕吐等不良反应[10]。

【传统功用】

块茎入药。清热凉血，止血止痛。主治痔血便血、出血性紫癜、赤痢白痢、关节肿痛、带状疱疹。内服：6～9克，入煎剂。外用：鲜茎适量，捣敷患处。

白薯莨

Dioscorea hispida Dennst.

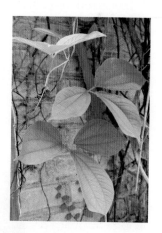

【本草名称】

板薯、山仆薯《常用中草药手册》，野葛薯《有毒中草药大辞典》，白薯莨《生草药性备要》，白米茹粮《陆川本草》。

【植物形态】

缠绕藤本。块茎圆球状，断面黄白色，故名白薯莨。藤茎有小刺。3出复叶，椭圆形，薄纸质；极偏斜。穗状花序，花小，单性。蒴果有3翅。花果期4～9月。我国西南、华南及东南沿海有野生分布。

【化学成分】

块茎含薯蓣碱（dioscorine）、薯蓣次碱、薯蓣皂苷等。

【医疗活性】

1. 中枢兴奋。2. 对抗乙酰胆碱。3. 对豚鼠有轻微局部麻醉作用。4. 增强肾上腺素对麻醉猫的升压作用。5. 抗利尿作用，薯蓣碱1毫克的效价相当于垂体后叶素100微单位[9]。

【毒性备考】

块茎有毒。所含薯蓣碱属内酯环托品类生物碱，可引起类似印防己毒素样惊厥。中毒严重者可因呼吸抑制和心脏停搏造成死亡[8]。

【传统功用】

块茎入药。清热解毒，消肿止痛。主治痈疽瘰疬、梅毒恶疮、无名肿毒、跌打肿痛、毒蛇咬伤。外用：适量研末，调敷患处。

穿龙薯蓣

Dioscorea nipponica Mak.

【本草名称】

穿山龙、穿地龙《东北药用植物志》，地龙骨、金刚骨《河北中药手册》，狗山药《河北药材》。

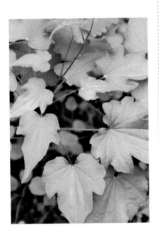

【植物形态】

缠绕藤本。根茎横走，黄褐色。藤茎左旋，长约数米。叶宽卵形，通常5～7裂；基出脉9条。穗状花序腋生，花黄绿色。蒴果椭圆形，具3翅。花果期6～10月。我国华东、华北及西北地区有野生分布。

【化学成分】

根茎含薯蓣皂苷（dioscin）、纤细薯蓣皂苷、菝葜甾苷等化合物。

【医疗活性】

1. 降血脂。2. 祛痰，平喘。3. 抑制流感病毒。4. 抗心肌缺血。5. 抑制血小板聚集，延缓动脉粥样硬化。

【毒性备考】

《陕西中草药》："有小毒。"临床上用穿龙冠心片治疗心绞痛216例，其中9例出现腹泻，6例头晕，5例视物模糊，2例恶心呕吐、口舌发炎。个别血清谷丙转氨酶升高，停药后自行恢复[1]。

【传统功用】

根茎入药。为地奥心血康的原料。祛风通络，镇痛止咳。主治胸痹心痛、心肌缺氧、肢体麻木、风湿骨痛、咳嗽黏痰。内服：9～12克，入煎剂。外用：适量煎水，浸洗患处。薯蓣总皂苷制剂：按产品说明使用。

黄山药

Dioscorea panthaica Prain. et Burkill.

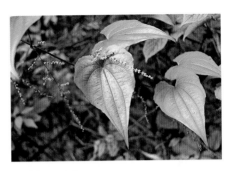

【本草名称】

黄姜、老虎姜《全国中草药汇编》，姜黄草《植物名实图考》，黄山药《中华人民共和国药典》，滇白药子《中药大辞典》。

【植物形态】

草质藤本。根茎圆柱形，表皮黄棕色，因形似姜块，又名黄姜。叶互生，三角状心形。穗状花序单生或簇生于叶腋，花被6，内有黄褐色斑点。蒴果三棱形。花果期5～9月。我国长江流域有野生分布。

【化学成分】

根茎含薯蓣皂苷（dioscin）、纤细薯蓣皂苷及薯蓣皂苷元等。

【医疗活性】

1. 祛痰。2. 降血脂。3. 抗流感病毒。4. 抗心肌缺氧。5. 抑制血小板聚集，延缓动脉粥样硬化。

【毒性备考】

所含皂苷具溶血毒性。部分患者服用后出现头晕、头痛和过敏性皮疹；个别患者出现嗜睡、妇女月经紊乱及肝功能损害[2]。

【传统功用】

根茎入药。为地奥心血康的原料。活血化瘀，温阳通脉。主治胸痹心痛、心肌缺血、风湿骨痛、肢体麻木、痰多咳喘。内服：9～12克，入煎剂。外用：适量煎水，浸洗患处。提取物制剂，按产品说明使用。

鸢尾科
Iridaceae

射　干

Belamcanda chinensis（L.）Redoute.

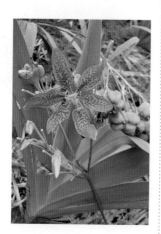

【本草名称】

射干《神农本草经》，野萱花《本草纲目》，金蝴蝶《浙江中药手册》，铜扁担《浙江民间常用草药》，扁竹兰《有害花木图鉴》。

【植物形态】

多年生草本。根茎黄色，须根多数。茎直立。叶剑形，2列，叶脉平行。总状花序顶生；花被6，橘黄色带暗红色斑点。蒴果椭圆形，具3棱，熟时开裂。花果期7～10月。我国大部分地区有野生分布和栽培。

【化学成分】

根茎含射干异黄酮（belamcanidin）、射干醇、射干醛、射干酚及射干定等。

【医疗活性】

1. 抗炎，消肿。2. 抑制细菌。3. 抑制真菌。4. 抑制流感病毒。5. 体外试验对人宫颈癌细胞有抑制作用[6]。

【毒性备考】

根茎有毒。一般口服10克以上，即可能出现恶心、腹痛、腹泻等消化道不良反应。据有关研究，射干含有能激活EB病毒的物质，长期摄入存在诱发鼻咽癌的风险[13]。

【传统功用】

根茎入药。为抗感4号的主要原料。清热解毒，利咽消肿。主治喉痹喉风、咽炎红肿、白喉梗塞、痰核瘰疬、痈疽疮疡。内服：3～9克，入煎剂或入丸散。外用：适量研末，吹喉或调敷患处。

藏红花

Crocus sativus L.

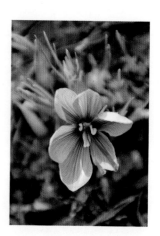

【本草名称】

藏红花《本草纲目拾遗》，番红花《本草纲目》，撒馥兰《本草品汇精要》，泊夫兰《膳食正要》，西红花《本草药名汇考》。

【植物形态】

多年生草本。鳞茎球状，外被褐色鳞片。叶狭长线形，叶缘反卷。花顶生，花被6，淡紫色；花柱伸出，顶端3裂，深红色，此即入药之藏红花。花期11月。原产伊朗，现上海、江苏及浙江已有引种栽培。

【化学成分】

花柱及柱头含藏红花素（crocin）、藏红花苦素、藏红花酸、藏红花醛等。

【医疗活性】

1. 兴奋子宫。2. 增强免疫。3. 扩张心脑血管。4. 降低血脂异常升高。5. 凝血与抗凝血，止血与活血双相调节。

【毒性备考】

藏红花与菊科红花的药理和毒性有相似之处，唯藏红花药力更强，毒性更大而已。过量中毒出现精神萎靡、食欲缺乏、胃肠绞痛、尿血便血、呼吸困难。临床上红花注射液有引发过敏性皮炎和过敏性休克的报道[9]。

【传统功用】

花柱及柱头入药。为血府逐瘀汤的主要成分。活血化瘀，解郁散结。主治痛经闭经、恶露不净、血管硬化、跌打瘀肿、胸闷抑郁。内服：3～6克，入煎剂或冲茶、泡酒饮。孕妇禁忌。外用：适量煎水，浸泡患处。

唐菖蒲

Gladiolus gandavensis Van-Houtt.

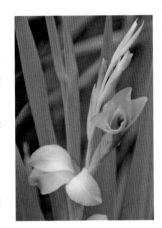

【本草名称】

唐菖蒲《中国有毒植物》，搜山黄《贵州民间草药》，荸荠莲《中药大辞典》，十样锦、十三太保《有害花木图鉴》。

【植物形态】

多年生草本。鳞茎扁圆。叶剑形。花序长穗状，具佛焰苞，花大型，漏斗状，有多种颜色。蒴果长圆形，胞背开裂。种子扁平有翅。花果期7～12月。原产地中海沿岸，我国大部分地区有栽培。

【化学成分】

鳞茎含羽扇豆醇（lupeol）、羽扇豆酮、桦木酸及甲基蒽醌类化合物。

【医疗活性】

1. 泻下。2. 抗炎，消肿。3. 抑癣，杀虫。4. 抑制细菌。5. 抑制病毒。

【毒性备考】

鳞茎有毒。误用误食后引起胃肠道强烈刺激，出现恶心呕吐、腹痛腹泻、大便出血等毒副症状[13]。

【传统功用】

鳞茎入药。清热解毒，化瘀消肿。主治腮腺红肿、疱疹湿疹、疥癣皮炎、痈疽疮疡、无名肿毒。外用：鲜茎适量，捣敷患处。

蝴蝶花

Iris japonica Thunb.

【本草名称】

铁扁担《上海常用中草药》，蝴蝶花《药用植物花谱》，燕子花、蓝花铰剪《浙江民间常用草药》，下搜山虎《贵州草药》。

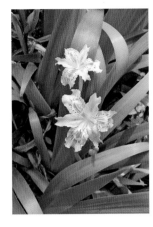

【植物形态】

多年生草本。根茎匍匐，黄褐色。叶剑形，2列，革质。花茎从叶丛抽出，总状花序，花蓝紫色或淡蓝色，花被中脉上有鸡冠状隆起。蒴果6棱。花果期4～6月。我国华东、华南及西南地区有野生和栽培。

【化学成分】

根茎含蝴蝶花素（irisjaponin）、鸢尾苷、鸢尾黄酮及多种挥发性物质。

【医疗活性】

1. 泻下。2. 利胆。3. 抗炎。4. 消肿。5. 镇痛。

【毒性备考】

根茎有毒。其毒性与鸢尾类似，可对消化系统及肝肾功能造成一定损害。本品在泻下的同时常伴有剧烈腹痛和恶心呕吐。此外，根茎中尚含一种能激活EB病毒的化学物质，长期大量摄入有诱发鼻咽癌的风险[13]。

【传统功用】

根茎入药。化瘀通便，消肿定痛。主治肝脾肿大、胁下隐痛、大便秘结、胸腔积液、腹水鼓胀。内服：3～6克，入煎剂。外用：鲜根适量，捣敷患处。

马　蔺

Iris lactea Pall.

【本草名称】

蠡实《神农本草经》，荔实《名医别录》，马蔺子《唐本草》，马楝子《本草图经》，马莲子《河北中药手册》。

【植物形态】

多年生草本。叶基生，剑形，全缘，下部带

紫色。花茎上端有3枚叶状苞片，花蓝紫色，上有深色条纹。蒴果纺锤形，具3棱。种子呈不规则圆形，红褐色。花果期4～9月。我国大部分地区有野生分布和栽培。

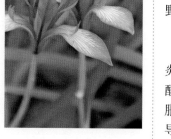

【化学成分】

种子含马蔺子素（irisquinone）、谷甾醇及三萜类化合物等。

【医疗活性】

1. 抗炎。2. 止血。3. 抗早孕。4. 增强免疫。5. 抑制实验性肿瘤细胞的DNA合成。

【毒性备考】

种子小毒。药理研究显示马蔺具有一定生殖毒性，孕妇应当慎用。此外，马蔺子素胶丸服用后部分患者出现恶心、呕吐、腹泻等胃肠道不良反应[7]。

【传统功用】

种子入药。清热解毒，凉血止血。主治咽喉肿痛、白喉梗死、湿热下痢、吐血便血、毒疮痈疽。内服：4.5～9克，入煎剂。外用：适量研末，吹喉或捣敷患处。

鸢　尾

Iris tectorum Maxim.

【本草名称】

鸢尾《神农本草经》，扁竹《植物名实图考》，冷水丹《江西中草药》，蓝蝴蝶《广州植物志》，蛤蟆跳缺《有毒中草药大辞典》。

【植物形态】

多年生草本。根茎匍匐，多节。叶剑形，2列。花茎从叶丛抽出，总状花序，花被6，蓝紫色；外轮花被大，具鸡冠状突起，白色带紫纹。蒴果长圆形。花果期4～10月。我国大部分地区有栽培。

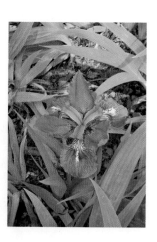

【化学成分】

根茎含鸢尾苷（tectoridin）、鸢尾新苷、鸢尾甲苷及野鸢尾苷元等。

【医疗活性】

1. 泻下。2. 抗炎。3. 抑制透明质酸酶诱导的关节肿胀。4. 抑制氮芥诱导的大鼠腹水渗出[5]。

【毒性备考】

根茎有毒。家畜误食后出现剧烈腹泻和呕吐，胃肠及肝脏有炎性改变。此外，根茎尚含一种能激活EB病毒的物质，长期摄入有诱发鼻咽癌的风险[13]。

【传统功用】

根茎入药。活血破瘀，解毒消肿。主治症瘕积聚、瘰疬肿块、胸腔积液、腹水、喉痹咽痛、痈疽疮疡。内服：1～3克，入煎剂或入丸散。外用：鲜根适量，捣敷患处。

姜科
Zingiberaceae

红豆蔻

Alpinia galanga（L.）Willd.

【本草名称】

红蔻《本草述钩元》，山姜、良姜《广西中草药》，红豆蔻《药性论》，良姜子《广西中药志》。

【植物形态】

多年生草本。叶狭长椭圆形。圆锥花序顶生，花梗

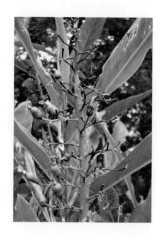

直立；花冠3裂，唇瓣匙形，白色带粉红色条纹。蒴果卵形，上有花萼宿存，形似豆蔻而颜色橙红，故又称红豆蔻。花果期6～8月。我国海南、云南有栽培。

【化学成分】

果实含大高良姜醛（galanal）、红豆蔻内酯、丁香酚及桂皮酸甲酯等挥发性成分。

【医疗活性】

1. 镇痛。2. 促进胃肠蠕动。3. 促进痰液排出。4. 对 KB 鼻咽癌细胞有抑制作用。5. 对热带念珠菌和吉利蒙念珠菌有抑制作用[3]。

【毒性备考】

《药性论》："味苦辛，多食令人舌粗、不思饮食。"《生生篇》："最能动火伤目、致衄，食料不宜用之。"

【传统功用】

果实入药。为红豆蔻丸的主要成分。醒脾散寒，温中止痛。主治胃脘饱胀、胸腹冷痛、食积不化、宿醉眩晕、口臭牙疳。内服：3～6克，入煎剂。外用：适量研末，调敷患处。

阳春砂

Amomum villosum Lour.

【本草名称】

砂仁《本草原始》，缩砂仁《药性论》，缩砂密《海药本草》，阳春砂《南越笔记》，绿壳砂仁《中华本草》。

【植物形态】

多年生草本。根茎横走。茎直立。叶2列，线状

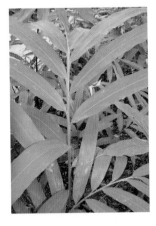

披针形，叶鞘抱茎。穗状花序，唇瓣卵状匙形，白色，中部有红色斑点。蒴果球形，表面具砂粒状突起，故名砂仁。花果期3～9月。我国华南地区有栽培。

【化学成分】

种子含龙脑（borneol）、乙酸龙脑酯、樟脑、芳樟醇、柠檬烯等挥发性物质。

【医疗活性】

1. 抑制胃酸。2. 解痉，镇痛。3. 抑制胃溃疡。4. 增强胃肠道运动。5. 抑制血小板聚集，延缓动脉粥样硬化。

【毒性备考】

本草文献未见毒性记载。临床上曾有口服砂仁引发过敏的报道，患者腹部及外生殖器周围出现大小不等的团块状斑疹，淡红色，伴瘙痒[2]。

【传统功用】

种子入药。为香砂养胃丸的主要成分。行气开胃，化湿止泻。主治胃脘饱胀、嗳气吞酸、不思饮食、妊娠恶阻、胎动不安。内服：3～6克，入煎剂（后下）或入丸散。

闭鞘姜

Costus speciosus（Koen.）Smith.

【本草名称】

闭鞘姜、水蕉花《中药大辞典》，樟柳头《生草药性备要》，白石笋《岭南采药录》，广东商陆《岭南草药志》。

【植物形态】

多年生草本。根茎块状似姜，具樟脑样香气。叶长

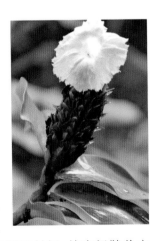

圆状披针形；因叶鞘阔而封闭，故有闭鞘姜之名。穗状花序顶生，苞片叠瓦状，唇瓣白色。蒴果红色。花果期7～11月。我国华南地区有野生分布和栽培。

【化学成分】

根茎含薯蓣皂苷（dioscin）、纤细薯蓣皂苷、替告皂苷元、甾醇、酚类及挥发油等。

【医疗活性】

1. 抑菌。2. 抗炎。3. 兴奋子宫平滑肌。

4. 消肿,抑制肉芽形成。5. 雌激素样作用,其1 600 微克的活性与 150 微克新乙烯雌酚相当[5]。

【毒性备考】

根茎有毒,主要有毒成分为薯蓣皂苷。广东地区习惯把闭鞘姜代替商陆使用,但摄入过量会产生头晕头痛、恶心呕吐和腹痛腹泻等不良反应[12]。

【传统功用】

根茎入药。行水消肿,祛风止痒。主治肢体浮肿、腹水鼓胀、小便不利、痰多不化、痈疽疮疡。内服:3～6 克,入煎剂。外用:鲜根适量,捣敷患处。

郁　金

Curcuma aromatica Salisb.

【本草名称】

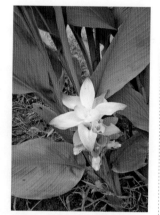

郁金《药性论》,马蒁《新修本草》,黄流《本草纲目》,玉金《中国药用植物图鉴》,毛姜黄《广州植物志》。

【植物形态】

多年生宿根草本。根茎粗壮,断面黄色;末端膨大,形成纺锤状块根。叶基生,长圆形。穗状花序,苞片阔卵形,花冠漏斗状,裂片 3,粉白色。花期 4～6 月。我国华东、华南地区有栽培。

【化学成分】

块根含姜黄素(curcumin)、姜黄酮、姜黄烯、樟脑、莰烯等挥发性物质。

【医疗活性】

1. 镇痛。2. 保肝,利胆。3. 抗早孕。4. 降血脂,抗血栓。5. 解痉,松弛平滑肌痉挛。

【毒性备考】

郁金煎剂给小鼠和家兔进行腹腔及皮下注射(小鼠 5 g/kg,家兔 8 g/kg),结果对小鼠早、中、晚期妊娠及家兔早期妊娠均有显著终止作用。实验提示郁金存在一定生殖毒性[1]。

【传统功用】

块根入药。为白金丸和雄黄解毒丸的主要成分。理气止痛,疏肝解郁。主治气滞血瘀、闭经痛经、湿热黄疸、胸胁胀痛、抑郁躁狂。内服:3～9 克,入煎剂或入丸散。

姜　黄

Curcuma longa L.

【本草名称】

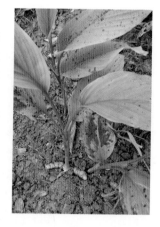

姜黄《植物名实图考》,黄姜《生草药性备要》,宝鼎香《本草纲目》,川姜黄、建姜黄《本草药名汇考》。

【植物形态】

宿根草本。根茎粗壮,因断面黄色,外形似姜,故名姜黄。叶椭圆形,叶柄几与叶片等长。穗状花序密集,苞片阔卵形,花冠漏斗状。蒴果 3 裂。花果期 8～12 月。我国华东、华南地区有栽培。

【化学成分】

根茎含姜黄素(curcumin)、姜黄酮、姜黄烯、水芹烯、龙脑、桉叶素等挥发性成分。

【医疗活性】

1. 利胆。2. 抗氧化。3. 促进胰腺分泌。4. 抑制胃和十二指肠溃疡。5. 对多种恶性肿瘤有抗增殖和诱导细胞凋亡的作用。

【毒性备考】

姜黄煎剂给孕鼠以 5～10 g/kg 剂量做腹腔注射,结果对早、中、晚期妊娠均有终止作用,妊娠终止率达 90%～100%。组织胚胎学显示,姜黄具有一定生殖毒性。

【传统功用】

根茎入药。为舒肝丸和如意金黄散的成分之一。行气化瘀,通经止痛。主治症瘕积聚、瘰病肿瘤、气滞血瘀、闭经痛经、跌打损伤。内服：3～9克，入煎剂或入丸散。外用：适量研末，调敷患处。

莪　术

Curcuma aeruginosa Roxb.

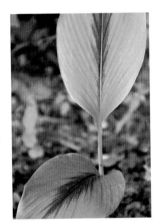

【本草名称】
莪术《本草备要》，蓬术《普济本事方》，广术《本草求真》，蓬莪术《药谱》，黑心姜《岭南采药录》。

【植物形态】
宿根草本。根茎呈卵圆形块状。叶长椭圆形，叶脉中部具暗紫色斑纹。穗状花序，花冠3，上面较大，略成兜状；唇瓣圆形，淡黄色。蒴果三角状。花果期3～9月。我国东南沿海有野生分布和栽培。

【化学成分】
根茎含呋喃烯酮（curzerenone）、大牻牛儿酮、龙脑、樟烯、莪术二醇及姜黄素等。

【医疗活性】
1. 抗早孕。2. 解痉，止痛。3. 改善微循环。4. 抑制流感病毒。5. 莪术油可对肿瘤新生血管形成抑制，此外，其抗肿瘤作用也与改善机体的免疫功能有关[16]。

【毒性备考】
莪术浸剂 15 g/kg 连续 4～7 天给小鼠灌胃，可造成肝细胞渐进性坏死，肾充血和肾小管上皮细胞肿胀。临床上莪术油注射液曾有发生过敏性休克的报道[1]。

【传统功用】
根茎入药，为保妇康栓剂和莪术油注射液的主要原料。破血化瘀，消肿止痛。主治症瘕积聚、瘰疬肿瘤、胸痹心痛、闭经痛经、跌打损伤。内服：6～9克，入煎剂或入丸散。提取物

制剂，按产品说明使用。

姜

Zingiber officinale Rosc.

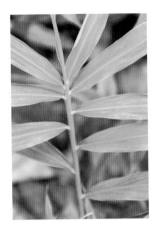

【本草名称】
姜《吕氏春秋》，生姜《本草经集注》，子姜、母姜《本草纲目》，菜姜《中药志》。

【植物形态】
多年生草本。根茎横走，多分枝，具辛辣气味。叶互生，线状披针形；无柄，基部抱茎。花茎自根茎抽出，穗状花序；花萼管状，花冠黄绿色。蒴果3瓣裂。花果期7～12月。我国大部分地区有栽培。

【化学成分】
根茎含姜烯（zingiberene）、姜醇、姜二酮、姜辣烯酮、姜辣素及少量黄樟素等。

【医疗活性】
1. 利胆。2. 抗炎，镇痛。3. 抗晕动，止呕吐。4. 促进局部血液循环。5. 姜二酮有明显抑制前列腺素合成酶的活性[3]。

【毒性备考】
所含黄樟素可诱发小鼠肝细胞癌变。在生姜腐烂时，黄樟素会成倍增加。故"烂姜不烂味"的说法，当属无稽之谈。

【传统功用】
根茎入药。为姜半夏和伤湿止痛膏的原料之一。祛风散寒，降逆止呕。主治外感风寒、头痛眩晕、恶心呕吐、寒痰冷喘、秃疮冻疮。内服：3～9克，入煎剂或鲜姜捣汁冲饮。外用：适量捣敷或涂擦患处。

兰　科
Orchidaceae

白　及

Bletilla striata（Thunb. ex A. Murrav）Rchb. f.

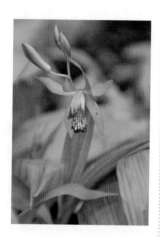

【本草名称】
白及《神农本草经》，白根《吴普本草》，箬兰《花镜》，冰球子《贵州民间方药集》，地螺丝《湖南药物志》。

【植物形态】
多年生草本。块根肉质，为相连的三角状螺形，故又有地螺丝之称。叶披针形，先端渐尖，基部下延。总状花序，花淡红色；唇瓣倒卵形。蒴果圆柱形。花期4～9月。我国华东、华南及西南地区有野生分布。

【化学成分】
块茎含白及甘露聚糖（bletillamannan）、葡萄糖、淀粉及大量黏液质。

【医疗活性】
1. 止血。2. 对动物实验性胃肠穿孔有修复作用。3. 对结核杆菌和奥氏小芽孢菌有抑制作用。4. 其黏液质制作的白及代血浆，作用与右旋糖苷相似，可维持人体血容量。

【毒性备考】
白及代血浆临床试用期间，有3例出现轻度发热；有1例在第5次注射时出现过敏反应[7]。

【传统功用】
块茎入药。为白及枇杷丸的主要成分。止血敛肺，生肌托疮。主治咯血吐血、外伤出血、胃肠溃疡、水火烫伤、皮肤皲裂。内服：6～15克，入煎剂或粉末冲服。外用：适量研末，调敷患处。

扇脉杓兰

Cypripedium japonicum Thunb.

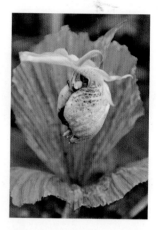

【本草名称】
扇子七《陕西中草药》，老虎七《黄山植物研究》，扇脉杓兰《中药大辞典》。

【植物形态】
多年生草本。根细长横走。茎被柔毛。叶2枚，近对生；因叶似折扇，故有扇脉杓兰之名。花大单生，淡黄绿色；唇瓣囊状，具紫斑。蒴果有喙。花果期5～6月。我国浙江、江西及湖北有野生分布。

【化学成分】
同属植物大花杓兰（C. macranthum）含酯类、萜类、酚类及甾醇类化合物。

【医疗活性】
大花杓兰的提取物以10 g/kg剂量给大鼠灌服，尿量显著增多；尿中钠、钾排量明显增加[8]。

【毒性备考】
《中药大辞典》：“味涩，性平，有毒。”

【传统功用】
带根全草入药。利水杀虫，消肿止痛。主治跌打损伤、肢体浮肿、疟疾痢疾、虫积腹痛、疥疮癣湿。内服：1～2克，研细末，于疟疾发作前冷开水送服。外用：全草一握，捣敷患处。

石　斛

Dendrobium candidum Wall. ex Lindl.

【本草名称】
枫斗《本草药名汇考》，耳环石斛《和汉药名汇》，铁皮石斛《中华人民共和国药典》，环草石斛《植物分类学报》，霍山石斛《中草药学》。

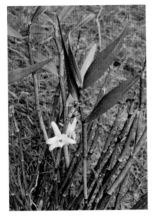

【植物形态】

附生草本植物。茎丛生，多节，略带紫色。叶鞘紧抱节间，叶无柄，披针形；因喜生于树丫石缝，故名。花淡黄色；唇瓣长圆状卵形，先端急尖，上具紫斑。花果期5～8月。我国安徽、浙江有野生分布和栽培。

【化学成分】

茎含石斛碱（dendrobine）、N-甲基石斛碱、石斛醌、石斛宁、多糖类及大量黏液质等。

【医疗活性】

1. 解热。2. 促进胃液分泌。3. 减轻孤儿病毒对机体的损害。4. 石斛醌能抑制实验性肿瘤细胞分裂。5. 石斛宁对大鼠肾微粒体钠钾-ATP酶有较强抑制作用[3]。

【毒性备考】

石斛碱长期饲喂豚鼠和家兔，能引起实验动物中等程度血糖过多；大剂量尚能抑制心脏，降低血压和抑制呼吸[19]。

【传统功用】

茎入药。为石斛夜光丸的主要成分。清热益阴、养胃生津。主治热病伤阴、口唇干燥、烦热消渴、视物模糊、脾虚乏力。内服：6～12克，入煎剂或泡茶饮。

天　麻

Gastrodia elata Bl.

【本草名称】

天麻《雷公炮炙论》，赤箭《神农本草经》，独摇《本草图经》，定风草《药性论》，山土豆《北方常用中草药手册》。

【植物形态】

寄生草本，全株不含叶绿素。块茎椭圆形，

土豆状，表面具多条环纹。茎直立，黄赤色，似箭杆，故又称赤箭。叶膜质，鳞片状。总状花序呈穗状排列。蒴果倒卵形。我国东北、华北及西南地区有野生分布和栽培。

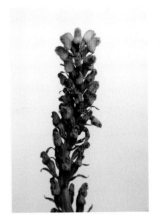

【化学成分】

块茎含天麻苷（gastrodin）、天麻醚苷、琥珀酸、苯甲醛及天麻多糖等。

【医疗活性】

1. 镇静。2. 镇痛。3. 抗惊厥。4. 增强免疫。5. 增加心脑血液供应。

【毒性备考】

小鼠腹腔注射天麻浸膏的LD_{50}为56.4 g/kg，若换算成人的口服剂量，其毒性甚小，使用较为安全。但特异体质者服用天麻可以引起过敏，临床上曾有严重过敏导致急性肾功能衰竭的案例[2]。

【传统功用】

块茎入药。为天麻丸和天麻钩藤饮的主要成分。平肝熄风，解痉止痛。主治头痛眩晕、肢体麻木、半身不遂、口眼㖞斜、惊风抽搐。内服：3～9克，入煎剂或入丸散。如研末冲服，每次1～2克。

香荚兰

Vanilla fragrans（Salisb.）Ames.

【本草名称】

香荚兰、香草豆、梵尼兰、香子兰、香果兰《香花图鉴》。

【植物形态】

蔓生草本。茎有节，节上生气根。叶卵状披针形，深绿色；肥厚，肉质。总状花序，花大，芳香，黄绿色。蒴果圆筒形，形似豆荚，故又称香草豆。花果期4～10月。原产南美，我国海南、广西及云南有引种栽培。

【化学成分】

果实含香草醛（vanillin）、洋茉莉醛、苯甲醛、茴香醛等百余种挥发性物质。

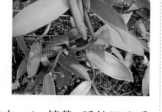

【医疗活性】

1. 解痉。2. 促进消化。3. 抗癫痫，抑制大脑异常放电。4. 镇静，延长巴比妥钠睡眠时间。

【毒性备考】

以香草醛为代表的醛类精油对皮肤黏膜具有较强刺激性，浓度过高或使用过量可出现头痛眩晕、胃脘不适、恶心呕吐等症状。

【传统功用】

果荚或精油入药。止痉定痫，祛风止痛。主治癫痫发作、抽搐惊厥、情绪抑郁、胸闷心痛、胃脘饱胀。内服：香草醛每次 100～200 毫克，每日 3 次；或剪取果荚 1～2 厘米，入煎剂或泡茶饮。

茅膏菜科
Droseraceae

茅膏菜

Drosera peltata Smith var.
multisepala Y. Z. Ruan.

【本草名称】

茅膏菜《本草纲目拾遗》，捕虫草《福建中草药》，陈伤子《浙江民间常用草药》，一粒金丹、落地珍珠《中国有毒植物》。

【植物形态】

多年生草本。块根球形。茎柔弱。叶互生，弯月形；基部凹陷，边缘有多数腺毛，能分泌黏液，捕捉小虫，故又称捕虫草。短总状花序，

花白色。蒴果背裂。花果期 5～8 月。我国华东、华南地区有野生分布。

【化学成分】

全草及块根含茅膏菜醌（droserone）、矶松素、蛋白酶及少量氢氰酸等。

【医疗活性】

1. 镇痛。2. 解痉。3. 局部刺激。4. 抑制细菌。5. 少量兴奋子宫，大量则呈麻痹作用。

【毒性备考】

茅膏菜醌是蓝雪醌的羟基衍生物，对人体黏膜有强烈刺激。外用使皮肤红肿起泡；内服不当引起氢氰酸中毒症状，出现恶心呕吐、胸闷心悸、口唇紫绀等[5]。

【传统功用】

全草及块根入药。祛风活络，化瘀止痛。主治跌打损伤、风寒湿痹、坐骨神经痛、疥疮癣湿、目生翳障。内服：全草 3～6 克，入煎剂，或干燥块根 0.5～1 克，研末冲服。外用：新鲜块根捣敷穴位或肿痛处。

马桑科
Coriariaceae

马 桑

Coriaria nepalensis Wall.

【本草名称】

马桑《草木便方》，蛤蟆树、鱼尾草《中药大辞典》，毒空木、上天梯《有毒中草药大辞典》。

【植物形态】

落叶灌木。幼枝有棱，呈紫红色。叶对生，宽椭圆形，基出脉 3 条，似蛙背状，故又有蛤蟆树之称。雄花先叶开放；雌花与叶同出。瘦果球形。花果期 4～8 月。我国西北、西南及华东

地区有野生分布。

【化学成分】

茎叶含马桑内酯（coriamyrtin）、羟基马桑内酯、马桑亭、山柰酚、槲皮素及马桑毒素等。

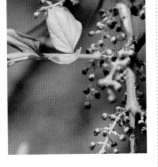

【医疗活性】

1. 减慢心率。2. 升高血压。3. 对抗精神分裂。4. 促进唾液腺分泌。5. 马桑内酯可明显拮抗巴比妥钠的镇静催眠作用。

【毒性备考】

全株有毒，主要有毒成分为马桑内酯和马桑毒素。毒理与印防己毒相似，而致痉作用更强。严重中毒者可因强直性痉挛、呼吸困难导致死亡[2]。

【传统功用】

枝叶及根茎入药。宁心定神，祛风拔毒。主治风湿骨痛、肢体麻木、精神分裂、癫狂错乱、疥癣毒疮。内服：1.5～4.5克，入煎剂。外用：适量煎水，浸洗患处。

仙人掌科
Cactaceae

乌羽玉

Lophophora williamsii Coult.

【本草名称】

乌羽玉，僧帽拳，多棱乌羽玉，麦斯卡林纽扣，白药帖仙人掌《布雷姆尼斯药用植物》。

【植物形态】

多肉植物。根粗长。茎丛生，扁球形；球体肉质，表皮灰绿色。棱线螺旋状，但不明显，几无棱沟。刺座圆形，刺已退化，被绒毛替代。花钟状，淡粉红色。果实棒状，红色。原产墨西哥，我国南方有少量引种栽培。

【化学成分】

球茎含麦斯卡林碱（mescalin）等生物碱。

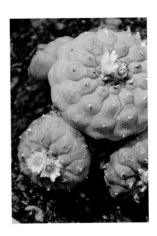

【医疗活性】

1. 麻醉。2. 镇痛。3. 抑制肿瘤。4. 对多种耐药菌株具有明显抑制作用。

【毒性备考】

麦斯卡林碱又称三甲氧苯乙胺或北美仙人球毒碱，属苯乙胺的衍生物。长期服用可致人大脑器质性和功能性损害，产生精神错乱、思维分裂、幻听幻视、自杀自残；故墨西哥、澳大利亚和美国已将其列入毒品而严加管控。

【传统功用】

球茎入药。古代墨西哥人作为宗教仪式中的兴奋药和迷幻药，偶尔也用于止痛。现代少量种植主要用于医学用途，例如对各种神经痛、风湿痛、分娩痛及神经衰弱、歇斯底里等疾病进行治疗和开展研究。

仙人掌

Opuntia stricta Haw. var. *dillenii*（Ker-Gawl）Benson.

【本草名称】

仙人掌《本草纲目拾遗》，神仙掌《本草求原》，老鸭舌《南安府志》，观音刺《广西中兽医药用植物》，观音掌《贵州民间方药集》。

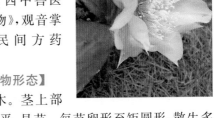

【植物形态】

灌木。茎上部肉质，扁平，具节。每节卵形至矩圆形，散生多个瘤体,瘤体上密生黄褐色刺毛。花生于扁茎顶部,花冠黄色。浆果壶形,紫红色。花果期6～12月。我国西南、华南及东南沿海有野生分布。

【化学成分】

全草含槲皮素、异鼠李皮素、甜菜定、甜菜宁及三萜类化合物。

【医疗活性】

1. 抗炎。2. 消肿。3. 降血糖。4. 抑制疱疹病毒。5. 抗氧化,清除自由基。

【毒性备考】

用仙人掌煎剂和粉剂做急性和中长期毒性试验,实验动物未见明显异常;亦未发现有致畸毒性。临床上仅有鲜茎外敷导致皮肤银屑病样改变和鲜汁入目引起角膜损伤的报道[1]。

【传统功用】

全草入药。清热解毒,活血消肿。主治疔疮痈疽、菌痢肠炎、带状疱疹、无名肿毒、水火烫伤。内服:鲜草 30～60 克,入煎剂或榨汁饮。外用:鲜草一握,捣敷患处。

山柑科
Capparaceae

槌果藤

Capparis versicolor Griff.

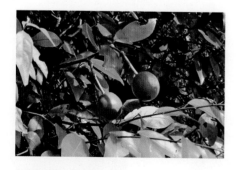

【本草名称】

龙葵树、九葵树《南方主要有毒植物》,马槟榔《本草品汇精要》,屈头鸡《广西中药志》,锡朋槌果藤《中药大辞典》。

【植物形态】

直立或攀缘灌木。叶长圆状椭圆形。伞形花序腋生或顶生,有花 2～5 朵,白色或淡红色。果实卵状球形,外皮皱缩,形似鸡头,故又称屈头鸡。种子肾形。花果期 4 月至次年 2 月。我国华南地区有野生分布。

【化学成分】

种子含芥子油苷(glucosinolates)、白花菜苷、皂苷等;根含少量槌果藤碱。

【医疗活性】

1. 抗炎。2. 降血脂。3. 降血糖。4. 抗氧化。5. 抑制霍乱弧菌、大肠杆菌及葡萄球菌。

【毒性备考】

果实有毒。人误食 4～10 个后,半小时左右出现不良反应。主要为呕吐腹泻、眩晕神昏、呼吸急促、肢体麻痹、肝脾肿大、溶血性黄疸等;最终可因呼吸衰竭导致死亡[9]。

【传统功用】

种子入药。清热解毒,生津化滞。主治痈疽发背、疔疮肿毒、热病伤津、咽干舌燥、食滞腹胀。内服:3～6 克,入煎剂。外用:适量研末,调敷患处。

白花菜

Cleome gynandra L.

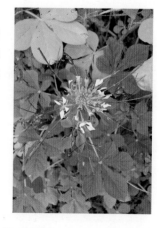

【本草名称】

白花菜《食物本草》,羊角菜《本草纲目》,屡析草《生草药性备要》,臭豆角、猪屎菜《中国有毒植物》。

【植物形态】

一年生草本,全株有特异臭味,故又称猪屎菜。茎多分枝,密被腺毛。掌状复叶,小叶 5 枚,菱状倒卵形。总状花序,花瓣 4,白色。蒴果细长角状,故又称羊角菜。花果期 5～9 月。我国大部分地区有野生分布。

【化学成分】

全草及种子含白花菜素（cleomiscosin）、芥子油苷、醉蝶花素、多酚及黄酮等。

【医疗活性】

1. 驱虫。2. 镇痛。3. 局部刺激。4. 清除自由基。5. 细胞毒，对 KB 鼻咽癌细胞和 P388 白血病细胞具有杀伤作用[3]。

【毒性备考】

全草和种子含刺激性芥子油，过多摄入能损害视神经和运动神经，可致视力减退，肌力减退，全身无力[5]。

【传统功用】

全草或种子入药。祛风散寒，化瘀止痛。主治风湿痹痛、跌打损伤、腰背酸疼、肢体麻木、痔疮肿痛。内服：全草：9～15 克，入煎剂。外用：种子适量，捣敷患处。

醉蝶花

Cleome spinosa Jacq.

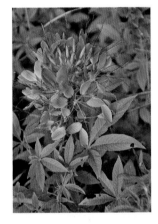

【本草名称】

醉蝶花《上海植物园名录》，紫龙须、西洋白花菜《原色中草药图集》。

【植物形态】

一年生草本，全株有特异臭气。掌状复叶，小叶 5～7，矩圆状披针形。总状花序，花瓣 4，倒卵形，紫红色；雄蕊突出，似蝴蝶触须状，故有醉蝶之名。花果期 9～11 月。我国大部分地区有栽培。

【化学成分】

全草含醉蝶花素（cleomin）、白花菜苷等黄酮类化合物。

【医疗活性】

1. 抗炎。2. 消肿。3. 杀虫。4. 解痉。

5. 镇痛。

【毒性备考】

《原色中草药图集》："苦、辛，性温，有小毒。"

【传统功用】

全草入药。祛风化湿，消肿止痛。主治风湿痹痛、肢体麻木、关节红肿、痈疽疮疡、无名肿毒。内服：9～15 克，入煎剂。外用：鲜草一握，捣敷患处。

虎皮楠科
Daphniphyllaceae

牛耳枫

Daphniphyllum calycinum Benth.

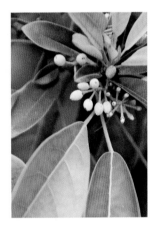

【本草名称】

老虎耳、猪颔木《南方药用植物图鉴》，牛耳枫、岭南虎皮楠《中药大辞典》。

【植物形态】

常绿灌木。叶互生，革质，叶柄长；叶宽椭圆形呈牛耳状，故此命名。总状花序腋生，雌雄异株，花小，密集。核果卵圆形，蓝黑色，表面被白粉。花果期 4～8 月。我国广东、广西及江西有野生分布。

【化学成分】

枝叶及果实含牛耳枫碱（calycine）、牛耳枫定碱、牛耳枫明碱及灰青碱等。

【医疗活性】

1. 抑菌。2. 解痉。3. 镇痛。4. 具有抗胆碱酯酶活性。5. 抑制移植性肿瘤细胞的直径分裂。

【毒性备考】

《陆川本草》："甘温，有微毒。"中国植物图像数据库列入有毒植物。民间草医经验：牛耳枫的毒性可以通过煎煮加热得到消减。

【传统功用】

茎叶及果实入药。清热解毒,祛风止痛。主治慢性肠炎、咽喉炎、乳腺炎、胃窦炎、风湿疼痛、无名肿毒。内服:6~12克,入煎剂。外用:鲜叶一握,捣敷患处。

水麦冬科
Juncaginaceae

海韭菜

Triglochin maritimum L.

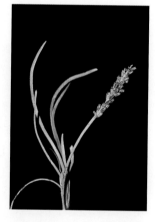

【本草名称】

水麦冬、三尖草、那冷门《中药大辞典》,海韭菜《高原中草药治疗手册》。

【植物形态】

多年生草本。茎粗壮,多须根。叶基生,半圆柱状线形;上部稍扁,基部鞘状。总状花序作穗状排列,花小,黄绿色,花被6。蒴果椭圆形。花果期6~9月。我国东北、西北及华北地区有野生分布。

【化学成分】

全草含海韭菜苷(triglochinin)、哌啶酸及少量氢氰酸等。

【医疗活性】

1. 抑菌。2. 抗炎。3. 消肿。4. 止泻。5. 镇静。

【毒性备考】

全草有毒。海韭菜苷属于氰苷类化合物,毒理及解毒方法与苦杏仁类同。其在人体内水解生成氢氰酸而显示毒性。摄入过多引起呼吸衰竭,组织缺氧。严重中毒者可在数小时内窒息死亡[4]。

【传统功用】

全草入药。清热消炎,生津止渴。主治热病伤阴、干渴少津、烦躁不安、目赤肿痛、视物模糊。内服:3~6克,入煎剂。

旱金莲科
Tropaeolaceae

旱金莲

Tropaeolum majus L.

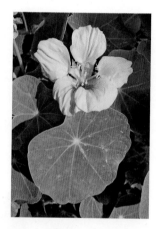

【本草名称】

旱金莲《中药大辞典》,旱莲花、金莲花《广西中草药》,旱荷花《香花图鉴》。

【植物形态】

多年生草本。茎攀缘状。叶圆形,叶柄盾状着生于叶片中心,似莲花状,故名。花顶生,单一,花瓣5,大小不等,颜色多样,通常黄色或橙红色居多。花果期6~10月。我国大部分地区有栽培。

【化学成分】

茎叶及种子含异硫氰酸苄酯(benzyl isothiocyanate)、槲皮苷、异槲皮苷等。

【医疗活性】

1. 抑制细菌。2. 抑制癣类真菌。3. 解热,抗炎。4. 提高网状内皮系统吞噬功能。

【毒性备考】

所含异硫氰酸苄酯即苯芥子油,德国将其制成成药,商品名为:Tromalyt,用于治疗细菌感染。不良反应有尿频、胃部不适、恶心呕吐,并有可能引起皮肤过敏[10]。

【传统功用】

全草入药。清热解毒,抗炎消肿。主治痈疽溃疡、疮疖脓肿、各种炎症、创口感染、目赤肿痛。内服：9～15克，入煎剂。外用：鲜草一握，捣敷患处。

蜡梅科
Calycanthaceae

山蜡梅

Chimonanthus nitens Oliv.

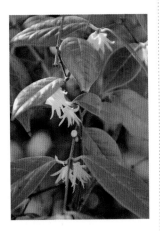

【本草名称】

野蜡梅、白蜡梅、鸡卵果、山蜡梅《药用植物花谱》。

【植物形态】

常绿灌木。叶纸质至近革质，卵状披针形。花黄白色，花被狭披针形；因形似蜡梅，故名山蜡梅。果托坛状，口部收缩，内藏聚合瘦果。花果期10月至次年6月。我国安徽、江苏及浙江等地有野生分布。

【化学成分】

叶含槲皮素、山奈酚、香风茶碱等，又含多种挥发性成分。

【医疗活性】

1. 镇咳。2. 平喘。3. 发汗。4. 抑菌。5. 抗炎。

【毒性备考】

山蜡梅叶用量过大，偶有恶心、上腹部不适。停药后不良反应自行消失[7]。

【传统功用】

叶入药。解肌发表，化浊利湿。主治感冒发热、扁桃体炎、支气管炎、暑湿困脾、苔厚纳呆。内服：6～12克，入煎剂或泡茶饮。

蜡梅

Chimonanthus praecox（L.）Link.

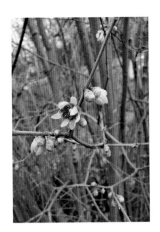

【本草名称】

蜡梅花《救荒本草》，黄梅花《本草纲目》，雪里花《贵州民间草药》，素心蜡梅、狗蝇蜡梅《本草药名汇考》。

【植物形态】

落叶灌木。茎丛生，多分枝。叶对生，矩圆状披针形。花先叶开放，因色似黄蜡，故称蜡梅。花被叠瓦状排列，有时带紫纹；香气浓郁。瘦果椭圆形，表面具绒毛。我国大部分地区有栽培。

【化学成分】

花叶及果实含洋蜡梅碱（calycanthine）、异洋蜡梅碱、蜡梅苷、龙脑及松油醇等。

【医疗活性】

1. 抑菌。2. 抗炎。3. 消肿。4. 降血糖。5. 具士的宁样致痉作用。

【毒性备考】

花蕾无毒。果实及茎叶所含洋蜡梅碱有毒，可引起哺乳动物强烈痉挛，作用类似士的宁。马鹿饲食茎叶及果实后站立困难、呼吸急促、肌肉痉挛、心搏减弱、四肢强直性抽搐，约1小时后死亡；尸检报告心、脑出血和肺部水肿[4]。

【传统功用】

花蕾入药。为华佗膏的主要原料。祛风止痒，清热生津。主治热病伤津、心烦口渴、肺热干咳、水火烫伤、湿疹瘙痒。内服：3～9克，入煎剂或泡茶饮。外用：适量投入油中浸渍，数周后取油涂抹患处。提取物制剂，按产品说明使用。

芭蕉科
Musaceae

红　蕉

Musa coccinea Andr.

【本草名称】

红蕉、野蕉《有害花木图鉴》，芭香红、指天蕉《中国有毒植物》，矮小蕉《中草药中毒急救》。

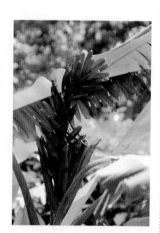

【植物形态】

多年生草本。叶长圆形，螺旋状排列，先端圆，基部偏斜，有时边缘裂成流苏。聚伞花序呈穗状，苞片鲜红色，每一苞片有花数朵。浆果橙黄色。花果期 5～12 月。我国广东、广西及云南有野生分布。

【化学成分】

果实含糖类、淀粉、蛋白质及有机酸等。

【医疗活性】

花蕾用于止血，有增强血管弹性和抑制毛细血管渗血的作用。

【毒性备考】

果实有毒。误食可引起头晕目眩、腹部剧痛、四肢抽搐等中毒症状。临床上曾有食入红蕉果实 2 枚即出现上述症状的病例[4]。

【传统功用】

花蕾入药。凉血止血。主治月经过多、便血尿血、痔疮肿痛、外伤出血。内服：6～9 克，入煎剂。外用：鲜花一握，捣敷患处。

壳斗科
Fagaceae

麻　栎

Quercus acutissima Carr.

【本草名称】

橡实《雷公炮炙论》，橡栎《本草图经》，麻栎《中药大辞典》，栎木皮《本草纲目拾遗》，橡子树《救荒本草》。

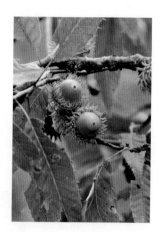

【植物形态】

落叶乔木。树皮灰黑色，具不规则深裂。叶长圆状披针形，边缘具刺状锯齿。花单性，雌雄同株，雄花柔荑状。坚果长圆形，其 1/2 被壳斗所包围。花果期 5～10 月。我国大部分地区有野生分布。

【化学成分】

果实、树皮含较多栎属鞣质和淀粉；尚含槲皮素、木脂素及麻栎素等。

【医疗活性】

1. 止血。2. 收敛、止泻。3. 抗氧化，清除自由基。4. 细胞毒，抑制黑色素瘤。5. 麻栎素对拓扑异构酶Ⅱ有明显抑制活性[3]。

【毒性备考】

牛羊长期采食可引起慢性中毒，出现反刍消失、无尿或血尿、皮下水肿或体腔积水，死亡率可达 16% 以上。尸检报告出血性胃肠炎、肾出血、肾盂炎性改变、膀胱及输尿管黏膜坏死[4]。

【传统功用】

果壳及树皮入药。涩肠固脱，止泻止血。主治咳吐鲜血、便血尿血、久泻不止、痔漏脱肛、痈疽疮疡。内服：6～9 克，入煎剂。外用：适量煎水，浸洗患处。

槲　树

Quercus dentata Thunb.

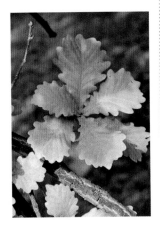

【本草名称】

槲皮《唐本草》，槲栎《中药大辞典》，赤龙皮《肘后方》，金鸡树、大叶栎《本草纲目》。

【植物形态】

落叶乔木。树皮暗灰色，有沟裂。叶革质，阔倒卵形，边缘具波齿或深裂。花单性，雌雄同株；雄花为柔荑花序。壳斗杯状，包围坚果约 1/2。坚果椭圆形。花果期 5～10 月。我国大部分地区有野生分布。

【化学成分】

树皮、果实含较多鞣质和淀粉，尚含槲皮素等黄酮类化合物。

【医疗活性】

1. 止血。2. 止泻。3. 抑菌。4. 降血糖。5. 抗氧化，清除体内自由基。

【毒性备考】

牛羊长期采食可造成消化系统和泌尿系统损害。中毒症状与白栎、麻栎类同，统称"耕牛水肿病"，实为栎属鞣质急慢性中毒。民间采食果仁先反复浸泡去毒，树皮入药亦有一定剂量限制，故人类很少发生严重中毒或致死的事件。

【传统功用】

树皮或果壳入药。涩肠固脱，收敛止血。主治咳吐鲜血、便血尿血、久泻不止、痔漏脱肛、痈疽疮疡。内服：6～9 克，入煎剂。外用：适量煎水，浸洗患处。

白　栎

Quercus fabri Hance.

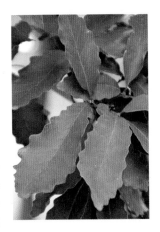

【本草名称】

白斗、白栎部、青岗树《天目山药志》，柞子柴、金刚栎《中药大辞典》。

【植物形态】

落叶乔木。树皮纵裂。叶倒卵状椭圆形，边缘有波状钝锯齿。花单性，雌雄同株；雌花聚生于叶腋；雄花排成柔荑状。壳斗浅杯形，苞片叠瓦状；坚果长椭圆形。花果期 4～10 月。我国长江以南有野生分布。

【化学成分】

果实含大量栎属鞣酸、麻栎素、蛋白质、淀粉及油脂等。

【医疗活性】

1. 止血。2. 收敛，止泻。3. 抗氧化，清除自由基。4. 细胞毒，抑制黑色素瘤。5. 麻栎素对拓扑异构酶Ⅱ有明显抑制活性[3]。

【毒性备考】

若果实未经减毒处理而大量食入，其所含鞣酸可强烈刺激消化道和泌尿道黏膜，引起急性炎症，出现吐泻、尿频、水肿等不良反应。

【传统功用】

果实入药。健脾消积，清肝明目。主治暴发火眼、痈疽疮疖、久泻脱肛、疝气坠胀、小儿疳积。内服：9～12 克，入煎剂。外用：适量炒炭存性，研敷患处。

金粟兰科
Chloranthaceae

宽叶金粟兰

Chloranthus henryi Hemsl.

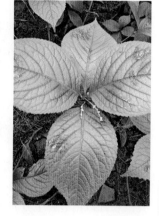

【本草名称】

四儿风《分类草药性》，四片瓦《民间常用中草药汇编》，四大天王《草木便方》，白四块瓦、宽叶金粟兰《中国毒性民族药志》。

【植物形态】

多年生草本。主根粗壮，须根发达。茎直立，有节。叶聚生茎顶，通常4枚；广卵形，几无柄。穗状花序通常2枝，花小，白色。核果球形。花果期4～6月。我国长江中上游地区有野生分布。

【化学成分】

根茎及全草含金粟兰内酯（chlorantha-lactone）、银线草呋喃醇、黄酮苷及挥发油等。

【医疗活性】

1. 镇痛。2. 消肿。3. 抗蝮蛇蛇毒。4. 抑制真菌。5. 对Hela宫颈癌和K562白血病细胞株有抑制作用[8]。

【毒性备考】

宽叶金粟兰与银线草、及已、丝穗金粟兰、全缘金粟兰和多穗金粟兰为同属植物，民间都作四块瓦使用。均具有一定细胞毒性，可造成人体出血性损害；中毒严重者甚至引起死亡。

【传统功用】

根或全草入药。祛风化瘀，消肿止痛。主治风湿痹痛、肢体麻木、跌打肿痛、痈疽疮疡、毒蛇咬伤。内服：1～1.5克，入煎剂。外用：鲜草一握，捣敷患处。

银线草

Chloranthus japonicus Sieb.

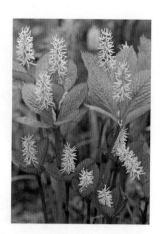

【本草名称】

鬼督邮《本草经集注》，银线草《福建民间草药》，四块瓦《广西中药志》，鬼独摇草《本草纲目》，四大天王《植物名实图考》。

【植物形态】

多年生草本。茎直立，通常不分枝；有节，带紫色。四叶对生茎顶，卵状椭圆形，具短柄。穗状花序线状；花小，白色，故有银线之名。核果梨形。花果期5～7月。我国东北、西北及华北地区有野生分布。

【化学成分】

全草含银线草内酯（shizukanolide）、银线草呋喃醇、莪术呋喃二烯酮及白菖新酮等。

【医疗活性】

1. 镇痛。2. 抗炎。3. 抑制真菌。4. 抑制病毒。5. 抑制L-187Y小鼠淋巴肉瘤[8]。

【毒性备考】

毒性试验显示，全草煎剂可引起实验小鼠四肢抽搐、角弓反张、呼吸困难和内脏出血。临床上也有多起误服银线草中毒死亡的案例[1]。李时珍的《本草纲目》在本药评论中提出了"非毒药不能治邪恶之病"的著名论断。

【传统功用】

根或全草入药。活血散瘀，祛风止痛。主治风湿痹痛、跌打损伤、乳痈脓肿、疱疹疮疡、毒蛇咬伤。内服：1.5～3克，入煎剂。外用：鲜草一握，捣敷患处。

及　已

Chloranthus serratus（Thunb.）
Roem. et Schult.

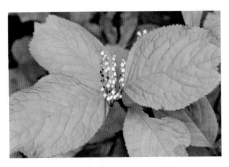

【本草名称】

及已《本草经集注》，牛细辛《湖南药物志》，獐耳细辛《本草纲目》，四叶细辛《植物名实图考》，大叶及已《有毒中草药大辞典》。

【植物形态】

多年生草本。须根密集，形似细辛，故又称四叶细辛。茎直立，节明显。叶对生，通常4枚，卵状披针形，边缘具锯齿。穗状花序顶生，无花被。浆果梨形。花果期4～6月。我国长江流域有野生分布。

【化学成分】

全草含二氢焦莪术酮（dihydropyrocurzerenone）、焦莪术呋喃烯酮、银线草内酯及新菖蒲酮等。

【医疗活性】

1.抗炎。2.消肿。3.镇痛。4.增强平滑肌收缩。5.抑制变形杆菌和痢疾杆菌。

【毒性备考】

根茎及全草有毒。临床上有内服及已严重中毒而不治身亡的案例。尸检报告肝、脾、肾大量瘀血，心包膜出血[1]。其毒性表现与古人"入口使人吐血"的记载基本一致。

【传统功用】

根茎入药。活血散瘀，祛风止痛。主治风湿痹痛、跌打损伤、痈疽疔疮、无名肿毒、毒蛇咬伤。内服：0.5～1克，入煎剂。外用：鲜草一握，捣敷患处。

草珊瑚

Sarcandra glabra（Thunb.）Nakai.

【本草名称】

草珊瑚《汝南圃史》，肿节风《本草纲目拾遗》，九节风《分类草药性》，九节茶、观音茶《生草药性备要》，接骨金粟兰《中药大辞典》。

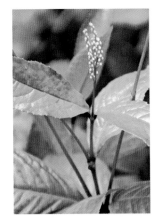

【植物形态】

常绿小灌木。茎有纵沟，关节膨大，故有肿节风之称。叶对生，卵状长圆形，边缘具粗齿，托叶呈鞘状。短穗状花序顶生，花小，黄绿色。核果球形，熟时红色。花果期6～9月。我国华南地区有野生分布。

【化学成分】

全草含金粟兰内酯（chloranthalactone）、草珊瑚内酯、黄酮类、香豆素及挥发油等。

【医疗活性】

1.镇痛。2.抗溃疡。3.抗炎，消肿。4.促进骨折愈合。5.抑制肿瘤和增强非特异性免疫功能。

【毒性备考】

主要为过敏反应、表现为全身皮疹、瘙痒、阴囊湿疹、烦躁不安；严重者出现过敏性休克，症见脸色苍白、呼吸急促，血压下降[2]。

【传统功用】

全草入药。为草珊瑚含片和肿节风注射液的主要原料。祛风化瘀，消炎止痛。主治风湿痹痛、跌打肿痛、关节炎、牙龈炎、痈疽疮疡。内服：9～12克，入煎剂。外用：适量煎水，浸洗患处。提取物制剂，按产品说明使用。

蒟蒻薯科
Taccaceae

裂果薯

Schizocapsa plantaginea Hance.

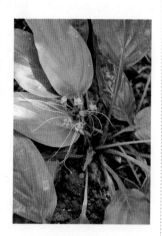

【本草名称】

水田七《南宁市药物志》，长须果、水槟榔《广西植物名录》，裂果薯、蒟弱薯《中药大辞典》。

【植物形态】

多年生草本。根茎粗短。叶椭圆状披针形，先端渐尖，基部下延，具长柄。伞形花序顶生，小苞片须状线形，长可达 7 厘米，故有长须果之称。蒴果瓣裂。花果期 4～11 月。我国华南地区有野生分布。

【化学成分】

根茎含裂果薯皂苷（lieguonin）、箭根酮内酯、二芳基庚烷、豆甾醇等化合物。

【医疗活性】

1. 煎剂对鼠疟原虫有杀灭作用。2. 箭根酮内酯 A、B、C、D 对实验性肿瘤均有明显抑制作用。

【毒性备考】

根茎有毒。部分患者服用煎剂 15 克以上出现恶心、呕吐、腹痛、腹泻等反应。少数患者血清谷丙转氨酶升高，提示长期大量服用对肝功能可能造成损害[8]。

【传统功用】

根茎入药。化瘀解毒，消肿止痛。主治跌打损伤、腰肌劳损、关节肿痛、痛疽疮疡、无名肿毒。内服：3～9 克，入煎剂。外用：鲜根适量，捣敷患处。

箭根薯

Tacca chantrieri 15 克以上 *Andre* .

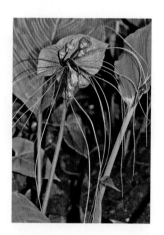

【本草名称】

蒟蒻薯《中国有毒植物》，屈头鸡、水田七《南宁市药物志》，老虎须《有害花木图鉴》，水狗仔《中药大辞典》。

【植物形态】

多年生草本。根茎块状，须根多数。叶椭圆，柄细长。聚伞花序，花被 6，紫褐色。具数条约 10 厘米的长须，故有老虎须之称。花果期 4～11 月。我国三级保护植物，广东、广西及云南有野生分布。

【化学成分】

根茎含箭根薯皂苷（diosgenin）、箭根薯酮、胡萝卜苷及豆甾醇等。

【医疗活性】

1. 镇痛。2. 消肿。3. 抗溃疡。4. 抑制铜绿假单胞菌。5. 抑制 P388 鼠淋巴细胞白血病的有丝分裂。

【毒性备考】

全株有毒。轻度中毒出现呕吐、腹泻；严重者肠黏膜脱落、大量出血。小鼠腹腔注射根叶的氯仿提取物在剂量达 1 000 mg/kg 时，呼吸减慢，反射消失，最后死亡[4]。

【传统功用】

块茎入药。清热解毒，化瘀止痛。主治呼吸道感染、消化道溃疡、跌打损伤、瘀血肿痛、痛疽毒疮。内服：3～9 克，入煎剂。外用：鲜根适量，捣敷患处。

杜鹃花科
Ericaceae

滇白珠

Gaultheria leucocarpa Bl. var.
crenulata（Kurz.）T. Z. Hsu.

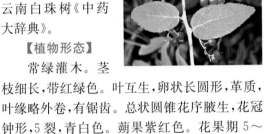

【本草名称】
透骨香《贵阳民间药草》，万里香《广西植物名录》，老鸦泡《中国有毒植物》，小透骨草《昆明民间草药》，云南白珠树《中药大辞典》。

【植物形态】
常绿灌木。茎枝细长，带红绿色。叶互生，卵状长圆形，革质，叶缘略外卷，有锯齿。总状圆锥花序腋生，花冠钟形，5裂，青白色。蒴果紫红色。花果期5～11月。我国四川、云南及贵州有野生分布。

【化学成分】
茎叶含水杨酸甲酯（methylsalicylate）、滇白珠素、白珠树苷及槲皮素等。

【医疗活性】
1. 解热。2. 镇痛。3. 抗风湿。4. 抗炎、消肿。5. 对皮肤黏膜有强力渗透作用。

【毒性备考】
高浓度水杨酸甲酯对黏膜有强烈刺激。小鼠腹腔注射茎叶提取物500 mg/kg，先兴奋、高步态；后活动减少、眼睑下垂、翻正反射消失、共济失调；最后呼吸衰竭死亡[4]。

【传统功用】
茎叶入药。所含水杨酸甲酯为风油精的成分之一。祛风化湿，舒筋活络。主治风寒湿痹、筋骨酸疼、肢体麻木、跌打损伤、关节肿痛。内服：9～12克，入煎剂。外用：适量煎水，浸洗患处。提取物制剂，按产品说明使用。

马醉木

Pieris japonica（Thunb.）D.
Don. ex G. Don.

【本草名称】
梫木、闹狗花、泡泡花《中国有毒植物》，马醉木、日本马醉木《常见有毒和致敏植物》。

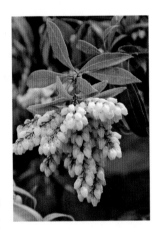

【植物形态】
常绿灌木或小乔木。马食其叶可致迷醉，故有马醉木之名。叶椭圆状披针形，边缘具锯齿或全缘。总状花序顶生或腋生，花白色，花冠坛状，上部5浅裂。蒴果扁球形。花果期4～9月。我国东南沿海有野生分布。

【化学成分】
茎叶含马醉木毒素（asebotoxin）、马醉木素、槲皮素及蒲公英赛醇等。

【医疗活性】
1. 杀虫。2. 抗炎。3. 消肿。4. 抑制黄癣真菌。

【毒性备考】
茎叶剧毒。人畜误食均可引起麻痹或昏迷。其水煎液给小鼠腹腔注射0.25 g/kg，出现活动减少、攀爬力减弱、仰头、伏地、呼吸困难、最终抽搐死亡[4]。

【传统功用】
茎叶入药。杀虫抑癣，攻毒止痒。主治头癣足癣、疥疮瘙痒、慢性湿疹、痈疽肿毒、神经性皮炎。外用：适量捣敷患处。但外敷面积不宜过大，时间不宜过长，以防经皮肤吸收导致中毒。

兴安杜鹃

Rhododendron dauricum L.

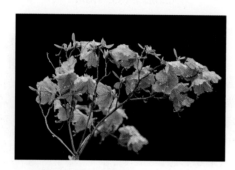

【本草名称】

映山红、迎山红、靠山红《东北常用中草药手册》，满山红《全国中草药汇编》，金达莱《长白山植物药志》。

【植物形态】

常绿灌木。茎多分枝。叶卵状长圆形，近革质。花数朵生于枝顶，花冠漏斗状，紫红色，先叶开放。开花时满山红遍，故又称映山红。蒴果顶部开裂。花果期4～8月。我国东北地区有野生分布。

【化学成分】

叶含杜鹃素（farrerol）、杜鹃酮、杨梅树皮素、金丝桃苷及椈木毒素等。

【医疗活性】

1. 解痉。2. 镇痛。3. 抑制病原体。4. 止咳，祛痰，平喘。5. 洋地黄样强心作用，减慢心率。

【毒性备考】

全株有毒。所含椈木毒素具有心脏和肝肾毒性。用杜鹃叶治疗慢性气管炎，每日剂量达90～120克时，部分患者出现头昏、恶心、呕吐、心率减慢；少数出现心电图异常，原肝肾功能异常者病情加重[1]。

【传统功用】

叶入药。为消咳喘糖浆的主要原料。止咳化痰，消炎清热。主治急慢性气管炎、支气管哮喘、肺热咳嗽、痰多黄稠、不易咳出。内服：15～30克，入煎剂。提取物制剂，按产品说明使用。

照山白

Rhododendron micranthum Turcz.

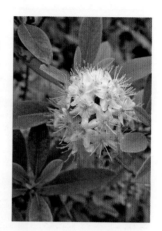

【本草名称】

照山白、万经棵《山东中草药手册》，蓝金子、铁石茶《中国有毒植物》，小花杜鹃《中药大辞典》。

【植物形态】

常绿灌木。小枝褐色，有鳞片。叶互生，厚革质，披针形。总状花序顶生，小花乳白色；花冠钟状，子房上位。蒴果长圆形，熟时褐色。花果期5～9月。我国东北、华北及西北地区有野生分布。

【化学成分】

枝叶含木藜芦毒素（grayanotoxin）、棉花皮素、山柰酚、槲皮素及挥发油等。

【医疗活性】

1. 镇痛。2. 降血压。3. 减慢心率。4. 镇咳，祛痰。5. 解痉，平喘。

【毒性备考】

枝叶有毒。所含木藜芦素属心脏和神经毒物，大剂量可造成以期外收缩为特征的心律失常。过量中毒，表现为频繁打喷嚏、出冷汗、头痛乏力、黄视、心律失常、血压下降，甚者休克[8]。

【传统功用】

枝叶入药。抗炎止痛，镇咳化痰。主治慢性支气管炎、喘咳多痰、迁延不愈、风湿骨痛、腰肌劳损。内服：3～6克，入煎剂。外用：鲜叶一握，捣敷患处。

羊踯躅

Rhododendron molle（Bl.）G. Don.

【本草名称】

踯躅花《本草图经》，闹羊花《本草纲目》，黄杜鹃《本草蒙筌》，一杯醉《广西中草药》，六轴子《饮片新参》。

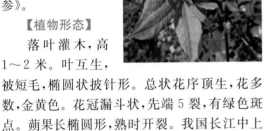

【植物形态】

落叶灌木，高1～2米。叶互生，被短毛，椭圆状披针形。总状花序顶生，花多数，金黄色。花冠漏斗状，先端5裂，有绿色斑点。蒴果长椭圆形，熟时开裂。我国长江中上游地区有野生分布。

【化学成分】

花含梫木毒素（andromedotoxin）、石楠素等。果实含八厘麻毒素。

【医疗活性】

1. 麻醉。2. 镇痛。3. 杀虫。4. 减慢心率。5. 抑制癣类真菌。

【毒性备考】

古代所谓"蒙汗药"之一，有毒成分为梫木毒素和八厘麻毒素。使用不当极易中毒，出现昏睡、呕吐、视力减退、血压下降、心跳缓慢、运动失调、肢体麻痹及呼吸困难。常死于心室颤动和呼吸抑制[4]。

【传统功用】

花(闹羊花)果(六轴子)均入药。为急救丹和神经性皮炎药水的原料之一。祛风活络，镇痛杀虫。主治风湿麻痹、跌打损伤、神经疼痛、疥癣疮疡。近年试用于心律失常和高血压病。内服：0.6～1.5克，浸酒或入丸散。外用：适量研末，调敷患处。注：闹羊花为国家规定的毒性中药管理品种，使用需凭医师签名的正式处方。

白花杜鹃

Rhododendron mucronatum
（Blume.）G. Don.

【本草名称】

白杜鹃、白花杜鹃《中国树木分类学》，白映山红《贵州民间方药集》，白花映山红《四川中药志》。

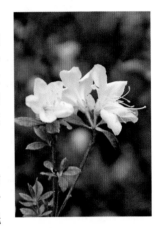

【植物形态】

常绿灌木。幼枝具灰色粗毛。叶椭圆状披针形，先端短尖，基部楔形；被棕褐色伏毛，叶脉上尤多。花顶生，有芳香；冠白色，漏斗形。蒴果有毛。花果期4～9月。我国大部分地区有野生分布。

【化学成分】

花含杜鹃黄苷（azalein）、杜鹃黄素、槲皮素、杜鹃醇及香荚兰酸等。

【医疗活性】

1. 祛痰。2. 镇咳。3. 镇痛。4. 止血。5. 抑制大肠杆菌和肺炎球菌。

【毒性备考】

白杜鹃花有毒。有报道误作野菜食用，导致一家四口全部中毒，出现眩晕、心悸、肢体发麻、口唇发绀、呼吸困难、血压下降、心律失常。所幸抢救及时，四人均告痊愈[10]。

【传统功用】

花蕾入药。凉血止血，消肿定痛。主治吐血咯血、便血尿血、赤痢白痢、崩漏带下、跌打肿痛。内服：6～12克，入煎剂。

越　桔

Vaccinium vitisidaea L.

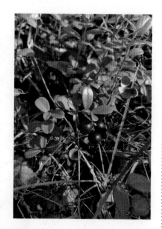

【本草名称】

温普《盛京通志》，越桔叶《国药的药理学》，熊果叶《新疆中草药手册》，越桔果《吉林中草药》，牙疙瘩《中药大辞典》。

【植物形态】

矮小灌木。茎直立。叶互生。倒卵形，全缘，革质。短总状花序，有花数朵；花冠钟形，白色或稍带粉色。浆果近球形，熟时红色似桔，故名越桔。花果期 6～8 月。我国东北、西北地区有野生分布。

【化学成分】

叶含熊果酚苷（arbutin）、熊果酸、金丝桃苷、槲皮苷及儿茶酚型鞣质等。

【医疗活性】

1. 抗炎。2. 利尿。3. 止泻。4. 对抗雄蛙性激素。5. 较强抑制变形杆菌和大肠杆菌。

【毒性备考】

过量中毒出现多汗、黏膜充血、呼吸困难等不良反应。轻者停药后消失，重者对症治疗，必要时注射呼吸兴奋剂[1]。

【传统功用】

叶或果入药。利水通淋，涩肠止泻。主治小便淋沥、尿路感染、前列腺炎、膀胱结石、肠炎痢疾。内服：3～9 克，入煎剂。

主要参考书目

［1］ 夏丽英.中药毒性手册.赤峰：内蒙古科学技术出版社,2006.

［2］ 欧明.中药及其制剂不良反应大典.沈阳：辽宁科学技术出版社,2002.

［3］ 陈慧芳.植物活性成分辞典.北京：中国医药科技出版社,2001.

［4］ 陈冀胜,郑硕.中国有毒植物.北京：科学出版社,1987.

［5］ 郭晓庄.有毒中草药大辞典.天津：天津科技翻译出版公司,1992.

［6］ 国家中医药管理局中华本草编写组.中华本草精选本.上海：上海科学技术出版社,1998.

［7］ 梁安鹏,李玉龙.药品不良反应信息大全.北京：中国医药科技出版社,2012.

［8］ 万定荣.中国毒性民族药志.北京：科学出版社,2016.

［9］ 赵棣华.中草药中毒急救.北京：电子科技大学出版社,1989.

［10］ 江苏新医学院.中药大辞典.上海：上海科学技术出版社,1986.

［11］ 周金黄.药理学.合肥：安徽科学技术出版社,1982.

［12］ 广东农林水服务站经济作物队.南方主要有毒植物.北京：科学出版社,1970.

［13］ 林有润,韦强,谢振华.有害花木图鉴.广州：广东旅游出版社,2006.

［14］ 赵学敏.本草纲目拾遗.北京：人民卫生出版社,1957.

［15］ 中科院上海药物研究所.中草药有效成分提取分离.上海：上海科学技术出版社,1983.

［16］ 徐宏喜,冯奕斌,朱国福.抗肿瘤中药现代研究与临床应用.上海：上海科学技术出版社,2018.

［17］ 李时珍.本草纲目.北京：人民卫生出版社,1957.

［18］ 朱亚峰.中药中成药解毒手册.北京：人民军医出版社,2009.

［19］ 全国中草药汇编编写组.全国中草药汇编.北京：人民卫生出版社,1975.

［20］ 板仓弘重.花草茶养生图鉴.赵悦,译.杭州：浙江科学技术出版社,2006.

［21］ 张冰,徐刚.中药药源性疾病学.北京：学苑出版社,2001.

［22］ 赵新先.原色中草药图集.广州：广东世界图书出版公司,2003.

［23］ 肖培根,连文琰.中药植物原色图鉴.北京：中国农业出版社,1999.

［24］ 张庆荣,夏光成.有毒中草药彩色图鉴.天津：天津科技翻译出版公司,2006.

中文学名索引

拉丁学名索引